Herbal Processing Technology

한약재가공학
韓藥材加工學

-건조/분쇄/추출/증발/증류/멸균/포장
공학적 원리를 중심으로-

食品工學博士 황안국 著

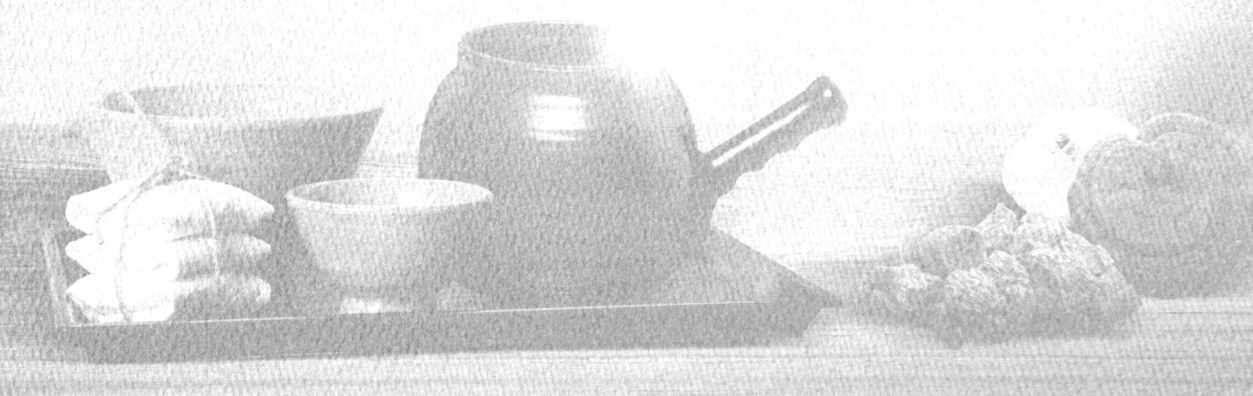

문경출판사

한약재가공학 韓藥材加工學

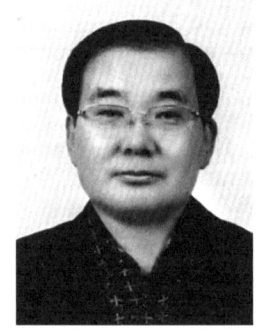

麗山 황안국 博士

✎ 약력

- 고려대학교 식품공학과 대학원 졸업
- 식품공학박사(Ph.D.)
- 경희대학교 공과대학 한방시스템공학과 교수
  (담당과목 : 한약재분석학, 한약재가공학, 한방영양학, 영양생화학)
- 고려대학교 Lyceum College 교수
  (담당과목 : 한방과 식생활, 한방식품궁합, 음식궁합)

📖 저서

- 『한방과 식생활』, 을지출판사 (1996)
- 『한방식품학』, 상진토피아 (1996)
- 『한방영양학』, 한올출판사 (1998)
- 『영양생화학』, 한올출판사 (1998)
- 『한방생약건강기능식품의학론』, 북스텍 (2009)
- 『한방식품의 과학적 효능』, 한옥당 (2011)
- 『한약재가공학』, 문경출판사 (2025)

한약재가공학

머리말

　본서는 한방의학(韓方醫學), 생약학(生藥學), 식품과학(食品科學) 등의 상호 관련학문 영역으로부터 『**한약재가공학(韓藥材加工學)**』이라는 개론서를 기획 및 구성함에 있어 한의약학의 포제이론에 초점을 맞추어 적극적으로 시도하였다. 한약재가공학(韓藥材加工學, Herbal Processing Technology)이란, 기본적으로 전통적인 한약포제학(韓藥炮製學, Herbal Processology, Processing of Herbal Medicine)을 의미하는 것이다. 한방의학에서는, 옛 부터 자연에서 생산되는 천연물로서 한방생약초 같은 식물성 한약재를 비롯하여 동물성 한약재 및 광물성 한약재 등을 포제하여 피해를 최소화하거나 무독상태에서 임상처방에 사용하여왔다. 본 한약재가공학은 한약재를 한의포제학의 수치방법에 근거한 한의약학의 이론적 기초위에 현대과학기술 즉, 식품공학(食品工學, Food Engineering), 화학공학(化學工學, Chemical Engineering), 생물공학(生物工學, Biological Engineering), 생명공학(生命工學, Biotechnology) 및 제약공학(製藥工學, Pharmaceutical Engineering) 분야 등 공학적 응용원리의 개념을 도입하여 접목시켜 공정을 해석하고, 품질의 표준화로 대량생산체제에 대비한 가공법으로 한약재 본래의 약성(藥性)을 변화시키지 않는 범위 내에서 조제(調劑)의 다양한 요구를 수용하며, 한약재의 불순물(impurities) 및 독성(toxicity) 등의 유해물질을 제거하고 가공처리하는 과정의 제약기술(製藥技術)을 다룬다. 이에, 한약포제의 표준규격 설정에 따른 기계화와 자동화시스템으로 한약포제품의 품질을 향상시키고, 질병치료에 제공되는 한약재로 재생산함으로써 임상에서 치료효과를 나타내어 안전성(安全性) 및 유효성(有效性)을 확보하는데 그 목적이 있는 것이다. 한약재가공학(韓藥材加工學)의 최종

한약재가공학 韓藥材加工學

목표는 가공한 한약재를 과학적인 첨단기기분석(e.g. HPLC, GC, AAS, IR, UV, NMR, MS, ICP-MS etc.)을 통하여 확인된 유효성분들의 생화학적, 약리적 효능의 결과를 가지고 직접적인 치료에 대한 반응효과(reaction effect)를 측정하는데 있다. 한약재가공은 한약재를 물리적, 화학적 및 생물학적으로 변화시키기 때문에 가공조건 및 가공방법에 따라 임상에서 약효가 현저하게 차이가 있을 수 있다. 한약재가공학은 기존의 한약포제방법에 현대과학기술의 공학적인 이론을 결합시킨 것으로서, 한약재의 대량생산에 있어서 품질의 규격화를 신속하게 진행되게 하여 한약재관리의 과학화, 표준화, 기계화, 자동화 등 현대화가 이루어질 수 있도록 하는 것이다. 따라서, 한약재의 가공과 관련된 공학적인 기술 즉, 건조(乾燥)·분쇄(粉碎)·추출(抽出)·증발(蒸發)·증류(蒸溜)·멸균(滅菌)·포장(包裝) 등의 기본원리가 중요하다.

중국에서 가장 오래된 약학서 『신농본초경(神農本草經)』에서는 한약재(漢藥材)에 독성이 있음을 지적하고, 포제한 한약재를 소개하고 있으며, 조선 초기에 발간된 『향약집성방(鄕藥集成方)』에서는 총 203종의 한약재(韓藥材) 포제기법이 기술되어 있다. 즉, 한약재의 독성을 저하시켜 인체의 유해를 막고, 유효성분의 추출을 쉽게 하여 치료효과를 증강시키며, 인경용약(引經用藥)이 용이하고, 제제(製劑)를 하는데 유리한 특성이 있다. 따라서, 일반 소비자 및 환자들이 이용하는 한약재는 한방병원(韓方病院), 한의원(韓醫院), 한약국(韓藥局) 및 한약방(韓藥房) 등에서 한방약물을 처방할 때, 공히 포제품을 사용하게 되는 것이다.

집필자의 자격으로 첨언해보면, 한국에서 한약재 및 한방식품가공학을 공부하는 학자로서, **한약재가공학(韓藥材加工學)**』을 펴내는 작업은 한방의학(韓方醫學)을 연구하는 자가 구암(龜巖) 허준(許浚)의 『동의보감(東醫寶鑑)』을 주해(註解)하는 것만큼이나 학문적으로 뜻깊은 일이다. 하지만, 이 책을 펴내게 된 집필동기는 이러한 학문적 의미 때문만은 아니다. 동무(東武) 이제마(李濟馬)의 『사상의학(四象醫學)』이 확립된 이래 120여 년에 걸친 한방의학을 실천하는 계승자들이 끊임없이 추구해왔던 건강한 삶의 합리적 처방이 아직도 한국인의 정신세계를 지배하는 동양철학의 형이상학적 힘으로 발휘하고 있다는 사실을 재확인하여 환기시키고자 하는데 더 큰 동기로

한약재가공학 韓藥材加工學

작용하였다. 즉, 우리 삶의 건강유지에 대하여 한약재 및 한방식품 등의 식이처방에 따른 효능이 성공적인 치료로 나타나고 있다는 사실이다. 이에, 본서에서는 폭넓은 이론적 고찰을 통하여 한약재(韓藥材) 및 한방식품가공학(韓方食品加工學) 범주에 현대과학기술의 공학적 원리를 충실하게 구성하여 통합하고, 수천 년 동안의 장구한 천고(千古)의 세월을 거치면서 정립된 심묘한 전통의학의 맥(脈)을 이어온 전문가들의 오랜 고민이 반영된 결과임을 밝히고자 하였다. 필자의 천박한 지식과 식견으로 이 책을 내놓으면서 시대적 사명 앞에 두렵고 부끄러운 마음이 먼저 앞선다. 한 인간이 일생을 바쳐도 불가능할 만큼의 방대한 양의 자료와 장시간에 걸쳐서 축적된 임상경험과 기술이 담겨진 심오한 내용의 연구 결과물을 어찌하여 어리석은 자가 한 시점의 노력으로 감당이나 하겠는가, 시간이 지날수록 학문의 깊이와 연구의 부족함을 절감하던 가운데 십 수 년이 지난 지금에서야 출간을 결정하게 되었는바, 비로소 본서가 완성될 수 있었다. 한약재(韓藥材) 및 한방식품(韓方食品) 등을 연구해온 필자는 지난 30여 년을 돌아보았을 때 감개무량함을 다시금 느낀다. 본서를 집필하면서 지금까지 고대와 현대의 학자 및 전문가들이 분석한 내용과 견해의 이론을 선별하고 또한, 요약정리된 것을 본서에 제공하였다. 여기서 강조해야 할 것은 절대로 원형을 상실해서는 안 된다는 점이다. 아무리 분석과 전수가 다양한 갈래로 전개되었다 하더라도 왜곡하는 오류를 범해서는 더욱 안 된다. 집필 자료는 최근 한약재 및 한방식품 등의 연구보고와 식품의약품안전처(KFDA)에서 발표한 분석실험 결과 및 조사 자료 등 통계에 근거한 안전성(安全性) 및 유효성(有效性)에 관한 내용을 보강하였으며, 현대과학기술에 의한 공학적 실험 데이터에 입각한 내용을 중심으로 기술하였다. 향후, 잘못된 내용이 있으면 수정과 정정으로 끊임없이 고쳐나갈 것임을 다짐하는 바이다. 한편, 경희대학교 공과대학 한방시스템공학과 재직당시 국내대학 최초로 학과 신설이후 처음 개설된 학부 전공필수과목인 『한약재분석학(韓藥材分析學)』을 강의 및 지도할 때, 난해한 전공분야임에도 불구하고 학부생들이 적극적으로 학습에 임하는 수강태도는 가히 모범적이었으며, 사제지간의 교감을 통하여 확인할 수 있었다. 또 교과과정에 의한 『한약재가공학(韓藥材加工學)』 교과목도 역시 처음 개설되어 연계되었다. 또한,

한약재가공학 韓藥材加工學

모교 고려대학교 Lyceum College에서 『**한방식품궁합(韓方食品宮合)**』 교과목을 강의하면서 수강하는 제자들이 『한방식품의 과학적 효능』이라는 본서 필자가 저술한 교재를 통하여 한방식품의 신세계에 대한 강렬한 호기심으로 열정을 가졌던 학습 분위기를 영원히 잊을 수가 없는 기억도 학문적 연계성을 갖는다고 본다.

본서는 한방의학이 풍성하게 발전할 수 있도록 노력한 선배학자들의 빛나는 업적과 공로가 있었기에 집필할 수 있었으므로, 이 기회를 빌어 심심한 감사를 드린다. 또한, 본서의 집필에 도움을 준 참고문헌의 저자(著者), 편저자(編著者) 및 역자(譯者)들에게도 거듭 무한한 감사의 뜻을 표하는 바이다. 그동안 전통 포제학에 관한 서적이 없었던 것은 아니나, 우리나라 대학에서 한방관련학과가 설치되면서, 2025학년도 현재 『**한약재가공학(韓藥材加工學)**』의 명칭으로 대학교재가 정식 발간된 것은 전무한 상태이다. 본인은 1998년에 국내에서 최초로 한방의학과 식품과학을 통합한 교재로 『**한방영양학(韓方營養學)**』을 저술 및 출판하여 경희대학교 제6영역 강의교재로 사용하여 강의를 진행한바 있으며, 이번에 한약재 포제기술에 공학적 원리를 접목시켜 본격적인 교재로 『**한약재가공학(韓藥材加工學)**』을 처음으로 출간하게 된 것이다. 각 대학의 해당학과 교과과정(敎科課程)중에 전공 필수과목 또는 전공 선택과목으로 배정된 [한약재가공학(Herbal Processing Technology)]이나 [한약재가공학 및 실습(Herbal Processing Technology & practice)]같은 전공과목(專攻科目)과 [식품가공학특론(Lectures in Food Administration)] 등을 비롯한 유사 교과목의 한 학기 이수교재로 채택되어 활용이 가능할 것으로 사료된다. 본서의 이용대상은 강의와 연구자료가 필요한 한의과대학 및 약학대학에 학적을 둔 학부생 및 석·박사과정(碩·博士課程)의 대학원생들과 한의학과와 한약학과 등을 비롯한 아래 유사학과에 재학 중인 학생들이다. 즉, 약학과, 제약학과, 약과학과, 제약공학과, 한의약학과, 한의과학과, 한의정보학과, 한방시스템공학과, 한방생명공학과, 한약자원학과, 한약개발학과, 한약자원개발학과, 자원식물학과, 식량자원학과, 한약재산업학과, 한방식품학과, 바이오한약자원학과, 식품제약학과, 바이오생명의약학과, 의약화학과, 바이오생명제약학과, 제약바이오학과, 바이오제약공학과, 제약생명공학과, 식품제약공학과, 바이오제약산업학과, 의생명과학과, 한방제

한약재가공학

약개발학과, 제약화장품학과, 생약자원개발학과, 식품생명공학과, 한방식품영양학과, 한방식품공학과, 한방스포츠의학과, 한방약재학과, 푸드케어약선학과, 한방건강학과, 약용건강식품학과, 천연물개발학과, 한방보건제약학과, 제약바이오메디컬공학과, 식품생명제약공학과, 헬스케어제약공학과, 식품공학과, 생약자원학과, 건강기능식품학과 등 한방관련학과 등에 재학 중인 대학생 및 대학원생들이다. 또한, 한방병의원 약제실 등 관련분야에 종사하는 의료인들과 한방식품 및 건강기능식품 등을 개발하는 연구소의 연구자들과 한방생약 등을 생산하는 제약회사 현장의 기술자들의 지침서로 유익한 참고도서가 되리라 굳게 믿으며, 한방산업발전에도 상당한 공헌을 하리라 기대를 하는 바이다. 끝으로, 문경출판사 강신용 사장님을 비롯한 기획, 편집, 교정, 디자인 특히, 일러스트 작업에 수고해 주신 편집부 여러분들께 진심으로 감사를 드리는 바이다.

2025. 3. 2.

麗山書齋에서 황안국 識

차례

■ 머리말 ··· 7

제1장 서 론
1. 한약재가공학(韓藥材加工學)의 기본개념 ············· 22
2. 한약재가공(炮製)의 목적과 의의 ························ 42
3. 한약재 및 한방식품가공에 이용되는 기술············ 47

제2장 한약재가공(炮製)의 기본방법
1. 한약재(生藥)의 규격, 전처리 방법 및 포제법············ 116
  (1) 한약재(生藥)의 규격 ···································· 116
  (2) 한약재(生藥)의 전처리 방법 ························· 119
  (3) 한약재(生藥)의 포제법 ································· 124
    1) 정선(淨選) ··· 124
    2) 절제(切製) ··· 127
    3) 포자(炮炙) ··· 133
      ❶ 초법(炒法) ·· 133
      ❷ 자법(炙法) ·· 135
      ❸ 자법(煮法) ·· 137
      ❹ 돈(炖) ··· 137
      ❺ 증법(蒸法) ·· 137
      ❻ 탕(燙) ··· 138
      ❼ 단법(煅法) ·· 138

⑧ 수비법(水飛法) ································· 139
⑨ 천법(燀法) ····································· 139
⑩ 외법(煨法) ····································· 139

2. 한약재 절제(切製)의 연화신기술(軟化新技術) ············ 140
　(1) 진공가온(眞空加溫) 연화신기술 ················ 140
　(2) 감압냉침(減壓冷浸) 연화신기술 ················ 140
　(3) 가압냉침(加壓冷浸) 연화신기술 ················ 141

제3장 한약재가공법의 분류 및 보료(첨가제)

1. 한약재가공(炮製)의 17법 ···························· 144
　(1) 포(炮) ······································ 144
　(2) 로(爐) ······································ 144
　(3) 박(煿) ······································ 144
　(4) 자(炙) ······································ 144
　(5) 외(煨) ······································ 144
　(6) 초(炒) ······································ 144
　(7) 하(煆) ······································ 144
　(8) 련(煉) ······································ 145
　(9) 제(製) ······································ 145
　(10) 도(度) ····································· 145
　(11) 비(飛) ····································· 145

차 례

  (12) 복(伏) ··· 145
  (13) 방(鎊) ··· 145
  (14) 살(撒) ··· 145
  (15) 사(晒) ··· 145
  (16) 폭(曝) ··· 145
  (17) 로(露) ··· 145

2. 상용보료(한약재가공용 첨가제) ·· 145
 (1) 고체보료(固體輔料) ··· 145
  1) 쌀(稻米) ·· 145
  2) 밀기울(麥麩) ·· 146
  3) 두부(豆腐) ·· 146
  4) 백반(白礬) ·· 147
  5) 복룡간(伏龍肝) ·· 148
  6) 합분(蛤粉) ·· 148
  7) 활석분(滑石粉) ·· 149
  8) 모래(細砂) ·· 149
  9) 붕사(硼砂) ·· 149

 (2) 액체보료(液體輔料) ··· 150
  1) 술(酒) ·· 150
  2) 식초(食醋) ·· 151

　　　　3) 꿀(蜂蜜) ·· 151
　　　　4) 생강즙(生薑汁) ·· 152
　　　　5) 감초즙(甘草汁) ·· 153
　　　　6) 흑두즙(黑豆汁) ·· 153
　　　　7) 미감수(米泔水) ·· 154
　　　　8) 식염수(食鹽水) ·· 154
　　　　9) 쓸개즙(膽汁) ··· 155
　　　　10) 기타보료(其他輔料) ································ 155

　　3. 한약재가공품(炮製品)의 품질 ······························· 158
　　　(1) 순도(純度) ·· 159
　　　(2) 형태(形態) ·· 159
　　　(3) 색택(色澤) ·· 159
　　　(4) 기미(氣味) ·· 159
　　　(5) 수분(水分) ·· 159
　　　(6) 회분(灰分) ·· 160
　　　(7) 성분의 제한량 ·· 160

제4장 한약재가공(炮製)의 기초 실험결과에 따른 이화학적 성분의 변화

　　1. 알칼로이드(alkaloid)함유 한약재의 변화 ············· 162
　　2. 배당체(配當體)함유 한약재의 변화 ····················· 165

3. 소화효소(消化酵素)함유 한약재의 변화·················· 167
4. 정유(精油)함유 한약재의 변화························· 168
5. 탄닌(tannin)함유 한약재의 변화······················ 170
6. 유기산(有機酸)함유 한약재의 변화··················· 172
7. 지방질(脂肪質)함유 한약재의 변화··················· 172
8. 수지류(樹脂類)함유 한약재의 변화··················· 191
9. 단백질(蛋白質) 및 아미노산(amino acid)함유
   한약재의 변화··· 192
10. 무기성분(無機成分)함유 한약재의 변화·············· 196
11. 잔류농약(殘留農藥), 중금속 오염(重金屬 汚染) 및
    유해물질(有害物質)의 한약재 안전성··············· 197
12. 약용식물(藥用植物), 식용식물(食用植物) 및
    독성식물(毒性植物)의 중독증상······················ 230

제5장 한방약물의 복용 형태(劑型)

1. 탕약(湯藥)·· 248
2. 환제(丸劑)·· 249
3. 단제(丹劑)·· 252
4. 정제(錠劑) 와 병제(餅劑)····························· 253
5. 산제(散劑)·· 253
6. 고제(膏劑)·· 254
7. 주제(酒劑)·· 257

8. 약로(藥露) ·· 258
9. 다제(茶劑) ·· 258
10. 조제(條劑) ·· 258
11. 물 활용 외용약 ·· 258
12. 훈제(燻劑) ·· 259
13. 약침제(藥針劑) ·· 259
14. 편제(片劑) ·· 259
15. 당장제(糖漿劑) ·· 259
16. 충복제(冲服劑) ·· 260
17. 교낭제(膠囊劑) ·· 260

제6장 한약재 건조(乾燥)의 공학적 원리

1. 한약재 및 한방식품의 건조원리와 건조 메커니즘 ····· 264
2. 한약재 및 한방식품 건조 중의 품질변화 ···················· 270

제7장 한약재 분쇄(粉碎)의 공학적 원리

1. 분쇄의 정의 및 목적 ·· 276
2. 분쇄의 원리 ·· 277
3. 분쇄기의 종류와 기능 ·· 281

제8장 한약재 추출(抽出)의 공학적 원리

1. 추출의 정의 및 목적 ·· 292

차례

    2. 추출공정 ·· 293

제9장   한약재 증발(蒸發)의 공학적 원리

    1. 증발의 정의 및 목적 ···································· 304
    2. 증발기의 종류 ·· 305

제10장 한약재 증류(蒸溜)의 공학적 원리

    1. 증류의 정의 및 이론 ···································· 314
    2. 증류장치 ·· 319

제11장 한약재 및 한방식품의 가열살균(加熱殺菌)

    1. 열처리와 미생물의 사멸 ································ 324
    2. 미생물의 내열성에 영향을 주는 요인 ············ 329
    3. 미생물 생육과 열저항에 관여하는 요소 ········ 334
    4. 살균장치 ·· 334

제12장 한약재 및 한방식품의 포장(包裝)

    1. 한약재 및 한방식품의 포장 ·························· 342
    2. 포장과 관련된 한약재 및 한방식품의 보존기술 ········ 344

- **참고문헌** ··· 364

- **찾아보기**(가나다 순) ································· 367

- **부록**(한약재 종류) ······································ 385

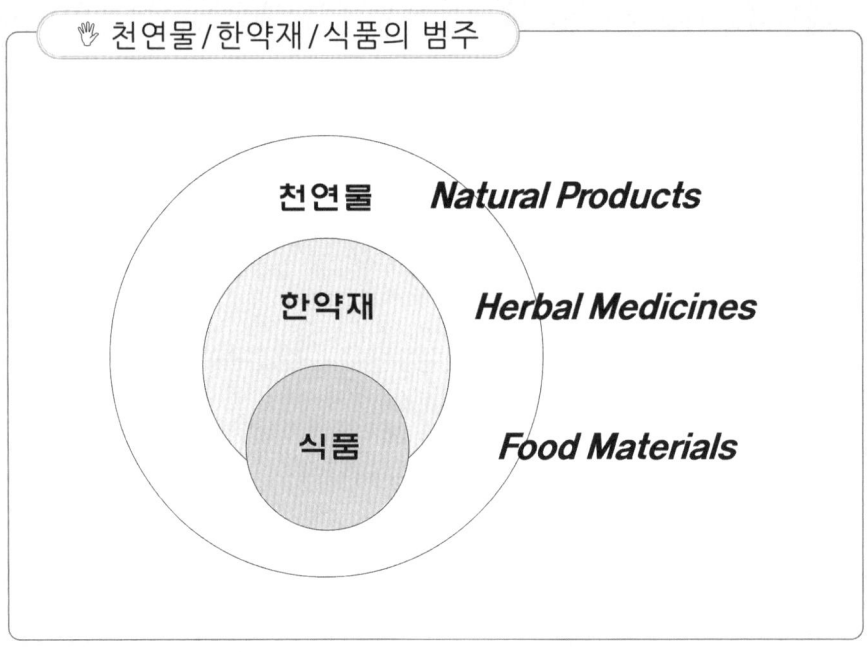

제1장

―

서 론

제1장 서론

1. 한약재가공학(韓藥材加工學)의 기본개념

　한의학(韓醫學)이란, 원래 한국의 전통의학으로서 한의약학적 이론에 근거한 올바른 진단을 하는 것이고, 그 다음으로 적절한 치유방법을 제공하여 실천하는 것이다. 치유방법에는 한약재(韓藥材)를 사용하는 방법과 침구(鍼灸)를 시행하는 방법이 있는바, 이중 한약재를 사용하는 방법에서 한약재가공이라는 전통적인 포제방법이 매우 중요하게 다루어지고 있는 것이다. 가장 근원이 되는 것은 올바른 한약재의 선택과 가공처리인데, 그 기본과정은 한약재의 확실하고 표준화된 포제방법의 적용이다. 한약재가공은 예로부터 "합약(合藥)", "합화(合化)", "제약(製藥)", "치제(治製)", "포자(炮炙)", "수사(修事)", "수제(修製)" 등으로 불려왔으나, 현재는 "포제(炮製)", "수치(修治)", "법제(法製)", "포자(炮炙)"라는 용어를 사용한다. 조선 말기에 우리나라에서는 『본초강목(本草綱目)』의 영향으로 "수치(修治)"라는 용어로 통용되어 현재까지 널리 쓰이고 있는 중이나, 『향약집성방(鄕藥集成方)』에서는 "포제(炮製)"라고 불러왔음을 상기해 볼 때 "炮"字는 화(火)와 관계가 깊은 가공처리 방법이고, "製"字는 각종 가공기술(加工技術)의 대표적인 문자인바, "포제(炮製)"라고 명명하는 것이 합당하다고 사료된다. 한약재가 가지고 있는 본래의 성질을 변화시키지 않는 범위 내에서 불순물 및 독성 등 유해물질을 제거하여 피해를 최소화하거나 무독한 상태에서 사용하여야 하는 기본원칙을 지켜야 한다. 한약재가공 즉, 한약의 포제는 한의약학적 기초이론위에 오기(五氣), 오미(五味), 승강부침(升降浮沈), 귀경(歸經), 보사(補瀉) 등 한약재의 약성에 따른 영향으로 가공처리에 밀접한 관계를 갖는 한방의약학의 한 분야로 국민보건향상에 기여하는 데 있다. 따라서, **한약재가공학(韓藥材加工學)은 한약재의 생산, 분류, 포제이론, 분석, 조작방법, 보존방법, 포장방법 및 유통 등 규격과 품질에 관한 신소재 개발의 영역을 전문성 있게 가공처리하며, 한약재 효능을 극대화하고 독성을 줄이는 제약기술(製藥技術)이다.** 우리나라에서 법적으로 인정하고 있는 한약재(韓藥材)는 「대한약전(大韓藥典)」에 수록된 152종 중 130품목과 「대한약전외생약규격집(大韓藥典外生藥規格集)」에 수록된 388품목을 합쳐 총 518가지이다. 중국의 경우는 중의약의 약재(Chinese Materia Medica)가 약 8,980종이 있는 것으로 확인되고 있으나 실제는 더 많은 12,807종으로 추정되고 있다. 한방약물을 비롯하여 대부분의 전통약물은 천연약물이며 주로 고등식물에 속하는 약용식물을 사용하고, 동물성 생약이나 광물성 생약은 비교적 그 숫자가 적은 편이다. 한방생약 즉, 한약재(韓藥材)는 부작용이 적고, 건강중심의학에 커다란 영향을 미치는 섭생법과 관련이 있는바, 그것이 바로 약물의 음식화(飮食化) 및 음식의 약물화(藥物化) 사상이다. 약물은 맛없는 음식이다. 필요한 때만 가끔 먹는 것이고, 음식은 맛이 좋은 약물이니 매일 먹는 것이다. 이것은 맛이 좀 더 있고 없고의 차이이지 음식과 약물은 동일한 의미이다. 약선(藥膳)이란, 질병 또는 상처를 치료하거나 예방하기 위한 한약재와 약용성분이 높은 한방식품을 잘 배합하여 조리 및 가공한 음식이다. 인류의 의학이 음식을 통하여 질병을 치료해 왔던 역사적 사실이 「의식동원(醫食同源)」으로, 이는 한방식품(韓方食品)의 기원을 의미한다. 한방식품영양학(韓方食品營養學)/한방식품치료학(韓方食品治療學)에서 "식양(食養)", "식료(食療)" 또는 "식치(食治)"라고 표현하는 것을 "한방식이요법(韓方食餌療法)"이라고 한다. 한약(韓藥)의 효능이론을 기미론(氣味論) 또는 약성론(藥性論)이라고 하는바, 천연물인 한방식품 등도 한약의 범주에 속하므로 적용된다.

미국 상원의 영양문제특별위원회 보고서(1975~1977)에 의하면, 잘못된 식사가 원인으로 신체적 질병 및 정신적 장애를 일으키는 식원병(食源病)을 강조하였는바, 우리가 먹는 음식이 생명과 건강을 좌우한다는 것이다. 우리식 표현으로 "밥상이 보약(補藥)이다."라는 말처럼 "음식이 곧 약물이다."라는 사상이다. "의식동원 명재식야(醫食同源 命在食也)" 및 "식약일체 농의일체(食藥一體 農醫一體)" 즉, 우리가 먹는 식사가 생명이고, 식품이 보약으로 병을 다스리는 치료약이라는 뜻이다.

중의학(中醫學) 또는 조선시대(世祖) 의약론(醫藥論)에 보면, 팔의론(八醫論)이라 하여 심의(心醫), 식의(食醫), 약의(藥醫) 등과 같은 양의(良醫)와 혼의(昏醫), 광의(狂醫), 망의(妄醫), 사의(詐醫), 살의(殺醫) 등과 같은 악의(惡醫)가 있다고 밝히고 있다. 음식(飮食)으로 각종 질병(疾病)을 고치는 의사(醫師) 즉, 식의(食醫)가 있음을 전하고 있다. 서양의학의 아버지로 유명한 히포크라테스(Hippocrates)도 "음식물로 치료(治療)하지 못하는 질병(疾病)은 약물(藥物)로도 고칠 수 없다."라고 했다. 또 "영양(營養)"은 「영식양생(營食養生)」에서 나온 말인바, "음식(飮食)을 통하여 건강(健康)해진다."라는 뜻이다.

　한방식품 등에 의한 치료효과와 한방약물 등으로 인한 치료효과를 동일시하는 생명사상으로, 한방의학(韓方醫學)에서는 한방약물(韓方藥物)과 한방식품(韓方食品)의 사이에 엄격한 경계가 없어 이를 배합하여 사용함으로써 양생(養生)하고 질병(疾病)을 치료한다. 즉, 「약식동원(藥食同源)」, 「식약일체(食藥一體)」, 「약식호용(藥食互用)」, 「약식호보(藥食互補)」, 「의식동원(醫食同源)」이라는 의미(意味)처럼 각자의 체질에 맞는 "한방생약건강기능식품"이 매우 유용한 가치가 있는바, 인체에 미치는 영향에 대한 활용에 주안점을 두어야 한다. 한방의학은 한방약물외에 침과 뜸의 침구(鍼灸), 한약재를 넣은 음식으로 질병을 예방하고 몸을 치료하는 약선이 있으며, 양생법 및 안마 등도 포함된다.

　한약재는 한방약물의 기초가 되는 원료인바, 기원, 성분, 약효 등과 함께 한약재의 특성을 갖는다. 한방약물은 주로 과립(顆粒), 분말(粉末), 정제(錠劑), 탕약(湯藥), 환제(丸劑), 고제(膏劑), 주제(酒劑), 약로(藥露), 다제(茶劑), 훈제(燻劑), 편제(片劑) 등으로 되어 있다. 한편, 식재료의 오성(五性)에는 몸을 따뜻하게 하는 온성(溫性), 몸을 극단적으로 따뜻하게 하는 열성(熱性), 몸을 차갑게 하는 냉성(凉性), 극단적으로 차갑게 하는 한성(寒性), 따뜻하지도 차갑지도 않는 평범한 평성(平性) 등이 있다.

<표1-1> 식품(食品)과 음식(飲食)의 차이점

식 품	음 식
○ 식료품(食料品)의 준말 = 식품 ○ 영문명 = Food Materials ○ 식품의 재료 = 쌀/배추	○ 음식물(飲食物)의 준말 = 음식 ○ 영문명 = Food Products ○ 식품의 조리/가공 = 밥/김치 ○ 음식물(飲食物) 　= 음식(飲食) = 식물(食物)
○ 식품(食料品)인 동시에 음식(飲食物) 　= 과일/야채(수박/참외/토마토 etc.)	

한방의학은 우리 선인들이 지역적 특성을 벗어나 실증하고 체계화하여 인류의 건강과 보건에 공헌함으로써 시대를 거듭해 오면서 독창적이고, 체계적인 하나의 학문으로서 정립할 수 있었다. 이와 같은 우리의 문화유산인 한방의학의 심오하고 신비스런 처방이 한국, 일본, 중국 등을 위시한 동양은 물론이고, 미국을 비롯한 유럽 등 서양에까지 그 합리성과 우수성 및 과학적 효능을 인정받아 세계 각국의 의학계에서 재조명을 받고 지속적인 교육과 연구가 활발하게 이루어지고 있다. 한방의학은 사람의 몸과 마음을 따로 구분하지 않고, 우주운행법칙인 음양오행설(陰陽五行說)에 따라 몸 전체를 다스리며, 체질개선으로 질병을 예방하고 치료하는 종합치료의학(綜合治療醫學)이다.

한의학(韓醫學, Traditional Korean Medicine)은 한국에서 발달한 의학으로 "중의학(中醫學, Traditional Chinese Medicine, TCM)"을 수용하면서 독자적으로 연구, 개발하여 발전된 전통의학이다. 韓方은 "한국한의학"의 별칭이고, 漢方은 "일본한의학"의 별칭이다. 한국한의학은 한국 고유의 의학임을 자각하고, 1986년 6월부터 의료법상 "한의학(韓醫學, Korean Oriental Medicine, KOM)"이라고 규정하였다. 동양의 전통의학을 중국에서는 "중의학(中醫學)", 한국에서는 "한의학(韓醫學)" 또는 "한방의학(韓方醫學)", 일본에서는 "화한의학(和漢醫學)" 또는 "한방의학(漢方醫學, Kampo medicine)", "동양의학(東洋醫學)", 북한에서는 "동의학(東醫學)" 또는 "고려의학(高麗醫學)", 베트남에서는 "월의학(越醫學)", 티벳에서는 "장의학(藏醫學)", 인도에서는 "아유르베다의학(Ayurveda醫學)"이라 부른다. 동양의학은 수천 년에 걸쳐 인류의 경험과 지혜가 축적되고 체계화된 동양의료기술이다. 동양철학에 입각한 기본이론의 체계가 이미 수천 년 전에 정립되었으며, 그 심오하고 방대한 병증(病證)에 관한 고금의 치방(治方)이 속방(俗方)이나 경험방(經驗方) 또는 비방(秘方)으로 전수되고 있는 실정이다. 한방의학은 인간의 존재를 대자연의 틀 속에서 파악하려는 사상에서 출발하는데, 인간의 질병을 그 사람의 정신과 자연환경과의 상관관계 속에서 사고하는 천인합일설(天人合一說)을 질병 치료의 원리로 삼는다. 즉, 철학적(philosophical)이고, 형이상학적(metaphysical)인 유가(儒家), 불가(佛家), 도가(道家)의 사상을 근본바탕으로 음양오행론(陰陽五行論), 생극제화론(生剋制化論), 장상론(臟象論), 정체론(整體論) 등 동양철학에 근거하고 있다. 오늘날 양방의학의 출발은 17세기 근대철학의 아버지 데카르트가 주장한 물심이원론(物心二元論) 즉, 정신(精神)과 물질(物質)이라는 두 가지 실체를 인식하고 각각의 존재양식을 규정한 합리주의에 그 사상적 기반을 두고 있다. 그러므로, 한방의학과 양방의학의 차이점은 기본개념과 진단 및 치료방법이 다른데 있다. 양방의학에서는 동일한 질병이면 기본적으로 동일한 치료를 진행하지만, 한방의학에서는 동일한 질병이라도 다른 한방약물을 처방하는 경우로 환자의 상태에 맞추어 치료하는 것이다. 즉, 하나의 한방약물이 또 다른 증상에 사용되기도 한다. 양방의학의 다양한 검사(檢査) 즉, X-ray, CT (computed tomography), MRI(magnetic resonance imaging), PET(positron emission tomography) 등으로 질병의 원인을 국소적으로 분석하고 해석하는 것에 비해 한방의학은 몸 전체의 균형을 중요시 한다. 즉, 통증 부위 뿐 아니라 부가적으로 발생하는 여러 증상을 고찰 및 통합하여 그 사람의 종합적인 증상을 찾는다. 양방의학에서는 한방의학의 진료와 달리 전문진료과별로 세분화되어 있지만, 한방의학에서는 몸과 마음을 하나로 보기 때문에 내과 증상이나 정신과 증세를 따로 구분하지 않고 진찰할 수도 있다. 한방의학의 장점은 검사(檢査)를 해도 별다른 이상 징후를 찾아낼 수 없는 몸의 상태에 대하여 개선하는 것을 우선시하여 몸 전체의 균형을 회복시켜 치료하는 것이다. 양방의학이 자연과학의 실험과 검증에 따른 분석적, 응급적 치료에 있어서 해부학 및 세균학이 큰 발전을 보이고 있는 반면, 한방의학은 동양철학에 입각한 원전해석(原典解釋, original text interpretation) 등 직감적으로 획득한 수집된 정보를 사진(四診) 즉, 망진(望診), 문진(聞診), 문진(問診), 절진(切診) 등을 종합적으로 분석하는 진단이 근본적 치료가 되는 것으로, 병적 징후를 나타내는 "증(證/症)"을 증후군(症候群, syndrome/symptom)으로 보며, 증(症)의 결정이 곧 치료(治療)의 근거를 제공하여 적용이 되는바, 이는 곧 처방(處方)으로 처방의 해설이 증후학(症候學), 병리학(病理學), 약물학(藥物學), 치료학(治療學)을 의미한다. 한 예로, 감기증상의 경우 갈근탕증(葛根湯症)으로 표현하는데, 좀더 "증(症)"을 고찰해 보면 증이란 질병(疾病)과 증후(症候)의 표현인바, 상대적으로 안전성과 독립성을 가진 증상(症狀) 곧 증후(症候)와 징후(徵候) 곧 체징(體徵)을 포괄하는 상관성 있는 조합이다. 증상 곧 증후(symptom)는 환자에 의해 인식되는 주관적인 것이고, 징후 곧 체징(sign)은 의사의 진찰과 검사과정에서 발견된 객관적인 소견을 말한다. 전통의학에서 질병의 종합적 판단으로부터 얻는 결론은 결국 증(證)이다. 이는 증상(症狀)과는 다른 의미인데, 증상은 열(熱)이 있다든가 오한(惡寒)이 난다든가를 나타내는 표현이다. 이러한 제반 증상을 음양오행론(陰陽五行論)과 상한론(傷寒論) 및 잡병론(雜病論)에 의거하여 연역적으로 내린 결론이 **증**(證)이라고 할 수 있다. 그리고 "症(증)"자는 "證(증)"자의 속자(俗字)로 중국의 명, 청 시대에 나온 글자로 통용해서 사용하고 있는 실정이다.

　한편, 한의약학(韓醫藥學)은 인체·생리·병리 및 질병의 진단·예방·치료 등 한약재처방에 따른 반응 등을 연구하는 과학으로 독특한 이론체계와 풍부한 임상경험을 갖고 있다. 한의약학의 이론체계는 고대 유물론과 변증법 사상인 음양오행학설(陰陽五行學說)의 영향을 받아 전체 관념을 주도사상으로 하고 장부경락(臟腑經絡)의 생리와 병리를 기초로 변증론치(辨證論治) 곧, 변증치료(辨證治療)를 진료의 특징으로 하는 의학이론체계이다. 변증시치(辨證施治)란, 증상을 감별하여 증상의 차이에 따라 치료를 달리하는 것을 말한다. 즉, 어떤 질병(疾病)이 발생하였을 때 이것을 단순히 병명에 따라 같은 한방약물을 처방하지 않고, 같은 증상과 질병이라도 그 질병의 성질과 상태를 정확히 파악하여 한방약물을 다르게 투여한다는 것이다. 변증론치에서는 세균과 독성의 확인, 병리상의 손상 체크 및 화학적 검사의 의존 없이도 분명한 "치료효과"를 거두고 있는바, 변증론치에 의하여 질병이 치료된다는 사실은 무엇보다 방법론적으로 이해되어져야 한다. 자연계와 인체의 변화의 통일성에 대한 연구를 기초로 하여 상호제약, 상호의존이라는 변증법적 관점이 구체적으로 수립된 한방의학의 이론체계가 크게 진전되었다.

한방의학은 임상에서 인문주의적 접근법을 시도하기도 하는데, 의사는 지도자이고 환자는 행위자로 치료를 극대화한다. 한방의학적으로는 인체의 국부 병변에 대처함에 있어서, 양방의학에서처럼 매우 구체적인 관찰과 분석을 행하지 않지만, 어떠한 질병이든지 광범위한 전체적 연계성에 입각하여 고찰을 진행하고 전신조절의 전체요법을 사용하고 있다. 이로써, 전체로부터 부분이 고립화, 절대화되어지는 오류를 극복하여 인체의 정상적인 생명활동으로 간섭받지 않는 상황이 될 수 있는 장점이 있다.

> **플라시보 효과(placebo effect)** 위약효과(僞藥效果)라고 하는데, "플라시보(placebo)"는 심리학 용어로서 한국에서는 플라시보 처방이 불가능하다. 플라시보 효과는 제2차 세계대전 중에 치료약물 부족에 대비해서 사용하던 방법이다. 우리나라 『열하일기』에서도 사례(事例)가 나오며, 그밖에 손가락 따기 등이 있다. 현재 한국에서 시약(試藥) 허가 전단계에 객관적인 평가로 실시하는 "이중맹검법(二重盲檢法, double-blinded method)"이 있는데, 플라시보 효과와 매우 유사하다.

> **노시보 효과(nocebo effect)** 위독약효과(僞毒藥效果)라고 하는데, 플라시보 효과(僞藥效果)의 반대 개념으로 심리학 용어이다. 1961년 미국의 의사 월터 케네디(Walter Kennedy)가 처음으로 만든 용어이다. 환자가 약물(藥物)의 효능을 믿지 못하는 불신 또는 부작용에 대한 걱정이라는 부정적 인식 때문에 진짜약물을 복용하여도 약효(藥效)가 나타나지 않는다는 믿음으로 실제 부정적인 결과가 나타나는 현상이다.

<표1-2> 한방의학과 양방의학의 비교

한방(韓方)	양방(洋方)
원전해석 등 철학적	실험과 검증 등 과학적
동양철학(東洋哲學)	자연과학(自然科學)
직감적으로 얻은 정보	학습을 통한 정보
주관적	객관적
종합적	분석적
근본적 치료	응급적 치료
소극적 방어적(補藥)	적극적 공격적(投藥)
인문주의적(形而上學)	기술의존적(形而上學)
도덕적	법률적
적당성	정확성
필연성(It ought to be…)	사실성(It is…)
왜(Why)	어떻게(How)
기능 위주(徵候學)	해부학 위주(解剖學)
건강(證) 중심	질병(病名) 중심
음성, 양성, 악성, 연성, 경성 등 성(性) 중심	당질, 지방질, 단백질, 섬유질, 광물질 등 균형 및 질(質) 중심
치본의학(治本醫學)	치표의학(治表醫學)
평민적	귀족적
가정(內科) 중심	병원(外科) 중심

(출처: 『韓方食品의 科學的 效能』, 2011)

☞ 국내 한의학(韓醫學)의 본산으로, 대한민국 최고의 경희대학교 한방병원(慶熙大學校 韓方病院)은 1971년 국내에서 처음으로 설립되었고, 1972년 11월에 세계 최초로 무통 침술마취(鍼術痲醉)에 성공하였다.

한방의학의 상대적 개념으로 양방의학은 실증주의에 입각한 사회의학(社會醫學), 대중의학(大衆醫學), 진중의학(陣中醫學) 중심의 현대의학(現代醫學)이다. 현대의학 측면에서 보았을 때 "전통의학(傳統醫學)"은 민간요법까지 연구대상에 포함시켜 보완대체의학(complementary alternative medicine, CAM)이라 할 수 있다. 동양의학과 서양의학의 접목을 "동서의학(東西醫學)" 또는 "제3의학(第3醫學)"이라 하고, 여기에 대체의학(代替醫學)을 통합하면 "종합의학(綜合醫學)" 또는 "전일의학(全一醫學)"이라 한다. 향후, 체계적으로 심층적이고 지속적인 연구(研究)가 반드시 필요하다고 본다. 한편, 한방의료도 1987년 2월부터 의료보험제도를 현재 실시하고 있는 실정이다.

현존하는 가장 오래된 최초의 한약처방집이 『황제내경(黃帝內經)』으로 춘추전국시대 이전의 의료성과와 장기간의 치료경험을 결합하여 형성된 한의약학의 독특한 이론체계를 확립시킨 귀중한 고전이다. 『황제내경(黃帝內經)』은 인체의 생리·병리 및 질병의 진단과 치료·예방 등 문제를 계통적·체계적으로 서술하여 한의약학의 기초이론을 확립해 놓았다. 또한, 『상한론(傷寒論)』은 한의약학의 기틀을 이루고 있는 최고의 이론서이고, 체계적으로 정리된 입문서이며, 가장 모범적인 임상경험서이다. 중국의학에서 약 3세기 초 후한시대의 약물요법 대성자 장중경(張仲景)이 저술한 『상한잡병론(傷寒雜病論)』이 있는데, 금궤요략(金匱要略)과 함께 한방(漢方)의 쌍벽을 이루었는바, 오늘날 한방의학의 중요한 원천이 되었다. 이는 상한론의 학으로 급성열성전염병과 그 밖의 질환에 대한 치료법을 나타낸 것이다. 상한(傷寒)이란 외감(外感)을 원인으로 하는 질병의 총칭으로 각종 병증(病症)에 대한 오늘날의 한약재 처방법을 제시한 것이다. 장중경(張仲景)은 상한(傷寒)과 잡병(雜病)의 전16권에 걸쳐 저술하였는데, 탕약(湯藥)의 복용, 약초(藥草)의 효능, 민간요법(民間療法) 등을 체계적으로 정리하고, 탕약(湯藥)을 침구(鍼灸)와 동등한 위치로 끌어올린 사람이다.

☞ **【張仲景原序(拔萃)】**

「賚百年之壽命, 持至貴之重器, 委付凡醫, 恣其所措。
咄嗟嗚呼!
厥身已斃, 神明消滅, 變爲異物, 幽潛重泉, 徒爲啼泣。
痛夫! 擧世昏迷, 莫能覺悟, 不惜其命, 若是輕生, 彼何榮勢之云哉?
而進不能愛人知人, 退不能愛身知己, 遇災値禍, 身居厄地, 蒙蒙昧昧,
惷若遊魂。
哀呼! 趨世之士, 馳競浮華, 不固根本, 忘軀徇物,
危若冰谷, 至於是也!」

「백년의 수명(壽命)을 부여받은 참으로 귀한 몸을 평범한 의사(醫師)에게 아무렇게나 맡기고 만다.
참으로 슬프도다!
그 몸이 이미 죽고 신명(神明)이 소멸되어 이물(異物)로 변하니 어둡고 깊숙한 중천(重泉)에 잠겨 흐느낄 뿐이구나.
가슴이 아프도다!
세상이 혼미(昏迷)하여 바르게 깨닫지 못하고 명(命)을 아끼지 못하는 구나. 이렇듯 생명(生命)을 가볍게 여기면서 영화(榮華)와 권세(權勢)는 왜 논한단 말인가?
더욱이 세상 사람을 아낄 줄 모르고, 또 그들을 알지 못하며, 돌아서서는 자신의 몸을 아낄 줄 모르고, 또 자신을 알지 못하니, 화를 만나면 피하지 못하여 그 몸을 액지(厄地)에 처하게 된다.
그 어리석음은 떠도는 혼백(魂魄)과도 같다.
슬프도다!
세파를 따르는 자들이 영화(榮華)를 다툴 뿐, 그 근본을 튼튼하게 하지 않고, 몸은 잊은 채 물질(物質)에만 현혹되고 있으니 그 위험함이 낭떠러지에 서있는 듯하구나!」

우리나라의 고유한 한의약학(韓醫藥學)은 『향약집성방(鄕藥集成方)』→『의방유취(醫方類聚)』→『동의보감(東醫寶鑑)』→『방약합편(方藥合編)』→『동의수세보원(東醫壽世保元)』으로 이어오면서 확립되었다. 이중 한국의 4대 한방의학 서적은 『향약집성방』, 『의방유취』, 『동의보감』, 『동의수세보원』 등이다.

『동의수세보원(東醫壽世保元)』은 1894년(高宗 31년)에 동무(東武) 이제마(李濟馬)가 저술한 것으로서, 우리나라 최초로 사상의학(四象醫學)이라는 독특한 학설을 정립한 의서(醫書)이다. 서명(書名)에서 "동의(東醫)"는 중국의 의가(醫家)와 구별하기 위한 것이며, "수세(壽世)"는 온 세상 인류의 수명을 연장시킴을 뜻하는 것이고, "보원(保元)"은 만수(萬殊)의 일원(一元)의 도(道)를 보전함을 뜻한다. 사상의학은 사상(四象) 유형의 체질의학이다. 즉, 사람을 그 체질에 따라서 태양(太陽)·소음(少陰)·소양(少陽)·태음(太陰)의 4가지 유형으로 나타내고 있으며, 같은 이름을 가진 질병이라 하더라도 처방과 약물의 선택이 달라짐을 말하고 있다.

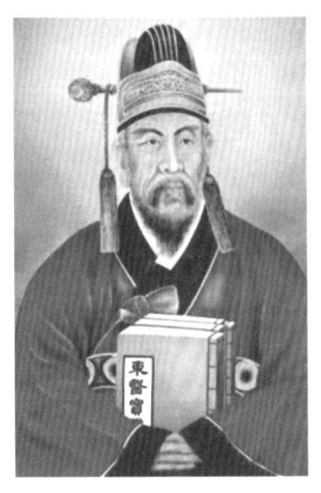
허준(許浚)

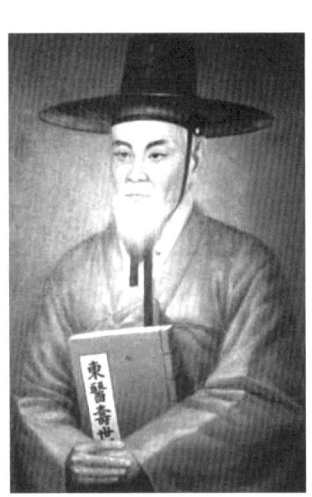
이제마(李濟馬)

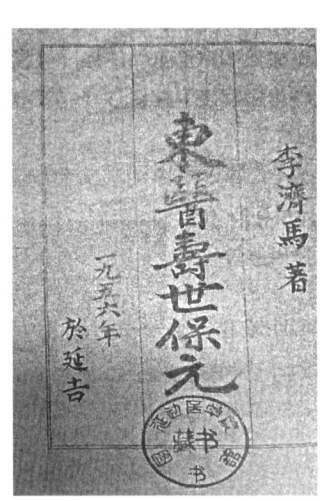
동의수세보원(表紙)

『동의수세보원(東醫壽世保元)』은 이제마(李濟馬)가 1893년(高宗 30년) 편찬에 착수하여 1894년(高宗 31년) 3권을 완성하였다. 『동의수세보원(東醫壽世保元)』은 종합의서로서 성명론(性命論), 사단론(四端論), 확충론(擴充論), 장부론(臟腑論), 의원론(醫源論), 광제론(廣濟論)의 내용이 실려 있다. 사상인변정론(四

象人辨証論)의 7편은 의론(醫論)으로서 조선의학의 특색인 사상의학(四象醫學)을 창시한 내용이다. 두 의학체계에서 한방의학의 핵심이 "병증 감별(病症 鑑別)"이라고 볼 때, 사상의학의 핵심은 "체질 감별(體質 鑑別)"에 있으며, 체질의학설의 기초위에 임상에서 체질치료를 위한 153개의 처방(處方) 등이 수록되어 있다. 즉,『동의수세보원(東醫壽世保元)』을 저술한 사상의학(四象醫學)의 창시자 이제마(李濟馬) 선생은 그 중심사상을 "치심치병(治心治病)"에 두었다. 즉, "마음(心)을 다스려 병(病)을 치료 한다"고 강조한바 있는데, 성리학적 입장에서 인간론, 수양론 등을 중시하는데, 그 사상의 저변에는 "맹자사상(孟子思想)"의 영향이 매우 지대하였음이 알려져 있다.

이제마의 사상의학(四象醫學)에 의한 사상인(四象人) 분포는 태음인(太陰人) 50%, 소양인(少陽人) 30%, 소음인(少陰人) 20%, 태양인(太陽人) 0.03~ 0.1% 순이라고 한다.

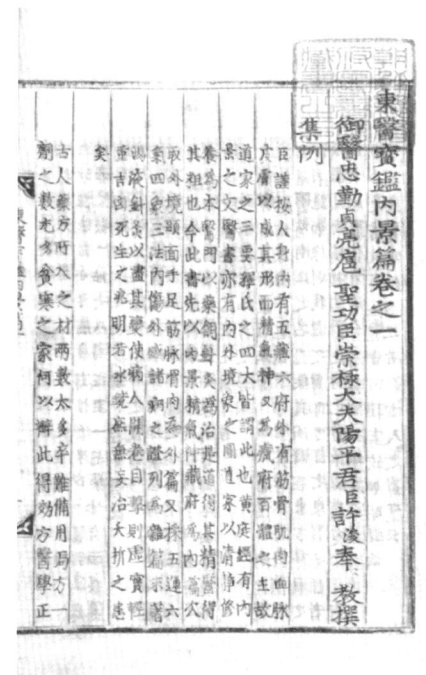 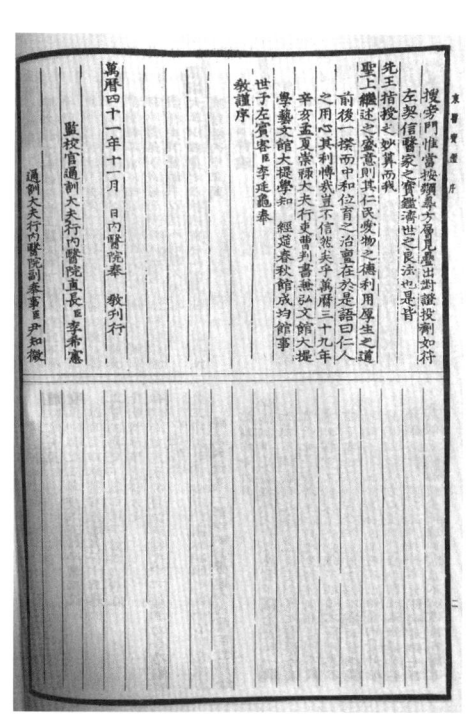

동의보감(東醫寶鑑) 본문(本文)   동의보감(東醫寶鑑) 서문(序文)

『동의보감(東醫寶鑑)』은 약 400년 전 조선시대 의관 구암(龜巖) 허준(許浚)이 1610년에 저술한 의학서적으로, 중세 동아시아 의서(醫書)를 집대성한 한방의학(韓方醫學)의 백과사전으로 훈련도감(訓鍊都監)의 자본에 의하여 국가기관에서 발행하고, 보물 제1085호로 지정되었다. 총 25권 25책의 나무활자로 간행되었는데 철저한 저항요법을 시도하였는바, 다양한 자연요법(自然療法)을 비롯하여 식이요법(食餌療法), 단식요법(斷食療法), 일광요법(日光療法), 운동요법(運動療法), 마찰요법(摩擦療法), 침구요법(鍼灸療法) 등 활용방법이 합리적으로 총망라되어 있는 장점이 있다. 『동의보감(東醫寶鑑)』의 특색은 질병의 치료보다 질병의 예방을 강조한 백과사전식 공중보건의서(公衆保健醫書)로서 공중보건(公衆保健) 및 예방의학(豫防醫學)의 개념을 가지고 있다는 사실이다. 또 『황제내경(黃帝內經)』의 핵심사상인 도가(道家)의 양생술(養生術)이 수록되어 있는 『동의보감(東醫寶鑑)』의 완성으로 비로소 우리 민족의학의 수립이 실현되었다. 또한, 중국에서 30여 차례 출간되고, 일본에서 두 차례 출간될 정도로 국제적인 의서가 되었다. 세계전통의학 문헌 가운데 최초로 유네스코의 문화유산, 기록유산, 무형유산, 자연유산 중에서 "기록유산(記錄遺産)"으로 2009년 7월 31일 제9차 유네스코 국제자문위원회에서 세계기록으로 등재되었으며, 최근에 국보 제319호로 지정된 『동의보감(東醫寶鑑)』은 400년 전 동북아시아 전 지역의 의학지식과 기술을 총망라하였는바, 우리나라 의학의 우수성을 널리 선양하고 있다.

　『동의보감(東醫寶鑑)』의 네 번째 편인 「탕액(湯液)」편은 약물학(藥物學)을 다루며, 총론(總論)과 각종 한약재(韓藥材)를 다룬 여러 각론(各論)으로 구성되어 있다. 「탕액(湯液)」편의 가장 앞에 실린 "탕액 서례(湯液 序例)"문에서 약물학 총론을 다루며, 여기에는 한약재의 채취와 가공(炮製), 한약재의 처방법, 한방약물을 달이고 복용하는 방법, 약리이론, 오장육부(五臟六腑)와 경락(經絡) 각각에 상응하는 한약재 등이 포함된다. 『동의보감(東醫寶鑑)』에서 한약재의 채취와 가공(炮製)을 중요하게 여긴 것은, 가공처리를 잘못된 방법으로 하여 복용하면 전혀 다른 방향으로 한방약물이 작용하여 치료효과(remedial value)를 기대할 수 없기 때문이다. 한약재를 채취하는 시기, 한약재를 건조하는 방법, 장기간 저장하여 유용한 한약재를 포제(炮製) 즉, 수치(修治) 또는 법제(法製)하는 방법 등을 다룬다.

　한약재에는 등급이 있는데, 한약(漢藥)에 관한 최초의 기록인 『신농본초경(神農

本草經)』에서 한약재를 상·중·하 등 3품으로 나누었다. 이후『신농본초경(神農本草經)』의 주해서에서는 한약재를 중심약과 보조약으로 분류하여 군(君), 신(臣), 좌(佐), 사(使) 등 넷으로 나누어 처방을 구성한 바 있다. 아울러 오행(五行)에 따른 자모(字母) 관계에 따라 한약재를 처방하는 7정(七情)의 한방약물에 대해서도 언급한다. 또한, 한약재 품질에 관한 최초의 기록은 AD 500년경에 만들어진『신농본초경집주(神農本草經集注)』이다.『동의보감(東醫寶鑑)』에서는 한방약물의 가짓수로 분류한 7방(七方)과 한방약물의 성질에 따라 분류한 12제(十二劑)를 게재하고 있다. 이밖에도 처방과 관련해서 정확한 양(量)을 재는 도량형, 독성(毒性)있는 한약재를 처방하는 방법, 상반(相反)되는 약성(藥性)을 지닌 한약재에 관한 정보를 엿 볼 수 있다.

한방약물은 효능을 기준으로 하여 상품(上品), 중품(中品), 하품(下品)의 세 가지로 나누어진다. 상품(上品)은 120가지가 군약(君藥)으로 최상의 것인 상품(上品)은 주로 수명을 연장하는데 사용하며, 하늘의 기운(氣運)과 상응(相應)한다. 중품(中品)은 120가지이며, 이를 신약(臣藥)으로 쓰는데 주로 성(性)을 기르는데 사용하는바, 사람의 기운(氣運)과 상응(相應)한다. 하품(下品)은 125가지이며, 좌약(佐藥) 또는 사약(使藥)으로 쓰는데 하품(下品)은 몸을 보(補)하거나 질병을 예방하는 것보다 한 차원 아래인 질병을 치료하는데 주로 사용한다. 땅의 기운(氣運)이 하품의 한약재와 상응(相應)하는데, 독성성분이 많으므로 장기간 복용할 수 없다. 한방약물은 음양(陰陽)에 맞게 자모(子母) 관계와 형제(兄弟) 관계로 배합하여 사용해야 한다. 뿌리, 줄기, 꽃, 열매를 사용하는 경우가 있고, 풀, 돌, 뼈, 살을 사용하는 경우도 있다. 또는 한 가지 한방약물만 사용하는 단행(單行)과 한방약물 사이에 형성되는 상수(相須), 상사(相使), 상외(相畏), 상악(相惡), 상반(相反), 상살(相殺)의 관계를 이용하여 쓰는 경우가 있다. 이 일곱 가지 한방약물의 배합이론을 7정(七情) 즉, 칠정합화(七情合和)라고 한다.

일곱 가지 종류의 한방약물 처방법을 7방(七方)이라 하는데, 대방(大方), 소방(小方), 완방(緩方), 급방(急方), 기방(奇方), 우방(偶方), 복방(複方) 등이 있다.

한방약물은 약성(藥性)에 따라 12제(十二劑)로 분류된다. 선제(宣劑)는 기운이 막힌 것을 열리게 하는 한약재로 생강이나 귤껍질 같은 것이다. 통제(通劑)는 오줌이 막힌 것을 나가게 하는 한약재(韓藥材)로 등칡의 마른 줄기인 통초(通草)와 여러해살이 덩굴풀인 방기(防己) 같은 것이다. 보제(補劑)는 약한 때 쓰는 한약재로 인삼, 양고기 같은 것이다. 설제(泄劑)는 대변이 막힌 것을 뚫어주는 한약재로 꽃다지와 다닥냉이의 여문 씨를 말린 정력(葶藶), 마디풀과 식물인 대황(大黃) 같은 것이다. 경제(輕劑)는 실(失)한 것을 없애주는 한약재로 맛은 맵고 쓰며 성질은 따뜻한 마황(麻黃), 칡의 뿌리를 말린 갈근(葛根) 같은 것이다. 중제(重劑)는 겁을 제거하는 광물성 한약재로 자석(磁石)이나 철분(鐵分) 같은 것이다. 삽제(澁劑)는 미끄러워서 빠져나가는 것을 치료하는 한약재로 굴조개류의 조가비인 모려(牡蠣)나 큰 포유동물의 뼈화석인 용골(龍骨) 같은 것이다. 활제(滑劑)는 들러붙는 것을 없애는 한약재로 아욱의 여문 씨를 말린 동규자(冬葵子), 느릅나무의 껍질을 말린 유피(楡皮) 같은 것이다. 조제(燥劑)는 습한 것을 없애는 한약재로 뽕나무의 뿌리껍질을 말린 상백피(桑白皮), 팥의 여문 씨를 말린 적소두(赤小豆) 같은 것이다. 습제(濕劑)는 건조한 것을 낫게 하는 자수정(紫水晶)으로 할로겐화물(halogenide) 한약재로서 불화칼슘(CaF_2)을 주성분으로 하는 형석인 자석영(紫石英), 백석영(白石英) 같은 것이다. 한제(寒劑)는 열증을 낫게 하는 한약재로 대황(大黃)이나 질산칼륨(KNO_3) 성분의 망초(芒硝) 즉, 화초(火硝)를 한 번 구워 만든 한약재로 박초(朴硝) 같은 것이다. 열제(熱劑)는 한증을 낫게 하는 한약재로 부자의 덩이뿌리를 말린 부자(附子)나 계수나무의 껍질을 말린 육계(肉桂)같은 것이다. 그리고, 한방약물의 부작용은 아니지만 질병의 치료 중 낫는 과정에서 호전반응이 나타나는 것으로 일시적으로 증상이 약간 악화되는 경우도 있는데 즉, 머리가 어지럽고 눈이 어두워지며 가슴이 답답한 증상을 대체의학(代替醫學)같은 자연요법 등에서는 "명현현상(瞑眩現象, healing crisis)"이라고 한다.

한방의학에서는 지나치게 화를 내면 간(肝)이 상하고, 지나치게 생각이 많으면 비(脾)가 상하고, 지나치게 근심을 하면 폐(肺)가 상하고, 지나치게 공포에 사로잡히면 신(腎)이 상하고, 지나치게 놀라면 담(膽)이 상한다는 원리가 있는데, 그것은 감정의 작용에도 많은 에너지가 소모됨을 의미하는 것이다.

1610년 의성(醫聖) 허준(許浚)이 편찬한 『동의보감(東醫寶鑑)』은 총 25권 25책으로 구성되어 있는 한방의학 서적인바, 마지막 장은 「침구(鍼灸)」편으로 "침뜸 치료" 항목을 총망라하면 비교적 적지 않은 분량이다. 침구의 실제와 침구운용에 가장 필수적인 내용만 소개하고 있다. 기(氣)가 흐르는 통로인 경락(經絡), 경락의 중간역인 혈자리, 침의 종류와 시술법, 뜸의 이론과 운용, 침과 뜸의 효과를 높이기 위한 각종 방법과 금기사항 등을 다루고 있다.『동의보감(東醫寶鑑)』에서는 아래와 같은 특정증상에 반드시 사용해야 할 한약재를 처방하고 있다.

- 천궁(川芎) ← 두통
- 고본(藁本) ← 정수리 통증
- 강활(羌活) ← 팔다리 마디 통증
- 백작약(白芍藥) ← 복통(오한이 있으면 계피(桂皮)를, 오열이 있으면 황백(黃柏)을 더 넣는다)
- 백출(白朮), 복령(茯苓), 저령(豬苓) ← 물을 너무 많이 마셨을 때
- 복신(茯神) ← 놀라서 가슴이 뛰고 정신이 없을 때
- 지실(枳實), 황련(黃連) ← 명치끝이 막혔을 때
- 황금(黃芩) ← 살갗에 열이 날 때
- 후박(厚朴) ← 배가 더부룩할 때
- 시호(柴胡) ← 옆구리가 아프면서 추웠다 더웠다 할 때
- 백출(白朮) ← 비위에 습담(濕痰)이 있어서 나른할 때
- 지각(枳殼, 탱자), 청피(靑皮) ← 소화불량, 위염, 위통에
- 도인(桃仁), 소목(蘇木) ← 타박상(瘀血), 혈액순환개선에
- 감초(甘草) ← 혈(血)이 부족할 때
- 반하(半夏) ← 담(痰)을 없애고자할 때(열이 있으면 여기에 황금(黃芩)을 더 집어넣고, 풍증이 있으면 천남성(天南星)을 더 넣는다)
- 진피(陳皮), 백출(白朮) ← 한담(寒痰)으로 막혔을 때
- 창출(蒼朮) ← 뱃속이 협착(狹窄)되었을 때
- 목향(木香) ← 기(氣)를 고를 때
- 인삼(人蔘) ← 기(氣)를 보할 때
- 당귀(當歸) ← 혈(血)을 고르게 할 때
- 술에 씻은 방기(防己), 용담초(龍膽草), 황백(黃柏), 지모(知母)
    ← 하초(下焦)에 습열이 있고, 방광(膀胱)에 화사(化邪)가 있을 때
- 황기(黃芪) ← 내상(內傷), 허로(虛勞)
- 황금(黃芩) ← 상초열(上焦熱)

○ 황련(黃連) ← 중초습열(中焦濕熱)
○ 갈근(葛根), 복령(茯苓) ← 갈증(渴症)
○ 오미자(五味子) ← 기침
○ 아교(阿膠) ← 천식(喘息)
○ 황련(黃連), 지실(枳實) ← 오랜 식체(食滯)
○ 치자(梔子) ← 번열(煩熱)
○ 백출(白朮), 복령(茯苓), 작약(芍藥) ← 물설사
○ 지각(枳殼) ← 기(氣)로 쑤시는 것 같을 때
○ 당귀(當歸) ← 혈(血)이 쑤시는 것 같을 때
○ 황련(黃連), 황금(黃芩), 황백(黃柏) ← 부스럼으로 아플 때
○ 택사(澤瀉) ← 소변이 잘 안 나오면서 빈번할 때
○ 대황(大黃), 망초(芒硝) ← 뱃속이 뜨거우면서 아플 때
○ 청피(靑皮) ← 아랫배가 아플 때
○ 감초(甘草) ← 음경이 아플 때
○ 초두구(草豆蔲) ← 위완통(胃脘痛) 즉, 위통(胃痛), 심하통(心下痛)
○ 황련(黃連), 당귀(當歸)를 술에 법제(炮製)하여 씀 ← 눈이 아플 때
○ 황백(黃柏) ← 누런 오줌이 나올 때

🖐 치매(癡呆, dementia) 예방 한약재 및 한방식품들

- 강황(薑黃)
- 녹차(綠茶)
- 호박씨(pumpkin seed)
- 호두(walnut)
- 블루베리(blueberry)
- 브로콜리(broccoli)
- 오렌지(orange)
- 계란(egg)
- 커피(coffee)
- 다크 초콜릿(dark chocolate)
- 생선(生鮮)

> ☞ 현재까지 밝혀진 한약재 및 한방식품 등의 연구결과
>
> 암세포(癌細胞)를 사멸시키고 세포를 재생시키는 항암식품(抗癌食品)으로는 녹차, 당근, 땅콩, 밤, 사과, 살구, 자두, 자색감자, 적포도주, 커피, 콩, 그린베리, 포도, 호두 등이 있으며 또한, 면역체계(免疫體系)를 증강시키는 한약재(韓藥材) 및 한방식품(韓方食品)들로는 감초뿌리, 고추, 꾀꼬리버섯, 느타리버섯, 밤, 브로콜리싹, 블랙라즈베리, 블랙베리, 블루베리, 석류, 숙성마늘, 양송이버섯, 잎새버섯, 팽이버섯, 표고버섯, 호두 등이 있다.

〈표1-3〉 한방의학의 건강과 질병단계 및 치료법

건강단계	건강(養生, 攝生)	건강허약(未病)	질병(已病)	회복(死亡)
치료법	養生法	治未病	(巨視, 微視 辨證施治)	再活

✎ 죽음(死亡)은 의학(醫學)의 대상이 아니다.

> ☞ 한방약 처방전을 수백 번 읽는다고 질병이 낫는 것도 아니고, 한방의학 서적을 수백 권 읽는다고 건강해지는 것도 아니다. 그 한방약 처방전에 따라 한방약을 복용해야 하고, 그 한방의학 서적에 따라 치료해야 한다.

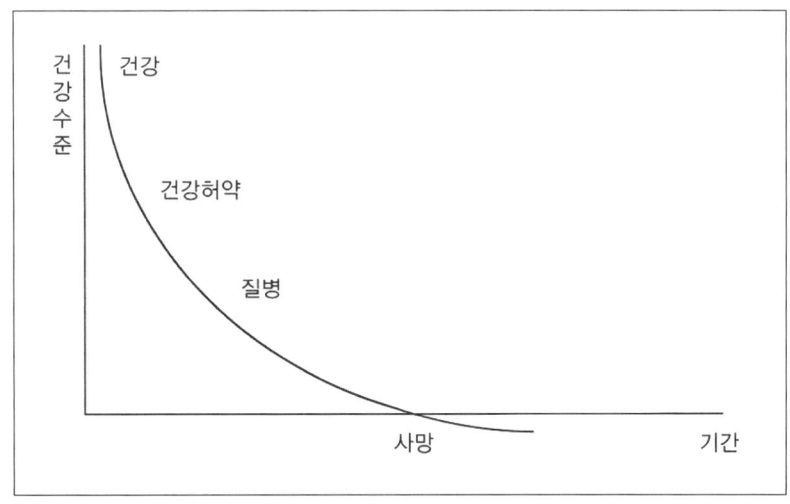

〈그림1-1〉 건강과 불건강의 연속성

한방의학에서는 "건강(健康)"이 매우 추상적인 개념이기는 하지만, 인체가 "음양(陰陽)이 조화된 상태"를 말하며, 질병은 "음양(陰陽)이 부조화된 상태"라고 정의하고 있다. 건강한 상태를 유지하기 위해서는 동일한 의미로 쓰이는 양생(養生), 보건(保健), 예방(豫防)이 선행되어야 하는바, 양생학, 건강관리학, 한의예방의학 분야가 핵심 키워드로 자리 잡고 있다고 볼 수 있다. 양생(養生)의 정의를 보면, "양생은 생명을 기른다는 뜻으로 자연의 법칙에 부합하여 정신이나 성정(性情)의 수양(修養), 음식조절(飮食調節), 기거유상(起居有常), 절욕보정(節欲保精) 및 운동(運動), 기공(氣功) 등의 방법을 통하여 인체내부가 적정양기전신(積精養氣全神)의 상태가 되어 건강을 관리하고, 질병을 예방하여 무병이연년익수(無病而延年益壽)를 이루는 것"이라고 한다. 세계보건기구(WHO)가 1946년에 발표한 건강(健康)에 관한 정의는 다음과 같다. "건강(health)이란 신체적, 정신적 그리고 사회적으로 완전하게 양호한 상태이고 단지 질병이 없거나 허약하지 않다는 것만은 아니다." ("Health has been defined as a state of complete physical, mental and social well-being, and not merely the absence of disease or infirmity." WHO, International Health Conference, New York, 1946).

○ 한방의학(韓方醫學)의 기초이론으로 기혈수(氣血水)의 병리설을 요약하면 다음과 같다.

❶ 氣(氣滯) : 기는 "무형이유능자(無形而有能者)" 즉, 형체는 없어도 기능은 있는 것이다. 눈에 보이는 어떤 병적인 상태는 없다(X-ray 등 임상검사에서 나타나는 과학적인 결과)하더라도 분명히 어떤 능력을 가지고 있다. 따라서, 기(氣)의 작용이 약화되면, 인체의 모든 기능이 감퇴되며, 기가 울체(鬱滯)하면 혈(血)과 수(水)의 순환도 나빠진다. 기(氣)의 변조(變造)에서 오는 증상으로는 상기(上氣), 현훈(眩暈), 두통(頭痛), 흉만(胸滿), 복만(腹滿), 트림, 재채기, 동계(動悸), 하품, 호흡곤란, 구기(九氣), 발광(發狂), 흥분(興奮), 마비(痲痺), 침울(沈鬱), 긴장감(緊張感) 등이 있다.

❷ 血(瘀血) : 한방의학에서는 질병의 원인이 혈(血)인 경우에 이것을 혈독(血毒)이라 하며, 혈실(血實), 혈허(血虛), 혈열(血熱) 즉, 혈분열(血分

熱), 혈한(血寒) 즉, 혈분한(血分寒), 혈조(血燥), 어혈(瘀血) 등으로 나눈다. 이 중 어혈은 한방의학 특유의 개념인데, 어떤 특별한 병태를 설명하는 용어로 어혈증(瘀血證)이란 일정한 특징을 가진 증후군(症候群)을 나타내는 병태를 가리키며, 그 원인을 어혈(瘀血)이란 말로 표현하고 있다. 즉, 어혈(瘀血)이란 오염된 생기가 없는 혈액이란 뜻인데, 비생리적인 혈액이며 혈액으로서의 기능을 잃고 순환장애에 의하여 작용을 하는 것이라고 말 할 수 있다. 어혈로부터 나타나는 질병에는 부종(浮腫) 즉, 수종(水腫), 지방과다증(脂肪過多症) 또는 난소 기능장해에 따른 불임증 등이 있다. 외관상으로는 안색홍적(顔色紅赤), 피부자반(皮膚疵瘢), 피부모세혈관(皮膚毛細血管) 증가, 조피(粗皮), 구진주위청자색(口唇周圍青紫色), 안주변암자색(眼周邊暗紫色)이 나타난다.

❸ 水(水毒) : 인체의 70%는 수분이다. 수(水)란, 양방의학에서 말하는 인체 내 조직액, 세포액, 림프액, 점막의 분비액, 염증 시 나오는 삼출물(滲出物) 등을 총칭하는데, 이를 한방의학에서는 진액(津液)이라고 말한다. 병적인 상태에 있을 때 수(水), 담(痰), 음(飮)으로 표현한다. 질병은 수분대사 및 분배장해 또는 임파액, 조직액과 세포액 순환과 대사기능이상에 기인하는데, 수독(水毒)이 위장 내에 정체하면 담음(痰飮), 기관 계에 정체하면 지음(支飮), 복부에 정체하면 현음(懸飮), 심장과 신장에 정체하면 일음(溢飮)이라고 한다. 즉, 수분대사에 장해가 올 경우에는 수분의 편재와 정체현상이 나타나므로 인체조직 내에 수분의 과부족을 일으켜 병적인 상태를 형성하게 되는 것이다. 이로 인한 질병에는 부종(浮腫), 관절염(關節炎), 신경통(神經痛), 경련(痙攣) 등의 증상이 있으며, 분비장해로 인한 타액(唾液), 루즙(瘻汁) 분비과다, 다한(多汗), 무한(無汗), 구갈(口渴) 즉, 갈증(渴症), 소변불통(小便不通), 위내정수(胃內停水), 하리(下痢), 현훈(眩暈), 이명(耳鳴), 변비(便秘), 사지마비(四肢痲痹) 등이 있다.

☞ 오늘의 醫師가 내일의 營養學者가 되지 않는다면,
　오늘의 營養學者가 내일의 醫師가 될 것이다.

"If doctors of today will not become the nutritionist tomorrow, the nutritionist of today will become the doctors of tomorrow."

― Paava Airala ―

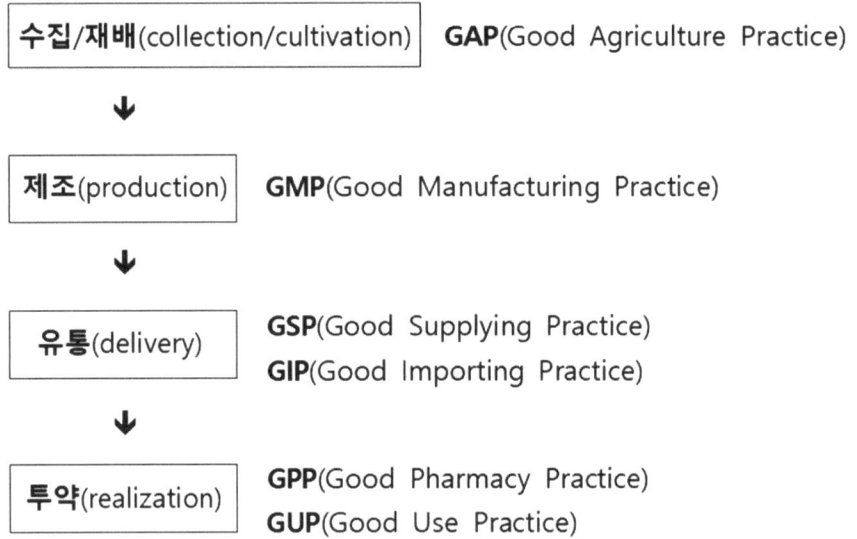

☞ 慶熙大學校 東西醫學硏究所 發表

<그림1-2> 한약재 자원개발(資源開發)에 따른 가치 창출도

2. 한약재가공(炮製)의 목적과 의의

　최근에 건강기능식품의 가공원료인 한약재의 수요가 급증하는 이유는 무엇인가? 생활수준의 향상과 더불어 건강한 삶을 영위하기 위한 노력이 증가함에 따라 질병의 예방 및 치료뿐만 아니라 약해진 체력의 회복을 위해서이다. 일반적으로, 한약재 원료는 수분함량이 높기 때문에 실온에서는 자체 원료에 부착되어 있는 미생물이나 효소에 의하여 쉽게 변질 및 부패가 되므로, 품질변화의 방지를 위하여 먼저, 건조(乾燥) 등 전처리를 하여 장기보존을 가능하게 하고, 운반 및 수송이 편리하도록 한약재를 가공해야 한다. 한약재의 가공과정을 포제(炮製) 또는 수치(修治)라고 하는데, 가공과정을 거치면 한약재의 약효가 높아지고, 독성이 완화된다는 것은 이미 알려진 사실이다. 한방약물을 처방하는 과정도 조리처럼 기본재료를 날것 또는 건조한 것을 볶거나 찌거나 발효시켜 이용하듯, 음식의 양념을 미리 재료와 같이 볶은 다음에 물(水)을 첨가하고, 부추, 쑥갓, 깻잎 및 파 등을 맨 나중에 넣는 원리와 동일하다. 예를 들어, 박하(薄荷), 계피(桂皮) 같은 향(香)이 많은 한약재는 약효가 소실되고, 유효성분이 분해되기 용이하기 때문에 포제과정 중 나중에 투입하는 것이 원칙이다. 또한, 홍삼(紅蔘)은 인삼(人蔘)을 찌는 형태로 가공하는 것인바, 인삼을 증자(蒸煮)하면 인삼 고유의 쓴맛향이 제거되고, 유효성분 이 변화하면서 붉은색을 띤 홍삼이 된다. 이는 한약재 및 한방식품 등의 조리 및 가공과정 중에 고유의 향미(flavor)를 유지하기 위해서이며, 식이처방에서는 한약재의 효능을 확보하기 위해서이다. 따라서, 포제(炮製) 또는 수치(修治)는 한약재의 유효성분만을 최대한 적절하게 추출하기 위한 전통적인 가공방법이다.

한약재 및 한방식품 등의 소재로부터 건강기능식품의 개발이 최근에 지속적으로 다양하게 연구되고 있는 실정이다. 이에, 식약처(KFDA)의 식용원료 등재에 따른 "원료 표준화"가 먼저 이루어져야 한다. 건강기능식품의 신제품을 생산하기 위해서는 품목(list)이 달라도 동일한 조건과 방법이 요구된다. 첫째, 천연물의 유효성분 변화를 최소화해야 한다. 둘째, 일정한 품질이 유지되도록 제조해야 한다. 셋째, 성분분석에 이용된 기술과 정보를 관리해야 한다.

○ 재배 채취지 생산자의 1차 가공공정(加工工程)

채취 → 정선 → 세척 → 절단 → 건조 → 정선(QC) → 포장

○ 한약재 제조업소 2차 가공 및 제조공정(製造工程)

반입 → 선별 → 세척 → 절단 → 건조 → 정선(QC) → 포장

※ QC: Quality Control(품질관리)

한약재가공의 원리 및 방법에 있어서 한약재는 천연물 즉, 약용식물 위주의 생물인 관계로 원료에 물리적, 화학적 및 생물학적 조작을 함으로써 성상을 변화시켜 목적하는 한약재를 제조하는 것이다. 최근에는 원재료 본래의 한약재 및 한방식품 등의 신선한 품질을 가능한 그대로 유지하면서 안전하게 저장수명(shelf life)을 연장시키는 방법인 최소가공(minimal processing) 기술이 주목을 받고 있다. 이에 따라 비열처리기술(non-thermal process)도 연구가 진행되고 있다.

○ 한약재 및 한방식품 등의 가공단위기술에는 물리적, 화학적 및 생물학적 방법 등이 있다.

❶ 물리적 방법으로 정선(淨選), 선별(選別), 박피(剝皮), 도정(搗精), 분쇄(粉碎), 마쇄(磨碎), 사별(篩別), 여과(濾過), 원심분리(遠心分離), 압착(壓搾), 혼합(混合), 교반(攪拌), 가열(加熱), 건조(乾燥), 농축(濃縮), 증류(蒸溜), 초고압처리(high hydrostatic pressure), 초음파(ultrasonic), 전자파(electromagnetic wave), 옴가열(ohmic heating), 마이크로파(microwave), 초임계유체추출(supercritical fluid extraction), 진동자기장(oscillating magnetic fields, OMF), 고전압펄스전기장(high voltage pulsed electric fields, PEF), 방사선조사법(irradiation), 광펄스기술(high intensity pulsed light), 비열플라스마(non-thermal plasma) 등이 있다.

❷ 화학적 방법으로 추출(抽出), 침전(沈澱), 용해(溶解), 염지(鹽漬), 당지(糖漬), 합성(合成), 분해(分解), 훈연(燻煙), 색소고정(色素固定), 가수분해(加水分解), 유화(乳化), 이산화탄소(CO_2), 박테리오신(bacteriocin), 양이온 다중 고분자(polycationic polymer), 수소첨가(hydrogenation) 등 화학물질의 첨가가 있고, 세포벽 분해효소(lytic enzyme) 등을 이용하거나, 이러한 물리적 또는 화학적 처리를 조합(調合, combination)하여 다단계로 처리하는 허들기술(hurdle technology) 등이 있다.

❸ 생물학적 방법으로 효소(酵素) 이용법, 미생물(微生物) 이용법, 미생물 및 효소 병용법(竝用法) 등이 있다. 이러한 기술 중에는 물리적인 조작을 **단위조작**(單位操作, unit operation)이라고 하고, 화학적 또는 생물화학적 조작을 **단위반응**(單位反應, unit process)이라고 한다.

☞ 식품과학(食品科學, Food Science)

자연 상태에서 생산된 천연물 또는 1차 처리된 식품재료(food materials)에 물리적·화학적·생물학적 원리와 법칙을 적용한 효과를 활용하여 식량의 저장성(貯藏性), 영양성(營養性), 위생성(衛生性), 상품성(商品性) 및 생리적 활성(生理的 活性) 등을 연구하고, 개발하는 동시에 보다 취급이 편리하며, 풍미가 우수하고, 겉모양이 좋은 것이 그 내용도 좋다는 식품(food products)을 제공하여 식량소비의 이상성(ideality)을 극대화하는데 필요한 과학기술(科學技術)이다. 즉, 식품(식품/식료품, food materials)의 생산(生産), 가공(加工), 제조(製造), 저장(貯藏), 평가(評價) 및 이용(利用)에 관한 학문이다.

☞ 허들기술(hurdle technology)

1978년 라이스트너(Leistner)가 허들효과를 최초로 소개한 후 개념을 보완하여 발전시킨 것인바, 유해미생물로부터 안전한 제품을 생산하기 위하여 미생물의 생육조건을 저해하는 여러 가지 장애물을 제공하는 기술이다. 품질변화를 최소화하면서 한약재 및 한방식품 등의 안전성(安全性)을 확보하기 위하여 여러 가지 저장기술을 혼합 적용함으로써 열처리에 의한 품질손실의 최소화, 보존제 첨가의 감소, 유통기간의 연장 등의 다양한 효과를 얻을 수 있는바, 이와 같이 품질에 나쁜 영향을 미치는 요인들을 효과적으로 억제할 수 있도록 여러 종류의 다양한 가공 및 저장기술(hurdle)을 순차적으로 적용하여 저장성(貯藏性)을 향상시키는 방법을 말한다. 즉, 허들기술(hurdle technology)은 가열(加熱), 냉장(冷藏), pH 조정(調整), 수분활성도(water activity, Aw) 조정, 방사선 조사(放射線 照射) 등 잘 알려진 방법들 중에서 특성에 적합한 방법들을 선정하여 마일드(mild)한 조건에서 순차적으로 사용함으로써 유통기간을 연장시키면서 고유의 특성을 최대한 유지하고자 하는 종합적 처리기술을 말한다.

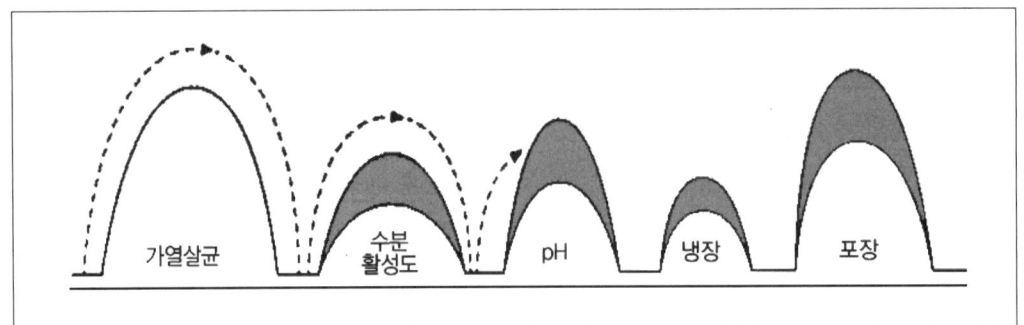

〈그림1-3〉 허들기술(hurdle technology)의 예

○ 한약재가공의 목적은 원리 및 방법에 입각하여 기술적으로 시행할 때 좀 더 과학적인 결과에 접근할 수 있다.
  ❶ 한약재가공의 방법은 한의약학의 기초이론에 근거를 두고 있으며, 질병의 퇴치를 위한 투약기술에 있어 한약재의 고유작용과 깊은 관계가 있다.
  ❷ 한약재가공의 목적은 임상에 있어서 한약재 치료효과를 높이고, 한약재의 품질과 안전성을 높여서, 질병퇴치에 기여 하는데 있다.
  ❸ 한약재는 종류가 많고, 가공방법 즉, 포제기법이 각양각색인 경우가 많아서, 가공법의 불합리로 약성을 잃을 수 있고, 치료효과가 감경될 수 있으므로 한약재가공은 엄격하게 시행되어야 한다.

 따라서, 한약재가공의 목적과 의의를 요약하면 다음과 같다.
(1) 한약재의 청결과 순도를 보증한다. 즉, 불순물의 제거는 자연스럽게 오염물을 세척하는 효과가 있다.
(2) 한약재의 임상응용에 대한 편리를 보증한다.
(3) 한약재의 독성과 부작용을 제거 또는 감소시킨다. 즉, 반하(半夏)를 포제 하였을 때 돌연변이를 유발하는 독성성분이 제거된다.
(4) 약성을 변화시키거나 완화한다. 즉, 포황(蒲黃)은 생것으로 쓰면 활혈화어(活血化瘀) 작용을 하고, 초(炒)하게 되면 지혈(止血) 작용을 한다. 감초(甘草)는 생것으로 쓰면 청열해독(清熱解毒) 작용을 하고, 밀자(蜜炙)하게 되면 보중익기(補中益氣) 작용을 한다.
(5) 한약재의 유효성분 추출을 증가시키고 치료효과를 증강시킨다. 즉, 종자(種

子) 생약인 결명자(決明子), 나복자(蘿葍子), 개자(芥子), 소자(蘇子) 등은 단단한 껍질에 싸여 있어 용출이 쉽지 않은데 초(炒)하게 되면 그 용출이 쉬워지고, 관동화(款冬花) 등은 밀자(蜜炙) 즉, 꿀물과 함께 볶는 방법인 밀초(蜜炒)하면 폐(肺)를 윤활(潤滑)하게 하여 지해(止咳)작용이 증강된다.

(6) 약효의 손실을 감소하고 보존에 유리하다. 즉, 수분함량을 낮추어 건조 처리하면 부패와 변질을 방지하여 보존에 도움이 된다. 뽕나무에 붙은 사마귀의 알둥지인 상표초(桑螵蛸)같은 곤충류와 그 외 동물성 한약재는 증초(蒸炒)하여 충란(蟲卵)을 사멸시킨다. 또 소자(蘇子), 나복자(蘿葍子)같은 종자류(種子類)는 증초(蒸炒)하여 발아(發芽)를 막고 변질(變質)을 방지한다. 행인(杏仁), 황금(黃芩) 등은 가열처리로 분해효소를 불활성화시켜 유효성분의 분해를 막는다.

(7) 보료(輔料)의 첨가 및 신약(新藥)의 제조로 치료효과를 증가시킨다.

(8) 인약귀경(引藥歸經) 즉, 한약재 가공 시 작용부위를 변화시키거나 증대한다.

(9) 한약재의 조제(調劑)와 제제(製劑)가 간편하게 된다.

(10) 한약재를 깨끗하게 하고 저장을 용이하게 한다.

(11) 교미교취(矯味矯臭) 즉, 나쁜 냄새와 맛을 없애 복용이 쉽다. 표세(漂洗), 주제(酒製), 초제(醋製), 부초(麩炒)로 교미(矯味)·교취(矯臭)한다. 자하거(紫河車), 오초사(烏梢蛇) 등은 주제(酒製)하고, 백강잠(白殭蠶), 춘근피(椿根皮) 등은 부초(麩炒)하고, 유향(乳香), 몰약(沒藥) 등은 초제(醋製)하고, 인중백(人中白)은 표세(漂洗)한다.

(12) 한약재의 형질을 개선하여 그 상품가치를 증강시킨다.

(13) 한약재를 규격화하여 임상응용에 대한 편리를 보증한다.

3. 한약재 및 한방식품가공에 이용되는 기술

한약재 및 한방식품 등의 가공공정에서 물질이동(mass transfer)은 에너지이동(heat transfer)과 함께 대단히 중요하다. 물질이동은 용매추출, 여과, 원심분리 등의 단위조작(單位操作)에서 제품의 수율과 관계가 있으며, 증발(蒸發), 건조(乾燥), 농축(濃縮), 튀김(frying), 굽기(baking) 등의 단위조작(單位操作)에서는 최종

제품의 수분함량과 관계가 있다. 또한, 데치기(blanching), 여과(濾過), 추출(抽出)은 영양성분의 손실과 관계가 깊다. 이와 같이 가공공정 중 일어나는 물질이동은 **물질수지**(mass balance, material balance)를 통하여 계산할 수 있다. 물질수지(物質收支)는 어떤 단위공정(單位工程)에서 들어가는 양과 나오는 양이 항상 같다는 개념으로, 어떤 공정의 수율(收率, yield)을 계산할 때 사용한다.

> 공정에 들어가는 양 = 공정에서 나오는 양 + 공정에 축적되는 양
> + 공정에서 손실된 양

단위조작에서 나오는 양은 생산된 양과 부산물의 양이다. 일반적으로, 어떤 단위조작에서 사용되는 모든 기계장치 즉, 용기, 파이프(pipe), 가열장치, 여과기, 추출기 등에 축적(蓄積)되는 양과 그 밖에 손실(損失)되는 양은 가공을 시작한 초기단계에서 발생하게 된다. 축적된 양과 손실된 양은 초기 단계가 지나가면서 거의 발생하지 않게 되는데, 이때의 상태를 정상상태(steady state)라 하며 축적된 양과 손실된 양을 무시하여 계산할 수 있다. 이를 정상상태에서의 물질수지라 한다. 그러므로, 정상상태에서의 물질수지는 다음과 같다.

> 공정에 들어가는 양 = 공정에서 나오는 양

[예제] 건조기에서 80%의 수분함량(水分含量)을 가진 한방식품 100kg(A)을 건조하여 수분함량 50%의 제품을 만들고자 한다. 이때 얻어지는 제품의 무게 (B)와 증발된 수분의 무게(C)를 계산하면?

[풀이]

80% 한방식품의 무게 : A
50% 한방식품의 무게 : B
증발된 수분의 무게 : C

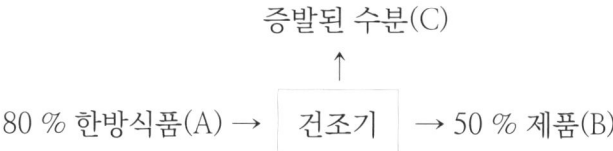

총량수지 : A = B + C
고형분수지 : (1.0 - 0.8) × A = (1.0 - 0.5) × B + 0 × C
∴ B = 40kg, C = 60kg

에너지수지(energy balance)도 물질수지와 같이 열(熱)이 관계된 어떤 단위조작에서 들어가는 에너지양과 나오는 에너지양이 같다는 개념에서 다음과 같은 관계를 갖는다.

공정에 들어가는 에너지 = 공정에서 나오는 에너지 + 공정에 축적되는 에너지
+ 공정에서 손실된 에너지

가열 단위조작 초기단계에는 열(熱)로 축적(蓄積)되는 에너지와 주위에 손실(損失)되는 에너지가 있다. 그러나, 손실되는 에너지의 양을 최소한으로 유지하고, 초기단계 이후의 공정이 진행되면서 축적된 에너지가 일정하다고 가정하면 이들의

에너지양을 무시한 정상상태에서의 에너지수지를 계산할 수 있다.

> 공정에 들어가는 에너지 = 공정에서 나오는 에너지

○ 한약재 및 한방식품가공에 이용되는 전문분야별 공정기술을 요약 정리하면 다음과 같다.
   ❶ 진공(眞空)의 공정기술에는 냉각(冷却), 탈기(脫氣), 탈취(脫臭), 증류(蒸溜), 해동(解凍), 저온신속농축(低溫迅速濃縮), 저온건조(低溫乾燥), 식용유에 의한 저온건조(低溫乾燥), 삼투압(滲透壓), 포장(包裝) 등이 있다.
   ❷ 가압(加壓)의 공정기술에는 초임계가스추출(超臨界gas抽出)·초임계유체추출(超臨界流體抽出), 압밀화(壓密化, compaction) 즉, 동결건조물의 용적축소·포장·관리·수송의 합리화 및 가압팽화 즉, 구조·성분의 물리적 변화 및 살균(retort殺菌) 등이 있다.
   ❸ 막(membrane)이용의 공정기술에는 액상상태의 탈염(脫鹽)의 전기투석(電氣透析), 제균(除菌)같은 정밀여과(精密濾過), 액상상태의 저분자 성분과 고분자 성분을 분리하는 한외여과(限外濾過), 액상상태에서 물(水)을 여과분리하는 역침투막(逆浸透膜), 다공질막보다 분리 효율이 높은 다이나믹막(dynamic membrane) 등이 있다.
   ❹ 동결(凍結)의 공정기술에는 급속동결(急速凍結, quick freezing) 즉, 조직파괴 없는 -1~-5℃까지 30분 이내 동결하는 방법(冷凍品) 및 동결건조(凍結乾燥, freeze drying, lyophilization) 즉, -30℃로부터 실온 전후까지 저온건조(低溫乾燥, low temperature drying) 그리고, 동결농축(凍結濃縮, freeze concentration) 즉, -5~-15℃의 저온농축(低溫濃縮, low temperature concentration) 또한, 동결분쇄(凍結粉碎, cryo-milling) 즉, 저온분쇄(低溫粉碎, low temperature grinding)로 액체 질소를 이용한 극저온 상태에서 탄성을 띤 물체의 취약성을 이용한 미분(微粉)하는 조작 등이 있다. 예로써, 한약재 및 감귤류 같은 한방식품 등은 둥근 모양 그대로 적당한 조건으로 동결분쇄하면 깨지지 않고도 1알씩 분리할

수 있다. 또한, 저온에 있어서 고분자 물질의 조절 및 수식(modification)하는 동결변성(凍結變性) 등이 있다.

❺ 전자파(電磁波)의 공정기술에는 품질, 제품검사 및 평가를 위해 전자파(electromagnetic wave)에 의한 비파괴분석이 있다. 이에, 원적외선(far infrared ray) 가열, 마이크로파(microwave) 유전가열, 250~260nm의 자외선(ultraviolet) 사용하는 자외선 살균 및 살균, 살충, 발아방지를 위한 방법으로 방사선 조사(放射線 照射)가 있다.

❻ 음파(音波)의 공정기술에는 초음파(ultrasonic)로서 각종 계측기에 적용되어 사용하며, 물질추출에 이용하는 기술 등이 있다.

❼ 전자장(電磁場)의 공정기술에는 건조, 연소, 생체활성 자극, 생물활성 억제 등이 있다.

❽ 생물반응기(bioreactor)의 공정기술에는 고정화효소(固定化酵素, immobilized enzyme), 미생물 센서(microbial sensor), 유전자지도(genetic map), 전자 코(electronic nose, e-nose) 즉, 냄새를 구분하고 화학적 성분을 분석해내는 전자장치 등이 있다.

생물반응기(生物反應器)의 공정기술에 관하여 살펴보면 아래와 같다.

고정화효소를 이용한 생물반응기(bioreactor)로 고정화 아미노실아제를 사용하여 L-아미노산 제조가 1969년 일본 (주) 다나베제약에 의하여 세계에서 처음으로 공업화되었다. 그 후 고정화효소를 사용한 물질생산이 실용화되고 있는 실정이다.

미생물 센서(microbial sensor)는 미생물을 고정화하여 미생물이 섭취하고 대사(代謝)하는 성질을 이용함으로써 미생물이 소비하는 양을 감지하는 센서이다.

유전자지도(遺傳子地圖)는 박테리오파지(bacteriophage)를 함유하는 DNA (deoxyribonucleic acid)에 있어서의 유전작용의 위치를 나타내는 지도 즉, 염색체(染色體) 위에 유전자(遺傳子) 배열상태를 표시한 도표(圖表)로서 염색체(DNA)에서 유전자의 위치와 유전자간의 상대적 거리를 나타낸 지도인바, 유전체지도(遺傳體地圖) 또는 게놈지도(genome map)라고 한다. 유전체(genome)란, 유전자(gene)와 염색체(chromosome)의 합성어이다. 유전자지도는 크게 유전적 연관에 의한 각 유전자의 상대적 위치를 나타내는 유전자지도(genetic map)와 유전자의 위치를 물리적인 DNA 길이에 의거하여 각각의 위치를 수학적 거리의 개념으로 표현한 물리지도(physical map)로 나눌 수 있다. 즉, 유전자지도란, 수백 개에서 수천 개 단위로 염기(鹽基)가 모여 만든 유전자의 숫자와 위치를 나타낸 것이라 말할 수 있다. 인간의 유전정보(遺傳情報)는 23쌍의 염색체를 구성하는 DNA에 담겨 있다. 1994년 프랑스에서 처음 작성한 물리지도(physical map)의 단위는 메가염기쌍(Megabase, Mb)으로 1Mb는 염기가 10^6 쌍이 있다는 뜻이다. 유전자지도에서 단위는 센티모르강(centi Morgan, cM)으로 1Mb와 마찬가지로 염기가 10^6 쌍이 있다는 뜻이며, 유전자지도 작성에는 DNA를 추출해 증폭하는 기술과 초고속 염기서열분석기 등 특수장비와 기술이 활용되고 있다. 역사적으로 고찰해 보면, 1913년에 미국의 생물학자 모건(Thomas Morgan)의 제자 스터디번트(Alfred Sturtevant)는 초파리를 이용하여 최초로 유전자지도를 제작하였으며, 1990년대 들어와서 인간유전체사업이 본격화되었다. 유전자지도를 완성하기 위한 지속적인 연구와 동시에 2003년에 인간유전자지도(人間遺傳子地圖)가 완료되었다. 2003년 4월 인간게놈프로젝트(human genome project, HGP)는 인간게놈지도를 99.99%의 정확도로 완성했다고 발표하였는바, 인간게놈의 염기숫자는 약 30억 7천만 개, 유전자는 2만 5천~3만 2천 개로 밝혀졌다. 국내에서 1999년에 21세기 프론티어 연구개발사업의 일환으로「한국형 인간유전체 기능연구사업」을 10년간에 걸쳐서 실시한바 있으며, 2001년 6월 생명공학 벤처기업인 마크로젠(Macrogen)이 한국인 박테리아인조염색체(bacterial artificial chromosome, BAC)를 염색체별로 일대일 대응시켜 한국인 고유의 게놈지도(genome map)를 완성하는데 성공하였다.

전자 코(e-nose)의 경우는 식품과 음료 분야, 의료검진용, 오염 물질 및 가스 누출 검색용 등으로 활용되고 있다.

<표1-4> 한약재 및 한방식품에 이용되는 기술

구 분		기 술 명 칭		
단위조작		도정 세정 분쇄 체로치기 분리 혼합 과립 건조 데치기 탈기 냉장 냉동 해동 여과 한외여과 역침투여과 정밀여과 전기투석	증발농축 증류 탈색 탈취 탈납 유화 경정 침강 침전 압착 압출 추출 초임계가스 추출 흡수 흡착 탈염소 진공플라잉 캡슐화	마이크로캡슐화 가열살균 방사선살균 마이크로파살균 자외선살균 소금절임 설탕조림 초절임 배지 및 장치살균 공기제균 제열 통기교반 산소공급 무균조작 균주선별 균주보관
단위반응	화학적 단위 반응	유지의 경화 에스터교환 탈껌 탈산 훈증	훈연 합성 가수분해 약제살균 표백	흡수 응고 탈염 색소의 발색과 고정 마이야르반응
	생화학적 단위 반응	발효 제국 숙성	자기분해 유전자조작 세포융합	조작배양 생물반응기

(1) 도정(搗精)

　　도정(polish by pounding)이란, 정미(精米, rice milling)라고 하는데 벼(稻)의 겉껍질(왕겨)을 벗겨서 얻은 현미(玄米)에 남아있는 쌀겨층(糠層)을 제거하는 조작이다. 그 원리는 마찰, 연삭(硏削), 충격작용으로 겨층을 얇은 미세한 조각으로 벗겨낸다.

(2) 세정(洗淨)

　　세정(washing)이란, 원부재료에 부착된 흙, 오물 등의 이물질(異物質)이나 한방식품가공장치에 부착된 한방식품 찌꺼기 등을 물, 중성세제, 산·알칼리 등의 세정제로 제거하는 조작이다. 세정함으로써 오물의 제거는 물론 유해미생물의 증식에 필요한 영양성분이 없어지기 때문에, 세정은 가공과정의 미생물 관리상 중요한 조작의 하나이다.

(3) 분쇄(粉碎)

　　분쇄(grinding)란, 고체를 작은 입자(粒子)로 만드는 조작이다. 분쇄조작에는 원료의 상태 그대로 분쇄하는 건식방식, 원료를 물(水)과 함께 분쇄하는 습식방식 및 동결방식이 있다. 동결분쇄(凍結粉碎)는 상온에서 미분쇄(微粉碎)하기가 어려운 것이나, 향기성분이 휘발하기 쉬운 것의 분쇄에 적합하다.

(4) 체로치기(sieving)

　　알갱이, 가루 등 크기가 다른 것이 혼합되어 있는 고체를 입자의 크기에 따라 체(篩)로 쳐서 나누는 조작이다.
　　입자(particle)의 크기를 나타내는 데는 메쉬(mesh)를 쓰고, 몇 메쉬 통과분 몇 %라고 하는 경우가 많다. 메쉬(mesh)란 체(篩)의 눈의 크기를 나타낸다(제7장 분쇄 편 참조).

(5) 분리(分離)

　　분리(separation)의 방법에는 고체에서 고체의 분리(감자의 껍질 벗김 등),

고체에서 액체의 분리(과실에서 즙을 짜냄 등), 액체에서 고체의 분리(균체분리 등), 고체 또는 액체에서 기체의 분리(통조림의 탈기 등)가 있다. 물리적인 분리조작에는 체로치기, 중력여과, 중력침강, 원심분리 압축, 집진(集塵) 즉, 가스 같은 기체에 섞인 먼지 따위를 분리하여 잡아내는 일 등이 있다.

(6) 혼합(混合)

혼합(mixture)이란, 원료를 물리적인 방법으로 섞는 조작이다. 혼합하는 원료의 상태는 고체와 고체, 액체와 액체, 고체와 액체, 액체와 기체 등이 있으며, 혼합된 상태는 용해, 분산, 반죽(dough) 및 유화(乳化, emulsification) 즉, 융합되지 않는 두 가지 액체에 계면활성제(surfactant)를 넣고 강력히 교반하여 한쪽의 액체를 다른 쪽의 액체 가운데로 분산시켜 아주 작은 입자(粒子)의 방울상태가 되게 하여 안정하고 균일한 용액의 에멀션(emulsion)을 생성시키는 조작 등이 있다.

(7) 과립(顆粒)

과립(granule)이란, 여러 가지 분말원료를 혼합하고 페이스트상의 원료 또는 접착제(binder)를 써서 형상과 크기가 균일한 입자(particle)로 만드는 조작이다. 과립의 목적은 유동성 개선, 분말의 비산방지, 고결성의 억제, 용해성의 조절, 외관의 향상을 위해서 한다. 과립을 만드는 데에는 압축, 압출, 교반, 유동층 등의 방법이 있다.

(8) 건조(乾燥)

건조(dehydration)란, 한약재 및 한방식품 등에 열(熱)을 가하여 한약재 및 한방식품 등에 함유된 대부분의 수분을 증발 또는 승화시키는 조작이다. 따라서, 원심분리, 압축 또는 용매추출 등의 탈수는 여기에 포함되지 않는다. 건조방법에는 캐비넷, 유동층, 기류 및 분무건조기 등을 이용한 열풍건조, 드럼, 진공선반 및 진공밴드건조기 등을 이용한 접촉건조, 복사가열, 자외선, 초단파 및 유전가열건조기 등을 이용한 복사건조, 회분식 및 연속식동결건조기 등을 이용한 동결건조 등이 있다(제6장 건조 편 참조).

(9) 데치기(blanching)

채소나 과실을 통조림 할 때, 냉동 또는 건조시키기 전에 순간적으로 가열하는 전처리조작이다. 가열은 수증기나 열탕을 이용한다. 데치기(blanching)의 목적은 효소의 활성을 제거하여 품질변화를 예방하고, 한약재 및 한방식품 중에 들어 있는 가스를 빼내고, 부피를 줄이기 위해서 한다.

(10) 탈기(脫氣)

탈기(deaeration)란, 병조림·통조림 제조 시 용기내의 기체를 뽑아내는 조작이다. 밀봉한 용기를 가열하면 용기내의 증기압은 올라간다. 이것을 줄이는 방법은 데치기(blanching) 또는 진공처리로 한방식품내부에 있는 기체를 뽑아내거나 밀봉 전에 탈기하여 상위공간을 진공상태로 한다. 탈기는 살균 중 내압을 줄일 뿐만 아니라 용기 내의 산소분압을 낮추어 깡통의 부식을 줄이고, 한방식품 등의 산화를 막으며 호기성균의 증식을 억제한다.

(11) 냉장(冷藏)

냉장(refrigeration)이란, 저온을 이용하는 저장방법으로써 얼음으로 저장하는 방법, 동결하지 않는 범위의 저온을 이용하여 저장하는 방법과 동결상태에서 저장하는 방법이 있다. 냉장의 온도는 0~2℃에서 행하는 것이 가장 많기 때문에 자기분해나 미생물에 의한 변패작용을 완전히 저지할 수 없어 장기저장은 기대하기 어렵다. 그러나, 동결된 상태에서는 장기저장이 가능하다.

(12) 냉동(冷凍)

냉동(cold storage)이란, 저온의 물체에서 열(熱)을 뺏어 이것을 고온의 물체에 배출시키는 조작을 말한다. 여기서 저온이란, 대기온도 이하를 말한다. 냉동의 응용은 대단히 넓어 제빙, 냉장, 저온분리, 결정석출 등 식품공업의 단위조작(單位操作)에 많이 응용된다. 냉동능력을 나타내는 단위로서는 냉동톤(冷凍ton)이 이용된다. 1냉동톤이란, 0℃의 물 1,000kg을 24시간에 0℃의 얼음으로 만드는 능력이다.

(13) 해동(解凍)

해동(thawing)이란, 동결(凍結)된 것을 녹이는 조작으로, 해동하는 방법에는 공기 중에 방치, 물(水)이나 식염수와 같은 액체 중에 담그거나 또는 냉장실에서 하는 방법이 있다. 일반적으로, 해동은 낮은 온도에서 하면 완만하나 변질은 적다. 천천히 동결한 것이나 동결 후 장기간 냉장한 것은 해동 시 드립(drip)이 많이 생기고, 또 해동 후 복원상태로 돌아가기 어렵다. 드립(drip)이란, 어육 및 축육 등을 냉장 중 또는 해동 시에 조직에서 유리되거나 유출하여 나오는 액즙을 말한다.

(14) 여과(濾過)

여과(filtration)란, 기체나 액체에 들어있는 고체물질을 여과막을 통과시켜 분리해 내는 조작이다. 여과막에는 체(篩)나 여포(濾布)외에 규조토 등 미립자의 다공성적층체, 세라믹(ceramics), 멤브레인(membrane) 등이 있다. 여과의 종류에는 여과압력에 따라 중력·가압·진공 및 원심여과가 있고, 고체농도에 따라 케이크여과 및 청징(淸澄)여과가 있다.

(15) 한외여과(限外濾過)

한외여과(ultrafiltration)란, 용액중의 용질을 분리하는 방법이다. 따라서, 액상한방식품중의 염류, 당류, 아미노산(amino acid), 저분자의 단백질 등을 막(膜)으로 통과시켜 고분자의 단백질을 분리하는데 적합하다. 예를 들어, 천연색소의 회수, 사과쥬스의 혼탁의 원인이 되는 펙틴(pectin)의 제거, 저알코올농도의 맥주제조 등에 이용된다.

(16) 역침투여과(逆浸透濾過)

역침투여과(reverse permeation)란, 역침투막을 이용하여 여과하는 조작이다. 역침투는 바닷물을 담수화하기 위해서 개발된 기술로 한약재 및 한방식품 등의 농축 등에 이용된다. 즉, 압력을 걸어 여과하는 것만으로 수분을 제거하기 때문에 증발공정 없이 상온에서 농축할 수 있어, 향기성분의 손실이 적고 또 색상의 변화가 없다. 이 기술은 저분자물질이나 무기이온의 제거에 이용된다.

또 토마토주스(tomato juice), 우유(milk) 등의 농축에 실용화되어 있다.

(17) 정밀여과(精密濾過)

정밀여과(accuracy filtration)란, 0.1~수㎛의 미립자(微粒子)를 분리하고, 제거하는 여과공정이다. 이 여과법은 대단히 작은 미립자까지 제거되기 때문에, 공기나 액체상태의 한약재 및 한방식품 등에 들어있는 미생물까지 여과하여 제거할 수 있다. 예를 들면, 클린룸(clean room) 즉, 무균실의 무균공기, 생맥주, 생간장 등의 제품생산이 정밀여과로 가능하다.

(18) 전기투석(電氣透析)

전기투석(electrodialysis)이란, 이온교환막 전기투석법이라고도 하는데, 이온교환막에 의해 용액중의 하전물질(荷電物質)을 걸러내는 것으로써, 주로 염류를 그들의 전위차에 의해 선택적으로 분리하는 방법이다. 바닷물에서 소금의 제조 및 소금농도가 낮은 간장의 제조 등에 사용된다.

(19) 증발(蒸發)·농축(濃縮)

증발(evaporation)이란, 용액 중의 용질(solute)의 농도를 높이기 위해서 용액을 가열하여 용매(solvent)를 기화시키는 조작으로, 용매는 물(水)이 대부분이다. 농축(concentration)이란, 주로 물(水), 즙액(汁液), 용액 등의 증발에 의한 한약재 및 한방식품 등의 성분농도를 증가시키는 것이다. 이외에 한약재 및 한방식품 중의 좋은 휘발성물질의 회수나 좋지 않은 휘발성물질을 제거하기 위해서 이용된다.

(20) 증류(蒸溜)

증류(distillation)란, 2종 또는 2종 이상의 성분을 포함하는 혼합용액을 가열하고 각 성분의 비점(沸點) 즉, 증기압의 차를 이용하여 이들 성분을 분리하는 조작이다. 한약재 및 한방식품가공에서는 상압(常壓)이나 진공(眞空) 하에서 증류가 많고, 증류조작은 증류주의 제조, 유지(油脂)의 탈취, 유지의 추출이나 유기합성 등에 사용한 용제의 회수 등에 널리 이용된다.

(21) 탈색(脫色)

탈색(bleaching)이란, 착색액의 색을 제거하는 것을 말한다. 탈색제로서는 활성탄, 이온교환수지(ion exchange resin), 산성백토 즉, 몬모릴로나이트(montmorillonite)를 주로 하는 흰색 또는 회색 점토(gray clay) 등이 이용된다. 몬모릴로나이트란, 알루미늄(Al)과 마그네슘(Mg)을 주성분으로 하는 점토(粘土) 광물이다. 설탕, 포도당, 아미노산 등의 탈색에는 활성탄, 이온교환수지가 주로 이용되고, 유지제품(油脂製品)의 탈색에는 산성백토가 쓰인다.

(22) 탈취(脫臭)

탈취(deodorization)란, 유지(油脂)중의 알데히드(aldehyde), 케톤(ketone), 아민류(amine類) 즉, 암모니아(NH_3)의 수소원자를 탄화수소 기(基)로 치환한 유기화합물 및 탄소수가 10개 이하인 지방산인 저급지방산 등 냄새물질을 제거하는 조작이다. 탈취처리는 냄새물질을 제거하기 쉽게 하기 위해서 될 수 있는 한 진공도를 높이고, 고온으로 가열할 필요가 있으며, 탈취법으로는 수증기증류법이 이용된다.

(23) 탈랍(脫蠟)

탈랍(dewaxing)이란, 윈터링(wintering)이라고도 하는데, 식물유(植物油) 중에 들어있는 왁스성분을 제거하는 조작이다. 면실유 등으로 샐러드유를 만들 때 이용된다. 샐러드유가 저온에서 혼탁하게 되면 품질이 저하되기 때문에, 냉각하여 응고하는 고체부분을 제거한다.

(24) 유화(乳化)

유화(emulsification)란, 섞이지 않는 두 가지 액체를 혼합하는 조작이다. 서로 섞이지 않는 두 가지 액체의 접촉면에는 두 액체의 응집력의 차이로 계면장력(界面張力) 즉, 액체의 표면이 가능한 한 작은 면적을 차지하기 위하여 스스로 수축하려고 작용하는 힘이 생긴다. 계면장력이 클수록 유화(乳化)는 어렵고, 계면장력이 작으면 안정된 유화가 된다. 계면장력을 감소시키기 위해서는 기계적인 조작을 하거나 유화제(emulsifier)를 첨가한다.

(25) 결정(結晶)

결정(crystallization)이란, 용액을 과포화로 하여 용질을 결정으로 끄집어내는 것을 말한다. 일반적으로, 과포화는 용액을 증발농축 용액의 온도를 낮추어서 만든다. 결정이 되기 위해서는 결정핵(結晶核)이 필요하며, 공업적으로 결정핵을 만드는 방법에는 과포화상태에서 자발적으로 결정핵이 생기거나, 과포화용액에 작은 용질입자를 첨가하거나 또는 중과포화용액에 용질입자를 첨가해서 결정생성을 유도하는 방법이 있다.

(26) 침강(沈降)

침강(sedimentation)이란, 분산된 입자가 중력이나 원심력의 작용으로 가라앉는 현상이다. 입도분포가 균일하고 입도(粒度)가 큰 분산계가 침강할 때에는 분산계의 최상단이 명료한 침강경계로서 나타나고, 하부에 입자가 침적하는 선(線)이 나타나나 다분산계에서는 이런 현상이 불명확하다. 침강에는 원심침강, 응집침강, 중력침강 등이 있다.

(27) 침전(沈澱)

침전(precipitation)이란, 액상 중에서 생성된 고상이 가라앉아 명확한 불균일계를 형성하는 현상내지 그와 같은 변화를 일으키는 분리조작이다. 이 조작으로 물질을 분리(isolation), 정제(purification)하는데 이용된다. 침전을 시키는 데는 물리적, 화학적 방법을 단독 또는 조합하여 액상 중의 특정성분을 고상으로 석출시킨다.

(28) 압착(壓搾)

압착(expression)이란, 식물성 유지의 착유, 치즈제조, 과일에서 주스의 착즙 등에 널리 이용되는 방법으로 고체원료나 페이스트상(paste狀)에 들어있는 액체성분을 회수하기 위해서 기계적인 압력을 걸어서 짜내는 조작이다. 예를 들면, 참깨의 기름성분을 회수하거나, 간장발효원액 중에 들어있는 고형분을 제거하는데 이용된다.

(29) 압출(押出)

　　압출(extrusion)이란, 미리 가열된 물질을 특수하게 고안된 구멍으로 힘껏 밀어냄으로서 가압성형하는 조작이다. 원통에 재료를 넣어 압출하는 왕복식과 원통 중에서 스크루(screw)를 회전시켜 압출하는 연속식이 있다. 어떤 경우에도 출구에 붙어있는 다이(die) 즉, 사출구의 모양에 따라 제품의 모양이 결정된다. 연속압출기에는 스크루가 한 개인 싱글 스크루 익스트루더(single screw extruder)와 스크루가 두 개인 더블 스크루 익스트루더(double screw extruder)가 있다. 스크루가 두 개인 것은 한 개인 것에 비해 혼합이 잘 되어 점도가 높은 원료를 처리할 수 있고, 균일한 열처리가 된다.

(30) 추출(抽出)

　　추출(extraction)이란, 용해도 차이를 이용하여 목적하는 성분을 고체 또는 액체에서 용제(溶劑)로 녹여 내는 즉, 농축 또는 분리하는 조작이다. 대두유(soybean oil) 등의 식물종자에서 기름을 추출 시 이용되는 용매는 무색투명한 가연성 액체인 헥산(hexane, C_6H_{14})이다. 향신료의 올레진(oleoresin)같은 유효성분을 추출하는 데도 유기용제가 이용된다. 보다 온화한 조건에서 유효성분을 추출할 때에는 초임계가스추출법(supercritical gas extraction)이 이용된다.

(31) 초임계가스추출(超臨界gas抽出)

　　초임계가스추출(supercritical gas extraction)이란, 초임계가스가 갖는 특이한 성질을 이용하여 식물유지의 추출이나 홍차, 커피의 카페인(caffeine) 제거, 향신료의 정유추출 등을 하는 방법이다. 일반적으로, 유지나 추출물은 비등점이 높고 휘발성이 낮으나, 탄산가스나 청과물의 수확 뒤의 생리변화 특히, 과실의 성숙이나 엽채류의 황색화 등 식물조직의 성숙·노화를 촉진하는 작용을 갖는 식물호르몬의 일종인 에틸렌(ethylene) 등의 초임계가스로 가압하여 휘발성을 높여 추출, 분리한다. 추출 및 용제회수가 낮은 온도에서 할 수 있는 이점이 있어 플레이버(flavor) 등 천연물의 추출에서는 자연 그대로의 상태로 유효물질의 회수가 가능하다.

(32) 흡수(吸收)

흡수(absorption)란, 기체가 액체 또는 고체의 내부까지 이동하는 것을 말한다. 식품공장에서는 주로 음료에 탄산가스 주입, 미생물 배양 시의 산소공급, 물(水) 살균 시의 염소가스 주입 등이 대표적인 예이다.

(33) 흡착(吸着)

흡착(adsorption)이란, 기체 또는 액체를 다공질 또는 이온 교환능력을 가진 고체물질에 접촉시킨 경우, 계면에서 유체분자의 밀도가 본체의 밀도보다 높아지는 현상을 이용하여 특정성분을 분리하는 조작이다. 즉, 기체나 액체 같은 유체와 고체 또는 유체와 유체가 서로 접하고 있을 때 유체(fluid) 중의 특정성분의 계면(界面)에서의 농도와 유체 본체 중의 농도가 다른 현상을 말한다. 탈취, 탈색, 탈수, 탈이온 등을 하는 경우 흡착작용을 이용하여 액체, 기체 등을 정제한다. 계면에서의 농도가 유체 본체 농도보다 큰 경우를 정흡착, 반대로 낮은 경우를 부흡착이라고 한다. 흡착은 계면과 특정성분 사이의 반데르발스힘(Van der Waals force) 즉, 전기적 중성인 두 개의 분자 사이에 작용하는 힘 등 물리적인 힘에 의해 흡착하는 물리흡착(physical adsorption)과 화학결합에 의해 흡착(吸着)하는 화학흡착(chemical adsorption)이 있다. 화학흡착은 결합력이 강하고 간단히 탈착되지 않는 경우가 있어 비가역흡착이라고 불리는 경우도 있다. 물리흡착은 반데르발스힘(Van der Waals force)이나 전기력 등에 의해 흡착되기 때문에 비교적 용이하게 탈착된다. 이 때문에 표면적이 큰 다공질 물체를 흡착제로 사용하여 유체 중의 특정성분을 분리 또는 제거한다. 흡착제는 흡착한 성분을 탈착시켜 재이용할 수 있다. 흡착하는데 이용되는 흡착제에는 활성탄, 산성백토, 이온교환수지(ion exchange resin) 등이 있다.

(34) 탈염소(脫鹽素)

탈염소(dechlorination)란, 물중의 잔류염소를 제거하는 조작이다. 물(水)을 염소처리 시에 살균작용을 완전히 하기 위해 과잉의 염소를 사용한다. 염소는 강한 산화제이기 때문에 제품의 색이나 향을 변화시키고, 맛에도 영향을 준다. 특히, 청량음료의 제조에서는 더욱 심하다. 이런 경우에는 탈염소가 필수적이다.

탈염소에는 일반적으로, 활성탄(activated carbon, AC)으로 여과하는 것이다.

(35) 진공플라잉(眞空flying)

진공플라잉(vacuum flying)이란, 식용유지(edible oils and fats)를 열매체로 하여 감압 하에서 탈수하는 방법이다. 일반적으로, 상압 하에서 유지(油脂)를 이용하는 탈수온도는 120~200℃이나, 진공플라잉에서는 100℃ 전 후이다. 따라서, 모든 단당류와 이당류(sucrose 제외)인 환원당(還元糖, reducing sugar)이 많은 과실도 플라잉(flying)이 가능하고, 또 원료가 갖고 있는 색상의 유지도 될 수 있다. 퍼핑(puffing)효과 즉, 팽화가 커서 식감과 복원성도 좋다. 일반 탈수방법에서는 원료성분의 큰 변동은 없으나, 진공플라잉의 경우는 열매체인 유지의 일부가 첨가된다.

(36) 캡슐화(capsulation)

캡슐화란, 물질을 캡슐(capsule)에 충진하고 밀봉하는 조작이다. 주로 맛, 냄새 등으로 인해 그대로 먹기 어려운 것을 복용하기 쉽도록 하기 위해서 이용된다. 캡슐에는 딱딱한 경질과 유연한 연질이 있다. 경질캡슐은 마이신(mycin) 같은 약품제조에 이용되고, 연질캡슐은 건강식품(health food) 및 건강기능식품(health functional food)인 비타민 E(tocopherol), 소맥배아유 등에 활용된다. 우리나라의 건강기능식품에 관한 법률은 건강기능식품의 안전성을 확보하고 품질향상과 건전한 유통·판매를 도모함으로써 국민의 건강증진과 소비자보호에 이바지함을 목적으로 2002년 8월 26일에 법률 제6727호로 제정, 공포되었다. <u>건강기능식품(health functional food)이라 함은 "인체에 유용한 기능성을 가진 원료나 성분을 사용하여 정제(錠劑), 캡슐(capsule), 분말(粉末), 과립(顆粒), 액상(液狀), 환(丸) 등의 형태로 제조·가공한 식품을 말한다"라고 정의하고 있다.</u> 또 현재까지 175여 종의 기능성원료(고시형 원료 또는 개별인정형 원료)가 있다. 우리나라의 건강기능식품에 관한 법률에서는 "건강 강조표시"란 용어를 사용하지 않고, 동일한 의미의 "기능성 표시"란 용어를 사용하고 있다. 건강기능식품(health functional food)의 표시기준(식약처 제 2004-6호)에서 「기능성 표시(機能性 標示)」라 함은 "건강기능식품에 관한 법률 제3조 제2호에서 규정한 기능성에 관한 표시를 말한다"라고 규정하고 있다. 한편, 기능성 식품(functional food)과 유사한 많은 용어들이 사용되고 있는바, 약효식품(nutraceuticals)을 들 수 있는데, 미국약효식품협회(American Nutraceutical Association)에 따르면 약효식품(藥效食品)은 "잠재적으로 질병 예방적이고 건강 증진적인 특성을 갖는 기능성 식품"이라고 정의를 하고, 의약품 형태와 일반식품 형태 모두를 포함하는 용어라고 하였다. 즉, 약효식품(nutraceuticals)은 식이 보충제, 기능성 식품, 및 기타 건강증진 제품을 모두 포괄하는 상업적 용어라고 볼 수 있다. 원래 기능성 식품(機能性 食品)이란 용어는 1980년대에 일본에서 처음으로 제안되었고, 오늘날 세계 각국에서 학술적 또는 상업적 용어로 주로 사용되고 있는 실정이다. 미국의 국립과학아카데미(The National Academy of Science)의 식품영양위원회(The Food and Nutrition Board)에 따르면, 기능성 식품(functional food)이란 잠재적으로 건강에 도움이 되는 제품을 포괄하며, "전형적인 영양소가 나타나는 이상의 건강혜택을 제공해 주기 위해 조성된 식품 또는 식품성분"이라고 하였다. 또한, 국제생명과학회 북미지부(International Life Sciences Institute(ILSI) of North America)는 기능성 식품(functional food)을 "생리활성적인 식품성분 때문에 기본적인 영양혜택 이상으로 건강에 이익을 제공해 주는 식품"으로 정의하고 있다. 영양소가 강화되거나 식물에서 유래된 화학물질 즉, 피토케미칼(phytochemicals) 또는 식물성약재(botanicals)의 첨가로 인하여 기능성을 향상시킨 조정된 식품도 기능성 식품의 범주에 속하게 된다. 미국영양사협회(American Dietetic Association)는 기능성 식품(functional food)은 "식품 그 자체이거나, 강화하였거나, 첨가하거나, 보충한 모든 식품을 지칭"하는 것으로 결정하였다. 여기서 중요한 점은 기능성 식품은 다양한 식이를 효과적인 수준으로 섭취하였을 때 건강 면에서 유익한 영향을 준다는 "whole-food의 개념"을 의미한다. 설계된 식품(designer food)이란 용어는 1989년 미국 국립암연구소(National Cancer Institute, NCI)의 피어슨(Herbest Pierson)박사에 의해서 처음으로 사용되었는데, NCI에서 식용과일과 야채에 존재하는 화학물질(phytochemicals)로부터 암(癌) 예방기능을 가진 성분을 밝힌 후, 이들 물질의 함량을 높일 수 있도록 디자인한 식품에 붙여진 것이다. 현재 설계된 식품(designer food)이란, 어떤 특정한 기능이나 특별한 요구들에 부합되도록 개발된 식품, 천연 식용식물로부터 암(癌)을 예방하는 성분을 추출하여 강화시킨 식품, 특정 질병의 예방에 도움이 되는 식물성 천연 화학성분을 함유한 식품, 생리적 기능식품으로 생체기능, 생체리듬 및 질병의 회복을 위해 작용하도록 설계되어 가공된 식품 등 다양한 의미로 사용되고 있다. 또한, 세계 각국에서는 건강식품(health food)이란 용어와 동의어 또는 유사용어로 사용되고 있는 것으로는, pharmafoods, medifoods, vitafoods, novel foods 등이 있다.

(37) 마이크로캡슐화(microencapsulation)

마이크로캡슐화란, 향신료정유(spice essential oil) 및 플레이버(flavor) 등을 사용상 편리하도록 캡슐레이션하는 기술이다. 변성전분이나 아카시아껌과 용해성껌 및 플레이버(flavor) 또는 정유(精油)를 유화(emulsification)시키고, 온도와 습도가 조절된 조건하에서 분무 건조함으로써 이루어진다.

(38) 살균(殺菌)

살균(sterlization)이란, 미생물의 영양세포를 사멸 시키는 조작이다. 미생물의 살균에는 물리적인 방법과 화학적인 방법이 있다. 식품공전(食品公典)에 적용되는 물리적인 방법은 열, 자외선 및 고주파 등을 이용하고, 화학적인 방법에는 염소(chlorine), 요오드(iodine), 과산화수소(hydrogen peroxide), 알코올(alcohol), 살균성 계면활성제 등이 사용된다. 멸균(pasteurization)이란, 미생물의 영양세포와 포자(spore)를 모두 죽이는 조작이다(제11장 가열살균 편 참조).

(39) 가열살균(加熱殺菌)

가열살균(thermal sterilization)이란, 열처리로 미생물을 사멸시키는 조작이다. 가열살균은 그 유용성, 안전성 및 간편성으로 보아 한방산업 및 식품공업에서 유해미생물을 살균하는데 핵심적인 방법이고 특히, 식품가공기기의 내벽에 대해서는 기본수단으로써 이용되고, 열 살균이 불가능한 대상에서는 약제나 자외선(ultraviolet) 살균 등이 이용된다.

(40) 방사선살균(放射線殺菌)

방사선살균(radicidation)이란, 감마선(gamma rays)이나 음극선(cathode rays) 등의 방사선(radioactive rays)을 한약재 및 한방식품 등에 조사(照射)하여 한약재 및 한방식품 중에 들어있는 미생물을 살균하는 것을 말한다. 방사선멸균(radiation sterilixation)은 살균력이 있는 방사선으로는 전자방사선(電子放射線)인 X선, γ-선 및 입자방사선인 α-선, β-선, 중성자, 양자, 고속전자선이 있지만, 장치의 경제성 등의 이유로 실용화되어 있는 것은 ^{60}Co의 γ-선에 의한 방사선멸균이다. 또한, 살균과정 중에 열(熱)이 발생하지 않아 "냉살균(cold sterilization)"이라고도 한다.

방사선(放射線)이란, 라듐(radium, Ra), 우라늄(uranium, U) 등의 방사성원소의 원자핵이 파괴될 때 방출하는 전자기파이다. 천연 우라늄 중에는 3개의 동위원소(同位元素) ^{238}U, ^{235}U, ^{234}U가 존재하나, 동위체 분리법에 따라 ^{235}U를 높인 것이 "농축우라늄"이다. 일반적으로, 저장성을 높이기 위해서는 농약이나 보존제 등으로 처리하는데, 이것 보다 건조, 살균, 염장, 당장 및 방사선조사 등이 유용한데, 이 중 방사선살균의 경우 온도상승은 거의 없고 신선한 상태로 유지할 수 있다. 그러나, 방사선조사로 한약재 및 한방식품 등의 성분변화, 안전성 및 조사 설비 등에도 문제가 있기 때문에 법적으로 규제를 받으면서 일정범위 내에서 이용되고 있다. 우리나라에서 허용된 것은 감자, 양파, 마늘, 버섯, 건조향신료 및 이들 조제품, 난분, 곡류, 두류 및 그 분말, 전분, 건조식육, 어류, 패류, 갑각류 분말, 된장, 고추장, 간장분말, 건조채소류, 효모, 효소식품, 조류식품, 알로에 분말, 홍삼을 포함한 인삼제품류, 복합조미식품, 소스류, 침출차, 분말차, 환자식 등이다.

최근 연구결과(2002년 한국원자력연구원 및 2008년 한국식품영양과학회)에 의하면, 방사선조사된 한약재의 확인에서 국내산 한약재로 칡, 당귀, 아가리쿠스, 황기 등 4종 및 도라지, 오가피가 사용되었다. 조사처리식품의 단위는 그레이(Gy)인데, 그레이(Gray)는 전리방사선(電離放射線)의 흡수선량으로 유도된 SI단위(국제단위계)이다. 1Gy는 1kg의 물질에 1Joule의 방사선 에너지가 흡수되는 양이다. 국내에서 조사처리식품의 조사량(照射量)으로 10kGy까지 인정하고 있다(단, 1kGy=1,000Gy).

한편, 일부 방사선 조사업체에서 한약재 및 우황청심환, 연고제, 알부민 등 혈액제제에 이르기까지 "5~25kGy" 범위에서 자체기준을 설정해 방사선살균을 해온바 있다. 중국산 한약재 및 한방식품 등의 대부분이 방사선조사를 거쳐 국내로 수입되는바, 수출국에서 방사선조사를 마친 제품에 대해 국내에서 다시 방사선살균을 실시하여 중복된 조사량(照射量)이 국제기준치를 초과하는 문제가 있어 주의할 필요가 있다.

방사선조사는 한약재 및 한방식품 등에 미생물·벌레가 증식하는 것을 방지하고, 싹이 나지 않도록 감마선(γ-ray)을 이용하게 되는데, 원자핵으로부터 발생하는 1×10^{-10}~2×10^{-13}m의 파장을 가진 전자기파(電磁氣波)로 전자선을 쬐는 처리공정을 말한다. 주로 감자, 양파 및 한약재 등에 활용된다. 식품의약품안전처(2023.11.25. 현재)의 「식품 등의 표시기준」 고시 개정안에 따르면, 향후 방사선을 쬐인 식품이나 이를 원료로 제조한 식품의 명칭이 "방사선조사식품"에서 "조사처리식품"으로 변경하게 된다.

일반적으로, 방사선은 X선, 알파선(α-ray), 베타선(β-ray) 같은 전리방사선과 가시광선(visible ray), 적외선(infrared), 주파수변조인 FM (frequency modulation) 즉, 고주파의 진폭은 일정하게 유지하고 주파수를 신호의 진폭에 따라 변화시키는 변조방식과 진폭변조인 AM(amplitude modulation) 즉, 고주파의 진폭을 전달하고자 하는 신호파의 순간 진폭에 따라 변화시키는 변조방식 등 비전리방사선이 있는데, 보통 한약재 및 한방식품 등에 사용하는 것은 전리방사선(ionizing radiation)이다. 보통 방사선이라고 하면 자외선보다 파장이 짧은 X선이나, 알파선, 감마선 같은 전리방사선을 의미하고, 국내에서 식품에 쬐는 방사선은 코발트 60(cobalt 60)에서 나오는 감마선(γ-ray)뿐이다.

방사선조사된 한약재(韓藥材)의 검지방법에는 물리적 방법으로 PSL (photostimulated luminescence), TL(thermoluminescence) 및 ESL(electron spin resonance) spectroscopy 등이 있고, 화학적 방법으로는 hydrocarbon류 및 2-alkylcyclobutanone류를 검출하는 방법 등이 있으며, 생물학적인 방법으로는 DNA의 손상과 염기의 변화를 확인하는 comet assy 등이 있다.

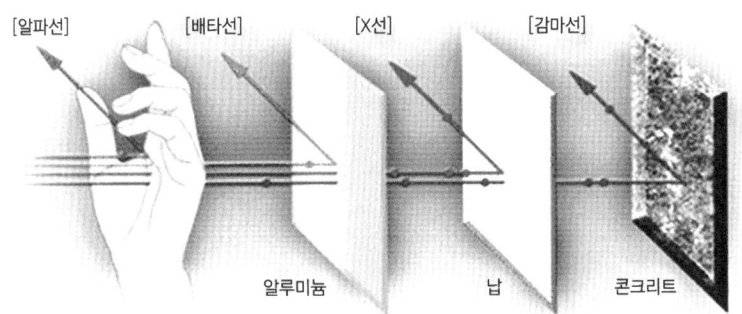

〈그림1-4〉 투과력의 비교

상기 기술한 바와 같이 방사선의 종류에는 알파선, 베타선, 감마선, X선이 있는데, 원자화학(原子化學) 입장에서 요약정리하면 다음과 같다.

① 알파선(alpha radiation)은 빛이나 X선과 같이 실질적인 전자기 복사선(electromagnetic radiation)이 아닌, 양성자와 중성자로 구성된 핵성 입자이다. 알파 입자(alpha particle)는 실제로 +2의 전하(電荷)와 질량 4(^{4}He)인 헬륨 이온들이다. 알파 입자(alpha particle)들은 원자핵으로부터 $1.4 \sim 2 \times 10^9$cm/sec(광속도의 약 10%)의 속도로 튀어나오지만, 실온에서 공기 중을 10cm 이상 흐르지 못한다. 보통의 종이 한 장으로도 저지할 수 있다. 하나의 특정한 원소로부터 방출되는 알파 입자(alpha particle)들은 모두 같은 속도를 가진다. 이 속도는 원소에 따라 달라진다. 알파 입자(alpha particle)들은 그 흐름 범위 내에서 대단히 센 이온화 능력을 가지고 있다. 알파선은 전자껍질에서 떨어져 나온 핵성 입자이므로 전자기파와 달리 질량을 가진다. 짧은 거리에서만 작용하며, 알파 입자를 흡수한 물질은 일종의 방어막 역할을 한다.

② 베타선(beta radiation)은 음(陰)으로 하전(荷電)된 입자로 구성된 전자 또는 양성자이다. 광속도의 30~99%의 속도로 이동한다. 베타 입자(beta particle)들은 실제 전자이며, 개개 전자의 흐름 속도는 같은 원소에서도 또한, 원소의 종류에 따라서도 크게 달라진다. 베타입자(beta particle)들의 투과력은 그 속도에 따라 다르다. 대체로 공기 중을 약 500~600ft 정도까지 흘러간다. 베타 입자들은 2~3mm 두께의 알루미늄 판으로

저지할 수 있다. 질량이 작기 때문에 알파선(alpha radiation)에 비해 베타선의 이온화 능력은 훨씬 약하다. 베타선인 전자(electron)는 핵분열의 결과로 발생하며, 양성자(proton)는 중성자(neutron)가 베타 분해하여 생긴 핵성 입자이다. 전자는 질량이 거의 없으며, 속도가 매우 빠르다. 베타입자(beta particle)는 알파입자보다 훨씬 짧은 거리에서 작용을 한다.

③ 감마선(gamma radiation)은 실질적인 전자기 복사선으로 전자기파의 일종인바, 광속과 같은 속도로 흐른다. 또한, 질량을 가지지 않으며, 에너지가 높고 파장이 짧아 매우 강력하다. 인체에 큰 영향을 미치며, 방사선 중 가장 위험한 것으로 간주된다. X선과 유사하지만, X선보다 파장이 짧으며 따라서, 더 센 투과력을 가지고 있다. 투과력은 파장이 짧아짐에 따라 증가된다. 감마선(gamma radiation)을 저지하기 위해서는 수 cm의 납(Pb)이나 5~6ft 두께의 콘크리트가 필요하다. 감마선의 단위는 광자(photon)이다.

④ X선(X-ray)은 감마선과 비슷한 전자기파이지만, 감마선(gamma radiation)보다 짧은 파장과 낮은 에너지를 가지며 의학 분야에서 많이 사용되고 있다. 1895년 11월 8일에 뢴트겐(Röntgen)이 발견한 방사선으로 파장이 $10^{-6} \sim 10^{-9}$cm 정도의 전자파이다. 뢴트겐(Röntgen)은 저압의 기체를 통한 전기방전에 의해서 생기는 음극선(cathode rays)의 효과를 연구하던 중에 방전관 밖에서 사염화백금산 바륨이 얇게 입혀진 표면이 기체 방전관의 가시광선과 자외선으로부터 가려져 빛을 발하는 것 즉, 형광(螢光)을 발견했다. 이 이상한 새로운 광선을 그 미지(未知)의 성격을 나타내기 위해 X선이라 칭하였다. 보통의 빛과 같은 반사, 굴절, 회절을 나타내며 회절격자를 사용하여 파장을 측정하는 것이다.

방사선(放射線)과 **방사능**(放射能)의 정의에서, 방사선이란 원자핵이 붕괴될 때 방출하는 알파선, 베타선, 감마선 같은 일종의 공간을 이동하는 에너지로서 인간이 방사선을 쬐였을 경우의 영향정도를 나타내는 것으로, 측정단위는 시버트(Sievert, Sv)이다. 방사능이란 방사선을 방출할 수 있는 능력 또는 방사성 동위원소(同位元素)의 강도 즉, 방사성 물질의 원자핵(原子核)이 단위시간당 붕괴되는 수를 의미하는 것으로, 측정단위는 베크렐(Becquerel, Bq)이다. 1Bq은 1초 동안 1개의 원자핵이 붕괴할 때 방출되는 방사능(放射能)의 강도를 의미한다. 방사능의 단위로 큐리(Curie, Ci)가 있는데, 1Ci는 1g의 순수 라듐(radium)과 같은 붕괴속도를 나타내는 물질의 양으로 매초 3.7×10^{10}개의 핵이 붕괴하는 방사능의 양을 말한다. 방사선(放射線)의 단위로는 그레이(Gy)와 시버트(Sv)가 있는데, 그레이(Gy)는 에너지를 나타내며, 시버트(Sv)는 생물학적 효과를 나타낸다.

그레이(Gy) = 흡수된 방사선의 에너지(J) ÷ 질량(kg)
시버트(Sv) = 그레이 × 생물학적 가중치

식품공전(食品公典)상 방사선조사는 농산물의 발아억제, 살균, 살충 및 성숙지연 같은 숙도(maturity) 조절의 목적에 한하여 사용가능한바, 최대 허용선량이 5KGy이다. 방사선 동위원소인 코발트(^{60}Co), 세슘(^{137}Cs) 등을 이용해 감마선, 전자선(electron beam), X선, 중성자선을 쬐이는 것이다. 중성자선은 유도방사능 발생으로 이용이 불가능하다. 감자·양파·마늘 등의 방부, 위생 및 품질향상을 위해 이온화 방사선을 쬐인 방사선 조사식품(irradiated food)과 일반식품에 쬐인 방사선은 통과하여 빠져나가며 잔류하지 않는다. 한국에서는 방사선조사에 대한 소비자 단체의 유해성 논란에도 불구하고, 한약재 및 한방식품들 즉, 곡류, 두류, 밤, 전분, 효모, 인삼제품, 건조향신료, 침출차, 분말차 등의 품목에 대해 감마선을 방출하는 선원(線源)으로 코발트(^{60}Co)와 전자선을 방출하는 선원으로 전자선 가속기를 허용하고 있다. X선은 한약재 및 한방식품의 경우 풍미 및 품질변화를 발생시킨다. 조사량(照射量)이 1~3kGy이면 불완전 살균, 5~8kGy이면 식중독균 살균, 30~50kGy이면 완전살균을 뜻한다.

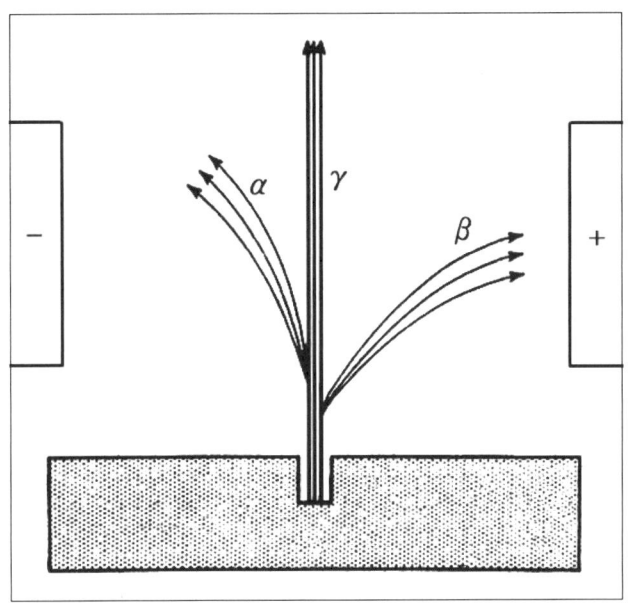

〈그림1-5〉 자기장(磁氣場)이 α-선, β-선, γ-선에 미치는 영향

○ 방사선조사(放射線照射)의 영향에 대하여 요약하면 다음과 같다.
   ❶ 탄수화물의 다당류(polysaccharides) 중합이 절단된다.
   ❷ 단백질의 변성(denaturation)과 효소의 불활성화가 된다.
   ❸ 지방질의 항산화성분의 파괴가 일어난다.
   ❹ 지용성 비타민 K가 민감하게 반응하고, 무기질(mineral)은 큰 영향이 없다.
   ❺ 육류, 어류 등은 이미, 이취를 초래한다.

방사선조사 안전성(安全性)을 인정하는 기구에는 세계보건기구(WHO), 국제식량농업기구(FAO), 국제원자력기구(IAEA), 미국의약품안전청(FDA) 등이 있으며, 50년 이상의 연구결과를 통해 안전성을 인정한 것이다. 현재는 세계 60여개 국가에서 식품조사(食品照射)를 허용하고 있다. 1997년 FAO, IAEA, WHO에서 안전성전문가회의 결과에서 기존 허용보다 10배 이상의 선량에서도 건강에 이상 없음이 확인되었다.

<표1-5> 방사선 조사 허가국 및 품목 종류 수

허가국	종류	허가국	종류
미 국	55	베트남	7
벨기에	13	네덜란드	20
유 고	23	스페인	2
크로아티아	30	중 국	22
이 란	18	시리아	21
브라질	24	러시아	16
일 본	1	프랑스	41
방글라데시	20	필란드	2
캐나다	7	폴란드	6
노르웨이	3	남아연방	92
체 코	5	아르헨티나	13
이탈리아	3	한 국	16
우구과이	1	파키스탄	24
영 국	47	인 도	5
덴마크	2	필리핀	5
헝가리	13	인도네시아	12
이스라엘	26	코스타리카	15
멕시코	34	쿠 바	16
칠 레	18	우크라이나	16
태 국	28		

(출처: WHO, FAO, IAEA 허용 및 권장사항)

<표1-6> 방사선 조사 허가품목

국가명	품목
미국 (55)	쌀, 밀, 향신료, 마늘, 조미 건조채소, 건포도, 자두, 감자, 사과, 밀 가공품, 귤, 여지, 닭고기, 샤롯, 부분 가금육, 딸기, 토마토, 파파야, 견과류, 뿌리 및 괴경, 건조 완두콩, 건조 살구, 건조 과일, 가금육(생 또는 냉동), 복숭아, 살구, 붉은 건포도, 과일, 옥수수 분말, 건조 버섯, 대추야자, 커피콩, 돼지고기, 코코아콩, 버섯, 허브, 밤, 두류, 건조 콩, 체리, 망고, 옥수수, 곡류 분말, 건조 대추, 채소, 건조 효소체제, 건조 채소, 포도, 식물성 식품, 구근류, 적육
영국 (47)	쌀, 밀, 향신료, 곡류 분말, 배, 건조 버섯, 샤롯, 망고, 딸기, 버섯, 양파, 건포도, 자두, 어육, 토마토, 밀 가공품, 견과류, 귤, 옥수수, 조미 건조 채소, 건조 채소, 부분 가금육, 과일, 사과, 새우, 냉동 해양식품, 여지, 마늘, 포도, 건조 어육, 건조 두류, 건조 과일, 체리, 닭고기, 대추야자, 건조 살구, 붉은 건포도, 조미료, 어패류, 살구, 가금육, 복숭아, 건조 완두콩, 나무딸기, 건조 대추
프랑스 (41)	곡류, 곡류 분말, 향신료, 가금육, 동물 혈병, 건조 완두콩, 동물 혈장, 난백, 동물 피, 개구리 다리, 허브, 건조 채소, 곡분, 대추야자, 딸기, 건포도, 건조 무화과, 켐버트 치즈, 아라비아 껌, 닭고기, 감자, 양파, 카제인, 샤롯, 옥수수, 곡류 후레이크, 건조 채소, 조미용 건조 채소, 부분 가금육, 곡류 씨앗, 마늘, 마늘 분말, 새우, 건조 버섯, 난백, 건조 대추, 건조 과일, 양파 분말, 건조 살구
네덜란드 (20)	곡류 후레이크, 두류, 환자식, 건조 과일, 허브, 향신료, 가금육, 건포도, 조미 건조용 채소, 개구리 다리, 아라비아 껌, 건조 채소, 부분 가금육, 건조 완두콩, 대추야자, 닭고기, 건조 버섯, 건조 인디안 대추, 새우

(41) 자외선살균(紫外線殺菌)

자외선살균(ultraviolet ray sterilization)이란, 자외선의 살균력을 이용해서 살균하는 것으로, 자외선(ultraviolet, UV)은 전자파의 일부로서 그 파장이 약 100~380nm(nanometer)의 영역이고, 살균력이 가장 큰 파장은 260nm이다. 이 살균의 특징은 모든 미생물에 유효하며, 화학약품이나 가열살균과는 달리 피조사물에 거의 변화를 주지 않고 잔류효과가 거의 없다. 살균효과는 자외선투과율과 관계가 있어 가장 유효한 대상은 공기와 물이고, 광선이 투과하지 않는 것은 자외선(UV)이 닿는 곳만 살균된다.

(42) 약제살균(藥劑殺菌)

약제살균(drug sterilization)이란, 염소, 알코올(alcohol), 계면활성제 등의 약품으로 살균하는 방법이다. 식품공장에서 약품 살균제의 이용은 직접 식품자체에 이용되는 것은 없고 용수, 설비, 손 등을 살균하는데 쓰인다. 약제살균에는 기계, 장치, 밀폐된 공간 등에 존재하는 미생물을 사멸시킬 목적으로 에틸렌옥사이드(ethylene oxide), 프로필렌옥사이드(propylene oxide) 등의 가스살균제가 이용되기도 한다. 우리나라에서는 에틸렌옥사이드(ethylene oxide)를 식품의 처리에 사용하는 것은 금지되어 있다.

(43) 마이크로파살균(microwave殺菌)

마이크로파살균(microwave sterilization)이란, 마이크로파의 유전가열(誘電加熱)을 이용하는 살균방법이다. 즉, 마이크로파 가열은 마이크로파를 사용해서 한약재 및 한방식품 등의 내부에 복사열을 발생시키는 원리이다. 이 살균법은 다른 가열살균법과는 달리 한방식품의 내외부의 온도차이가 없어 급속히 균일하게 온도가 올라가는 특징이 있어, 통상의 가열살균을 채용하기 어려운 한방식품 등의 살균에 적합하다. 이 방법으로 살균 시에는 반드시 한방식품 중에 수분이 있어야 하고, 곡류나 향신료와 같이 수분이 낮은 것은 살균효과가 떨어진다. 일반적으로, 10KHz~100MHz 범위의 교류를 고주파라고 부르며, 이 보다 더 높은 것을 초고주파라고 한다. 마이크로파(microwave)는 TV 방송과 통신에 이용되는 극초단파(ultrahigh frequency, UHF), 초고주파(superhigh frequency, SHF) 등과 같은 초단파 이상의 전파를 말한다. 주파수가 높을수록 파장이 짧은데 파장의 크기에 따라 단파, 초단파, 극초단파로 구분한다. 한방식품 등의 가열용으로는 13.66~24,125MHz 범위의 주파수를 주로 이용하고 있는데 허용된 주파수는 915MHz와 2,450MHz이다. 특히, 초고주파에 의한 가열을 고주파가열 또는 마이크로파가열이라 부른다. 고주파가열은 가열목적이나 피가열 한방식품 등의 종류에 따라 가열방식이 다른데 보통 유전가열(誘電加熱)과 유도가열(誘導加熱)로 구분한다. 가열조리 및 가열가공에는 유전가열이 사용되고, 유도가열은 금속의 열처리 등에 사용되고 있다. 고주파가열은 조사(照射)한 고주파 에너지를 한방식품 내에서 에너지로 변환하고, 한방식품 등의 온도를 상승시키는 가열방식으로

이 원리를 응용하여 활용된 것은 미국에서 1955년 상품화되었으며, 2,450MHz의 전자파를 이용한 조리기구가 현재 가정에서 사용하고 있는 전자레인지인바, 고주파의 가열원리를 이용한 것으로 최근에는 고주파가열의 기능에 가스와 전열을 병용한 기기를 사용하고 있다.

한방식품 등을 2,450MHz의 마이크로파(microwave)의 전계(電界) 즉, 전기를 띤 물체의 주위에 전기 작용이 미치는 공간에 놓이면, 구성분자는 분극(分極)을 일으키고, 유극성의 분자는 전계에 재배치하려고 하여 심한 회전운동이 일어나고, 진동하는 분자끼리의 마찰에 의해 내부에 열(熱)이 발생하므로 온도 상승이 일어나게 되는 것이다. 2,450MHz의 주파수에서는 물(水)이나 에틸알코올(ethyl alcohol)과 같은 소분자는 쉽게 회전하지만 분자가 큰 단백질이나 탄수화물 등은 회전운동을 일으키기 어렵다. 마이크로파의 발진과 증폭에는 특수한 장치가 필요하다. 마이크로파 가열장치는 금속벽의 오븐형 전자레인지인데 마이크로파(microwave)를 발진시키기 위한 발진관이 바로 마그네트론(magnetron) 즉, 초단파 발생용의 자전관이다. 이 장치는 일종의 이극관(二極管) 즉, 음극과 양극의 두 극으로 이루어진 진공관으로 입력전력을 마이크로파(microwave)로 변환시키는 에너지 변환기의 일종이다.

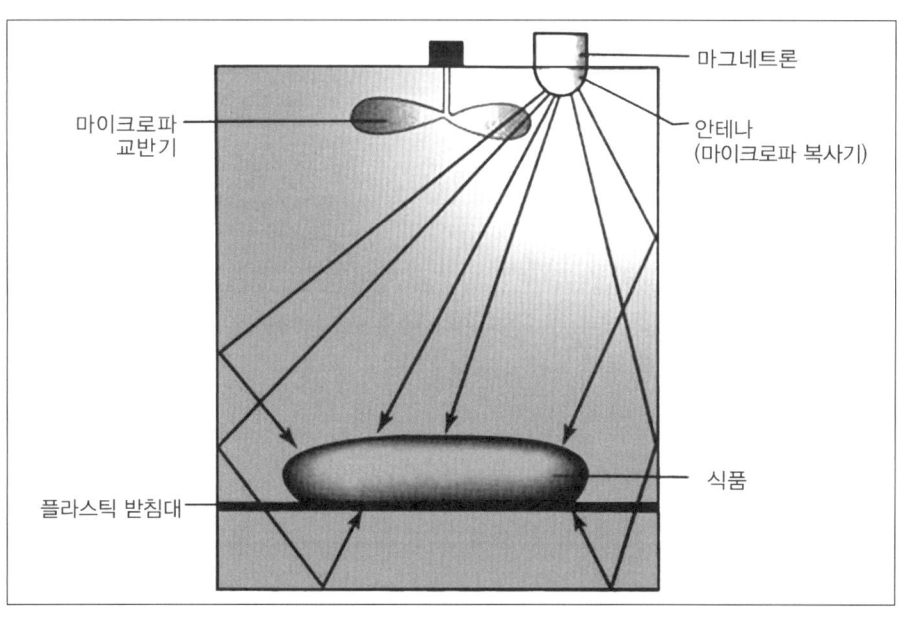

〈그림1-6〉 전자레인지의 구조〉

전자파 살균법의 대표적인 마이크로파(microwave) 가열살균은 전자레인지의 원리인데, 마이크로파가 한약재 및 한방식품 등에 흡수되면 내부에 존재하는 수분을 비롯한 구성분자에 분극을 일으키고, 극성(polarity)을 갖는 분자끼리 재배치하는 과정에서 회전, 진동, 마찰로 인해 열(熱)이 발생하여 온도가 올라가게 된다. 즉, 전파를 흡수하면서 한약재 및 한방식품 중의 수분, 지방질, 당분자 등이 활성화되고 전파에너지는 열에너지로 바뀌어 발열하게 되므로 그 자체가 열원(熱源)이 되는 것이다. 이와 같은 성질의 이용에는 가열, 살균, 건조, 해동 등이 있다.

○ 마이크로파(microwave)의 특징은 다음과 같다.
  ❶ 마이크로파는 빠르고 균일하게 가열할 수 있다.
  ❷ 마이크로파 가열은 중량의 감소를 크게 한다.
  ❸ 마이크로파 가열은 표면이 타거나 눌어붙지 않는다.
  ❹ 한방식품을 용기에 넣은 채로 가열하므로 모양이 변하지 않게 가열할 수 있다.
  ❺ 전자레인지의 출력/입력비는 50% 전후이며, 마이크로파 발생 후의 효율도 높고 가열효율도 높다.
  ❻ 열기(熱氣)나 연기(煙氣)가 나오지 않으므로 조리 및 가공 환경이 깨끗하다.

(44) 소금절임(鹽藏)

소금절임(salting)이란, 침투압을 이용하여 한방식품 등을 탈수하고, 수분활성을 낮추어 미생물의 생육을 저지하여 보존성(保存性)을 높이는 방법이다. 농산물 중 야채, 어패류, 육류 등의 보존법인 동시에 조미의 작용도 한다. 한방식품에 소금을 첨가하면 소금이 침투하여 침투압 즉, 삼투압(滲透壓, osmotic pressure)이 높아진다. 일반 부패세균은 약 5%의 소금농도에서 생육이 저지되고, 병원균도 8~10%에서는 생육이 저지된다. 소금절임은 소금농도가 높을수록 보존성은 높아지나 기호성은 좋지 않다. 삼투압이란, 농도가 다른 두 액체 사이에 생기는 압력의 차이를 의미하며 저농도에서 고농도로 이동하는 압력을 말한다.

우리가 이용하는 소금은 인류가 이용해온 조미료 중에서 역사가 가장 오래되었으며, 제품형태에 따라 천일염, 호염, 정제염, 암염 등으로 나뉜다. 천일염(solar salt)은 바다나 내륙의 함수(鹹水)에서 얻은 소금물(brine)을 증발시켜서 얻는다. 호염(crude salt)은 중국 등지에서 산출되는 알이 굵고 거친 소금을 말한다. 광염(mined salt)은 보통 암염(rock salt)이라고도 하는데, 지구 표면으로부터 1,000피이트(feet) 또는 그 이하에서 채굴되어 얻어진다. 정염(normal salt)은 깊은 지하의 염퇴적층에서 물을 수송체(transporting medium)로 사용하여 펌프로 퍼내어 얻어지는 것을 말한다. 정제염(refined salt)은 광의로는 식염의 제조공정상 정제된 소금을 말한다. 제법은 다음과 같은데, 원염(原鹽)을 담수에 용해하여 포화식염수로 만든 후, 이것에 알칼리를 첨가하여 Mg^{2+}, Ca^{2+}을 침전시켜 제거한다.

$$Mg^{2+} + 2NaOH = Mg(OH)_2 + 2Na^+$$
$$Ca^{2+} + Na_2CO_3 = CaCO_3 + 2Na^+$$

정제 간수(brine)를 진공식 증발관에 급액하여 증발 및 농축하고 소금의 결정을 석출시킨 후, 원심분리기(centrifugal machine)로 고체와 액체를 분리하고, 건조기에서 수분을 0.1% 이하로 건조한 후 체질(sieving)하여 제품으로 한다.

천일염(天日鹽)은 화학적인 불순물이 외에도 내염성인 미생물들을 함유하고 있다. 광염(廣鹽)과 정염(井鹽)에는 이와 같은 오염균은 일반적으로 존재하지 않는다.

(45) 설탕절임(糖藏)

설탕절임(sugaring)이란, 소금절임과 마찬가지로 설탕의 침투압 즉, 삼투압(osmotic pressure)의 방부원리를 이용하여 수분활성을 낮춰 미생물의 생육을 저지하여 한방식품 등의 보존성(保存性)을 높이는 방법이다. 설탕은 저농도에서 미생물의 좋은 탄소원 즉, 미생물의 영양원으로 되나, 고농도로 되면 미생물의 생육을 저지한다. 예부터 잼(jam), 마말레이드(marmalade), 양갱(羊羹) 등의 설탕절임식품이 제조되었다. 설탕절임의 경우 당농도가 65~70% 정도이다. 이것은 설탕의 포화용액의 농도에 상당한다. 설탕의 포화용액에서의 수분활성도는 0.86이다. 한방식품성분에 회합(association) 즉, 2개 이상의 동종의 분자가 마치 1개의 분자와 같이 거동하는 것으로 물(水)의 강도를 표시하기 위해서 **수분활성도**(water activity, Aw)란 용어가 도입되었다.

일반적으로, 식품 중의 수분활성은 미생물의 번식과 성장, 효소작용 및 각종 화학반응에 영향을 주므로 식품의 품질에 미치는 영향이 매우 크다. 수분활성은 수분함량보다 각종 형태의 식품의 변패를 예측할 수 있는 더 정확한 지표가 된다. 한 식품의 수분함량(water content)은 병조림이나 통조림과 같이 기밀하게 밀폐되어 있는 용기(hermetically sealed containers)속에 존재하지 않는 한, 오래 방치되는 동안에 식품 중의 수분과 대기 중의 수분 사이의 출입이 있어서 궁극적으로는 대기 중의 수분과 평형상태(equilibrium state)에 이르렀을 때의 한 식품의 수분함량을 상대습도(relative humidity, RH) 즉, 관계습도라 한다. 한편, 평형상대습도(equilibrium relative humidity, ERH)란 한 식품의 수분함량이 흡습(adsorption) 또는 탈습(desorption)에 의해서 변동이 일어나지 않는 상대습도를 말한다. 이 습도는 건조식품의 경우 이상적인 저장습도(ideal storage humidity)라고 할 수 있다. 보통 식품 속의 수분함량은 %함량으로 표시되는 경우가 많으나, 식품의 수분함량은 대기 중의 수분함량 즉, 대기 중의 상대습도(RH)에 의해서 크게 영향을 받으므로 대기 중의 상대습도까지 고려한 수분함량의 이론적 연구 특히, 건조식품의 수분함량의 이론적 연구에는 보통 사용되는 %수분함량은 적당하지 않다.

미생물의 활동과 식품 속의 수분함량과의 관계를 연구할 때, 미생물의 활동에 실제로 영향을 주는 식품의 수분량은 전체의 수분함량(moisture content)이 아니며, 미생물이 실제로 이용할 수 있는 수분량(available moisture content)이 문제가 된다. 식품의 전체 수분함량은 이런 경우에는 별로 도움이 되지 않는다. 이상과 같은 두 가지의 경우에는 식품의 전체 수분함량보다도 그 식품의 수분활성도(Aw)라는 개념을 사용하는 것이 더 타당하다.

○ 한 식품의 수분활성도(Aw)는 어떤 임의의 온도에 있어서의 그 식품의 수증기압(P_S)에 대한 그 온도에 있어서의 순수한 물의 수증기압(P_0)의 비율로 정의된다.

한편, 한 식품의 수증기압(P_S)은 그 식품 속의 수분에 녹아 있는 용질(solutes)의 종류와 양에 의해서 영향을 받으며 여기서, N_W를 물의 몰수(mole number), N_S를 용질(solutes)의 몰수라고 할 때, 다음과 같은 Raoult's law의 식이 성립한다.

$$Aw = P_S / P_0 = N_W / (N_W + N_S)$$

Aw = 수분활성도
P_S = 식품 속의 수증기압
P_0 = 동일 온도에서의 순수한 물의 수증기압
N_W = 물의 몰수(number of moles)
N_S = 용질(solutes)의 몰수

[예제] 25%의 수분과 20%의 설탕(sucrose)을 함유하고 있는 어떤 한방식품의 수분활성도(Aw)는?

[풀이]

$$Aw = \frac{25/18}{(25/18 + 20/342)}$$

$$= 1.390 / (1.390 + 0.058)$$

$$= 0.960$$

따라서, Aw = 0.960이다.

(46) 초절임(酸藏法)

초절임(pickling)이란, 산장법(酸藏法)으로 산을 이용하여 미생물의 생육을 억제하여 한방식품 등을 보존하는 방법으로 산절임법 또는 초지법(醋漬法)이라고 한다. 미생물의 생육에는 각각의 균에 최적의 pH(수소이온농도)가 있고,

이것을 벗어나면 생육이 억제된다. 미생물에 대한 산의 영향은 동일한 pH에서도 산(酸)의 종류에 따라서 다르므로, 무기산보다 유기산이 생육저지작용이 크다. 초절임에서는 초산(acetic acid), 젖산(lactic acid), 구연산(citric acid)의 첨가가 많이 이용되고, 또 조미관계로 소금이나 설탕 등의 조미료가 병용된다.

(47) 배지(培地) 및 장치살균(裝置殺菌)

발효공정은 무균적인 조작이 중요하다. 따라서, 사용설비와 배지의 살균은 필수적이다. 통상 배지(medium) 및 장치의 살균에는 가열살균 특히, 가압수증기에 의한 습열가열살균이 이용된다. 보통 110~130℃, 5~20분의 조건에서 살균한다. 배지(medium)의 살균에서는 살균효과의 완전성과 배지의 변질을 고려한 최적조건의 설정이 필요하다. 장치살균은 장치 내에 금속표면 바로 밑 부분의 산화반응에 의한 스케일(scale)이 끼어 있으면 포켓(pocket)이 생겨 살균이 잘 안되므로, 작업이 종료되면 깨끗이 세척하여 이물의 부착이 없어야한다.

(48) 공기제균(空氣除菌)

공기제균(air removal microorganism)이란, 미생물이 존재하고 있는 장소로부터 공기 중의 미생물을 제거하는 방법이다. 호기성(aerobic) 발효에서는 많은 산소가 필요하다. 일반적으로, 산소의 공급원은 공기이나 이 중에는 대략 10^4개 / m^3의 미생물이 들어있다. 발효에서는 오염관리가 중요하기 때문에 공기 중의 미생물을 여과하여 제거해야 한다. 여과재질에는 유리섬유(glass wool), 합성수지제의 막(幕) 등이 사용된다.

(49) 제열(除熱)

제열(eliminative heat)이란, 많은 발효공정에서 발열반응이 일어나므로 일정한 온도로 유지하기 위한 과정이다. 발효열은 배양물의 종류에 따라서 다르다. 액상의 아미노산(amino acid), 핵산발효에서는 배양액 킬로리터(kiloliter) 당(當) 5,000~20,000kcal이고, 장류용의 고체 제국(製麴) 시에는 톤(ton) 당(當) 시간당 15,000~28,000kcal이다. 제국(koji making)이란, 쌀, 보리, 대두, 그

밖의 잡곡 등을 증자하여 국균(麴菌)을 번식시켜 효소(酵素)가 생산되는 것으로, 청주, 감주, 소주, 된장, 간장, 식초 등 양조업에서 널리 이용되는 중요한 제조공정이다.

　액체배양의 경우는 발효조에 설치된 코일(coil) 또는 재킷(jacket) 즉, 반응탱크 또는 교반탱크의 외벽에 열교환을 목적으로 설치한 2중벽의 보일러(boiler)나 파이프(pipe) 등을 감싸서 열의 방산이나 기관의 과열을 방지하는 피복물에 냉각수(응축수)를 흘려보내 제열하고, 고체배양 시에는 냉각공기로 제열한다.

(50) 통기·교반(通氣·攪拌)

　통기교반(aeration agitation)이란, 세균, 기름을 완전히 제거한 압축공기를 액체 중에 분출하여 기포의 상승운동에 의한 펌프작용을 이용하여 점도(viscosity)가 낮은 액체식품을 움직여 교반하는 기술이다. 수평 탱크의 경우에는 여러 개의 작은 구멍이 있는 위생파이프를 밑바닥에 옆으로 설치하고, 수직형 탱크에서는 탱크 밑바닥부분의 측벽의 한곳에서 공기를 분출하므로 구조가 간단하고 고장이 적고 세정이 용이하다는 이점이 있다. 그러나, 고점도 식품의 경우는 적용할 수 없고, 산화성이 강한 액체에 적용할 수 없다.

　아미노산(amino acid)이나 핵산물질발효 등 호기성 발효시 배지와 공기를 잘 접촉시키도록 하는 조작으로, 발효조에는 통기교반장치가 부착되어 있다. 통기(通氣)는 액체배지에 기체인 공기를 불어넣는 것이고, 교반(攪拌)은 액체와 기체, 액체와 미생물이 잘 섞이도록 하기 위해서 한다.

(51) 산소공급(酸素供給)

　산소공급(oxygen supply)이란, 미생물배양 중에 필요한 산소를 공급하는 조작으로서 알코올발효(alcohol fermentation)를 제외하고 대부분의 발효는 호기성이므로 산소가 필요하다. 일반적으로, 공기를 여과하여 사용한다. 공기압축기로 압축된 공기는 발효조 내에 장치된 노즐(nozzle) 즉, 액체 또는 기체를 작은 구멍을 통해 고속으로 뿜어낼 수 있도록 관(管)의 끝에 부착하는 장치를 통해서 투입된다.

$$C_6H_{12}O_6 \rightarrow 2C_2H_5OH + 2CO_2 \text{ (무산소 상태)}$$

(52) 무균조작(無菌操作)

무균조작(aseptic manipulation)이란, 미생물을 시험하는 기기·시설이나 배양장치는 균의 오염이 없어야 하는데, 이처럼 미생물이 없는 상태에서의 조작을 말한다. 미생물의 분리, 계대배양(succeeding cultivation) 조작 시에 사용되는 무균상, 무균실은 사용기기나 공기를 살균하여 무균성을 유지하고, 미생물 배양장치의 무균성을 위하여는 배양관련장치의 살균은 물론 외부와 완전히 차단해야 한다. 무균조작 즉, 세균이나 바이러스(virus)에 오염되지 않게 하는 조작인바, 장치적으로 완전하여도 조작상의 불완전이 있으면 잡균(雜菌)의 혼입은 피할 수 없다.

계대배양이란, 미생물을 배양주기에 따라 이전의 배지에서 신선한 배지로 옮겨 배양하는 방법으로, 기존 배지가 퇴화하거나 변질하는 징후가 나타날 때 특정 균(菌)을 보존하기 위하여 사용하는 방법이다.

(53) 균주보존(菌株保存)

균주보존(strain preservation)이란, 한 종류의 균(菌)을 순수하게 분리하여 배양한 미생물 본래의 성질을 그대로 유지하는 기술이다. 미생물을 보존 시에는 균주의 사멸이나 변이를 방지하고, 오염되지 않으면서 접종원으로서 계속 사용할 수 있도록 하는 것이 중요하다. 균주보존법으로는 계대배양보존법, 유동파라핀층보존법, 동결보존법, 동결건조보존법 등이 있다.

(54) 균주선별(菌株選別)

균주선별(strain screen)이란, 발효생산에 이용되는 미생물을 자연계에서 특정능력이 뛰어난 균주를 선별 분리하거나, 자연계에서 얻은 균주를 변이(mutation) 처리하여 성능이 우수한 균주를 선별 분리하는 기술이다. 목적하는 미생물을 얻기 위해서는 미생물에 대한 지식과 많은 미생물을 효율적으로 시험할 수 있는 기술력과 경험이 필요하다.

(55) 유지(油脂)의 경화(硬化)

　　유지의 경화(hardening of fats and oils)란, 불포화도가 높은 기름에 니켈(nickel)을 촉매로 하여 수소첨가(hydrogenation)하면 액상의 기름이 고체로 변하는 현상이다. 액상의 식용유(食用油)는 이중결합(double bond)을 갖는 불포화지방산(unsaturated fatty acid)이 많이 들어있다. 경화의 목적은 융점(melting point)의 상승으로 실온에서 액체가 고체로 되며, 산화(oxidation)에 안정하고 여러 가지 물성을 갖는 유지의 제조가 가능하다. 돼지기름(lard)의 대용품으로 사용하게 된 각종의 반고체 유지 즉, 쇼트닝이라는 이름으로 사용되고 있는 경화유는 마가린(margarine) 및 쇼트닝(shortening) 등의 원료로 이용된다.

(56) 에스테르교환(ester 交換)

　　에스테르교환(interesterification)이란, 유지(油脂, fats and oils)의 지방산배열을 바꾸어 유지의 물성을 바꾸는 조작이다. 유지는 지방산(fatty acids)과 글리세롤(glycerol/glycerine)의 에스테르결합(ester bond)한 화합물로 트리글리세라이드(triglycerides, TG)이다. TG는 글리세롤 1분자에 지방산 3분자가 에스테르결합한 중성지방질이다. 예를 들면, 천연 라드(lard)는 주성분이 입자가 큰 결정을 만들기 쉽기 때문에 촉감이 좋지 않다. 이 단점을 보완하기 위해 라드(lard)에 결합된 트리글리세라이드(triglycerides) 상호간의 에스테르교환으로 지방산배열을 바꿈으로서 큰 입자가 없어져 촉감이 좋아진다.

(57) 탈염(脫鹽)

　　탈염(desalinization)이란, 한약재 및 한방식품 중의 원재료에 들어 있는 염류를 제거하는 조작으로 주로 물(水)속의 무기염류 즉, 나트륨이온, 칼슘이온 등의 양이온(cation)과 염소이온, 황산이온 등의 음이온(anion)을 제거한다. 탈염에는 염류를 적게 제거한 공업용수, 음료수에서부터 순수에 가까울 정도로 처리한 물이 있다. 탈염에는 주로 다공질의 합성수지인 이온교환수지(ion exchange resin)가 이용된다.

(58) 탈검(脫gum)

　　탈검(degumming)이란, 식물유(植物油)의 정제공정 중의 하나이다. 기름중의 인지질(phospholipids)을 주성분으로 하는 껌상 물질 및 콜로이드상으로 액체에 고체 미세입자가 분산한 부유계가 현탁(顯濁)하고 있는 분순물 즉, 부유물질(suspended solids)을 제거하는 것이 주목적이다. 이들 분순물은 유지제품으로 사용 시에 착색이나 거품(foam)이 생기기 쉽다. 탈껌은 주로 대두유(soybean oils)에서 하고, 이 때 분리된 껌질은 유화제(emulsifier)로 쓰이는 레시틴(lecithin)의 원료가 된다.

(59) 탈산(脫酸)

　　탈산(deoxidization)이란, 유지중의 유리지방산(free fatty acids)을 제거하는 조작으로, 식용유지(edible fats and oils)의 정제공정 중의 하나이다. 탈산방법에는 가성소다(sodium hydroxide)나 탄산나트륨(sodium carbonate)의 수용액을 유지에 가하고 가온, 교반하여 유지중의 유리지방산을 불용성의 비누(soap)로 만들어 분리하는 알칼리 탈산법과 진공 하에서 200℃ 이상으로 가열한 수증기를 넣어서 유리지방산을 수증기와 함께 배출시키는 증류탈산법이 있다. [✎ 사과주스, 사이다, 식물성 기름, 포도주, 포도즙 등의 가공에서 산도(酸度)를 저하시켜 중화(中和)시키는 동명의 탈산(脫酸, deacidification)과는 다름]

(60) 훈증(燻蒸)

　　훈증(fumigation)이란, 유독가스를 발생시켜 균 및 해충을 죽이는 것을 말한다. 곡류, 두류, 건조과일 등 보관창고의 해충을 없애기 위해서 사용하는 훈증제로서는 메틸브로마이드(methyl bromide), 인화수소(phosphine), 에틸포메이트(ethyl formate) 등이 있다. 또한, 제국실의 살균, 과실이나 박고지를 건조과정에서 살균 시는 유황을 태워 아황산가스(sulfurous acid gas) 훈증을 한다.

(61) 훈연(燻煙)

　　훈연(smoking)이란, 염지한 고기, 세절육 등을 건조시키고 독특한 풍미와 색을 나게 하며, 지방질의 산화방지 효과가 있는 공정이다. 목재를 불완전연소시켜 생긴 연기를 한약재 및 한방식품 등을 포함한 어류, 소시지(sausage)에 쏘이면 연기성분이 부착 흡수되어 특유의 방향(芳香)을 갖는 저장식품이 된다. 연기의 주요성분은 포름알데히드(formaldehyde), 초산(acetic acid), 메탄올(methanol), 페놀(phenol) 등이다. 훈연으로 향미가 올라가고, 저장성이 좋아진다. 일반식품의 경우, 훈연시킨 것을 훈제식품이라 하며, 굴(牡蠣, oyster), 가다랭이, 햄, 소시지, 베이컨 등이 대표적이다.

　○ 훈연법에는 훈연온도에 따라 여러 가지로 구분할 수 있다.
　　❶ 냉훈법(15~30℃)　❷ 온훈법(30~50℃)
　　❸ 열훈법(50~80℃)　❹ 배훈법(120~140℃)
　　❺ 전기훈연법(방전으로 하전(荷電)된 고기와 훈연성분의 결합 촉진)
　　❻ 액체훈연법(목초액에 육류를 침지하여 연기성분을 침투시키는 방법)

(62) 합성(合成)

합성(synthesis)이란, 2개 이상의 원소(元素)가 결합하여 새로운 물질을 만들거나 또는 비교적 간단한 화합물에서 여러 가지 화학반응에 의해서 보다 복잡한 화합물을 얻는 것을 말한다. 감미료인 아스파탐(aspartame), 사카린(saccharin) 등은 대표적인 화학합성품이다.

(63) 가수분해(加水分解)

가수분해(hydrolysis)란, 무기화합물 또는 유기화합물은 물(水)에 의해 분해가 일어난다. 즉, 무기염류가 물의 작용으로 산과 알칼리로 분해되는 작용과 유기화합물(organic compound)이 물과 반응하여 알코올(alcohol)과 유기산(organic acid)으로 분해되는 작용을 말한다. 그러나, 통상 물만으로는 가수분해 반응이 느리고 불완전하여 반응을 가속시키기 위해서 산이나 알칼리 또는 효소를 촉매로 첨가한다. 가수분해반응은 공업적으로 단백질을 염산(HCl)으로 가수분해하여 아미노산(amino acid)을, 전분(starch)을 효소로 가수분해하여 전분당(starch sugar)을 만든다.

(64) 표백(漂白)

표백(bleaching)이란, 한약재 및 한방식품 등에 들어있는 색소를 화학적으로 파괴하는 조작이다. 한약재 및 한방식품 중에는 그 가치를 높이기 위해서 표백하여 색을 희게 한다. 예를 들면, 밀가루의 색깔을 희게 하기 위해서는 과산화벤조일(benzoyl peroxide), 염소(chlorine), 이산화염소(chlorine dioxide) 즉, 과산화염소(chlorine peroxide) 등이 쓰이고, 고구마 및 박고지 등의 표백(bleaching)에는 아황산가스(sulfurous acid gas)가 이용된다.

(65) 응고(凝固)

응고(congelation)란, 고체 또는 액체 중에 분산하고 있는 미립자가 집합하여 큰 입자를 만드는 현상을 말한다. 예를 들면, 두유(豆乳, soymilk) 즉, 콩우유(콩국)에 염화마그네슘($MgCl_2$)이 주성분인 간수(艮水, bittern)나 가루응고제 또는 glucono-δ-lactone(황산칼슘이 주성분) 등의 응고제를 첨가하고, 70℃ 이상으로 가열할 때 두유 중의 단백질(protein)은 마그네슘(Mg^{+2})이나 칼슘이온(Ca^{+2})으로 인하여 응고하고, 겔(gel) 상으로 굳어져 두부(soybean curd)가 된다.

(66) 천연색소(天然色素)의 발색(發色)·고정(固定)

천연색소의 발색·고정(color fixation of natural pigment)이란, 식육가공품 제조시 먼저 생육을 염침한다. 이 때 질산염(nitrate)이나 아질산염(nitrite)을 가함으로써 육(肉) 중의 육색소인 미오글로빈(myoglobin)이나, 혈색소인 헤모글로빈(hemoglobin)을 적색으로 발색·고정하는 공정이다. 또한, 두 색소는 살균이나 훈연에 의해서 장기간 적색을 유지한다. 녹색야채를 삶을 때 중탄산나트륨(sodium hydrogen carbonate) 즉, 탄산수소나트륨 또는 중탄산소다($NaHCO_3$)를 가하면 클로로필(chlorophyll) 즉, 엽록소는 녹색으로 고정된다.

(67) 마이야르반응(Maillard reaction)

1912년 프랑스의 생화학자 Louis Camille Maillard(1878~1936)가 단백질 생합성 연구 중에 처음으로 발견하여 보고한 것으로, 발견자 Maillard의 이름을 붙여서 "마이야르반응(Maillard reaction)"이라고 하는바, 아미노-카아보닐반응(amino-carbonyl reaction), 또는 멜라노이딘반응(melanoidine reaction)이라고도 한다. 당류(糖類) 특히, 환원당(還元糖)과 아미노화합물들에 의한 비효소 갈색화반응(비효소적 갈변반응) 즉, 아미노산(amino acid)과 환원당(reducing sugar)과의 혼합용액을 가열할 때 생기는 갈변현상을 말한다.

마이야르반응의 가장 큰 특징은 다른 비효소 갈색화반응과 비교할 때, 캬라멜화반응(caramelization)과 같은 외부로부터의 에너지 공급 즉, 상당한 가열(heating) 등이 필요한데 반하여, 이 반응은 거의 자연발생적(spontaneous)으로 일어난다는 점이다. 한방식품 등의 색깔뿐만 아나라, 그 맛, 냄새 등과 같은 관능적 요소들(organoleptic factors)에도 심대한 영향을 준다. 또한, 한방식품 중의 당류와 아미노산(amino acid)들과의 상호작용에 의해서 라이신(lysine)과 같은 필수아미노산(essential amino acid)의 파괴, 상호작용의 결과 새로 형성된 복합체에 의한 영양가(nutritional value)의 감소 등을 가져오기도 한다. 예로서, 쇠고기 향미가 있는 비프플레이버(beef flavor)는 이러한 마이야르반응(Maillard reaction)을 이용한 것이다.

(68) 발효(醱酵)

발효(fermentation)란, 미생물의 대사작용을 이용하여 인간에게 유용한 물질을 만드는 것을 말한다. 예를 들면, 탄수화물(carbohydrate)을 이용하여 유기산(organic acid), 아미노산(amino acid), 핵산관련물질 등 여러 가지 유용물질을 생산하고 있다. 발효공정은 생산물의 종류에 따라서 차이가 있으나 기본적으로는 거의 같고, 주요설비는 발효조이다. 발효조는 부속설비로서 배지조제, 배지살균 및 냉각설비, 통기용 공기의 압축 및 제균, 교반설비 등이 있다.

(69) 제국(製麴)

제국(koji making)이란, 쌀, 보리, 콩, 그 밖의 잡곡 등을 쪄서 코지균(koji菌)을 키워 효소(酵素)를 생성시키는 공정이다. 모든 생물은 생화학적인 합성(synthesis)과 분해(analysis)를 함으로써 생명을 유지하고 있으며, 동화작용(同化作用, catabolism)과 이화작용(異化作用, anabolism)같은 신진대사 즉,

물질대사(metabolism)의 기초는 효소(enzyme)이다. 알코올, 식초, 간장, 된장 등의 발효식품은 미생물의 힘으로 발효되는 효소작용이다. 예로서, 간장의 제조 시에는 콩, 밀가루가 주원료이고, 이것이 분해되어 아미노산(amino acid), 당분(sugar)이 되며 또한, 향미성분이 생성된다. 이 분해와 합성에 관여하는 것이 국균효소로 제국(製麴)은 국균(麴菌)을 만드는 중요한 조작이다. 제국은 국균의 여러 효소를 생성하는 것이 주목적이기 때문에 국균의 생육조건인 수분, 온도, 습도 등을 잘 맞추어 주어야 좋은 국(麴)을 얻을 수 있다.

【발효와 부패의 상관관계】

○ 발효(醱酵, fermentation)란, 일반적으로 미생물이 유기화합물(organic compound)을 분해하여 알코올류(alcohols), 유기산류(organic acid), 이산화탄소(carbon dioxide) 등을 생산하는 과정이다. 즉, 산소가 없거나 아주 적은 혐기적 조건하에서 미생물이 탄수화물을 분해하여, 외부 전자수용체(electron acceptor)의 관여 없이 에너지를 생산하는 과정이다. 원래 발효의 명칭은 예부터 흔히 괴어오른다는 현상에 붙여진 말로 영어에서 "fermentation"은 "괴어오르다"를 의미하는 라틴어 "fervere"에서 유래하고 있다. 부패도 같은 현상이지만, 이것은 단백질의 분해를 따르는 경우가 많고 바람직하지 않은 결과를 주는데 비하여, 발효의 경우에는 대체로 그 작용이 인간에게 있어서 유용한 경우에 쓰인다.

주로 술, 빵, 김치, 식초, 치즈, 간장, 된장 등에서 발효가 필요하다.

$$C_6H_{12}O_6 \rightarrow 2C_2H_5OH + 2CO_2 \uparrow + 22cal \text{ (알코올발효)}$$

○ 부패(腐敗, putrefaction)란, 일반적으로 단백질 및 기타 유기물이 미생물(부패균)의 증식에 의해 분해되어 유독한 물질과 악취를 발생하고, 모양, 촉감, 색깔 등이 변질되는 현상이다. 즉, 유기물이 미생물의 작용에 의해 H_2S, amines 등의 악취를 내며 분해되는 과정이나 현상으로, 미생물의

작용으로 일어나기 때문에 넓은 의미에서는 발효작용의 하나이다. 부패를 일으키는 균으로는 중성 내지 알칼리성을 좋아하는 박테리아류로서 호기성의 감자균·거대균·고초균이나, 혐기성의 변형균·대장균·낙산균·육부패균 등의 간균(桿菌)과 구균(球菌)이 있다. 부패균류는 식물의 표면이나 열매·곡류 또는 동물의 장(腸) 속에 자연으로 존재하고 먼지에 붙어 부유한다. 부패가 발생하기 쉬운 조건으로 가장 적당한 온도는 20~40℃이며, 수분의 존재이다. 여름철에 부패가 생기기 쉽다. 부패과정은 산화·환원·가수분해 등의 화학변화가 복잡하게 얽힌 것이며, 반응메커니즘도 균일하지 않고, 부패에 의한 생성물의 생산과정도 아직 알려져 있지 않은 경우가 많다.

음용하기 위해 보존된 우유(牛乳, milk)에 젖산균(유산균)이 증식하여 우유가 응고되어 신맛(酸味, sour taste)을 띠면 부패된 것이다. 또한, 제조된 술(酒)이 공기 중의 산소를 흡수하여 식초로 변질되어 신맛이 나면 부패인 것이다.

방부법으로는 냉장·냉동·가열·농축건조·탈수·발효·훈연·설탕, 식염, 고추의 첨가 같은 조미 등의 가공법을 쓰는 외에 방사선(γ-ray)의 조사 및 화학약품 등을 첨가하고 있는데, 이때는 허가된 합성보존제만 사용이 가능하다.

○ 탄수화물의 변화에서, 술 제조(양조)공장 입장에서 보면 정상적인 발효과정이지만, 식초로 변화하면 부패로 간주할 수 있고, 식초 제조공장 입장에서 보면 술(酒)이 변화하여 식초가 되는 것은 부패가 아니라 정상적인 발효과정인 것이다.

$$2C_2H_5OH \text{ (ethanol)} \rightarrow CH_3COOH \text{ (acetic acid)}$$

(70) 숙성(熟成)

숙성(ripening, aging)이란, 한방식품 속의 단백질, 지방질, 탄수화물 등이 효소, 미생물, 염류 등의 작용으로 알맞게 분해되어 특유한 맛과 향기를 갖게 만드는 일로 어떤 조작을 함으로써 과일, 채소, 또는 치즈가 익어가서 품질을 결정짓는 색깔, 플레이버(flavor) 즉, 맛과 향기 및 텍스쳐(texture) 즉, 조직감 등이 충분히 발현되도록 하는 것이다. 특히, 숙성은 향미에 큰 영향을 미치는 공정의 하나이다. 숙성의 현상은 물리적, 화학적 및 생물적변화가 종합적인 결과로서 나타나는 것이기 때문에 숙성에 관여하는 요인을 명확하게 정의 내리는 것은 불가능하다.

(71) 자기분해(自己分解)

자기분해(autolysis)란, 자기소화(self-digestion)라고도 하는데, 생물체조직이 죽은 후 자신이 갖고 있는 효소의 작용에 의해 분해되는 현상을 말한다. 동물세포 내의 단백질가수분해효소(protease)가 단백질(protein)을 분해하여 아미노산(amino acid)이나 펩타이드(peptide)를 생성한다. 특히, 어패류의 경우 글리코겐(glycogen)의 감소, 젖산(lactic acid)의 증가 및 근육의 산성화, 효소균 작용 등의 현상이 있다. 자기분해를 이용한 대표적인 제품은 효모엑기스(yeast extract), 새우젓, 멸치젓 등이 있다.

예제 기질농도를 a, t시간 후의 기질 분해량을 x, 측정온도에서 있어서의 속도상수를 k 그리고, 적분상수(integral constant)를 C라고 할 때, $dx/dt = k(a-x)$이다. 한약재 어패류의 자기소화(self-digestion)의 속도상수 k를 구하면?

풀이 $dx/dt = k(a-x)$에서,

$k = dx/dt \times 1/(a-x)$

∴ $k \cdot dt = dx/(a-x)$이다.

$\int k \cdot dt = \int dx/(a-x)$

$\int (a-x)^{-1} dx = kt + C$에서,

자연대수를 상용대수(약 2.303배)로 변환하면,

$-ln(a-x) = kt + C$이다.

$t = 0, x = 0$이면,

∴ $-lna = C$이다.

변환한 식에 C값을 대입하면,

$-ln(a-x) = kt + (-lna)$

$kt = ln\,a - ln(a-x)$

$\quad = ln(a/a-x)$

∴ $k = 1/t\,ln(a/a-x)$

∴ 속도상수 $\underline{k = 2.303/t\,log(a/a-x)}$ 이다.

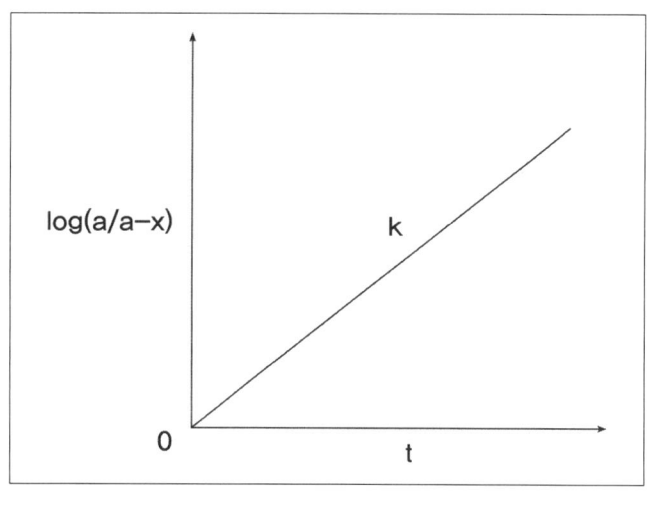

〈그림1-7〉 속도상수 그래프

(72) 유전자조작(遺傳子操作)

유전자조작(gene manipulation)이란, 유전자재조합기술을 말하는데 유용한 유전정보를 갖는 부분에 대하여 효소 등을 사용하여 절단하고, 연결하여 재조합 DNA를 만들고 이것을 생세포에 이입하여 신품종을 만들거나 이 신품종을 이용하여 유용한 물질을 생산하는 기술을 말한다. 20세기 생명공학의 성과물로서 식량생산에서 획기적인 업적으로 평가되는바, 기존의 인구증가에 따른 식량

수요증가 시에 경지면적을 확대하고, 화학비료와 농약을 사용하여 다수확 품종을 재배하는 방법들을 이용해 왔으나, 농지면적 및 약용작물 등 농작물 재배면적은 한정되어 있고, 화학비료 및 농약사용은 잔류농약 등에 의한 안전성(安全性) 문제로 식량증산 및 농산물 생산에 한계를 보이게 되었다. 또한, 소비자의 기호성에 대한 욕구증가와 식량자원의 품종개량 필요성과 중요성이 증가했다. 이에, 유전자재조합기술을 이용하게 되었다. 유전자재조합의 개발과정은 아래 그림과 같이 보통 5단계로 나누어 볼 수 있다.

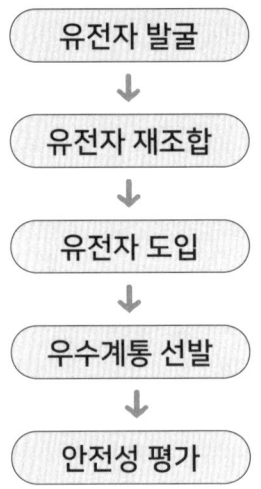

유전자재조합기술을 이용하여 제조될 수 있는 한약재 및 한방식품 등에는 한 예로, 목련과 식물인 후박(厚朴)나무의 줄기 및 뿌리껍질을 건조한 한약재와 토마토, 옥수수, 대두, 감자, 채종유, 면실유 같은 한방식품 등이 있다. 또한, 농작물의 주원료 및 부원료로 사용하는 경우까지 포함하면 모든 한방식품가공에 이용이 가능하다.

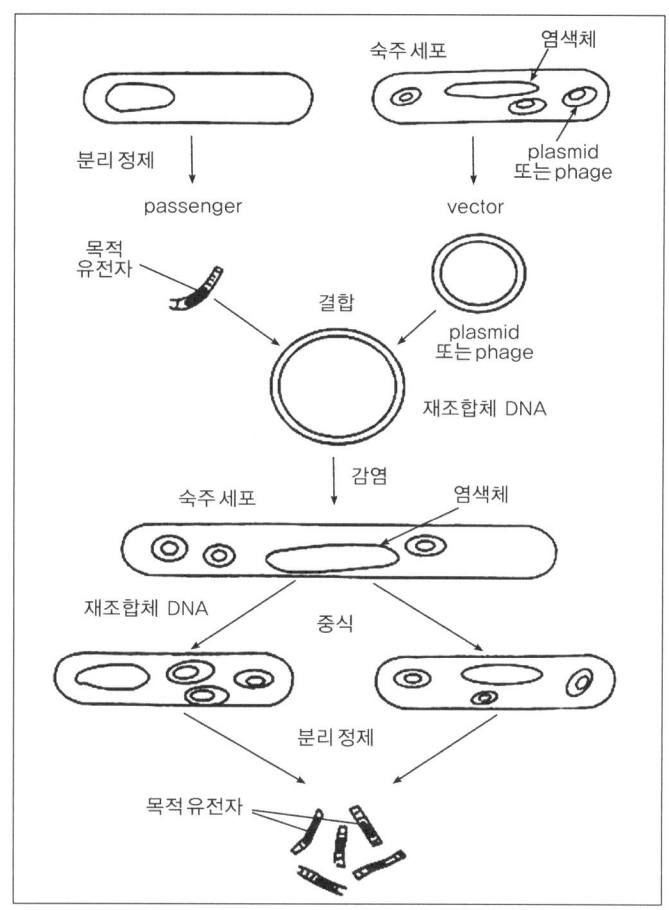

<그림1-8> 유전자조작에 의한 목적 유전자의 생산

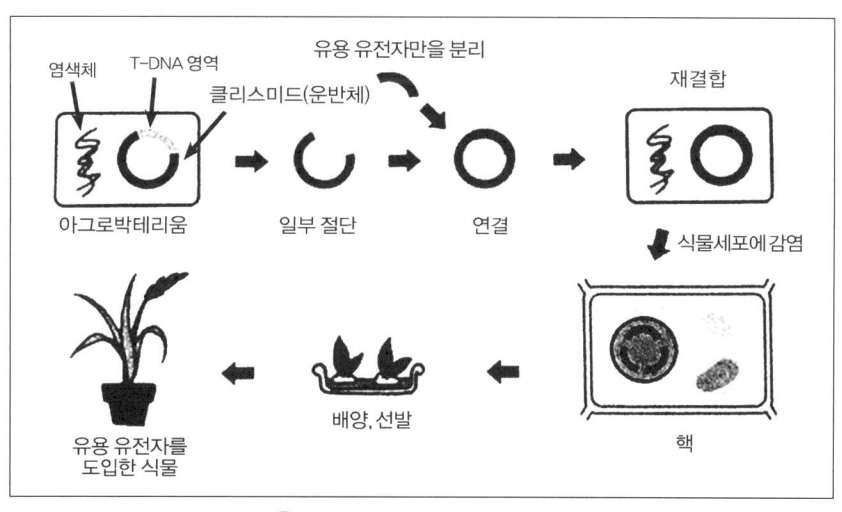

(출처: 『National Institute of Agricultural Sciences, NAS』)

유전자 도입방법은 생물로부터 목적하는 유용한 유전자를 취하여 대상이 되는 농작물 및 약용식물 등 농산물의 세포에 삽입한 후 재배하여 만드는 제작방법으로 아그로박테리움(Agrobacterium)법, 원형질세포 융합(Protoplast fusion)법, 입자총(Particle-gun)법 등이 있다.

① 아그로박테리움법이란, 아그로박테리움(*agrobacterium tumefaciens*)이라는 미생물이 식물세포에 자신의 유전자를 이입(移入)시키는 성질을 이용하는 방법이다. 아그로박테리움은 식물에 근두암종병(crown gall)을 일으키는 토양세균으로서 아그로박테리움이 가지고 있는 플라스미드(plasmid)의 유전자를 식물염색체에 전달하여 암종세포를 만드는 병원균이다. 플라스미드를 구성하고 있는 유전자 중 식물에 종양을 일으키는 유전자는 제거하고 이용하고자 하는 유용한 목표 유전자를 연결시켜 아그로박테리움에 넣은 후, 이를 식물세포에 감염시켜 식물체 내에 그 유전자가 들어가도록 한다.

② 원형질세포 융합법이란, 식물체의 세포벽을 효소나 화학물질로 용해시켜 유전자가 들어가기 쉽도록 세포벽이 없는 원형질체(protoplast)로 만들어서 조직배양 시 단세포 유래 식물체를 만들거나 유용한 유전자를 식물세포 내로 도입시킬 때 사용하는 방법이다.

③ 입자총법이란, 재조합한 유전자를 금 또는 텅스텐 등 금속미립자에 코팅하고, 그 미립자를 고압가스의 힘으로 농작물 및 약용작물의 잎 절편 등에 밀어 넣어 유용한 유전자가 물리적으로 식물세포의 염색체에 접촉하여 세포내로 들어가도록 하는 방법이다.

> ※ 플라스미드(plasmid)
>
> 미생물에서 볼 수 있는 염색체외의 유전자(遺傳子)를 총칭한다. 자율적으로 증식하는바, 세포내에서 다음 세대로 안정하게 유지 및 전달된다.
> - 벡터(vector) DNA : 소형의 자율적 증식능력을 갖는 DNA분자이다.

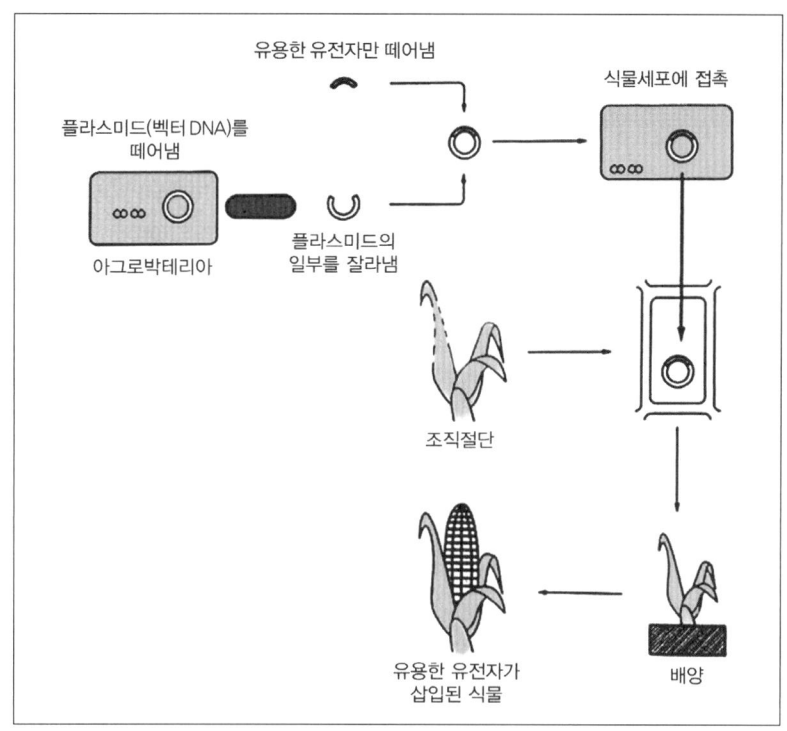

<그림1-9> 아그로박테리움법　　(출처 : 식품의약품안전처)

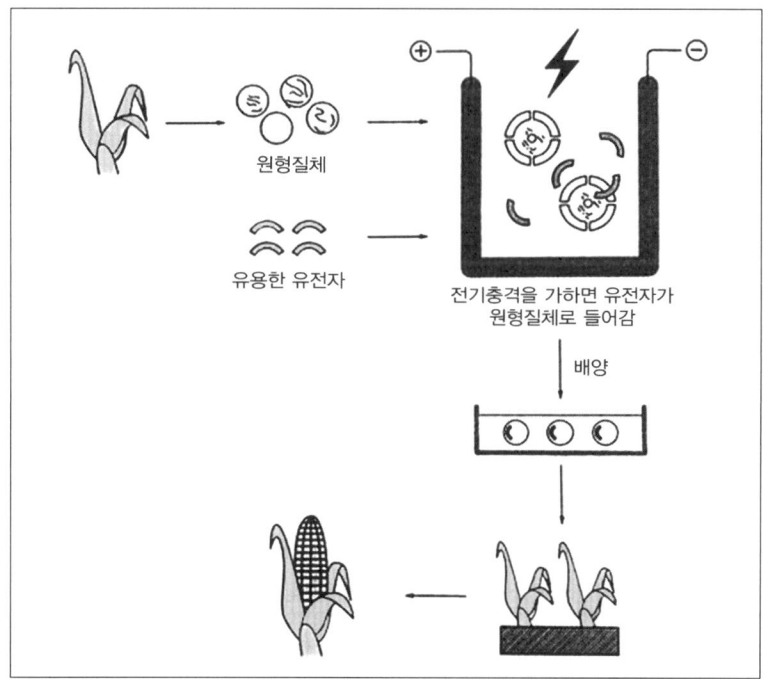

<그림1-10> 원형질체 융합법　　(출처 : 식품의약품안전처)

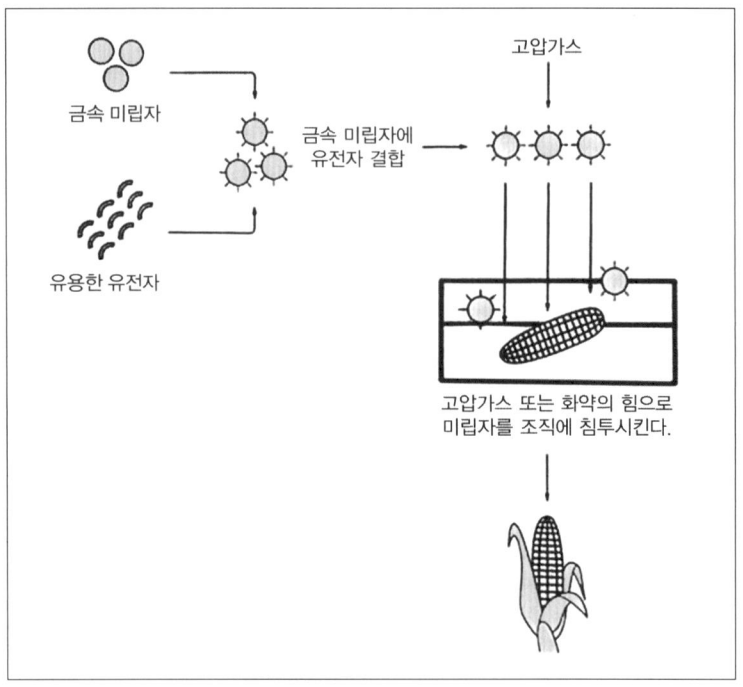

<그림1-11> 입자총법　　　(출처 : 식품의약품안전처)

　　유전자재조합 제품의 안전성(安全性) 평가항목은 신규성, 알레르기성, 항생제 내성, 독성 등이다. 우리나라의 표시제도는 식품의약품안전처(KFDA)에서 "유전자재조합○○포함 가능성 있음"으로 표시하거나, 제품에 사용된 당해 제품 원재료명 바로 옆에 괄호로 "유전자재조합○○포함 가능성 있음"으로 표시해야 한다는 유전자재조합식품(genetically modified organism, GMO) 등의 표시기준을 개정·고시하였다.

　　유전자재조합식품(genetic recombination food) 즉, 유전자공학식품(genetically engineered food)에 대한 소비자의 이해를 살펴보면, 대부분의 소비자들은 유전자재조합식품의 안전성(安全性)에 대하여 불신을 가지고 있다. 과학적 자료 없이도 위험하다고 소문나서 모든 사람들이 유전자재조합식품을 섭취하면, 암(癌)이 발생하는 것 같은 불안감으로 배척을 한다. 현재 곡물의 자급률이 25% 정도이고, 그 중에서 콩(大豆)이나 옥수수는 10%도 안 되는 우리의 현실에서 유전자재조합이 아닌 작물만을 고집하기란 경제적으로나 현실적으로 거의 불가능하다. 식품공전(食品公典)에서는 오직 유전자재조합식품(遺傳子再組

合食品)과 방사선조사식품 (放射線照射食品)에 대하여 함유 여부를 표시하도록 하고, 소비자들이 스스로 선택하도록 조치해 놓고 있다. 현 시점에서 유전자재조합식품의 안전성에 대하여 어느 쪽으로 판정을 내리는 것은 무의미하다. 한편, 영국의 목장주인 존 험프리스(John Humphries)는 『위험한 식탁』이라는 그의 저서에서 "유전자재조합식품(GMO)으로 건강상 피해를 본 경험이 있으면 신고하라고 주장하는 유전자재조합 지지자들과 피해사실을 인증할 수 없지만 무해하다는 것을 무엇으로 증명할 수 있느냐"라고 묻는 "유전자재조합식품 반대파 사이의 논쟁은 항상 공존한다"라고 적고 있다.

유전자조작은 1970년 전후의 분자생물학(molecular biology)의 연구 성과에 의하여 가능하게 되었다. 흰둥이는 흰둥이, 검둥이는 검둥이의 혈통이 그대로 자손에게 물려지는 유전의 뿌리는 유전정보를 결정하는 구조단위인 유전자(gene)이다. 모든 동식물은 세포 속에 자기 고유의 독특한 유전정보를 갖고 있는 유전자가 있다. 유전자의 본체는 핵산(nucleic acid)의 일종인 DNA(deoxyribonucleic acid)로 DNA를 바꾸는 조작을 유전자조작이라고 한다. 즉, 유전자의 여러 가지 기능을 분석하거나 특정 유전자를 작용시켜 단백질(ptotein)이나 펩티드(peptide)를 발현시키기 위해서는 유전자를 특별한 효소로 절단해 연결하거나 또는 이렇게 하여 만든 재조합 DNA를 세포에 넣어 증식시키지 않으면 안 된다. 이와 같이 인위적으로 유전자를 재조합하는 조작기술을 말한다. DNA는 2중 나선구조(double helix structure)를 가지므로, 폴리뉴클레오티드(polynucleotide)나선간의 염기결합은 수소결합(hydrogen bond)으로 되어 있다. 이러한 유전자조작기술은 제약공업 및 식품공업에서 필요한 유용물질을 경제적으로 만들 수 있다.

국내에서는 유전자재조합식품 표시제가 2001년부터 시행되었다. 이에 따라 국내에서 유통되는 콩, 콩나물, 옥수수 등은 GMO가 3% 이상 섞일 경우에는 GMO 표시를 의무적으로 하도록 하였으나, 현재는 원료의 함량과 관계없이 GMO를 사용한 모든 가공식품(한방식품 포함)은 의무적 표시제가 시행되고 있다. 표시방법은 GMO 원료사용 식품은 "GMO" 표시, 비의도적 혼입, 허용치 이하 농산물 사용 식품은 "무표시", GMO-free 식품은 "GMO-free" 표시를 하도록 하였다.

(73) 세포융합(細胞融合)

세포융합(cell fusion)이란, 생명체의 최소단위는 세포(cell)인바, 모든 생물은 세포로 이루어져 있고, 이들 세포는 한 개의 세포로 되어 있는 생물도 있지만, 인간과 같이 60조(兆) 정도나 되는 세포가 한 생명체를 이루는 경우도 있다. 서로 다른 성질을 가진 생물의 세포를 떼어내서 이들 세포를 합쳐주면 새로운 하나의 잡종세포를 만들 수 있는데, 서로 다른 세포를 합쳐서 새로운 세포를 만드는 것을 말한다. 즉, 2개 이상의 세포질이 융합하여 단일의 세포막으로 싸여진 상태로 되는 것을 의미한다. 예로서, 세포융합으로 새로운 균주 개발하여 포도주향기를 갖는 청주(淸酒)생산이 가능하다. 청주(clear rice-wine)는 양조곡주를 여과하여 만든 맑은 술인 병행 복발효주인바, 전분질 원료와 국(麴)을 주원료로 하여 발효시킨 술덧(starter) 즉, 주료(酒醪)를 여과 제성한 것 또는 발효 제성과정에 주류 등을 첨가한 것을 말한다. 전통적으로는 발효액(술덧)에 용수를 넣고 상층부의 맑은 술(酒)을 떠낸 것을 청주(淸酒)로 하고, 혼탁한 나머지에 물을 더 넣고 체(篩)에 거른 것을 탁주(濁酒) 즉, 막걸리를 제조할 수 있다.

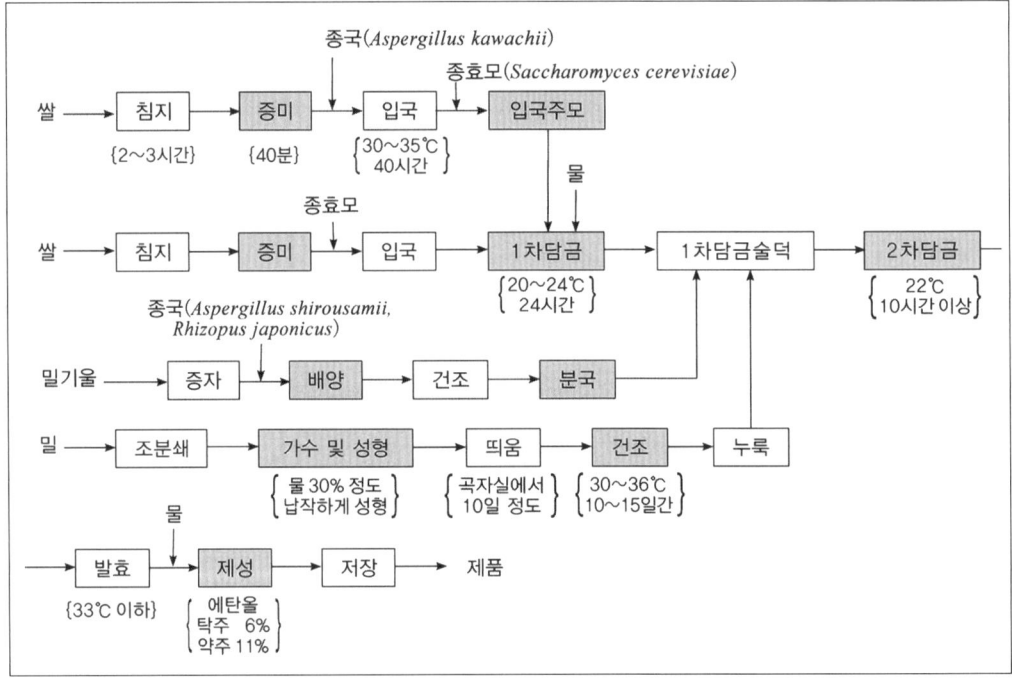

〈그림1-12〉 탁주(濁酒) 및 약주(藥酒) 제조공정

청주(淸酒)의 제조를 위한 원료는 현미(玄米, brown rice)를 70~80% 도정한 정백미(精白米, polished rice)를 사용한다. 이러한 도정은 청주의 색과 향미에 좋지 않은 영향을 주는 현미의 외층부와 배아(胚芽)에 많이 들어 있는 단백질과 지방질을 제거하기 위해서이다. 청주의 제조공정은 국(麴) 즉, 고지(koji) 제조, 주모(酒母, moto) 제조, 술덧(moromi) 제조 등 세 부분으로 나누어진다. 규격으로는 성상은 고유의 색택을 가진 투명한 액체로 특유한 향미가 있어야 하며, 알코올 16% 이상, 총산(succinic acid)은 0.3(w/v%) 이하이고, 메탄올은 0.5(mg/ml) 이하여야 한다. 한편, 일본에서는 사케(sake)라고 하는 일본전통주가 있는데, 우리의 청주와 비슷한 술이다. 이 청주는 쌀을 원료로 한 일본 고대의 양조주로 정종(正宗, refined rice wine)이라는 상품명으로 제조·판매 및 유통되고 있다.

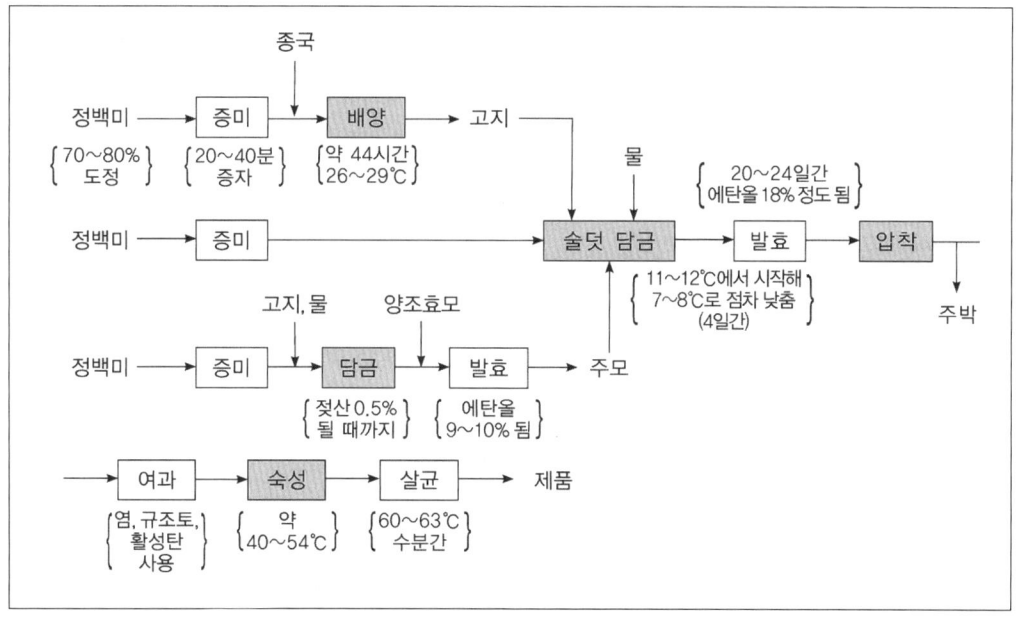

<그림1-13> 청주(淸酒) 제조공정

(74) 조직배양(組織培養)

조직배양(tissue culture)이란, 동식물의 생체에서 기관, 조직, 세포를 일부분 떼어내어 생물 체외에서 인공적으로 미생물과 마찬가지로 인위적 배양조건 즉, 배지, 용기, 온도 등 조건하에서 대량으로 배양증식 시키는 조작을 말한다. 조직배양의 장점은 생체 내에서는 관찰할 수 없는 각각의 성질을 연구할 수 있고, 종자없이 번식이 가능하고, 계절이나 기후에 관계없이 재배가 가능하다.

(75) 생물반응기(生物反應器)

생물반응기(bioreacter)란, 원래 생물공학을 응용하여 물질의 분해 및 합성을 하는 생화학반응장치를 말한다. 미생물배양장치, 발효조는 광의의 생물반응기에 속한다. 협의의 생물반응기는 효소, 미생물균체, 동물세포 등 생체매체를 반응용기 내에 고정하고 연속 또는 반복반응을 하는 반응장치이다. 아미노산(amino acid), 유기산(organic acid), 이성질화당(isomerized sugar), 단당류(monosaccharide)가 2개 이상 결합하여 만들어진 당(糖)으로 소당류인 올리고당(oligosaccharides) 등은 이미 공업화 되었다.

이성질화(isomerization)란, 어떤 화합물이 화학반응이나 촉매(catalysis), 효소(enzyme) 등으로 다른 이성질체로 변화하는 것을 가리킨다. 이성질체(isomer)란 분자식은 동일하지만, 구조가 다른 화합물을 말한다. 일반적으로, 구조이성질체(골격이성질체, 위치이성질체), 입체이성질체(기하이성질체, 거울상이성질체)로 분류하는데, 물리적, 화학적 및 생물학적 작용이 전부 달라진다. 특히, 천연물화학에서는 입체이성질체(stereoisomers)가 생화학적으로 생리활성이 매우 중요하다.

○ 식품공전(食品公典)에서는 올리고당류(oligosaccharides)를 6가지 유형으로 분류하여 정의하고 있다.
  ❶ 프락토올리고당(fructooligosaccharide)
  ❷ 이소말토올리고당(isomaltooligosaccharide)
  ❸ 갈락토올리고당(galactooligosaccharide)
  ❹ 말토올리고당(maltooligosaccharide)
  ❺ 자일로올리고당(xylooligosaccharide)
  ❻ 혼합올리고당(mixed oligosaccharide)

(76) 성형(成型)

성형(forming, moulding)이란, 점도(viscosity)가 높은 반고체 식품이나 반죽 형태의 식품을 성형틀에 넣거나 절단, 압연, 압출, 과립화하여 일정한 형태와 크기를 갖게 하는 가공방법이다.

○ 성형방법에는 주조성형, 압출성형, 응괴성형 및 과립성형 등이 있다.

❶ 주조성형(鑄造成型)은 일정한 틀(약과, 쿠키, 빙과 등)에 원료를 담아 찍어내어 냉각 또는 가열에 의하여 굳혀서 제품을 만드는 성형이다. 또한, 국수, 껌 제조 같은 압연성형은 원료를 반죽하여 2개의 회전하는 롤(roll) 사이로 통과시켜 얇게 늘리면서 면대를 만든 다음, 이를 세절하거나 압인 또는 압절하는 방법이다.

❷ 압출성형(壓出成型)은 반죽, 반고체 및 액체식품을 노즐(nozzle) 또는 다이(die) 즉, 사출구와 같은 작은 구멍을 통해서 강한 압력으로 밀어내어 일정한 모양을 가지게 하는 성형법이다. 압출성형은 전분질 한방식품 등의 가공, 호화전분의 제조, 효소의 불활성화, 두류의 저장성 향상, 향미 개선, 소화율을 증대시키고, 전분질 곡류와 고단백질 곡류를 혼합 가공하여 고단백질 스낵식품, 팽화 간편식품을 제조할 수 있고, 콩단백질로 육고기와 같은 식감의 인조단백질을 제조하는데 사용된다.

❸ 응괴성형(凝塊成型)은 이스트(yeast), 인스턴트커피(instant coffee), 각종 인스턴트 한방차(韓方茶)나 분말주스, 조제분유 등의 제품에서 입자가 작은 분말을 응집시켜 응괴형태로 바꾸어 물에 녹일 때 뜨지 않고, 가라앉아 용해되기 쉽게 만드는 성형방법이다. 예를 들어, 분유는 유당, 지방질, 카제인 미셀(casein micelle)과 침전된 유청(乳淸) 단백질들이 물에 들어가 수화될 때 서로 뭉쳐서 덩어리지므로 잘 용해되지 않는데, 건조물에 수분을 분무하여 끈끈하게 만든 후, 다시 스펀지(sponge)같은 응괴입자로 건조하면 잘 용해된다.

❹ 과립성형(顆粒成型)은 젖은 상태의 분체식품이 구멍이 있는 회전드럼 속에서 회전틀에 의하여 압출되어 펠릿(pellet)으로 성형되는 원리이다. 최근의 자일리톨(xylitol)과 같은 과립형 껌이나 초콜릿 볼, 당의정 약과 같이 표면에 당액을 분사하여 건조시키는 성형은 회전솥을 사용하

여 표면에 반복적으로 당액이나 코팅제(coating劑)를 피복하여 차츰 크기가 커지면서 성형되는데, 이를 피복식 과립성형이라고 한다.

(77) 자외선멸균(紫外線滅菌)

자외선멸균(ultraviolet light sterilization)이란, 260~280nm 파장에 해당하는 가장 강한 자외선의 살균력을 이용하는 방법이다. 이 파장의 자외선이 핵산(nucleic acid) 및 단백질(protein)의 자외선 최대 흡수파장에 해당하기 때문이다. 자외선에 의한 살균의 주된 메커니즘(mechanism)은 DNA(deoxyribonucleic acid) 사슬 중에 이웃하는 피리미딘(pyrimidine) 염기(鹽基) 5, 6번의 이중결합(double bond)이 환상(ring)의 부제탄소(asymmetric carbon)결합으로 변해 이중합체(dimer)를 형성하고, 이 부분은 복제(replication)와 전사(transcription)가 불가능해져 균이 사멸하게 된다.

(78) 소독제(消毒劑)

소독제(disinfectant, sanitizer)란, 생명체가 아닌 물체에 사는 미생물을 파괴시키는데 사용하는 물질이다. 미생물의 종류에 따른 영향이 미치는 항균영역(antimicrobial spectrum)이 있는데, 항균영역이 넓은 것이 유익한 미생물을 사멸시키거나 증식을 억제하는 항미생물 물질(antimicrobial agent) 즉, 항곰팡이(antifungal), 항균(antibacterial), 항바이러스(antiviral) 물질 등으로 나뉜다. 일반적으로, 항균물질은 저농도에서 균(菌)의 발육을 일정 수준 촉진하기도 하며, 농도가 높아짐에 따라 살균작용 및 정균작용을 나타내는 경우가 많다. 곧 균세포를 죽이는 작용을 **살균작용**(bactericidal effect)이라 하고, 증식을 억제하는 것을 **정균작용**(bacteriostatic effect)이라 한다.

(79) 플라스마(제4의 물질상태)

플라스마(plasma)란, 원래 의미가 틀에 넣어서 만들거나 조립된 것 등을 의미하는 것으로, 그리스어에서 유래한 말이다. 기체상태의 물질에 계속하여 열(熱)을 가하여 온도를 올려주면, 이온핵과 자유전자로 이루어진 입자들의 집합체가 만들어진다. 물질의 3가지 상태인 고체, 액체, 기체와 더불어 "제4의 물질상태"라고 불리며, 이러한 상태의 물질을 말한다. 플라스마를 생성하려면 직류, 초고주파, 전자빔(電子beam) 등 전기적 방법을 가하여 자기장 등을 사용해 유지하도록 해야 한다. 즉, 자유로이 운동하는 음양의 하전입자(荷電粒子)가 중성기체와 섞여 전체적으로는 전기적 중성이 된 상태를 말한다. 지구상에는 흔하지 않은 현상이지만, 우주에서는 거의 모든 물질의 정상상태가 플라스마상태이며, 태양의 대기는 플라스마로 채워져 있다고 볼 수 있다. 플라스마를 이용하면 인공 다이아몬드를 합성할 수 있고, 유적지에서 발굴된 금속성 유물에 플라스마로 표면을 코팅처리하면 부식 및 마모 상태를 방지할 수 있고, 유물의 상태를 개선하는 효과를 볼 수 있다. 플라스마가 방출하는 빛을 이용한 프라스마 표시장치 즉, PDP(plasma display panel)는 산업전반에 걸쳐서 광범위하게 사용되고 있는바, 그 대표적인 것이 PDP TV이다. 플라스마는 핵융합을 통해 석유 또는 석탄같은 화석연료를 대체하여 사용이 가능하다. 이에, 대체에너지원 개발을 위해 현재 연구가 진행 중이다.

(80) 초임계유체추출(supercritical fluid extraction)

초임계유체추출(超臨界流體抽出)이란, 초임계유체를 용매로사용하여 물질을 분리하는 기술이다. 즉, 임계점 이상의 유체를 추출제를 사용한 추출법이다. 초임계유체(supercritical fluid, SCF)란, 기체를 임계온도 이상으로 가열하고 동시에 임계압력 이상으로 압축한 상태의 유체를 말한다. 액체와 기체의 중간적인 성질을 보여주는 독특한 물성을 갖는다. 초임계유체를 얻는 2가지 방법에는, 액체 상태에서 시작하여 압력을 임계압력 이상으로 높여준 후에 온도를 임계온도 이상으로 가열하는 방법인바, 액체펌프를 이용하여 초임계유체를 만드는 방법 및 기체 상태에서 출발하여 임계온도 이상으로 가열한 후에 압력을 임계압력 이상으로 올려주는 것으로 가스 부스터(gas booster) 또는 격막 펌프 등을 이용하여 초임계유체를 만드는 방법이 있다.

○ 초임계유체의 특징은 다음과 같다.
❶ 일반적으로, 용매로 쓰이는 액체와 유사한 밀도와 낮은 점도를 지닌다.
❷ 액체와 같은 높은 용해성을 가진다.
❸ 기체와 유사한 높은 확산도와 물질 내부에서의 침투력을 가진다.

❹ 기존의 추출에 사용되던 액체 상태의 유기용매를 대신하여 용매로 사용될 수가 있다.

초임계용매는 선택하는 용매의 상태가 압축되어 겉보기에 기체와 같이 거동하지만 액체 상태와는 다른 상태에 있는 이산화탄소 같은 용매를 말하며, 그 상태가 액체인지 기체인지를 구분할 수 없는 유체로 밀도는 전형적인 액체 상태의 밀도를 지니고, 액체와 같은 높은 용해력의 성질이 있다.

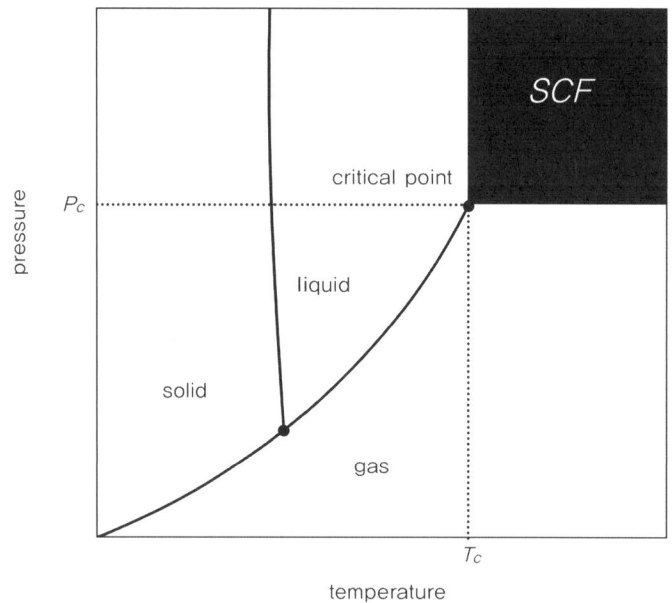

〈그림1-14〉 초임계 유체의 온도-압력 관계도

▶ 임계점(臨界點, critical point)   압력(壓力)을 높여 주어도 액화(液化)가 일어나지 않으며, 온도(溫度)를 올려 주어도 기체(氣體)가 형성되지 않는 특이한 현상을 보인다.

▶ 임계압력(臨界壓力, critical pressure)   압력(壓力)을 높여 주어도 액화(液化)가 일어나지 않을 때의 압력(壓力)이다.

▶ 임계온도(臨界溫度, critical temperature)   온도(溫度)를 올려 주어도 기체(氣體)가 형성되지 않을 때의 온도(溫度)이다.

초임계유체 추출의 분리는 기존의 기술로서는 분리가 어렵거나 분리를 하는데 경제적으로 고가인 물질들의 분리에 유용하게 이용될 수 있는 기술이다. 즉, 열변성 물질의 분리와 천연의 동식물로부터의 한약재 등과 같은 의약품 원료, 고기능성 식품원료, 천연염료 및 향료 등의 유효성분 분리를 가능하게 한다.

○ 초임계용매 추출기술을 요약하면 다음과 같다.

❶ 추출단계는 원료와 초임계용매가 접촉하여 용해도의 차이에 의하여 추출물 중의 유효성분인 용질의 초임계용매로 용해된다. 용질을 함유하고 있는 초임계용매는 온도나 압력 또는 기타 조업변수에 의하여 분리기에서 용질과 분리된다.

❷ 분리단계는 압력변화법, 온도변화법, 흡착제 사용법이 있다. 압력변화법은 초임계용매와 용질의 혼합물을 추출온도와 같은 온도에서 감압하여 팽창시키면 초임계용매의 용해력이 감소되면서 용질이 분리된다. 온도변화법은 초임계용매의 온도를 높여서 용해력을 감소시킴으로써 초임계용매와 용질을 분리한다. 흡착제 사용법은 분리조에 흡착제를 충전하여 추출된 용질을 흡착시켜 분리하고, 초임계용매는 추출단계로 순환시킨다. 초임계추출의 장점으로는, 온도에 민감한 천연물의 추출에 용이하고, 유기용매가 포함되지 않은 제품을 얻을 수 있으며, 천연향을 유지한 그대로의 제품을 얻을 수 있고, 선택적인 추출이 가능하며, 용매회수가 용이할 뿐만 아니라 환경문제가 없으며, 일반 유기용매보다 낮은 증발열로 인하여 회수에너지가 적다. 또한, 비교적 간단한 공정단계로 고순도 제품을 얻을 수 있다. 초임계추출의 단점으로는, 고압운전으로 인하여 장치투자와 같은 초기 자본이 많이 들며, 추출수율이 작아서 초임계유체를 재순환시켜야 한다. 또한, 상평형이나 물질이동 특성 등의 기본 자료가 부족하다.

일반적으로, 초임계유체 추출공정에서는 다음과 같은 조건을 충족시키는 용매를 선정하는 것이 효과적이다.

① 화학적으로 안정하고 장치에 부식성이 없는 것
② 임계온도가 실온근처 또는 추출온도에 가까운 것
③ 임계압력이 낮은 것

④ 선택성이 높은 것
⑤ 용해도가 큰 것
⑥ 구입이 쉽고 가격이 저렴한 것
⑦ 인체에 독성이 없는 것
⑧ 환경을 오염시키지 않는 것

한편, 이산화탄소(CO_2)를 사용한 초임계유체 추출의 특징을 정리하면 다음과 같다.

① 임계온도가 상온 부근으로 낮기 때문에 천연물과 같이 온도에 민감한 물질의 처리에 유용하다.
② 독성이 없으므로 한방식품, 한방의약품 등의 추출에 적합하다.
③ 천연성 기체이므로 안전성이 높다.
④ 추출물과의 분리가 용이하므로 추출물 중에 추출제인 이산화탄소가 잔존하지 않는다.
⑤ 임계점 근방에서 압력과 온도의 작은 변화로 밀도를 크게 변화시킬 수 있기 때문에 추출성을 용이하게 조절할 수 있다.
⑥ 쉽게 구할 수 있으며, 가격이 저렴하다.

○ 초임계유체추출의 적용범위(사례)를 살펴보면 다음과 같다.
❶ 농산물 등의 식물색소의 추출 및 탈색
❷ 한약재 등 의약품 원료의 농축 및 정제
❸ 대두유나 옥배유 등 식물유지의 추출
❹ 커피 원두의 카페인(caffeine) 95% 이상 제거
❺ 맥주의 쓴맛을 내는 호프(hop)의 주요성분을 99%까지 추출하고 잔존용매가 남지 않음
❻ 어유 및 간유 같은 동물유지의 추출
❼ 효모 및 균체 생성물의 추출
❽ 화장품의 원료인 불포화지방산(unsaturated fatty acid) 및 천연항산화제의 추출

(81) 고전압펄스전기장(high voltage pulsed electric fields, PEF) 살균

고전압펄스전기장 살균은 고전압펄스에 의한 전기적 살균법으로 비가열 살균 공법이다. 미생물 세포에 있어서 기존의 가열살균법 및 화학적 살균법보다 유리한 점이 많이 있는 비가열 가공기술이다. 이 방법은 가열살균에서 발생하는 유효성분, 영양성분 및 약효성분의 파괴와 향기성분(flavor) 등의 손실을 감소시키는 장점이 있다. 고전압펄스전기장(PEF) 발생장치는 2개의 전극사이에 한약재 및 한방식품 등을 넣고 10kV/cm 이상의 고전압 전기장을 순간적으로 방전시킬 수 있는 시스템으로 구성되어 있는바, 고전압전기장 사이에 놓인 미생물의 세포막(cell membrane)이 순간적으로 벌려져 내부성분이 터져 나와 미생물이 사멸하게 되는데, 저장성을 부여하는 저장법이다. 에너지 및 탄소발생이 20% 절감효과를 나타내어 오염물질의 배출을 최소화하는 "녹색기술"로 인증 받은 공법이다. 최단시간에 처리하는 동안 미생물이 전기장에 놓이면 전기천공법(電氣穿孔法, electroporation, EPT) 즉, 세포를 DNA 용액에 현탁(懸濁)하여 직류고전압 파동에 통과시키면 세포내에 DNA가 도입되는 것을 이용하는 유전자도입법에 의하여 막투과성이 변화하며, 막 안팎의 전압(transmembrane voltage)이 1volt 이하일 경우에 전기장이 가해지지 않으면 원래의 상태로 복원하지만, 1volt 이상이면 비가역적으로 발생하여 미생물을 불활성화시켜 사멸하게 된다.

○ 고전압펄스전기장(PEF) 살균의 장점은 다음과 같다.
  ❶ 상온(常溫)에서 살균이 이루어져 열에 의한 품질저하를 방지한다.
  ❷ 미생물을 선택적으로 살균할 수 있다.
  ❸ 액상(液狀)의 한약재 및 한방식품 등의 연속적 처리가 가능하다.
  ❹ 전기발생장치 이외에 별도의 설비를 필요로 하지 않고, 처리비용이 저렴하다.

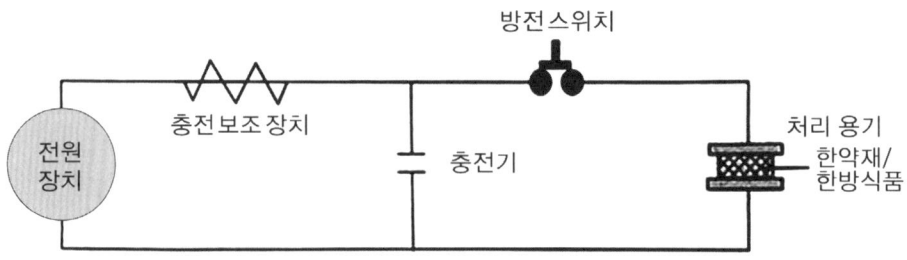

<그림1-15> 고전압 펄스장 처리장치

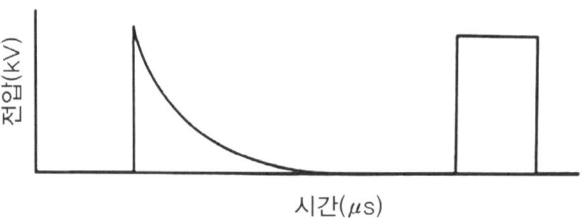

<그림1-16> PEF 방전의 곡선(좌측 지수형/우측 각형)

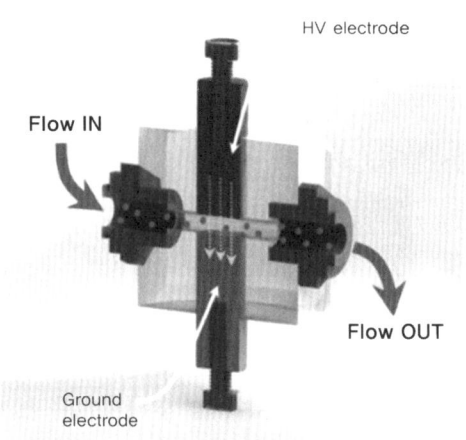

HV(high voltage) electrode : 고전압전극

Ground electrode : 접지전극

<그림1-17> PEF 장치 모형도

(82) 광펄스기술(光pulse技術)

광펄스기술(intense pulsed light, light pulses, pulsed light, pulsed ultraviolet)이란, 자외선 살균의 원리와 고전압 펄스 전기장(high voltage pulsed electric fields) 살균기술의 원리를 병합한 기술이다. 즉, 광펄스는 자외선(ultraviolet)부

터 근적외선(near infrared)까지의 넓은 범위의 빛을 짧은 시간에 강하게 조사(照射)하여 한약재 및 한방식품 등의 표면이나 포장재에 존재하는 각종 유해미생물을 효과적으로 살균함으로써, 이화학적, 관능적 변화를 최소화하면서 상업적으로 유통기한을 연장할 수 있는 비가열 살균법이다. 광펄스기술에 의한 미생물 사멸메커니즘의 원리는 아직까지 구체적인 이론으로 정립되어 있지 않으며, 기존의 자외선(ultra violet, UV)살균의 경우와 마찬가지로 빛을 쪼여 세포의 DNA구조를 파괴하고, 세포벽(cell wall)과 세포막(cell membrane)의 손상에 의한 세포 내 물질의 유출로 인하여 미생물이 사멸되는 것으로 알려져 있다. 즉, 광펄스에 의한 미생물의 사멸메커니즘은 photothermal, photochemical, DNA 손상 등에 의해 이루어지는 것이다. 광펄스(intense pulsed light)기술의 본격적인 연구는 1990년대에 들어와서 시작되었다. 광펄스 처리 시 0.01~50J/cm^2 범위의 에너지밀도(energy density)를 가지는 펄스(pulse) 즉, 아주 짧은 시간 동안 흐르는 전류가 0.1μs~0.1s (μ=10^{-6}이고, s(siemens)는 전기전도율 단위)의 간격으로, 1~20회의 플래시(flash) 형태로 물질에 가해지며, 광원으로는 통상적으로 450토리첼리(torricelli, torr) 정도의 압력으로 대기 중에 미량이 존재하는 크세논(xenon, Xe)은 주기율표 0족(族)에 속하는 원자번호 54, 표준원자량 131.293인 비활성 기체 원소로서 무색, 무취의 무거운 상태로 채워진 클리어 퓨즈 쿼터즈 튜브(clear fused quartz tube)가 사용된다. 광펄스 살균장치는 전원공급부, 펄스 발생기, 램프, 처리용기 등으로 구성되어 있다.

> ☞ **Xe(xenon)**
>
> 1898년 9월 영국의 화학자 윌리엄 램지(William Ramsay)와 모리스 트래버스(Morris Travers)가 처음으로 발견한 것으로, "제논"은 영어식 표현이고, "크세논"은 독일어식 표현이다. 1962년에 비활성 기체 중에서 처음으로 "제놀 화합물"이 만들어졌다.

광펄스(intense pulsed light)에서 사용되는 빛의 영역은 170~2,600nm의 범위로서 자외선(UV)영역 뿐만 아니라 근적외선(near-infrared ray, NIR)영역까지 포함한다는 점에서 기존의 자외선(UV) 살균과는 구별된다. 자외선(UV) 살균의 경우 손상된 DNA가 특정 환경에서 세포보수메커니즘(cell repair system)을 발동하여 미생물이 정상상태로 회복될 수 있는 확률이 매우 큰 반면, 광펄스 살균은 자외선(UV) 살균보다 월등히 큰 손상을 주어 미생물이 회복될 수 있는 확률을 훨씬 낮추어 주기 때문에 자외선 살균법에 비해 효과적으로 미생물을 제어할 수 있다. 넓은 영역의 파장을 가진 빛을 생성하기 위해서는 고전압펄스전기장(PEF)기술에서와 같이 고전압 발생장치의 사용이 필수적이며, 자외선(UV) 살균에 비해 월등히 높은 살균력을 가지는 특징이 있다. 또한, 전 파장의 강한 빛을 아주 짧은 시간 안에 가하여 한약재 및 한방식품 등의 표면을 살균하거나 표면 미생물 수를 감소시킬 수 있으며, 제품의 유통기한을 연장하고, 품질을 높이기 위한 목적으로 사용되며 표면의 살균뿐만 아니라 포장재나 투명한 의약품의 살균에도 사용될 수가 있다. 그러나, 표면이 울퉁불퉁하고 불투명한 고체상태의 한방식품 등에 대해서는 살균효과가 비교적 낮다.

광펄스 살균력에 영향을 미치는 요인으로는 빛의 파장, 빛의 강도, 조사시간, 시료와 광원의 거리, 포장재, 한약재 및 한방식품 등의 종류, 액체시료의 투명색도 등이 있다. 또한, 제품의 종류와 살균하려는 면적에 따라 램프(lamp)의 수와 배치 파동(pulse)주기가 달라질 수 있다. 광펄스 살균의 장단점을 살펴보면, 장점으로 비가열 살균기술로서 온도상승이 없어 풍미, 색, 조직감(texture) 등이 유지되고, 기존의 UV살균보다 살균력이 우수하며, 일반적인 가열살균으로 처리가 불가능한 향신료, 후추, 고춧가루 등 분말상태와 김(dried laver) 및 수산물 등의 살균에 적용이 가능하다. 단점으로는 온도상승이 없는 점에 대해서 제조현장의 적용을 위해 추가적인 연구의 필요성이 있으며, 살균력의 우수함에 관하여 살균메커니즘에 대한 정확한 규명이 요구된다. 향후, 한약재 및 한방식품 등의 제형별, 유형별 특화살균장치기술의 개발이 필요하다.

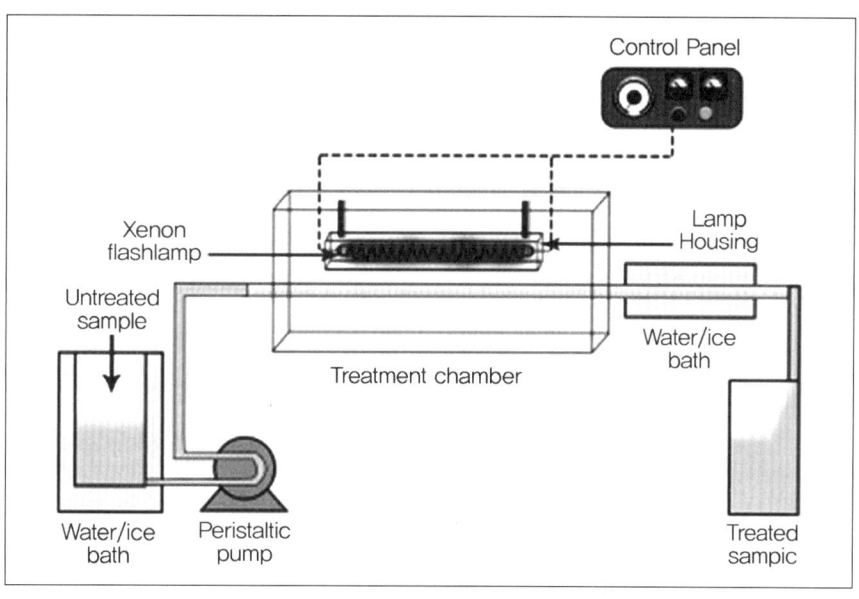

<그림1-18> Pulsed light processing (출처: Science Direct.com)

(83) 옴가열(ohmic heating)

옴가열(ohmic heating)이란, 전기가열(electric heating), 주울가열(Joule heating) 또는 저항가열(resistance heating)이라고도 하는바, 100Hz~20KHz 사이의 주파수별 교류전류(交流電流, alternating electric current)를 발생시키는 전기를 통과시킬 때 내부에서 균일하게 급속히 발생하는 열(熱) 즉, 전기저항열(electric resistance heat)이 발생하는 원리를 이용하여 한약재 및 한방식품 등을 가열하는 기술이다. 옴가열은 에너지의 대부분이 열(熱)로서 한약재 및 한방식품 등에 들어가기 때문에 유전가열 즉, 고주파 전기장 속에 놓인 절연물 내에 발생하는 유전체 손실을 이용한 가열보다 더 효율적이다. 한약재 및 한방식품 등의 내부에 함유하고 있는 슈크로오스(sucrose)와 같은 비전해질물질은 통전가열(通電加熱) 시 온도상승에 영향을 미치지 않으나, 전해질($NaCl$, $CaCl_2$ 등)은 농도에 따라 가열에 영향을 미친다.

옴가열은 전원으로 50~60Hz의 100~200V 교류 또는 1~100kHz의 20~80V의 교류를 사용하는데, 가열이 신속하고 균일하며 침투 깊이의 제한이 없기 때문에 기계적 교반이 필요하지 않다. 특히, 외부 가열방식으로는 균일하게 가열하기 어려운 액체와 고체의 혼합물을 가열살균 할 때 유리하다.

○ 옴가열(ohmic heating)은 다음과 같은 장점을 가지고 있다.
  ❶ 열전달 표면과 관계없이 연속적인 생산이 가능하다.
  ❷ 빠르고 균일한 처리가 가능하다.
  ❸ UHT(초고온살균, ultra high-temperature sterilization)공정 즉, 132℃ 이상 온도를 높여 1~4초 동안 가열살균하는 방법으로 열처리가 가능하다.
  ❹ 과열로 인하여 한약재 및 한방식품 등의 표면을 태울 염려가 없다.
  ❺ 대류 특성이 좋지 않은 고점도 액체에 적용이 가능하다.
  ❻ 마이크로파 가열(microwave heating)보다 더 일정한 가열이 가능하고, 안전성과 품질이 유지되며, 장치비용이 적다.
  ❼ 전압조절에 의해 가열속도 조절이 용이하고, 소음발생이 없고 기계적 교반 및 혼합이 불필요하다.

○ 옴가열(ohmic heating)은 다음과 같은 단점을 가지고 있다.
  ❶ 수분함량이 아주 낮거나 건조 상태의 재료에는 전류가 흐르지 않아 열(熱)이 발생되지 않기 때문에 적용이 다소 어렵다.
  ❷ 고체입자의 크기가 너무 크면 효율이 떨어진다.
  ❸ 전해질물질을 거의 포함하지 않는 유지, 설탕 등에 적용이 어렵다.

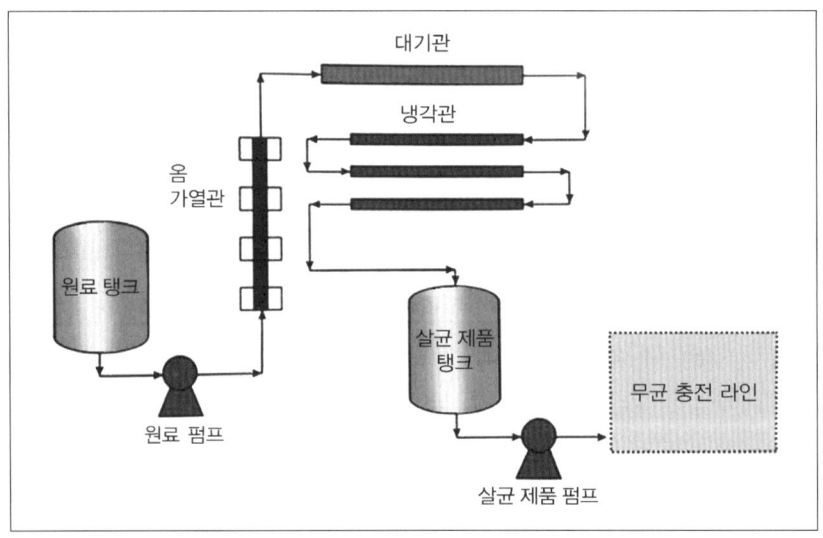

〈그림1-19〉 옴가열을 이용한 무균충전포장공정(aseptic packaging)

(84) 진동자기장(振動磁氣場)

진동자기장(oscillating magnetic fields, OMF)이란, 그 원리가 진동(振動, oscillation) 즉, 바이브레이션(vibration)으로 물체가 일정한 시간마다 동일한 운동으로 흔들리며 움직이는 현상으로, 운동하는 전하(電荷)에 대하여 전자력(電磁力)이 미치는 공간으로서 자석 또는 전류가 흐르는 도체의 부근에 발생하는 자장(磁場) 또는 자계(磁界)를 의미하는 자기장(磁氣場, magnetic field)에서 작동하는 기술이다. 수산물 중 유해미생물 제어법으로, 수산물은 농산물 및 축산물에 비하여 어획 후 사후변화가 빨라서 신선도가 급격히 저하되고, 수분활성도($Aw=0.98\sim0.99$)가 높고, 영양성분이 풍부하기 때문에 미생물의 오염과 증식이 용이하다. 이에, 비가열살균기술 중의 하나인 진동자기장(oscillating magnetic fields)을 이용한다.

(85) 박테리오신(抗菌性 蛋白質)

박테리오신(bacteriocin)이란, 미생물(微生物)이 생산하는 천연의 항균성 단백질(antimicrovial polypeptide)이다. 즉, 천연항생물질인 박테리오신은 대장균 등과 같은 미생물이 자신의 유전자로부터 직접 생합성(ribosomal translation)되는 것이 특징으로 직접적인 유전자조작 등에 의한 생물공학적 응용이 용이하고, 그 결과 산업현장의 수요에 다양하게 반응할 수 있도록 만들어 내는 항균성 단백질을 말한다. 이 항균성 단백질은 동종 또는 유사종류 미생물의 번식을 억제하는 성질을 갖는다. 항균성을 갖는 이유는 양전하(陽電荷)를 많이 갖는 아미노산을 포함하여 다른 미생물의 세포막을 손상시키기 때문이다. 따라서, 다양한 미생물에서 다양한 항균성 단백질인 박테리오신(bacteriocin)을 만들 수 있다. 주로 미생물로부터 생산되고 있는 동물 기원 천연방부제 또는 천연보존제로는 박테리오신(bacteriocin)이 대표적이고, 니신(nisin) 등이 여기에 속한다. 박테리오신은 미생물이 자신의 유전자로부터 생산하는 항균성을 갖는 무색, 무취의 단백질 또는 폴리펩타이드(polypeptide)이다. 인체 내의 소화기관에서 단백질 가수분해효소에 의해 분해되어 인체에 무독(無毒)하고 잔류성(殘留性)이 없는 천연방부제이다. 그람양성(gram-positive) 또는 그람음성(gram-negative) 등이 세균에서 만들어지며, 대장균에서는 콜리신

(colicin)이라는 항균성 단백질을 만들고, 살모넬라(salmonella)는 살모넬로신(salmonellocin)을 생성한다. 동종이나 유사종 미생물을 사멸하거나 억제하지만, 용균작용은 하지 않는다. 자신의 유전자를 이용하여 생성하는 물질이기 때문에 유전자조작을 통하여 우수한 성질의 박테리오신을 생산할 수 있으며, 대량생산도 가능하다.

박테리오신(bacteriocin)은 광범위한 pH에서도 안정하며, 고온에서도 활성이 유지되어 최소한의 열처리만으로도 한약재 및 한방식품 등을 안전하게 저장할 수 있다. 고추장, 된장, 김치, 탁주 등의 전통식품 및 통조림, 알코올음료, 냉장식품, 냉동식품 등의 저장성 향상을 위한 보존제나 천연방부제로 사용된다.

> ✏️ 우리나라에서는 최근 국민소득수준의 향상에 따른 건강(健康)에 대한 관심이 높아지면서 천연물(天然物)의 선호도가 증대되고, 일반 의약품의 부작용(副作用)에 관한 불신이 증폭되면서 한약재(韓藥材)의 효능에 신뢰가 집중되어 현재 국내 수요 및 외국 수입량도 증가하고 있는 실정이다. 한약재(韓藥材)란, 동물·식물·광물·균류 등에서 채취된 천연물의 전부나 일부분을 원형 그대로 건조, 절단 또는 가공하여 한약(韓藥)으로 사용되는 생약(生藥)을 말한다. 한약(韓藥)은 천연물 또는 일부 가공한 한약재를 이용하여 질병을 진단, 치료 및 예방 등에 사용하기 위한 한방약물로서 품질(品質)에 대한 선결조건으로 과학적인 표준규격이 절실하게 필요하다. 한약재(韓藥材)의 원료인 농산물 및 약용작물의 재배를 통한 생산 및 유통에 대해서는 「**농림축산식품부(農林畜産食品部)**」가 관장하며, 한약재(韓藥材)를 가공(炮製)한 후 처방에 따른 한방약물(韓方藥物)로 취급되었을 때는 「**보건복지부(保健福祉部)**」가 관장한다.

제2장

한약재가공(炮製)의 기본방법

제2장 한약재가공(炮製)의 기본방법

1. 한약재(生藥)의 규격, 전처리 방법 및 포제법

(1) 한약재(生藥)의 규격

「대한민국약전외한약(生藥)규격집」의 영명은 「The Korean Herbal Pharmacopoeia (KHP)」으로 총칙 제5조의 규정을 보면, "대한민국약전외한약(生藥)규격집의 의약품의 적부(適否)는 그 의약품각조의 규정, 대한민국약전외한약(生藥)규격집 총칙 및 포제법에 따라 판정한다. 다만, 의약품각조 중 포제(炮製) 및 저장법(貯藏法)의 보존조건은 단지 참고로 기재한 것이며 적부의 판정기준으로 제시한 것은 아니다." 라고 명시되어 있다. 한약재는 별도로 규정이 없는 것은 약효가 가장 높을 때 채취한 것이며, 60℃ 이하에서 건조한 것이다. 한약재는 곰팡이 또는 다른 동물에 의한 오손물 또는 혼재물 및 그 밖의 이물질을 가능한 제거한 것으로 깨끗하게 취급해야 한다. 한약재는 별도로 규정이 없는 한, 밀폐용기에 저장하는 것을 원칙으로 한다. 한약재(生藥)의 포제항목은 별도로 규정이 없는 한, 그 한약재의 대표적인 포제품명만을 기재하고, 포제방법(炮製方法)은 일반적인 방법에 의한다.

○ 「대한민국약전외한약(生藥)규격집」의 주된 계량(計量)의 단위에 대하여는 다음의 기호(記號)를 쓴다.

미터 m, 센티미터 cm, 밀리미터 mm, 마이크로미터 µm, 나노미터 nm, 킬로그램 kg, 그램 g, 밀리그램 mg, 마이크로그램 µg, 나노그램 ng, 피코그램 pg, 리터 L, 밀리리터 mL, 마이크로리터 µL, 섭씨 도 ℃, 제곱센티미터 cm^2,

리터당 몰 mol/L, 질량백분율 %, 질량백만분율 ppm, 용량백분율 vol%, 용량백만분율 vol ppm, 질량대용량백분율 w/v%, 질량십억분율 ppb, 피에 이치 pH.

　천연물(天然物)인 한약(韓藥)과 생약(生藥)은 동·식물 및 광물 등을 약용(藥用)으로 사용하는 것은 동일하지만, 한방원리(韓方原理)의 적용여부에 따라 한약(韓藥)과 생약(生藥)으로 구별된다. 한약제제(韓藥製劑)와 생약제제(生藥製劑)의 차이에서, 생약(生藥)은 서양의학(西洋醫學)의 원리에 따른 약물의 한약이며, 한약서(韓藥書)에 포함된 원리 또는 한방의학적 치료목적이 적용되지 않는다는 측면에서 한약(韓藥)과 구분된다.

한약제제 = 생약 + 한방원리
생약제제 = 생약 + 서양의학(韓方醫學的 치료목적 미적용)

　생약(crude drugs) 및 한약(herbal drugs)의 일부는 식품공전(食品公典)에도 포함되어 있어 최근에는 기능성 식품(functional food)으로 개발되고 있다. 기능성(functionality)이란, 인체의 구조 및 기능에 대하여 영양소를 조절하거나 생리학적 작용 등과 같은 보건용도에 유용한 효과를 의미한다. 따라서, 2002년 8월 26일 제정되어 발효된 「건강기능식품에 관한 법률」 제6727호에 의한 건강기능식품(health functional food)의 정의를 보면, "<u>건강기능식품(健康機能食品)이라 함은 인체에 유용한 기능성을 가진 원료나 성분을 사용하여 정제(錠劑), 캡슐(capsule), 분말(粉末), 과립(顆粒), 액상(液狀), 환(丸) 등의 형태로 제조·가공한 식품을 말한다</u>"라고 되어 있다. 일반적으로, 신약(新藥)이라함은 양약제제(洋藥製劑)의 단일물질을 의미하며, 2000년 이후 천연물신약연구개발촉진법, 한약육성법 및 건강기능성식품법이 마련되어 한약, 생약, 식품 등으로부터 현재 18여 종의 신약과 200여 종 이상의 건강기능성식품이 허가를 받아 시판되고 있다. 국내에서 생약자원인 특용작물(特用作物)이 한약재(韓藥材)로 이용되고 있는바, 주요 재배식물을 농림축산식품부(農林畜産食品部)에서 지정한 생산량(2022년 기준)으로, 2023년 통계 처리하여 발표한 종류는 총 56종으로 55종의 한약재(韓藥材)와 기타 1종은 와송(瓦松)으로 분류하고 있다.

<표2-1> 한약과 생약의 정의와 관련 법규

용어	관련규정	정의
한약(韓藥)	약사법	동물, 식물 또는 광물에서 채취된 것으로 주로 원형대로 건조, 절단 또는 정제된 생약
생약(生藥)	대한약전	동식물의 약용으로 하는 부분, 세포내용물, 분비물, 추출물 또는 광물
한약제제(韓藥製劑)	약사법	한약을 한방원리에 따라 배합하여 제조한 의약품
생약제제(生藥製劑)	의약품 등 제조수입품목 허가신청서 검토에 관한 규정	서양의학적 입장에서 본 천연물 제제로서 한방의학적 치료목적으로는 사용되지 않는 제제 다만, 천연물을 기원으로 하되 특정성분을 추출, 정제하여 제제화한 것은 생약제제가 아님(예 : 은행잎엑스)

- 한약의 정의 ☞ 약사법 제2조 제4항
- 생약의 정의 ☞ 대한약전 통칙 제39항

<표2-2> 건강기능식품에 사용 가능한 식약공용 한약재

연번	한약재	연번	한약재	연번	한약재	연번	한약재
1	가시연꽃	31	만삼(蔓蔘)	61	생강(乾薑)	91	죽력(竹瀝)
2	씨앗(苡仁)	32	맥문동(麥門冬)	62	생지황(生地黃)	92	쥐오줌풀(桔草根)
3	갈대뿌리(蘆根)	33	모싯대(薺苨)	63	석창포(石菖蒲)	93	지각(枳殼)
4	감초(甘草)	34	몰약(沒藥)	64	쇠무릎(牛膝)	94	지치(紫根)
5	개다래나무 열매(木天蓼)	35	무 씨(萊菔子)	65	숙지황(熟地黃)	95	지황(地黃)
6		36	민들레(蒲公英)	66	아출(蓬朮)	96	천궁(川芎)
7	겐티아나(gentiana)	37	박하(薄荷)	67	알로에(蘆薈)	97	차즈기씨(紫蘇子)
8	겨우살이(槲寄生)	38	배초향(藿香)	68	어성초(魚腥草)	98	차즈기잎(紫蘇葉)
9	고량강(高良薑)	39	백강잠(白殭蠶)	69	엉겅퀴(大薊)	99	창출(蒼朮)
10	구기자뿌리(地骨皮)	40	백리향(麝香草)	70	엄나무껍질(海桐皮)	100	찔레나무 열매(營實)
11	고수열매(胡荽子)	41	백수오(白首烏)	71	연 씨(蓮子肉)	101	천마(天麻)
12	구기자(枸杞子)	42	백합(百合)	72	연 잎(荷葉)	102	천문동(天門冬)
13	고본(藁本)	43	복령(茯苓)	73	오가피(五加皮)	103	청피(靑皮)
14	구절초(九折草)	44	복분자(覆盆子)	74	오미자(五味子)	104	측백엽(側柏葉)

연번	한약재	연번	한약재	연번	한약재	연번	한약재
15	국화(甘菊)	45	뽕나무뿌리껍질(桑白皮)	75	옥수수수염(玉蜀黍蕊)	105	치자(梔子)
16	귤껍질(陳皮)	46	뽕나무 열매(桑椹子)	76	왕느릅나무껍질(楡白皮)	106	회화나무 열매(槐角)
17	금불초(旋覆花)	47	복신(茯神)	77	용안육(龍眼肉)	107	칡뿌리(葛根)
18	금앵자(金櫻子)	48	비자(榧子)	78	원지(遠志)	108	침향(沈香)
19	금은화(金銀花)	49	뽕나무가지(桑枝)	79	육계(肉桂)	109	택란(澤蘭)
20	꿀풀(夏枯草)	50	비파엽(枇杷葉)	80	가지(桂枝)	110	토사자(菟絲子)
21	녹각(鹿角)	51	사상자(蛇床子)	81	계피(桂皮)	111	필발(蓽茇)
22	녹용(鹿茸)	52	사인(砂仁)	82	육두구(肉荳蔲)	112	하수오(何首烏)
23	단삼(丹蔘)	53	사철쑥(茵陳蒿)	83	은행엽(銀杏葉)	113	한속단(韓續斷)
24	당귀(當歸)	54	사프란(saffraan)	84	익모초(益母草)	114	해당화(玫瑰花)
25	대회향(八角茴香)	55	산대추(酸棗仁)	85	익지(益智)	115	형개(荊芥)
26	도라지(桔梗)	56	산사(山楂)	86	작약(芍藥)	116	호로파(葫蘆巴)
27	독활(獨活)	57	산수유(山茱萸)	87	잔대(沙蔘)	117	황금(黃芩)
28	동과씨(冬瓜子)	58	산약(山藥)	88	전칠삼(三七)	118	황기(黃芪)
29	두충(杜仲)	59	삼씨(麻仁)	89	정향(丁香)	119	회향(茴香)
30	띠(茅根)	60	삽주뿌리(白朮)	90	칡꽃(葛花)	**품목수**	**117개**

(2) 한약재(生藥)의 전처리 방법

우리나라는 법적으로 518가지(대한약전에 수록된 152종 중에서 130품목 및 대한약전외생약규격집 388품목)의 한약재(韓藥材)가 있으며, 중국의 경우는 중의약(中醫藥)의 약재(Chinese Materia Medica)가 약 8,980종으로 추정되고 있다. 한약재(生藥)의 전처리 방법인 수치(修治), 포제(炮製) 또는 법제(法製)한 경우「대한민국약전외한약(생약)규격집」(식품의약품안전처고시 제2007-90호, 2007년)에는 "포제법에 따라 제조공정(製造工程)을 상세히 기재하고, 그 수득률(收得率, yield)을 기재한다."라고 규정하고 있다. 한약재의 포제는 한약재의 안전성(安全性)과 효능성(效能性)을 확보하기 위한 것으로 청결한 환경에서 전처리(前處理)해야 하는바, 포제(炮製)에 사용하는 물(水)도 대한민국약전에 수재된 상수(上水) 또는 정제수(精製水)의 기준규격에 적합한 것이어야 한다. 또한, 수득률 즉, 수율(收率, yield)은 원료물질로부터 어떠한 물리적·화학적 과정을 거쳐 포제한 제품을 얻는 경우 목적물질의 양과 비교한 비율을 말한다. 포제법은「대한민국약전외한약(생약)

규격집」에 규정되어 있고, 이에 기술되어 있지 않은 포제방법은 기존 한약서(韓藥書)에 따른다.

○ **용수(用水) 위생**은 한약재 및 한방식품가공공장에서 매우 중요하며, 다량의 물(水)을 사용하는 것으로 가장 양질의 물을 필요로 한다. 물은 생명유지에 필수불가결하며 각종 질병 특히, 콜레라 같은 수인성 전염병을 전파시키는 매체로서 원인을 제공한다. 또한, 물속에 각종 중금속(重金屬) 등 유해물질들을 함유할 수 있어 건강을 해칠 수 있다. 한약재 및 한방식품가공 공정상 향후, 물의 사용량은 계속 증가할 추세인바, 그 이유는 ① 매년 생산량의 증가 ② 가공기술의 발전 ③ 청결과 위생의 강조 ④ 원료의 기계적 수확으로 세척 필요성 증대 ⑤ 운반에 물 사용량의 지속적 증가 등을 들 수 있다.

○ **용수(用水) 공급원**에는 지표수, 해수, 지하수로 나누어 볼 수 있다.
  ❶ 지표수(地表水)는 하천, 호수, 저수지에 있는 물로서 상당히 풍부한 양을 구할 수 있으나, 물에 함유된 불순물의 함량이 한약재 및 한방식품공장 용수로서 적합한지 여부를 결정짓는다. 하천수보다는 호수나 저수지의 물이 장시간 침전기간을 거쳤기 때문에 여과(filtration) 및 정제(purification)에 유리하다. 지표수는 많은 유기물이 분해되어 혼입되고 비료, 농약, 산업폐기물, 생활하수 등이 유입되어 지표수를 오염시킬 수 있어 지표수를 직접 공장용수로 사용하는 것은 각종 검사를 통하여 안전성(安全性)이 확보되기 전에는 바람직하지 않다.
  ❷ 해수(海水)는 수산물 가공 시 원료의 운반 또는 세척에 사용한다. 보통 간단한 여과를 거쳐 가공공장에서 제한된 용도만 이용하고 있다.
  ❸ 지하수(地下水)는 우물과 샘의 형태에서 공급되는데, 지상으로 퍼올리는 과정 또는 퍼올린 후에 오염이 되지 않도록 해야 한다. 지하수는 지표에 시궁창이나 분뇨통, 폐수 등이 있을 경우 오염될 수 있으며, 구멍을 통하여 각종 지표 오염물이 혼입될 수도 있다. 홍수가 났을 경우 쉽게 지표수가 지하수와 섞여 오염되기도 한다. 또한, 지하수 자체나 지표수의 여과나 삼투작용이 충분치 못하여 오염이 발생하는 경우도 있다. 보통 지하수를

채취하는 파이프(pipe)의 위치는 지상으로부터 60cm 이상 올라와야 되고, 주위는 콘크리트로 밀폐처리하여 지표수가 스며들지 않도록 해야 하며, 지붕(roof)을 만들어 주어야 한다. 지하수를 채취하는 곳은 토양이나 조건에 따라 다르지만, 보통 폐수나 정화조 등에서 70m 이상 떨어져 있어야 한다. 지표로부터 3m 이내에서는 지하수가 채취되지 않도록 해야 한다. 한편, 채수에 따른 내부 진공을 막기 위하여 별도의 공기인입관을 설치하고, 위에는 U자관으로 하여 빗물이 유입되는 것을 방지해야 한다. 지하수는 철저한 위생검증을 받아 사용여부를 결정해야 하며, 염소처리 방법 등도 오염정도에 따라 정해야 한다. 일반적으로, 지하수는 지표수보다 양이온(cation)함량이 높기 때문에 이를 처리해야하는 경우도 있다.

○ **용수(用水) 처리문제**에 있어서는, 우물의 사용량이 많아지고 지표수는 물론 지하수까지 오염되는 경우가 많아서, 사용할 시는 고비용으로 투자하여 철저한 수질분석을 해야 한다. 법적으로도 한약재 및 한방식품가공공장 용수는 음용수로서 정기적인 적부검사가 있으므로, 법령 이전에 안전하고 위생적인 제품을 생산해야 하는 기본 원칙에 따라 적정한 수질검사가 이루어져야한다. 특히, 한약재 및 한방식품가공공장에서 사용하는 물은 안전성(安全性)을 확보해야 한다.

❶ 침전(沈澱) : 가장 쉽고 경제적인 방법으로 물보다 무거운 물질을 분리하는 방법이다. 자연낙하에 의한 침전방법과 부유물 응집제 즉, 명반(ferric chloride)을 첨가해서 분리를 촉진하는 방법이 있다. 보통 침전조는 개방식을 사용하기 때문에 공기로부터 지표수가 오염될 수도 있다.

❷ 여과(濾過) : 침전이나 응집시킨 물을 여과장치에 투입한다. 효과적인 여과를 위하여 표면에서 걸리는 것보다 내부로 침투해 들어가 여과체에 걸리도록 하고 있으며, 가장 많이 사용하는 것이 "모래여과조"이며, 연속적으로 몇 단계의 활성탄층을 통과하도록 한다. 활성탄은 냄새, 색깔을 제거하고, 유기용매를 흡착하는데 효과가 있다.

❸ 연화(軟化) : 금속이온이 많이 함유된 경우, 제올라이트(zeolite) 즉, 무색 또는 흰색을 띠는 나트륨(Na), 알루미늄(Al)을 함유한 보통 현무암이나

응회암 등의 빈 구멍이나 갈라진 틈새에서 생기는 함수규산염광물(含水硅酸鹽鑛物)로 처리한다. 제올라이트(zeolite) 수지는 칼슘(Ca), 마그네슘(Mg) 이온 및 망간(Mn), 철(Fe)을 제거한다. 연화된 물은 공장의 세척에 매우 중요하다. 그 밖에 보일러에 사용하는 물은 적절한 이온교환수지(ion exchange resin)를 사용하여 금속염을 제거하기도 한다.

❹ 소독(消毒) : 물에 의해서 전파되는 수인성 전염병은 물의 소독처리가 적절치 못하여 발생하는바, 공장에서 사용하는 물은 병원성미생물(病原性微生物)이 존재하면 사용할 수 없으므로 규정에 맞는 소독처리를 해야 한다.

① 염소처리(鹽素處理)는 세계적으로 물 소독에 가장 많이 사용하는 방법이다. 대부분의 수돗물은 염소(Cl)로 소독하고 있으며, 공장용수도 규모의 차이는 있지만 염소처리를 한다. 염소소독 후에는 살균력을 유지시키기 위하여 적절한 양의 유리염소 즉, 차아염소산(次亞鹽素酸)이나 이온형태로 물속에 녹아 있는 염소인바, 주기적으로 검사해야 한다. 차아염소산(hyperchlorous acid, HClO)은 높은 반응성으로 세균 및 미생물을 사멸하는데 사용하는 일종의 화학약품으로 표백이나 살균 등의 산화제로 이용되고 있다. 물론 산화력 및 살균력이 뛰어나지만 과량사용하면, 염소 냄새가 심하게 나거나 배관을 녹슬게 한다.

〈표2-3〉 잔류 염소량

용 도	농 도 (ppm)
음 용 수	0.2
가 공 수	0 ~ 0.5
세 척 수	10 ~ 20
위 생 수	100 ~ 250
냉 각 수	0 ~ 0.5
수 송 용 수	0.5 ~ 5.0
벨 트 세 척	1.5 ~ 3.0
수 침 냉 각	5.0 ~ 200
해 동	5.0 ~ 10.0

<표2-4> 수질 상태

수질	오염도	지표식물	급수별 사용범위
❶급수	오염되지 않은 물	산철쭉, 달뿌리풀, 노랑물봉선	❶ 산정(山頂)
❷급수	약간 오염된 물	고마리, 물봉선, 달뿌리풀	❷❸ 농촌(農村)
❸급수	적당히 오염된 물	갈대, 고마리, 물봉선, 이삭물수세미	❸❹ 소도시(小都市)
❹급수	오염된 물	갈대, 미나리, 줄, 애기부들, 부엽·부유·침수식물류	❹❺ 공장(工場)
❺급수	심하게 오염된 물	갈대, 붕어마름, 마름, 생이가래	❸❹❺ 대도시(大都市)

염소를 물로 처리하면 물의 성분들에 의해 1차적으로 흡착되고 이들이 완전히 포화되면, 유리염소로 남아 소독력을 갖게 된다. 일반적으로, 염소처리 했을 때 처음은 결합 형태로 있다가 포화상태가 되면, 유리형태의 염소가 증가하게 되는데, 이 시점을 "break point"라고 한다. 염소처리 시 염소소비량은 유기물질의 양, 온도, pH에 따라 다르다.

② Chloramine($C_7H_7ClNNaO_2S$)은 수돗물 소독에 무기형(無機形) chloramine을 사용하는 경우가 있다. 1차적인 장점은 유기물질이 존재하는 경우 효과가 높다. 그 이유는 염소보다 유기물에 의한 break point가 낮아 저농도에서 소독이 되기 때문이다. 또한, 염소처리 시 유기물과 반응하여 생성되는 트리할로메탄(trihalomethane)이 생성되지 않는다는 것이다. 한편, 염소처리 중 chloramine을 생성시킬 수도 있는데, 보통 염소처리방법으로 염소를 주입한 후 가스형태의 암모니아(ammonia)를 주입하면 chlorine dioxide이 생성되어 chloramine처리와 동일한 효과를 갖는다.

③ Chlorine dioxide(ClO_2)는 독성과 비용 때문에 흔히 사용되지는 않는다. 그러나, chlorine dioxide는 트리할로메탄(trihalomethane)을 생성하지 않고, 냄새와 풍미 제거효과 등이 우수하여 주목받는 살균제이다. 각종

소독제의 소독력을 보면, ozone > chlorine dioxide > hyochlorite ion > dichloramine > monochloramine 순이다.

④ Ozone은 유럽 등지에서 처음으로 널리 사용되었으나, 미국에서도 물의 살균처리에 사용하는 양이 많아지고 있다. 이 오존(ozone, O_3)가스는 불안정하고 물에 잘 녹지 않는데, 고전압상태 하에서 생성된다. 장점으로는 break point가 낮고, 온도에 큰 영향을 받지 않는다.

(3) 한약재(生藥)의 포제법

「대한민국약전외한약(生藥)규격집」에 규정된 포제법으로 한약재(生藥)의 포제(炮製)는 전통의료에 있어 안전성(安全性)과 효능성(效能性)을 보장하기 위하여 행하며 따로 규정이 없는 한, 일반적인 것은 다음과 같은 사항에 준하여 실행한다. 포제할 때는 한방약물의 성상, 조성, 작용 등에 대하여 충분히 이해하고, 청결한 환경에서 조작하고, 될 수 있는 대로 이물(異物)에 의한 오염을 피하는 등 면밀한 주의를 기울여야 한다.

세계 여러 지역의 전통약물과는 달리 한방약물은 약초를 직접 사용하는 것이 아니고, 일단 전처리를 한 후에 한약재(韓藥材)가 완성된다. 예를 들면, 생지황(生地黃)의 경우 아홉 번 찌고 아홉 번 말린 구증구포(九蒸九曝)를 거쳐 숙지황(熟地黃)이 된다. 또 소화기 계통에 쓰이는 반하(半夏)는 사용 전에 반드시 백반수(白礬水) 또는 감초(甘草) 및 생강즙(生薑汁)에 충분히 담가서 독성성분을 용해시켜 배출한 후에 한약재로 사용한다.

1) **정선(淨選)** : 한약재 포제(韓藥材 炮製)의 초기 단계로 가장 먼저 실행하는 과정으로 물로 깨끗이 세척하여 선별 처리하는 방법이다. 한약재(韓藥材)를 절제(切製), 포자(炮炙) 즉, 포제(修治) 또는 조제(調劑), 제제(製劑)하기 전에 규정된 약용부위 이외의 이물질 즉, 잡물질(雜物質) 등을 제거하여 한약재의 사용목적에 맞게 처리하는 과정을 정선(淨選)이라 한다. 특히, 절제(切製)는 한약재 포제의 2번째 과정으로 정선한 한약재를 수처리 과정을 거쳐 연화시킨 후, 일정한 규격의 박편(薄片), 중편(中片), 후편(厚片), 방편(鎊片), 소단(小段), 세사(細絲), 피사(皮絲), 소방괴(小方塊) 등으로 절단(切

斷)하는 공정이다. 잡물질을 제거하는 과정은 재질이 서로 다른 한약재를 도선(桃選), 사선(篩選), 풍선(風選), 세표(洗標) 등의 조작방법으로 행하게 된다.

❶ 도선(桃選) : 한약재(韓藥材) 중에 포함된 잡물질 및 곰팡이 등을 제거하는 방법이다. 한약재를 청결하게 하고 가공처리를 쉽게 한다. 도선(桃選)의 방법은 수공(手工)이나 체(篩)로 거른다.

❷ 사선(篩選) : 한약재(韓藥材) 등에 포함된 잡물질과 성상의 크기가 같지 않아서 여러 크기의 체(篩)와 물(水)로서 모래(沙石)와 잡물질을 제거하는 방법이다. 즉, 한약재의 잡물질이나 체적(부피)이 서로 다른 것들을 근거로 해서, 규격이 서로 다른 체(篩)나 철망(羅) 등을 사용한다. 한약재 중의 진흙(泥土), 모래(沙石) 및 기타 잡물질을 체(篩)로 쳐서 청결하게 하고 철망(羅)으로는 한약재들의 형태를 대소(大小)로 나누어서 침표(浸標)나 자제(煮製) 등을 하도록 선별하는 것이다.

❸ 풍선(風選) : 한약재(韓藥材)와 잡물질의 중량(무게)이 다른 것을 이용하여 풍력에 의한 잡물질을 제거하는 방법이다. 이 방법을 이용하는 것으로는 청상자(青箱子), 차전자(車前子), 나복자(蘿蔔子), 부평(浮萍) 등이 있다.

❹ 세표(洗標) : 한약재(韓藥材)들을 물로 깨끗이 세척하여 잡물질을 제거하는 방법이다. 특히, 한약재 등에 붙어 있는 진흙이나 염분 같은 물질은 사선(篩選), 풍선(風選)으로는 제거되지 않으므로 세표(洗標)의 방법을 사용한다. 주로 조매(烏梅), 산수유(山茱萸), 천패모(川貝母), 해조(海藻), 곤포(昆布), 산조인(酸棗仁) 등이 이용된다.

○ 비약용부위(非藥用部位)의 분리와 제거방법
❶ 거경(去莖)과 거근(去根)이 있는데, 거경(去莖)은 근(根)을 사용하는 한약재에서 잔경(殘莖)을 제거하는 방법이고, 경(莖)을 사용하는 한약재에서 잔근(殘根)을 제거하는 방법을 거근(去根)이라고 한다. 예로서, 단삼(丹蔘), 용담(龍膽), 백미(白薇), 위령선(威靈仙), 속단(續斷) 등은 근(根)을 사용하는 한약재로서 잔경(殘莖)을 반드시 제거하여야 하며, 인진(茵陳), 권백(卷柏), 석곡(石斛) 등의 한약재들은 유묘(幼苗)나 지상경(地上莖)을

사용하는 한약재로서 잔근(殘根)을 제거하여야 한다. 마황(麻黃)의 경우에는, 경(莖)과 근(根)의 약성 및 효능이 서로 다르기 때문에 분리(分離)하여 사용하여야 한다.

❷ 거지경(去枝莖)은 과실(果實), 꽃(花), 엽류(葉類)를 사용하는 한약재에서 지경(枝莖)을 제거하는 방법이다. 오미자(五味子), 화초(花椒), 로로통(路路通), 연교(連翹), 하고초(夏枯草), 자목련의 꽃봉오리를 건조한 신이(辛夷), 상엽(桑葉), 측백엽(側柏葉) 등에 사용된다.

❸ 거피각(去皮殼)은 한약재 중에서 코르크층, 과피(果皮), 종피(種皮) 등 비약용부위를 제거하는 과정을 말한다. 이에, 포함되는 한약재로는 아래 3종류로 나누어 볼 수 있다.

① 수피류(樹皮類): 육계(肉桂), 후박(厚朴), 두충(杜仲), 황백(黃柏) 등
② 근(根) 및 근경류(根莖類): 길경(桔梗), 지모(知母), 명당삼(明黨蔘), 북사삼(北沙蔘), 백작약(白芍藥) 등
③ 과실(果實) 및 종자류(種子類): 사군자(使君子), 초과(草果), 익지인(益智仁), 백과(白果), 행인(杏仁), 도인(桃仁) 등이 있다.

❹ 거모(去毛): 한약재의 표면이나 내부의 털을 제거하는 과정이다. 털이 밀생(密生)하여 인후(咽喉)를 자극하여 해수(咳嗽)나 기타의 유해작용을 가져올 수 있다. 비파엽(枇杷葉), 석위(石葦) 곧 고사리과 식물인 석사(石鞣) 또는 석피(石皮)라고하며, 이러한 한약재들은 소량(小量)이면 닦아내고, 대량(大量)이면 기기(器機)로 닦는다. 고란초과 식물인 골쇄보(骨碎補), 고사리과 식물인 구척(狗脊) 또는 금모구척(金毛狗脊) 등은 탕초(燙焦)하고 꺼내어 냉각시킨 후, 두들겨서(beat) 깨끗하게 한다. 녹용(鹿茸)의 용모(茸毛)는 불에 그을린(smoked) 다음, 칼로 긁어낸다. 주의할 점은 너무 용피(茸皮)를 태우면 갈라지므로 절편(切片)할 때 파쇄되지 않도록 하여야 한다.

❺ 거로(去蘆): 노두(蘆頭)의 꼭지부분 제거하는 과정이다. 노두란 근두(根頭), 근경(根莖), 잔경(殘莖), 엽기(葉基) 등의 부위(部位)를 말한다. 이에 속하는 한약재는 인삼(人蔘), 당삼(黨蔘), 현삼(玄蔘), 길경(桔梗), 지유(地楡), 방풍(防風), 속단(續斷), 우슬(牛膝), 초조(草烏) 등이 있다.

❻ 거심(去心) : 근류(根類) 한약재의 목질부(木質部)나 종자(種子)의 배아(胚芽)를 말하는 심(心)을 제거하는 방법이다. 목단피(牧丹皮), 지골피(地骨皮), 백소피(白蘇皮), 오가피(五加皮) 등은 산지(産地)에서 주로 심(心)을 제거한다. 맥문동(麥門冬)은 심(心)을 복용하여도 부작용이 나타나지 않으므로 최근에는 거심(去心)하지 않고 있다.

❼ 거핵(去核) : 과실류(果實類) 한약재에서 종자(種子)는 사용하지 않는다. 이러한 한약재들은 종자(核)과 과육(果肉)의 효능이 다르기 때문에 반드시 거핵(去核)한 후에 조제(調劑)하여야 한다. 산수유(山茱萸)는 내핵(內核)을 반드시 제거하여야 하며, 산사(山楂) 즉, 당구자(棠毬子)와 조매(烏梅)는 역시 치료효과를 높이기 위하여 거핵(去核)한 후, 다음과정의 포제(修治)를 하여야 한다.

❽ 거두미족시(去頭尾足翅) : 한약재가공(韓藥材加工) 방법의 하나로, 동물류(動物類) 및 곤충류(昆蟲類)의 한약재들은 두미(頭尾), 족시(足翅)가 유독부분(有毒部分)이며 비약용부분(非藥用部分)이므로 반드시 제거한 후 사용한다. 즉, 절족동물(節足動物)의 다족강(多足綱)·곤충강(昆蟲綱)에 속하는 한약재의 머리·꼬리·다리·날개 등을 떼어 버리는 것을 말한다.

2) **절제**(切製) : 한약재(韓藥材)를 일정한 크기로 절단하는 한약재가공(韓藥材加工) 방법이다. 즉, 한약재를 정선(精選)한 후, 약간의 물을 첨가하여 연하게 되었을 때 도구류(刀具類)로 절제하여 편(片), 단(段), 괴(塊), 사(絲) 등의 형태로 제조하는 포제(炮製)과정을 "절제(切製)" 또는 "음편절제(陰片切製)"라고 한다. 음편(陰片)은 처음에는 탕제(湯劑)에 넣기 위하여 제조한 편상(片狀)의 한약재를 가리켰으나, 현재는 광범위해져서 탕제(湯劑)에 넣기 위한 목적뿐 아니라 포제(炮製) 또는 수치(修治)하기 위하여 제조하는 여러 형태의 한약재들을 총칭한다.

○ **절제(切製)의 목적**
❶ 탕제(湯劑)에 넣기 쉽다. 즉, 한약재를 절제(切製)하게 되면 표면적이 증가하고 내부조직이 노출되므로 약효성분이 쉽게 추출된다. 또한, 절제품

(切製品)의 부피는 원약재(原藥材)에 비하여 작으므로 작은 용기로도 전탕(煎湯)하기 좋으며, 전탕액(煎湯液)이 끈끈하게 될 염려도 없다.

❷ 포제(炮製)하기 쉽다. 즉, 한약재를 포자(炮炙)할 때는 대부분 절제(切製)한 것을 사용해야 한다. 이는 화력(火力)을 골고루 받게 할 수 있고, 한약재의 접촉면이 균일하여 보료(輔料)의 흡수가 쉽게 된다.

❸ 제제(製劑)하기 쉽다 즉, 액체로 사용할 경우에 한약재 절제(切製) 후에는 침출효과가 증가한다. 고체로 사용할 때는 절제품(切製品)이 분쇄(粉碎)에 용이하여 처방 중 한약재량(韓藥材量)의 측정에도 역시 편리하다.

❹ 조제(調製)와 저장(貯藏)이 쉽다. 즉, 한약재는 절제(切製) 후에 부피가 감소하고 깨끗해지며, 건조도(乾燥度)가 높아져서 처방(處方)의 조제(調製)에도 편리하다. 또한, 곰팡이가 번식하는 요인이 감소되기 때문에 저장하기 쉽다.

❺ 감별(鑑別)하기 쉽다. 즉, 같은 종류의 한약재를 절제(切製)하여 동일한 형태의 음편형상(陰片形狀)으로 제조하여 내부조직의 특징이 나타나게 되면, 한약재를 감별(鑑別)하기가 보다 용이해 진다.

○ **수처리법(水處理法)**에서는, 건조한 한약재를 절제(切製)하기 전에 반드시 수처리하여 일정량의 수분이 한약재에 흡수되어 조직을 연하게 하여 절제(切製)에 편리하도록 해야 한다. 이에, 계절과 온도, 한약재의 종류 및 조직의 상태에 적합한 수처리법을 선정하여야 한다.

❶ 임법(淋法) : 한약재를 똑바로 세운 후, 물을 위에서 2~4회 뿌려서 경(莖) 및 근부(根部)가 연질(軟質)로 되게 하는 방법이다. 이 방법은 주로 전초류(全草類) 한약재에 사용하는데, 박하(薄荷), 향유(香薷) 즉, 석향(石香) 또는 향여(香茹), 패란(佩蘭) 등이 있다.

❷ 세법(洗法) : 한약재를 수중(水中)에 넣고 신속히 세척하고, 즉시 꺼내어 약간 적시거나 적시지 않고 하는 방법이다. 한약재와 물이 접촉하는 시간을 짧게 하여야 한다. 이 방법은 보통 조직이 거칠어지고 수분이 쉽게 스며드는 진피(陳皮), 상백피(桑白皮), 오가피(五加皮) 등의 한약재에 이용된다.

❸ 포법(泡法) : 조직이 견고한 한약재를 물에 일정한 시간 동안 담가두는

방법이다. 한약재의 부피나 계절의 영향을 받는다. 일반적으로, 크기가 크고 조직이 무거운 한약재는 포(泡)하는 시간이 길고, 크기가 세소(細小)하고 조직이 가벼운 것은 포(泡)하는 시간이 짧다. 봄과 겨울에는 포(泡)하는 시간이 길어야 하고, 여름과 가을에는 포(泡)하는 시간이 짧아야 한다. 한약재를 세법(洗法)으로 진흙이나 잡질을 제거한 후, 침포(浸泡)한 때는 도중에 물을 갈아 주지 않는 것이 좋다. 빈랑(檳榔), 조약(烏藥), 토복령(土茯苓) 등의 한약재가 이에 속한다. 방풍(防風), 지각(枳殼), 청피(靑皮) 등과 같이 조직이 가벼운 한약재는 침포(浸泡)할 때에 압착해 줌으로써 완전히 침수(浸水)되게 하여야 한다.

❹ 윤법(潤法) : 한약재를 먼저 습윤(濕潤)하게 한 다음, 일정한 용기(容器)나 평판(平板)에 쌓아 놓고 뚜껑을 덮어서 외부의 수분(水分)이 서서히 내부로 스며들게 하는 방법이다. 대황(大黃), 하수오(何首烏), 택사(澤瀉), 천궁(川芎) 등과 같은 한약재는 한 번에 연화(軟化)가 되지 않으므로 여러 번 반복하여야 한다. 한약재가 너무 건조하면 적량(適量)의 물을 분사(噴射)하고 다시 모아서 불린다. 마(麻)의 뿌리인 산약(山藥), 천화분(天花粉) 등의 한약재는 끈끈해지거나 홍변(紅變)하거나 맛이 변하기 쉬우므로 이러한 상태가 되면 신속히 물(水)로 세척한 후, 건조하여 다시 적당히 불려야 한다. 또한, 당귀(當歸), 우슬(牛膝), 현삼(玄蔘) 등은 지방질(脂肪質), 당질(糖質) 성분이 많은 한약재이므로, 약효성분이 과다하게 손실되는 것을 피하기 위하여 습(濕)한 지면(地面) 위에 매트(mat)를 펴고 한약재를 직접 그 위에 펼쳐 놓아 연하게 되면 이후 절제(切製)한다.

○ **한약재 수처리(水處理)과정**에서 볼 때, 연화정도(軟化程度)가 절제(切製)하기에 적합한가를 검사(檢査)하는 방법은 다음과 같다.

❶ 만곡법(彎曲法) : 길쭉한 모양의 한약재를 연화하여 손으로 잡은 다음, 엄지를 밖으로 밀고 나머지 사지(四指)를 안으로 오므릴 때 한약재가 쉽게 절단(切斷)되지 않으면 되며, 주로 백작약(白芍藥), 산약(山藥) 등에 쓰인다.

❷ 지함법(指陷法) : 괴상(塊狀)의 한약재가 연화되어 손톱으로 표면을 눌렀을

때 들어가면 되며, 택사(澤瀉), 천화분(天花粉), 백출(白朮) 등에 쓰인다.
❸ 천날법(穿刺法) : 큰 괴상(塊狀)의 한약재를 쇠꼬챙이(iron skewer) 기구로 뚫어서 심(心)이 딱딱하게 느껴지지 않도록 연화되면 된다.
❹ 수날법(手捏法) : 불규칙한 근(根) 및 근경류(根莖類) 한약재의 한쪽 끝을 손으로 이겨서(crush) 비교적 유연한 감각이 있으면 된다. 원시호(元柴胡) 즉, 시호(柴胡)의 다른 이름은 지훈(地熏)·산채(山菜)·여초(茹草)이며, 이것은 미나리과 식물인 시호(柴胡)와 참시호의 뿌리를 건조한 것으로 지실(枳實), 뇌환(雷丸) 등의 한약재가 이용된다.

○ **음편유형(陰片類型) 및 절제방법(切製方法)**에서, 음편유형은 한약재의 산지, 형태 등의 자연상황과 포자(炮炙), 감별(鑑別), 처방(處方)의 목적, 음편(陰片)의 외관 등 각종 수요에 따라 결정되며, 이 중 자연상황은 음편절제(陰片切製)에 직접적으로 관계된다. 한약재들을 절단할 때 부드럽게 하기 위하여 침포(浸泡)하여야 하는 것을 제외하고는 물에 잠시 담그어(soak) 축축하게 하여 절단해야 한다. 규정된 침포의 한약재들은 크기, 조세(粗細), 연경(軟硬) 등으로 나누어 응용하며, 곰팡이가 생기지 않도록 건조시켜야 한다. 크기에 따라 편(片), 단(段), 괴(塊), 사(絲) 등으로 나누는데, 이들의 크기와 두께는 다음과 같다.
❶ 절편(切片) : 박편(薄片)은 1~2mm
　　　　　　　후편(厚片)은 2~4mm
　　　　　　　극박편(極薄片)은 1mm 이하
　　　　　　　직편(直片)은 2~4mm
　　　　　　　사편(斜片)은 2~4mm
❷ 절단(切段) : 길이 10~15mm 길이(節)의 소단(小段)
❸ 절괴(切塊) : 약 1cm의 방괴(方塊) 즉, 좌우 1cm^3
❹ 절사(切絲) : 껍질류(細絲)는 너비 2~3mm, 잎류(實絲)는 너비 5~10mm

○ **음편절제(陰片切製)의 선택원칙**
❶ 조직이 치밀하고 견고한 것은 박편(薄片)으로 만들어야 하며, 한약재로는

조약(烏藥), 빈랑(檳榔), 당귀(當歸), 백작약(白芍藥), 목통(木通) 등이 있다.

❷ 조직이 송포(鬆泡), 분성(粉性)으로 크기가 큰 것은 후편(厚片)으로 만들어야 하고, 한약재로는 산약(山藥), 천화분(天花粉), 복령(茯苓), 감초(甘草), 황기(黃芪), 남사삼(南沙蔘) 등이 있다.

❸ 한약재감별(韓藥材鑑別)의 특징을 나타내기 위해서, 음편외형의 미관을 위해서 또한, 절제(切製)의 편리성을 위해 직편(直片), 사편(斜片) 등을 선택하여야한다. 한약재로는 대황(大黃), 하수오(何首烏), 산약(山藥), 황기(黃芪), 계지(桂枝), 상지(桑枝) 등이 있다.

❹ 한약재(韓藥材)의 포제(修治)를 위하여 절제 시에는 일정한 규격의 괴(塊)나 편(片)으로 만들어야 한다. 한약재로는 대황(大黃), 하수오(何首烏) 등이 있다.

❺ 한약재(韓藥材)의 형태가 세장(細長)하고, 내부에 함유된 성분이 쉽게 전출(煎出)되는 것은 절제(切製)할 때에 일정한 길이의 단(段)으로 하여야 한다. 한약재(韓藥材)로는 목적(木賊), 형개(荊芥), 박하(薄荷), 마황(麻黃), 익모초(益母草) 등이 있다.

❻ 피류(皮類)의 한약재와 넓은 엽류(葉類)의 한약재는 절제(切製)하여 일정한 넓이로 사(絲)해야 한다. 한약재로는 진피(陳皮), 황백(黃柏), 박하엽(薄荷葉), 비파엽(枇杷葉) 등이 있다.

○ 음편절제(陰片切製)의 방법

❶ 절(切) : 가장 보편적으로 이용되는 방법으로, 대부분의 식물성 한약재들과 일부의 동물성 한약재들에 고루 이용되고 있다. 공구(工具)는 특별히 제작된 협도(鋏刀)를 사용하며, 조작(操作)할 때에는 연화된 한약재들을 정리하여 모으거나 개체별로 상(床) 위에 놓고 손이나 특별히 만든 압판(壓板)을 칼입구(刀口)를 향해 밀고, 도편(刀片)을 아래로 눌러서 음편(陰片)을 만든다.

❷ 방(鎊) : 서각(犀角)과 같은 동물각질류의 한약재들에 응용된다. 방도(鎊刀)를 사용하는데 일종의 방형(方形)의 목병(木柄)과 위는 평행하게 심은

다수(多數)의 도편(刀片)으로 된 공구(工具)이다. 수처리(水處理)한 한약재를 하나는 철권(鐵圈) 안에 넣고, 하나는 손으로 한약재의 한 끝을 잡고 별도로 한 손으로 방도(鎊刀)를 잡아서 한약재의 표면이 앞으로 밀리게 되면 극박편(極薄片)으로 방출된다.

❸ 포(刨) : 단향(檀香), 송절(松節)과 같은 목질류(木質類) 한약재들을 절제(切製)할 때 이용된다. 한약재를 고정시키고 포도(刨刀)로 절단하여 박편(薄片)을 만든다.

❹ 좌(剉) : 수우각(水牛角), 영양각(羚羊角) 등은 양이 적기 때문에 준비를 미리 하지 않고 처방에 따라 가공한다. 조제(調劑) 시 좌(剉)하여 분말로 하거나 재가공하여 계속 연쇄(硏碎)한다.

❺ 벽(劈) : 본 방법은 도끼류의 공구(工具)로서 동물골격류 및 목질류의 한약재들을 벽(劈)하나 괴(塊)나 후편(厚片)으로 만드는 과정이다. 한약재들에는 사향(麝香), 송절(松節) 및 호골(虎骨) 등이 이용된다.

○ **음편(陰片)의 건조방법**에서 볼 때, 수처리(水處理)한 절제음편(切製陰片)은 반드시 건조하여 사용하여야 한다. 각 종류의 한약재는 고유의 색택이 있어서 기본적으로 그 내부의 품질과 양을 반영한다. 음편품질 및 양은 외관의 색택이 그 지표가 된다.

❶ 자연건조(自然乾燥) : 음편을 햇볕이나 그늘에서 통풍이 잘 되는 곳에 건조시키는 것을 말한다. 특수한 시설이 필요하지 않아서 경제적이지만, 넓은 장소가 필요하고 기후변화에 커다란 영향을 받는다. 방향휘발성분을 가지는 형개(荊芥), 박하(薄荷), 후박(厚朴), 진피(陳皮), 패란(佩蘭) 등과 일광조사 시 색이 변하는 반랑(檳榔), 백작엽(白芍葉), 방풍(防風), 조약(鳥藥), 대황(大黃) 등과 점액성분(粘液成分)의 함량이 비교적 많은 황정(黃精), 숙지황(熟地黃), 천문동(天門冬) 등의 한약재는 대부분 음건법(陰乾法)을 이용하여 건조시킨다.

❷ 인공건조(人工乾燥) : 인공건조는 일정한 건조설비를 이용하여 음편(陰片)을 건조시키는 방법이다. 자연건조에 비하여 위생적이며 건조시간이 단축되는 이점이 있다. 최근에는 직화식, 증기식, 전열식, 적외선식, 원적외선식,

미파식(微波式) 등이 이용되고 있다. 건조온도는 한약재의 질과 활성에 따라 다르다. 일반적으로, 80℃를 넘지 않아야 하고, 방향휘발성분을 함유한 한약재는 50℃가 적당하다. 건조 후에는 냉각시켜서 저장해야 한다.

3) **포자(炮炙)** : 별로로 규정(規定)이 있는 것을 제외하고는 다음과 같은 방법이 있다.

❶ 초법(炒法) : 한약재들을 잘 세척하여 세절(細切)한 후, 용기에 넣고 균일한 화력으로 연속적으로 가열하면서, 계속 교반(攪拌)하거나 혼합하여 일정한 정도로 균일하게 볶는 방법을 "초법(炒法)"이라고 한다. 온도와 시간 및 볶는 정도에 주의하여야 한다. 즉, 볶을 때는 화력을 고르게 하고 쉬는 시간 없이 교반하여 열(熱)을 고르게 받게 해야 한다. 치료방향과 한약재의 성질에 따라 청초(淸炒)와 가보료초(加輔料炒) 즉, 고체보료(固體輔料)로 나누어진다. 청초법(淸炒法)은 초황(炒黃), 초초(炒焦), 초탄(炒炭)이 있고, 가보료초법(加輔料炒法)은 부초(麩炒), 미초(米炒), 토초(土炒), 사초(砂炒), 합분초(蛤粉炒) 및 활석분초(滑石粉炒) 등을 포함한다. 보료(輔料)를 첨가하지 않고 초(炒)하는 방법의 목적에는 5가지가 있다.

① 한약재를 가열함으로써 종피(種皮), 과피(果皮)가 파열되어 약효성분이 쉽게 전출(煎出)되기 때문에 치료효과가 높아진다.
② 한약재가 부분적으로 탄화(炭化)함으로써 지혈작용이 높아진다.
③ 한약재의 독성을 감소하거나 제거한다.
④ 한약재의 성능을 완화하거나 변화시킨다.
⑤ 제제(製劑)에 용이하고 저장에 편리하게 한다.

○ 청초(淸炒) : 문화(文火 : 불꽃이 약한 불) 또는 무화(武火 : 불꽃이 강한 불)로 규정된 정도가 될 때까지 한약재를 볶는 방법이다.

초황(炒黃) : 초황은 초폭(炒爆) 또는 미초(微炒)라고도 하는데, 한약재를 용기에 넣고 약한 불이나 중간 불 즉, 문화(文火)로 표면이 황색이 될 때까지 가열하여 볶는다. 원래의 색보다 더 진해지고, 수분제거로 건조해져 껍질이 분리되어 일어나며, 종피(種皮)가 파열(破裂)되어 고유의 고소한 향기가날

수 있도록 규정된 정도까지 행하는 방법을 "초황(炒黃)"이라고 한다. 한약재에는 우방자(牛蒡子), 견우자(牽牛子) 곧 금령(金鈴)으로 같은 이름인 흑축(黑丑), 백축(白丑)과 백개자(白芥子), 나복자(蘿蔔子), 정력자(葶藶子), 자소자(紫蘇子), 과루인(瓜蔞仁), 동과자(冬瓜子), 결명자(決明子), 창이자(蒼耳子), 만형자(蔓荊子), 연자육(蓮子肉), 마인(麻仁), 산조인(酸棗仁), 의이인(薏苡仁), 백과(白果) 및 호로파(胡蘆巴) 등이 있다.

초초(炒焦) : 한약재를 용기에 넣고 무화(武火) 즉, 중간불이나 센불로 교반(攪拌)하면서 가열하여 한약재의 표면이 초황(炒黃), 초갈색(焦褐色)이 되도록 초(炒)하는 방법을 "초초(炒焦)"라고 한다. 바깥면이 갈색이 되도록 볶고, 절단면의 색이 짙게 변하게 하거나 규정된 정도까지 볶는다. 볶을 때 쉽게 타는 한약재는 맑은 물을 약간 첨가해서 다시 볶으면서 말리거나 햇볕에 건조한다. 초향기미(焦香氣味)를 모두 가지므로 초초(炒焦)라 한다. 한약재로는 산사(山楂), 천연자(川楝子), 치자(梔子), 빈랑(檳榔) 등이 있다.

초탄(炒炭) : 한약재를 용기에 넣고 무화(武火)인 중간불로 교반(攪拌)하면서 가열하여 표면이 초흑색(焦黑色), 초갈색(焦褐色)이 되도록 규정된 정도까지 볶아서 맑은 물을 분무하여 적시어낸 후, 건조하는 방법을 "초탄(炒炭)"이라고 한다. 한약재로는 대계(大薊), 소계(小薊), 백모근(白茅根), 목단피(牧丹皮), 측백엽(側柏葉), 천초(川椒), 관중(貫衆), 괴각(槐角), 건강(乾薑), 조매(烏梅), 지유(地榆), 포황(蒲黃), 권백(卷柏) 및 형개(荊芥) 등이 있다.

○ 보료초(輔料炒) : 보료(輔料)를 가하여 초(炒)하는 방법인바, 고체 보조재료(輔助材料)를 용기에 넣고 가열하여 일정한 정도가 되면 한약재를 넣고 함께 볶은 다음 보조재료를 여과시키는 방법이다.

부초(麩炒) : 밀기울 껍질을 가지고 무화(武火) 즉, 거세게 활활 타는 불을 사용하여 미리 뜨겁게 데운 용기에 넣어서, 연기가 날 때까지 가열하여 한약재를 첨가하고, 계속 신속하게 교반하여 혼합한다. 한약재의 표면이 미황색(微黃色)이나 심황색(深黃色)이 될 때까지 볶은 다음 꺼내어 부피(麩皮)를 체(篩)로 쳐서 버리고 냉각시킨다. 다른 규정이 없는 한, 100kg의 한약재에 밀기울(麩) 5~10kg을 사용한다. 한약재로는 백출(白朮), 산약(山藥), 창출(蒼朮) 및 백강잠(白殭蚕) 등이 이용된다.

미초(米炒) : 용기(容器)를 먼저 가열하고 쌀을 넣은 다음, 연기가 날 때까지 초(炒)한 후, 한약재를 넣어 함께 초(炒)하여 쌀이 초황색(焦黃色)이나 초갈색(焦褐色)이 되면 꺼내어 냉각시킨 후, 체(篩)로 쌀을 제거한다. 한약재로는 당삼(黨蔘) 및 반묘(斑猫) 등이 이용된다. 찹쌀을 사용하면 나미초(糯米炒), 멥쌀을 사용하면 갱미초(粳米炒)라고 한다.

토초(土炒) : 세토(細土)를 먼저 용기에 넣고 센 불로 가열하여 매끄럽게 되면 한약재를 넣고 함께 초(炒)하여 한약재의 표면이 균일하게 되고, 흙냄새가 발생하면 꺼내어 체(篩)로 흙을 제거하고 냉각시킨다. 보통 한약재 100kg에 세토(細土) 25~30kg을 사용한다. 한약재로는 산약(山藥) 및 백출(白朮) 등이 이용된다.

사초(砂炒) : 아주 미세한 모래를 정선(精選)하여 건조한 후, 용기에 넣어 가열하면서 1~2%의 식용유(食用油)를 넣어서 함께 초(炒)하여 모래가 윤택하게 되면 꺼낸다. 다시 모래를 용기에 넣고 센 불로 가열하여 화로(火爐)에 한약재를 넣어 섞으면서 초(炒)하면 질이 거칠어진다. 표면이 처음보다 진한 색이거나 황색이 되면 꺼내어 사(砂)를 체(篩)로 거른 다음에 냉각시키거나, 뜨거울 때 식초(食醋)에 담근 후, 꺼내어 건조한다. 한약재로는 구척(狗脊), 천산갑(穿山甲), 호골(虎骨) 및 마전자(馬錢子) 등이 이용되는 방법이다. 이 밖에 한약재와 합분(蛤粉)을 함께 넣고 초(炒)하는 "합분초(蛤粉炒)" 및 활석분(滑石粉)을 넣고 초(炒)하는 "활석분초(滑石粉炒)"가 있다.

❷ 자법(炙法) : 한약재를 일정량의 액체보료(液體輔料)와 함께 혼합하여 볶았을 때 보조재료가 한약재의 조직내부에 흡수되게 하는 포제방법을 "자법(炙法)"이라고 한다. 한약재를 자(炙)한 후에는 성미(性味), 효능(效能), 작용(作用), 귀경(歸經) 및 이화학적 특성에 약간의 변화가 발생함으로써 특정한 치료효과를 높일 수 있다. 본 포제법(修治)은 기본적으로 가보료(加輔料) 초법(炒法)과 비슷하지만, 가보료 초법은 비교적 온도가 높고 시간이 짧으나, 자법(炙法)은 온도가 비교적 낮고 시간이 약간 긴 차이가 있다.

○ 주자(酒炙) : 별도로 규정(規定)이 없는 한, 보통 발효주의 상층부 맑은

액(이하 '술'이라고 한다)을 사용한다. 한약재를 세절(細切)한 후 일정량의 술(酒)을 첨가하여 혼합한 후, 용기 속에서 문화(文火) 즉, 기운(氣運)이 약하면서도 끊이지 않고 꾸준하게 타오르는 약한 불로 규정된 정도로 볶아서 냉각시킨다. 술(酒)은 감신대열(甘辛大熱)하고 기미(氣味)에 방향이 있어서 한약재의 기운을 잘 행하고 활혈통락(活血通絡)한다고 한다. 별도로 규정(規定)이 없는 한, 한약재 100kg에 대하여 술(酒) 10~15kg을 사용한다. 본 포제법(炮製法)에 응용되는 한약재에는 황련(黃連), 대황(大黃), 상산(常山), 조초사(烏梢蛇), 상지(桑枝), 천궁(川芎), 백작약(白芍藥), 속단(續斷), 당귀(當歸), 우슬(牛膝) 및 위령선(威靈仙) 등이 있다.

○ 초자(醋炙) : 별도로 규정(規定)이 없는 한, 보통 양조식초(釀造食醋)를 사용한다. 한약재를 세척(洗滌)하여 세절한 후에 일정량의 식초(食醋)를 넣고 고르게 혼합하여 규정된 정도까지 볶아서 식힌다. 식초의 성미(性味)는 산고미온(酸苦微溫)하여 간경혈분(肝經血分)하고 수렴(收斂), 해독(解毒), 산어지통(散瘀止痛)의 작용을 한다. 별도로 규정(規定)이 없는 한, 100kg의 한약재에 10~15kg 또는 20~30kg의 식초를 사용한다. 본 포제법(炮製法)에 응용되는 한약재에는 감수(甘遂), 상육(商陸), 원화(芫花), 시호(柴胡), 청피(靑皮), 유향(乳香) 및 몰약(沒藥) 등이 있다.

○ 염자(鹽炙) : 한약재를 세척하고 세절한 후 먼저 식염(食鹽)을 적당한 양의 물에 용해한 다음 여과하여 사용한다. 한약재에 소금물을 골고루 섞거나 또는 고르게 하여 용기에 넣고 문화(文火) 즉, 만화(慢火)로 규정된 정도가 될 때까지 볶아서 냉각시킨다. 소금의 성미(性味)는 함한(鹹寒)하여 청열양혈(淸熱凉血), 윤조(潤燥), 통변(通便)의 효능이 있으므로, 본 포제법(炮製法)은 보신고정(補腎固情), 이뇨(利尿) 등의 한약재에 응용되며, 주로 지모(知母), 택사(澤瀉), 파극천(巴戟天), 소회향(小茴香), 익지인(益智仁), 두충(杜仲), 황백(黃柏), 차전자(車前子) 및 사인(砂仁) 등의 한약재가 있다. 별도로 규정(規定)이 없는 한, 100kg의 한약재에 소금 2~3kg을 사용한다.

○ 강자(薑炙) : 한약재를 세절한 후, 먼저 생강(生薑)을 찧어서 적당량의 물을 넣고, 압착하여 즙액을 취해서 생강즙(生薑汁)을 만든다. 또는 생강(生薑)을 절구에 찧어서 2번에 걸쳐 끓여서 즙액(汁液)을 만든다. 한약재에 생강즙을

혼합하여 용기에 담아 문화(文火)로 생강즙이 모두 흡수되거나, 규정된 정도에 도달할 때까지 볶아서 실온에서 건조시킨다. 생강(生薑)은 신온(辛溫)하여 온중지구(溫中止嘔), 화담지해(化痰止咳)의 효능이 있어서 거담(祛痰) 및 지해(止咳)작용을 발휘한다. 또한, 강역지구(降逆止嘔)의 효능이 있는 후박(厚朴), 죽여(竹茹), 초과(草果) 등의 한약재는 이 포제법(炮製法)으로 응용한다. 별도로 규정(規定)이 없는 한, 100kg의 한약재에 생강(生薑) 10kg을 사용한다.

- 밀자(蜜炙) : 한약재를 세절한 후, 먼저 꿀을 적당량의 더운물에 희석한 다음, 여기에 한약재를 담갔다가, 문화(文火)로 규정된 정도에 도달할 때까지 볶아서 건조한다. 봉밀(蜂蜜)은 성미(性味)가 감평(甘平)하여 감완익비(甘緩益脾), 윤폐지해(潤肺止咳), 교미(矯味) 등의 효능이 있다. 한약재로는 감초(甘草), 황기(黃芪), 백부근(百部根), 비파엽(枇杷葉), 상백피(桑白皮), 백합(百合), 마황(麻黃) 및 자완(紫菀) 즉, 반혼초(返魂草) 등이 있다. 별도로 규정(規定)이 없는 한, 100kg의 한약재 등에 꿀 25~30kg을 사용한다.

- 유자(油炙) : 세절한 한약재들을 일정량의 식용유(食用油, edible oils)에 넣고 가열하는 방법을 "유자법(油炙法)"이라고 한다. 첨가 보료는 식물유(植物油)와 동물지방(動物脂肪) 등 2종류가 있으며, 주로 마유(麻油), 양지(羊脂) 및 채유(菜油)가 사용되기도 한다. 본 포제법(炮製法)이 이용되는 한약재로는 음양곽(淫羊藿) 및 합개(蛤蚧) 등이 있다.

❸ 자법(煮法) : 한약재 각 품목의 포제규정에 따라 액체 보조재료(補助材料)를 첨가하여 보조재료가 완전히 흡수되거나 한약재를 절단하였을 때, 내부에 흰색이 없어질 때까지 삶아서 건조한다. 독성이 있는 한약재는 삶은 후에 별도로 규정(規定)이 없는 한, 통상적으로 남는 즙액(汁液)은 버려야 한다.

❹ 돈(炖) : 한약재 각 품목의 포제규정에 따라 액체 보조재료(輔助材料)를 적당한 용기 안에 밀폐하고, 수욕(水浴)에서 가열하든가 수증기로 쪄서 보조재료가 완전히 흡수될 때까지 가열하여 건조시킨다.

❺ 증법(蒸法) : 한약재 각 품목의 포제규정에 따라 보조재료(輔助材料)를 넣고 혼합하는 경우와 보조재료를 넣지 않는 경우가 있는바, 적당한 용기에 담아

가열하여 찌거나, 규정(規定)된 정도가 될 때까지 쪄서 건조시키는 포제법(炮製法)이다.

- 주증(酒蒸) : 한약재들과 술(酒)을 고르게 섞고, 상기 증법(蒸法)에 따라 포제(修治)한다. 별도로 규정이 없는 한, 한약재 100kg에 술 20~30kg을 사용한다.

❻ 탕(燙) : 깨끗한 모래(砂), 합분(蛤粉), 활석(滑石) 등의 보조재료(輔助材料)를 사용한다. 모래, 합분, 활석을 용기에 담아서 가열하여 뜨겁게 하고, 한약재들을 넣고 계속하여 저어가면서 규정된 정도까지 되었을 때 꺼내어 모래, 합분, 활석을 체(sieve)로 친 후 냉각시킨다.

❼ 단법(煅法) : 불(火)에 붉게 달구는 정도를 주의해야 하며, 부드럽고 쉽게 부서지게 하여야 한다. 한약재를 직접 화로(火爐)나 불에 견디는 용기 내에서 단소(煅燒)하는 방법으로, 본래의 성상을 바꾸어 질이 거칠어져 분쇄(粉碎)와 전탕(煎湯)을 쉽게 하는데 있다. 한약재의 이화학적 변화로 부작용을 감소시키거나 치료효과를 높여준다. 먼저, 작은 덩어리로 만들고 연기가 나지 않는 화로(火爐) 또는 적당한 용기 속에서 붉게 되는 순간 꺼내어 냉각시키거나, 붉게 달군 즉시 규정된 액체 보조재료(輔助材料)에 담근 후, 꺼내어 건조시킨 다음 부수거나 약연(藥碾) 즉, 약을 가루 내는 것이다. 단쉬(煅淬)는 "쉬(淬)"라고 하며, 광물·동물의 화석, 조가비 등과 같이 몹시 경화(硬化)된 한약재들을 불(火)에 직접적으로 또는 간접적으로 붉게 달구어서 물·식초(食醋) 또는 한약재 달인 물에 신속하게 담그는 것을 말한다. 식초에 담그면 초쉬(醋淬), 소금물에 담그면 염쉬(鹽淬)라고 한다. 쉬(淬)하면 해당 한약재의 효능을 높일 수 있고, 쉽게 가루(粉末)를 낼 수 있다. 한 예로, 자석(磁石)·대자석(代赭石)·자연동(自然銅) 등을 달구어 식초(食醋)에 담가 사용하는 것 등이 있다. 본 포제법(炮製法)은 시행하는 방법에 따라, 한약재들을 직접 화로(火爐)나 불(火)에 견디는 용기(容器)에 넣어 단소(煅燒)하는 방법을 "명단법(明煅法)"이라 하고, 명단법으로 처리된 한약재들을 다시 붉게 달군 다음, 냉각되기 전에 일정량의 쉬액(淬液)이나 찬물(冷水)에 담가 냉각시켜 질이 거칠어지게 하는 방법을 "단쉬법(煅淬法)"이라고 한다. 또한, 한약재들을 고온의 진공상

태에서 단소(煅燒)하여 탄(炭)으로 만드는 방법을 "밀폐단법(密閉煅法)"이라고 한다. 이와 같이, 단법(煅法)으로 포제(炮治)하는 한약재들로는 광물약류, 동물골격류 및 패각류 등이 있다.

❽ 수비법(水飛法) : 광물류 한약재를 적당량의 물을 첨가하여 분쇄하고, 여기에 물을 넣고 교반(攪拌)한 후, 혼탁액을 기울여 따라내고, 침전(沈澱) 부분을 상기 방법으로 여러 번 반복하여 현탁액(懸濁液, suspension)을 모아서 침전되는 것을 취하여 건조한다.

❾ 천법(燀法) : 한약재를 끓는 물속에 넣어 잠시 교반한 후에 꺼낸다. 일부 종자류 한약재는 종피(種皮)가 벌어져 벗길 수 있을 정도가 되면 꺼내어 찬물에 담근 다음, 종피를 제거하고 건조시킨다.

❿ 외법(煨法) : 한약재를 물에 적신 면(綿)이나 종이로 싸거나 또는 기름종이로 균일하게 층층이 나누어 놓고 가열처리하거나, 한약재를 밀기울껍질(麩皮) 속에 묻고 문화(文火)로 규정된 정도에 도달할 때까지 볶는다. 별도로 규정(規定)이 없는 한, 한약재 100kg에 밀기울껍질 50kg을 사용한다.

> ☞ 증자천법(蒸煮燀法)
>
> 한약재(韓藥材)에 술과 식초 같은 보료(輔料)를 가(加)하거나 또는 가(加)하지 않고, 용기에 넣고 쪄서 일정하게 제조하는 방법을 "증법(蒸法)"이라고 한다. 한약재는 지황(地黃), 하수오(何首烏), 황정(黃精), 대황(大黃), 황금(黃芩) 및 목과(木瓜) 등이 응용된다. 또 보료(輔料)를 첨가하거나 가(加)하지 않은 상태에서 적당량의 물(水)을 첨가해 함께 삶는 방법을 "자법(煮法)"이라고 한다. 한약재는 천오(川烏), 원지(遠志) 및 진주(珍珠) 등이 응용된다. 한약재를 끓는 물(水湯)에 넣고 단시간 삶은 다음, 꺼내어 종피(種皮)를 분리(分離)하는 방법을 "천법(燀法)"이라 한다. 한약재는 행인(杏仁), 편두(扁豆) 곧 작두(鵲豆), 변두(藊豆), 백편두(白扁豆) 등이 응용된다.

2. 한약재 절제(切製)의 연화신기술(軟化新技術)

음편절제(陰片切製)란, 정제(refining)과정에서 토사(土砂)같은 이물질 및 불순물을 제거한 한약재들을 부드럽게 하여 규격에 맞게 절단, 분쇄하는 것을 말한다. 한약재의 연화는 음편(飮片)의 생산과정 중 가공량이 크고, 생산주기가 길고, 쉽게 약효가 손실되는 것이 음편의 품질에 영향을 주는 순서이다. 전통적 방법과 인공세척 그리고 자연침윤 등의 연화방법은 단시간의 소량가공에 적합하다. 최근에는 전통적인 가공방법을 계승하여 현대적 기계설비시설을 이용한 연화신기술이 개발되어 활용되고 있다.

(1) 진공가온(眞空加溫) 연화신기술

청결한 한약재(韓藥材)를 세척한 후 감압시설을 이용해 공기를 제거하고, 데워진 수증기를 주입하는 방법으로, 한약재가 압력을 받은 상황 하에서 데워진 수증기를 흡수하면 한약재의 연화가 가속하게 된다. 이러한 기술은 연화시간을 현저히 단축시킨다. 또한, 한약재의 수분함량의 감소로 건조하기 쉽다. 그러나, 연화(軟化)와 절제(切制)가 동시에 연계되어야 하며, 아울러 열을 가하면 유효성분이 파괴되는 한약재에는 사용하지 않는 것이 좋다.

(2) 감압냉침(減壓冷浸) 연화신기술

감압설비를 사용하여 용기 내에서 한약재들 사이의 기체를 제거하고, 부압작용(負壓作用) 즉, 대기압보다 낮은 압력을 이용하는 작용으로 신속히 물이 흡수되도록 함으로써 한약재의 연화를 증강시킨다. 이러한 기술의 이용은, 한약재들의 품질이 상이한 점에 근거하여 먼저 감압 후에 을 넣거나, 먼저 물을 넣은 후에 감압하거나, 감압윤약(減壓潤藥) 등의 방법을 선택한다. 전통적인 포제방법으로 상온상태에서 물로 연화하는 것이며, 약성의 변화도 거의 없어 적용범위가 광범위하다. 또한, 침윤시간을 단축시키고, 한약재 성분의 유실 및 변질을 감소시킨다. 한약재의 생산량이 많고 손실되는 양도 적으며, 음편(陰片)의 품질도 좋다.

(3) 가압냉침(加壓冷浸) 연화신기술

청결한 한약재와 물을 고압력에 견디는 설비용기에 넣고, 가압기로 물을 한약재조직 중에 침투시켜 한약재들의 연화를 가속시킨다. 본 연화기술은 침윤시간을 단축할 수 있으며, 한약재의 유효성분 유실과 변질을 감소시킨다. 어떤 경우 고압력(high pressure)으로 상승시킬 때, 내부에 흡수된 수분이 반류(反流)되기도 한다. 기계설비의 설치비용이 비교적 높다.

(출처: 『韓藥炮製學』, 1997)

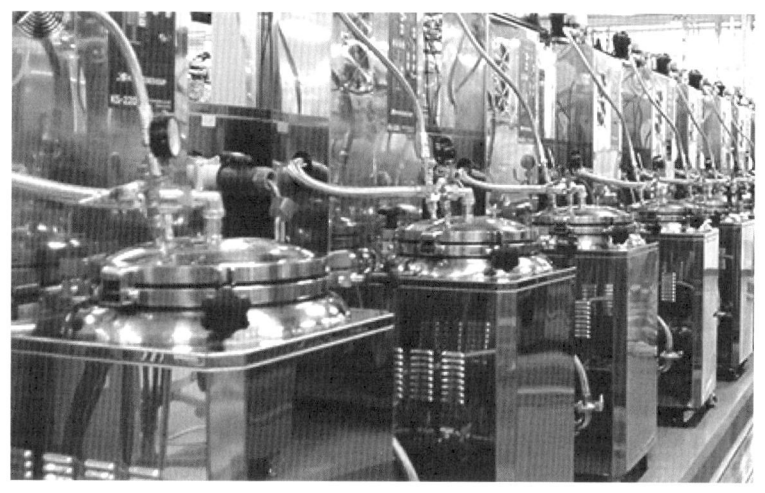

〈그림 2-1〉 탕전실(湯煎室)

제3장

한약재가공법의 분류 및 보료(첨가제)

제3장 한약재가공법의 분류 및 보료(첨가제)

1. 한약재가공(炮製)의 17법

(1) 포(炮) : 한약재를 잿불 중에 통째로 넣어 초흑(焦黑)이 되게 굽거나, 생(生)것이 숙(熟)하도록 포(炮)하는 방법인데, 오늘날의 가공법과 동일한 방법이다.

(2) 로(爐) : 한약재를 불 피워 굽는 방법으로, 오늘날의 현대에는 응용하지 않고 있다.

(3) 박(煿) : 한약재를 화소(火燒)하여 말리는 일종의 건조법으로서 응용이 불확실하고, 현재 사용되지 않고 있다.

(4) 자(炙) : 중국 한(漢)나라 이전의 가공법인 초법(炒法)이라고도 하며, 한약재를 불에 접촉하여 구어서 황색이 되게 하거나 보료(輔料)를 다시 한 번 발라 초(炒)하는 것이다.

(5) 외(煨) : 한약재를 탄화(炭化) 중의 재(ash)에 묻어 서서히 익도록 굽는 방법으로, 습지(濕紙)나 습국분(濕麴粉)으로 싸서 열화탄(熱火炭) 중에 묻어 누렇게 태우는 초황(焦黃)의 정도로 굽는 방법이다.

(6) 초(炒) : 한(漢)나라 이전에는 별로 이용하지 않고 "자(炙)"에 치중했으나 향후, 발전하여 밀기울과 함께 한약재를 볶는 맥부초(麥麩炒), 주초(酒炒), 미초(米炒) 등 보료(輔料)를 사용하여 더욱 발전하였으며, 계속적인 발전으로 오늘날 초법(炒法)이 정립되었다.

(7) 하(煆) : 한약재를 불 위에 올려놓고 빨갛게 달구는 것으로 광물류 및 패각류

등에 많이 쓰이고 있는데, 광물 한약재들을 쉽게 분쇄하거나 유효성분의 용출이 용이하게 할 목적으로 이용된다.

(8) 련(煉) : 한약재를 용기 안에 넣고 장시간 가열(火燒)하여 굽는 조작법이다.

(9) 제(製) : 한약재의 편성(偏性), 열성(烈性), 열성(劣性) 등을 억제하기 위해, 한약재에 서로 같지 않는 보료(輔料)를 넣고 공제(共製)하는 방법이다.

(10) 도(度) : 물체를 장단으로 표준(標準)을 정하여 계량(計量)하는 것인데, 후에 발전하여 절단(切斷)의 한약재는 장단(長短), 후박(厚薄), 대소(大小) 등으로 측정하게 되었다.

(11) 비(飛) : 한약재를 세말(細末)로 만든 후, 다시 물과 함께 갈아서 세말을 취하는 것으로서, 상층에 떠있는 미세한 분말을 취하여 가루를 얻기 때문에 "비(飛)"라고 하며, 광물(鑛物) 한약재에 주로 쓰인다.

(12) 복(伏) : 한약재를 일정시간 화중(火中)에서 처리하되, 일정시간에 도달하도록 한다.

(13) 방(鎊) : 날(刀)이 많은 칼(줄, rasp)을 이용하여 딱딱한 한약재를 얇은 박편으로 썰어서 제제(製劑)와 유효성분(有效成分) 전출(煎出)에 도움이 되게 한다. 영양각(羚羊角), 서각(犀角) 및 호경골(虎脛骨) 등에 쓰인다.

(14) 살(摋) : 한약재를 도쇄(搗碎) 즉, 찧고 부수는 한 방법이다.

(15) 사(晒) : 한약재를 햇볕에 바싹 건조시키는 방법이다.

(16) 폭(曝) : 한약재를 강렬한 햇볕에 쬐어 건조시키는 방법이다.

(17) 로(露) : 한약재를 노천(露天)에 널어놓고 밤에 이슬을 흠뻑 맞도록 적시는 방법이다.

2. 상용보료(한약재가공용 첨가제)

(1) 고체보료(固體輔料)

1) 쌀(稻米) : 포제(炮製)에서 쌀은 찹쌀 또는 멥쌀이 이용된다. 주요성분으로는 녹말(澱粉), 단백질(蛋白質), 지방질(脂肪質), 무기질(無機質),

유기산(有機酸), 당류(糖類), 비타민 B군(vitamin B complex) 등이 함유되어 있다. 도미(稻米)는 맛이 감(甘)하고, 성(性)은 평(平)하다. 효능은 건비(健脾), 익위(益胃), 제번(除煩), 지갈(止渴), 지사리(止瀉痢) 등이다. 타 한약재와 공제(共製)하게 되면, 한약재의 효능을 증강시키고, 자극성이나 독성(toxicity)을 줄여준다. 쌀(稻米)로 포제(修治)하는 한약재로는 반묘(斑猫), 홍낭자(紅娘子) 및 만삼(蔓蔘) 등이 있다.

2) 밀기울(麥麩) : 밀기울은 밀을 분쇄(粉碎)하여 가루와 분리한 종피(種皮)인데, 황갈색(黃褐色)으로서 녹말(澱粉), 단백질(蛋白質), 비타민(vitamin) 등이 함유되어 있다. 밀기울의 맛은 담(淡)하고 성(性)은 평(平)하며 건비(健脾), 개위(開胃), 화체(化滯)를 중화한다. 타 한약재(韓藥材)와 공제하면 한약재의 조성(燥性)을 완화하고 치료효과를 높여준다. 밀기울의 냄새는 다른 한약재의 비린내나 열악한 냄새를 제거하여 복용을 용이하게 해준다. 밀기울로 포제(修治)하는 한약재로는 창출(蒼朮), 백출(白朮), 지각(枳殼) 및 백강잠(白殭蠶) 등이 있다.

3) 두부(豆腐) : 두부(tofu)는 대두(大豆) 종자를 분쇄 가공하여 얻은 유백색(乳白色)의 고체로서 단백질(蛋白質), 녹말(澱粉), 0.02mg%의 비타민 B_1(vitamin B_1) 등을 함유하고 있다. 두부(豆腐, soybean curd)의 맛은 감(甘)하고, 성(性)은 평(平)하며, 익기화중(益氣和中), 청열해독(淸熱解毒), 생진(生津), 윤조(潤燥) 등의 효능을 갖고 있다. 타 한약재와 공제(共製)하게 되면 한약재의 독성은 해독되고, 부착된 불순물 등을 제거해 준다. 두부(豆腐)로 포제(修治)할 때 공제하는 한약재는 석유황(石硫黃) 및 진주(珍珠) 등이다.

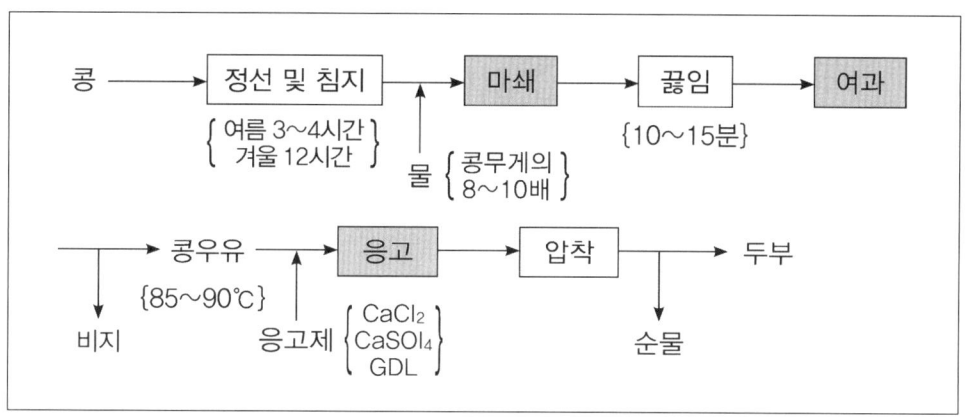

<그림 3-1> 두부 제조공정

* 콩우유(soybean milk) : 두유(豆乳)
  콩기름(soybean oil) : 두유(豆油) 또는 대두유(大豆油)
  GDL(glucono-delta-lactone) : 겔(gel)모양의 충전두부(순두부) 응고제

4) 백반(白礬) : 백반은 삼방품계(三方品系)의 명반유석(明礬硫石)을 정제 가공하여 얻은 불규칙한 결정체인바, 무색투명하거나 반투명의 광택이 있는 물질로서 질(質)은 단단치는 않으며 잘 부수어진다. 맛은 약간 시면서 떫고, 물에 잘 녹으며, 주요성분은 황산포타슘알루미늄으로 화학식은 $K_2SO_4 \cdot Al_2(SO_4)_3 \cdot 24H_2O$ 또는 $KAl(SO_4)_2 \cdot 12H_2O$이다.

백반(白礬)은 맛은 산(酸)하고 성(性)은 한(寒)하며 해독(解毒), 살균(殺菌), 수검(收斂), 조습(燥濕), 거담(去痰), 방부(防腐) 등의 효능이 있다. 타 한약재와 공제하면, 한약재 부식을 방지하고 독성을 낮추며, 치료효과를 높여준다. 백반(白礬)으로 포제하는 한약재로는 반하(半夏), 천남성(天南星) 등이 있다.

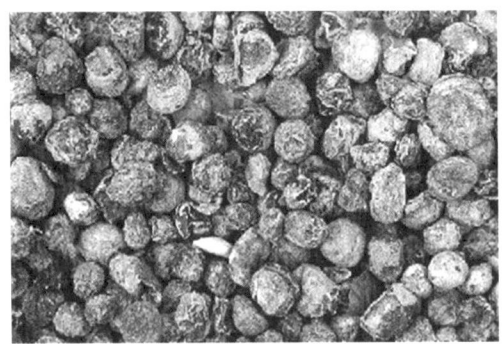
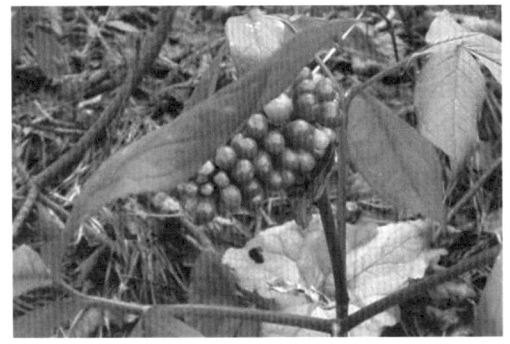

<그림 3-2> 반하(半夏)   <그림 3-3> 천남성(天南星)

5) 복룡간(伏龍肝) : 복룡간은 "부뚜막의 흙"이라 하는데, 동의보감(東醫寶鑑)에서 상약(上藥)으로 사용하는 흙이다. 재래식 아궁이 바닥에서 오랫동안 불기운을 받아 훈소(熏燒) 즉, 가열처리된 흑갈색(黑褐色)의 진흙으로서 세말(細末)하여 사용한다. 다른 명칭으로 조심토(竈心土), 부월하토(釜月下土), 부하토(釜下土), 조중황토(竈中黃土)라 한다. 포제(修治)에는 주로 조심토(竈心土)가 쓰이지만, 황토(黃土)나 적석지(赤石脂)도 쓰인다. 복룡간(伏龍肝)은 초토상(焦土狀)으로 적갈색(赤褐色)인데 연기 냄새가 조금 난다. 주성분은 규산염(silicate), 칼슘염, 여러 종류의 염기성산화물이 함유되어 있다. 복룡간의 성미(性味)는 신온(辛溫)하여, 성(性)은 온중화위(溫中和胃), 지구(止嘔), 지혈(止血), 지사(止瀉), 지명(止鳴), 삽장(澁腸) 즉, 수렴약(收斂藥)의 치료법 등의 효능이 있다. 황토로 포제(修治)하는 한약재는 백출(白朮), 산약(山藥) 및 당귀(當歸) 등이다.

6) 합분(蛤粉) : 합분은 조개과(Veneridae)에 속하는 무명조개인 문합(文蛤, *Meretrix meretrix* L.)과 모시조개인 청합(靑蛤, *Cyclina sinensis* Gmelin)의 패각(貝殼)을 불에 달구어서 분쇄한 회백색 분말로서 주성분은 산화칼슘(CaO, calcium oxide) 등의 물질이다. 합분말(蛤粉末)의 맛은 함(鹹)하며 성(性)은 한(寒)하고, 청열(淸熱), 거담(去痰), 연견(軟堅), 산결(散結) 등의 효능을 가지고 있으며,

공제후의 한약재는 비린내가 제거되고 치료효과가 증강된다. 포제(修治)하는 한약재는 탕제아교가 있다.

7) 활석분(滑石粉) : 활석분은 단사정(單斜晶), 인편상(鱗片狀) 또는 방추형(紡錘形)의 천연광석(天然鑛石)으로 마그네슘(Mg)을 포함한 규산염광석(硅酸鹽礦石)으로 곱돌 또는 탈쿰(talcum)이라 불리는 활석(滑石)을 수비(水飛)하거나 세말(細末)하여 체(篩)로 쳐서 얻는데, 원석은 백색에 녹색을 겸하고 있다. 활석(滑石)의 성미(性味)는 감한(甘寒)하고 청열(淸熱), 번갈증(煩渴症), 이수통림(利水通淋) 즉, 이뇨(利尿)의 효능이 있다. 주로 중간전열체로서 사용되어 함께 초(炒)하는 한약재에 골고루 열(熱)을 받게 해 준다. 활석 즉, 규산마그네슘(magnesium trisilicate)의 주성분은 $2MgO \cdot 3SiO_2 \cdot nH_2O$로 베이비파우더(baby powder)의 재료로 사용되었으며, 석회(石灰) 등 활석분초(滑石粉炒)하는 한약재로는 수질(水蛭) 다른 이름으로 마기(馬蜞), 지장(至掌), 기(蚑), 마황(馬蟥)인데, 거머리와 말거머리를 건조시킨 것을 말한다. 그리고, 어표(漁鰾)의 다른 이름은 어두(魚肚)로 대황어, 소황어 등의 부레를 말하며, 자위피(刺猬皮) 즉, 고슴도치의 가죽 말린 것 등이 있다. 또한, 활석(滑石)처럼 하사(河沙)도 쓰인다.

8) 모래(細砂) : 강가(河川)의 모래를 체(sieve)로 쳐서 얻은 중간 크기의 모래인데 진흙 즉, 니토(泥土)와 잡질 등을 제거하고 햇볕에 건조시켜 준비 보관하였다가 사용한다. 모래는 열(熱)을 주면 온도가 높아져 열이 균일하게 퍼지기 때문에 견경(堅硬)한 한약재를 초(炒)하기에 좋은 보료(輔料)이다. 굳고 단단한 한약재를 초초(炒焦)하게 되면 질이 푸석푸석해지고, 쉽게 분쇄할 수 있어 유효성분의 전출(煎出)이 쉬우며, 한약재의 독성을 줄여 주며, 비약용부분을 제거해 준다. 초초하는 한약재는 마전자(馬錢子), 구척(拘脊), 천산갑(穿山甲), 별갑(鼈甲) 및 귀판(龜板) 등이 있다.

9) 붕사(硼砂) : 붕사는 명붕광석(明硼鑛石)을 제련(製鍊)하여 만든 불규칙한 결정체로 무색, 투명하거나 반투명하고 유리같은 광택이 있으며,

질이 경취(硬脆)하여 쉽게 부서진다. 맛은 미산(微酸)하며 해독(解毒), 방부(防腐), 거담살충(祛痰殺蟲), 수렴조습(收斂燥濕)의 효력이 있다. 한약재와 함께 공제(共製)하면 한약재의 부란(腐爛)을 방지하고, 독성(toxicity)을 감소시키며, 치료효과를 증대시킨다. 붕사(硼砂)로 포제(修治)하는 한약재로는 반하(半夏) 및 천남성(天南星) 등이 있다.

(2) 액체보료(液體輔料)

1) 술(酒) : 약용(藥用)으로 쓰이는 술(酒)은 황주(黃酒)와 백주(白酒)로 나눈다. 주제(酒製)에는 일반적으로, 약주(藥酒)를 전통적으로 사용하는데 쌀, 보리쌀, 옥수수 등과 누룩을 원료로 하여 발효시켜 얻는다. 약주(藥酒)에는 에탄올(ethanol)이 15~20% 함유하고 지방질, 무기질 등의 성분이 들어있는 담황색의 투명한 액체로서 주정(酒精)의 특이한 향기가 발생한다. 백주(白酒)는 쌀, 보리쌀, 조, 수수 등과 누룩을 원료로 하여 발효시킨 후, 증류하여 만든다. 백주(白酒)에는 에탄올(ethanol)이 50~70% 함유하고, 유기산, 지방질, 알데히드(aldehyde) 등이 들어있고, 백색 투명한 액체로서 강한 자극성과 특유의 알코올 향기가 발생한다. 특별한 경우에는 희석주인 소주(燒酒)도 사용하기도 한다.

술(酒)의 성(性)은 대열(大熱)하고, 맛은 감신(甘辛)하며, 혈맥(血脈)을 통하고 산한(散寒)하며, 강심(强心)과 교미교취(矯味矯臭)의 효능도 가지고 있다. 이에, 좋은 유기용매로 인하여 각종 한약재의 성분 추출에 응용되고 있다. 주정(酒精)에는 알칼로이드(alkaloid)와 그 염류, 배당체류, 탄닌(tannin), 고미질(苦味質), 유기산, 휘발성유, 수지(樹脂), 당류, 엽록소 및 엽황소(xanthophyll) 같은 색소 등이 용이하게 용해되므로, 한약재들을 주제(酒製)하게 되면 유효성분의 용출이 잘되어 치료효과를 증가시킨다.

주제(酒製)의 조작방법은 주자제(酒炙製), 주초제(酒炒製), 주돈제(酒燉劑), 주증제(酒蒸劑), 주쉬제(酒淬製) 및 주제병(酒製

餠) 등이 있다.

2) 식초(食醋) : 한약재 포제 시에 사용되는 초(醋)는 오래된 미초(米醋)가 주로 사용된다. 미초(米醋)는 쌀, 보리, 수수 등을 양조(釀造) 즉, 발효하여 만든다. 주요성분은 초산(acetic acid)으로서 4~6% 함유하며, 회분(灰分), 비타민(vitamin), 환원당(還元糖), 아미노산(amino acid), 에탄올(ethanol), 아세트알데히드(acetaldehyde) 등 여러 성분이 함유되어 있는데 일반적으로, 황갈색이나 담갈색의 맑은 액체로서 특이한 산기(酸氣)가 있다. 초(醋)의 성(性)은 온(溫)하고, 맛은 산(酸)하며 산어(散瘀), 진통(鎭痛), 지혈(止血), 이기(理氣), 이수(利水), 해독(解毒), 소종(消腫), 교미교취(矯味矯臭) 등의 작용이 있다. 초(醋)는 양호한 유기용매로서, 한약재 중에 함유한 유리 알칼로이드(free alkaloids) 같은 성분에 변화를 주어 유효성분이 많이 용해하여 전출(煎出)하도록 치료효과를 높여줄 뿐만 아니라 한방약물이 가지는 비린내를 제거해 준다. 또한, 한약재의 독성(toxicity)을 줄여주며, 한약재의 질이 단단한 것을 초(醋)에 담금질 함으로써 분쇄가 용이하게 부서지기 쉽게 하여 조제(調劑)나 제제(製劑)에 편리성을 준다. 초(醋)는 오래도록 저장할수록 좋은데, 이러한 초를 "진초(陳醋)"라고 한다. 초제(醋製)하는 한약재에는 청피(靑皮), 현호색(玄胡索), 향부자(香附子), 유향(乳香), 몰약(沒藥), 원화(芫花) 등 여러 가지가 있다. 초제(醋製)의 조작방법은 초초제(醋炒製), 초자제(醋煮製), 초쉬제(醋淬製), 초돈제(醋燉製), 초제정(醋提淨), 초하제(醋煆製) 등이 있다.

3) 꿀(蜂蜜) : 봉밀(蜂蜜)은 맛은 달고, 성(性)이 평(平)하고 양(凉)한데, 익히면 온(溫)하여진다. 한약재의 포제(炮製)에 쓰이는 꿀(蜜)은 전통적으로 가열을 거쳐서 진하게 달인 봉밀을 사용한다. 봉밀은 꿀벌이 다양한 종류의 꽃에서 채집한 꽃가루의 종류에 따라서 품종이 여러 가지가 있다. 꿀의 주요성분은 과당(果糖, fructose), 포도당(葡萄糖, glucose)이 약 70%가 존재하고, 소량의 자당(蔗糖, sucrose), 맥아당(麥芽糖, maltose), 납질(蠟質, wax), 무기질(無機質, mineral),

유기산(有機酸, organic acid) 및 효소류(酵素類, enzymes) 그리고, 미량의 니코틴산(nicotinic acid), 판토텐산(pantothenic acid), vitamin A, D, E 등이 들어있으며, 수분이 약 14~20% 함유되어 있다. 성상은 백색, 담황색, 귤회색, 호박색의 점성액체로서 농후하다. 가열하면 반투명한 광택이 있는 유상이지만 냉각상태로 두면 응고하여 불투명해지고, 과립상 결정이 석출된다. 향기는 좋으며, 단맛이 매우 강하다. 제약용 봉밀은 백색 또는 담황색으로 반투명하며 점도(viscosity)가 높고, 향기와 첨미(甛味)가 좋고 산미(酸味)가 없어야 양품(良品)이다. 꿀은 보중익기(補中益氣), 윤폐(潤肺), 진해(鎭咳), 완급진통(緩急鎭痛), 윤장(潤腸), 통변(通便), 해독(解毒), 교미교취(矯味矯臭) 등의 효능이 있어 한약재와 상승작용을 일으켜 치료효과를 더욱 높여준다. 밀제(蜜製)하는 한약재(韓藥材)는 감초(甘草), 황기(黃芪), 자완(紫菀), 상백피(桑白皮), 구기엽(枸杞葉), 관동화(款冬花), 마황(麻黃) 및 마두령(馬兜鈴) 등이 있다.

4) 생강즙(生薑汁) : 강(薑)이란 생강과 식물인 생강(生薑)의 근경(根莖)을 갈아서 즙(汁)을 내어 만드는데, 혹은 건강(乾薑)에 적당한 양의 수분을 가하여 끓인 후, 찌꺼기를 버리고 얻은 향기 있는 황백색의 액체를 말한다. 즉, 생강즙은 신선한 생강의 근경(根莖)을 짓찧어 압착하여 얻은 즙액(汁液)이다. 생강즙에는 정유(精油, essential oil)가 0.25~3.0% 함유한다. 주성분은 진지베롤(zingiberol), 진지베렌(zingiberene), 비사볼렌(bisabolene), 보르네올(borneol), 캄펜(camphene), 알파-피넨(α-pinene), 시네올(cineol), 베타-플란드렌(β-phellandrene), 미르센(myrcene), 시트랄(citral), 리날로올(linalool), 메틸헵테프테논(methylhepteptenone) 등이다. 또한, 신미성분(辛味成分)이 0.6~1.0%를 함유하는데, 그 종류에는 진저올(gingerol), 쇼가올(shogaol), 진제론(zingerone), 진지베론(zingiberone) 등이 있다. 그 밖에 구연산(citric acid), 녹말, 수지상 물질 등이 존재한다. 생강의 성미(性味)는 신온(辛溫)하여 발한(發

汗), 해표(解表), 온중(溫中), 산한(散寒), 진토(鎭吐), 진역(鎭逆), 온폐(溫肺), 화담(化痰), 해독(解毒) 등의 효능을 가지고 있다. 한약재를 보통 생강즙(生薑汁)으로 포제(修治)한 후에는 한약재의 한성(寒性)을 억제할 수 있고, 치료효과를 높이며 독성을 저하시킨다. 보통 생강즙으로 포제하는 한약재에는 황연(黃連), 후박(厚朴), 죽여(竹茹), 치자(梔子) 및 초과(草果) 등이 있다.

5) 감초즙(甘草汁) : 감초 절편(切片)을 전탕(煎湯)한 후 찌꺼기를 제거한 황갈색이나 심갈색의 액체이다. 주요성분은 글리시리진(glycyrrhizin), 글리시리진산(glycyrrhizic acid), flavonoid 물질인 리쿼리틴(liquiritin), 리쿼리티게닌(liquiritgenin)과 녹말, 환원당 등이다. 감초(甘草)는 맛이 감(甘)하고 성(性)은 평(平)하며 보비(補脾), 윤폐(潤肺), 완급진통(緩急鎭痛), 해독(解毒), 조화제약(調和諸藥) 등의 효능이 있다. 감초즙(甘草汁)으로 포제(修治)하는 한약재로는 반하(半夏), 원지(遠志) 및 오수유(吳茱萸) 등이 있다. 감초즙(甘草汁)으로 포제한 후에는 한약재의 약성이 완화되고, 독성이 감소된다.

6) 흑두즙(黑豆汁) : 껍질의 빛깔이 검은 콩인 흑대두(黑大豆) 종자를 물로 전탕(煎湯) 즉, 자숙(煮熟)한 다음 찌꺼기를 제거하고 얻은 흑색의 혼탁액체이다. 검정콩(黑豆)의 주요성분은 단백질, 지방질, 녹말, 비타민(vitamin), 안토시아닌(anthocyanin) 색소 즉, 델피니딘-3-글루코사이드(delphinidin-3-glucoside), 시아니딘-3-글루코사이드(cyanidin-3-glucoside) 및 페튜니딘-3-글루코사이드(petunidin-3-glucoside) 등이다.

또한, 콩의 배아(胚芽) 부분에 풍부한 항산화 물질인 폴리페놀(polyphenol) 성분의 하나로 아이소플라본(isoflavone)이 존재한다.

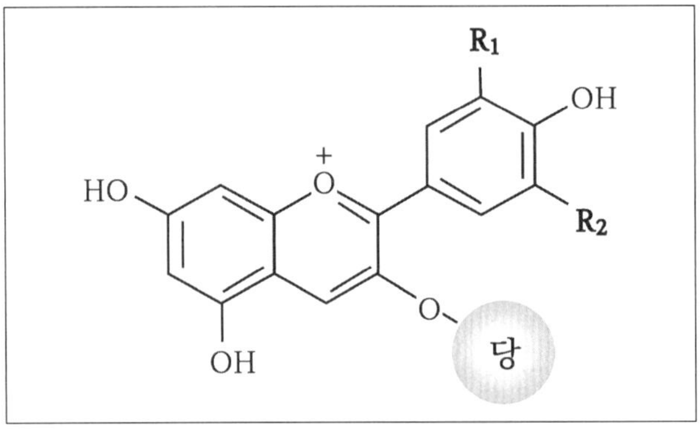

〈그림 3-4〉 아이소플라본(isoflavone) 구조식

　　검정콩(黑大豆)의 맛은 감(甘)하고 성(性)은 평(平)하며, 자보간신(滋補肝腎), 양혈(養血), 거풍(祛風), 활혈(活血), 이수(利水), 해독(解毒), 소아 감질(疳疾) 및 식중독, 약물중독 등의 치료에 효능을 가지고 있다. 흑두즙(黑豆汁)으로 포제를 하면 자보간신(滋補肝腎)의 치료효과를 증강시키고, 한약재의 독성이나 부작용을 줄여준다. 흑두즙(黑豆汁)으로 포제(修治)하는 한약재에는 적하수오(赤何首烏) 및 부자(附子) 등이 있다.

7) 미감수(米泔水) : 미감수는 쌀을 씻을 때에 2번째 헹구어내는 백색혼탁의 쌀뜨물이다. 보통 물과 녹말의 혼탁액이라고 할 수 있으며, 소량의 녹말(starch), 비타민E, 베타글루칸(β-glucan), 타우린(taurine) 아미노산 및 강력한 항산화 성분인 세레브로사이드(cerebroside), 비타민 B_1, B_2 등이 함유되어 있다. 미감수(米泔水)의 맛은 감(甘)하고 성(性)은 한(寒)하며, 해열(解熱), 양혈(凉血), 이소변(利小便), 유지(油脂)에 대한 냄새를 흡착하는 능력이 매우 뛰어나 악취가 제거되는 탈취작용이 있다. 미감수로 포제(修治)하면 유지 부분에 대한 제거, 한약재의 신조성(辛燥性) 저하, 보비중화작용(補脾中和作用)의 증진 같은 효능이 있다. 미감수로 포제(修治)하는 한약재는 창출(蒼朮) 등이 있다.

8) 식염수(食鹽水) : 식염수는 식염에 적당량의 물을 가하여 용해시켜서 얻은 맑은 액체다. 주성분은 염화나트륨($NaCl$)이고, 염화칼슘($CaCl_2$),

염화마그네슘($MgCl_2$), 황화마그네슘($MgSO_4$), 황화칼슘($CaSO_4$) 등이 함유되어 있다.

식염(食鹽)은 맛이 함(鹹)하며 성(性)은 한(寒)하고, 강근골(强筋骨), 연신(軟堅), 산결(散結), 청열(淸熱), 양혈(凉血), 해독(解毒), 방부(防腐), 인약입신(引藥入腎) 등의 효능이 있으며, 교미교취(矯味矯臭)의 효능도 가지고 있다. 염수(鹽水)로 포제(修治)한 한약재(韓藥材)는 약성(藥性)이 개변(改變)되고, 한약재의 보신(補腎), 고정(固精), 이뇨(利尿) 등의 치료효과를 증강시킨다. 염수로 포제하는 한약재는 두충(杜仲), 차전자(車前子), 택사(澤瀉), 파고지(破古紙), 소회향(小茴香), 귤핵(橘核) 및 파극천(巴戟天) 등이다. 염제(鹽製)의 조작법에는 염초제(鹽炒製), 염증제(鹽蒸製), 염쉬제(鹽淬製) 등이 있다.

9) 쓸개즙(膽汁) : 쓸개즙으로 쓰이는 동물로는 소, 돼지, 염소, 양 등이며 신선한 쓸개즙을 사용하는데, 소의 쓸개즙이 가장 좋다. 쓸개즙은 녹갈색 또는 흑갈색이고, 약간 투명한 액체로서 약간의 점성이 있으며, 맛은 쓰고 특이한 비린내가 난다.

주요성분은 콜산(cholic acid), 데옥시콜산(deoxycholic acid), 빌리루빈(bilirubin), 콜레스테롤(cholesterol), 아미노산(amino acid), 지방질, 무기물 등을 함유하고 있다. 쓸개즙(膽汁)은 맛이 쓰고, 성(性)은 한(寒)하며, 청간(淸肝), 명목(明目), 이담(利膽), 통장(通腸), 해독(解毒), 윤조(潤燥), 소담(消痰) 등의 효능을 가지고 있다. 포제(炮製)의 중요 용도는 담남성(膽南星)인데, 천남성과에 속한 여러해살이 풀인 남성(南星)의 독성을 낮추어 주고, 성능을 바꾸어준다.

10) 기타보료(其他輔料) : 양지유(羊脂油), 우유의 유즙(乳汁), 식용유(食用油), 라복즙(蘿卜汁) 및 약즙(藥汁) 등이 있다. 한약재의 약성에 근거하여 질병퇴치에 적합토록 선별하여 사용하는 것이 좋다.

우리나라 1443년 세종대왕 때에 발간된『향약집성방(鄕藥集成方)』의 "제품약석포제법도(諸品藥石炮製法度)"항(項)에서도 운모(雲母)를 불에 달구어 초(醋)에 담금질하여 분쇄하는 것 등을 비롯하여 여러 곳에서 보료(輔料)가 쓰이고 있음을 기록하고 있다.

> ☞ **대마(大麻)의 활성성분** THCA와 CBDA인바, 의약품(醫藥品)과 마약(痲藥)의 중간자적 성질을 띠는 특징이 있다.
>
> THCA : tetrahydrocannabinolic acid
>
> (△9-테트라하이드로칸나비놀산)
>
> 분자식 $C_{21}H_{30}O_2$
>
> CBDA : cannabidiolic acid
>
> (칸나비디올산)
>
> 분자식 $C_{22}H_{30}O_2$

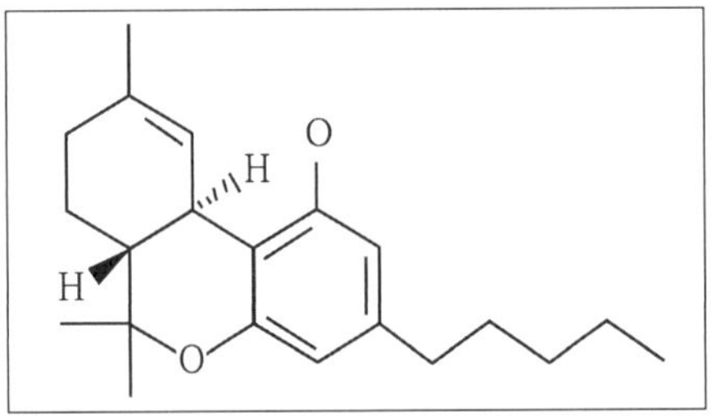

〈그림 3-5〉 THCA 구조식 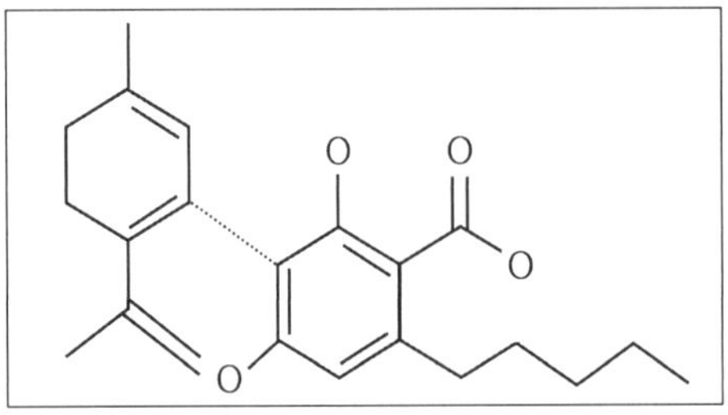   〈그림 3-6〉 CBDA 구조식

〈표 3-1〉 한약재의 유효성분

연번	한약재(韓藥材)	지표물질(指標物質)
1	석류피(石榴皮)	alkaloid, isopelletierine
2	상백피(桑白皮)	morusin, kuwanone A~F
3	목단피(牧丹皮)	paeonol, paeoniflorine
4	오가피(五加皮)	lignan계 : ariensin etc.
5	오배자(五倍子)	tannin, penta-m-digalloylglucose
6	요힘바	yohimbine, ajmalicine
7	당후박(唐厚朴)	β-eudesmol(machilol)
8	울금(鬱金)	curcumine, turmerone, ar-turmerone
9	대산(大蒜)	alliin
10	대황(大黃)	sennoside A~F

연번	한약재(韓藥材)	지표물질(指標物質)
11	맥문동(麥門冬)	saponin계 : ophiopogonin
12	반하(半夏)	homogentisic acid
13	방기(防己)	phenanthrene alkaloid : sinomenine
14	백출(白朮)	atractylon
15	생강(生薑)	zingiberene
16	지모(知母)	saponin : sarsapogenin
17	천궁(川芎)	cnidilide
18	천마(天麻)	gastrodin
19	택사(澤瀉)	alisol A, B, C
20	토복령(土茯苓)	saponin(0.7%) : smilax saponin A, B
21	패모(貝母)	alkaloid : verticine, fritilline
22	향부자(香附子)	α-cyperone
23	현호색(玄胡索)	alkaloid(0.5%) : d-tetrahydropalmatine
24	갈근(葛根)	iso-flavonoid : daidzein
25	감초(甘草)	glycyrrhizin(3~7%)
26	고삼(苦蔘)	alkaloid(1~2%) : (+)matrine
27	길경(桔梗)	saponin : platycodin A, C, D, D_2
28	길초근(吉草根)	monoterpenoids : (+)bornyl isovalerate
29	목향(木香)	costunolide, dehydrocostuslactone
30	방풍(防風)	coumarin계 : psoralen, bergapten
31	백지(白芷)	coumarin계 : byakangelicol
32	세네가	triterpenoid계 saponin : senegin- Ⅱ, Ⅲ, Ⅳ
33	하수오(何首烏)	anthraquinone계 : chrysophanol, emodin
34	황기(黃芪)	flavonoid계 : astraisoflavan
35	구기자(枸杞子)	betaine, carotenoids : zeaxanthin
36	대추	pentacyclic terpenoids : oleanonic acid etc.
37	산수유(山茱萸)	iridoid glycosides : loganin
38	오미자(五味子)	citral etc.
39	오수유(吳茱萸)	indol alkaloids : evodiamine
40	재실(梓實)	catalposides, catapinoside
41	지실(枳實)	umbelliferone, citral
42	진피(陳皮)	d-limonene
43	치자(梔子)	ididoid glycoside : genipin
44	회향(茴香)	anethole, estragole

연번	한약재(韓藥材)	지표물질(指標物質)
45	결명자(決明子)	anthraquinone계 : chrysophanol, emodin
46	의이인(薏苡仁)	coixenolide, coixol, sitosterol
47	차전자(車前子)	mucilage : plantasan
48	대마(大麻)	cannabinoid(2~5%) : THCA, CBDA
49	마황(麻黃)	alkaloids : (-) ephedrine
50	소엽(蘇葉)	perillaldehyde, l-limonene citral
51	익모초(益母草)	flavonoids : rutin, alkaloids : leonurine
52	현초(玄草)	tanninr계 : geraniin
53	당귀(當歸)	decursin, decursinol
54	작약(芍藥)	paeoniflorin, albiflorin
55	시호(柴胡)	saikosaponin a, c
56	황금(黃芩)	baicalin, baicalein, woogonin
57	지황(地黃)	catalpol

3. 한약재가공품(炮製品)의 품질

"한약(약사법 제2조 제5항)이라 함은 동물, 식물 또는 광물에서 채취된 것으로서 주로 원형대로 건조(乾燥), 절단(切斷) 또는 정제(精製)된 생약을 말한다."라고 명시되어 있으며, "생약(대한약전 통칙 제39항)이라 함은 동·식물의 약용(藥用)으로 하는 부분, 세포내용물, 분비물, 추출물 또는 광물을 말한다."라고 명시되어 있다.

한약재(韓藥材)는 안전성(安全性), 유효성(有效性) 및 품질(品質) 등 3가지 요소를 동시에 갖추어야 그 기능을 유지하는 것인바, 유효성은 인정되나 안전성에 문제가 있거나 또는 아무리 안전하다 하더라도 약리효과가 없다면 한약재로서의 의미가 없다. 일반적으로, 한약재의 경우 오랜 경험을 통하여 안전성과 유효성이 확보되어도 품질에 결함 즉, 규격 미달품이 되면 역시 한약재로서의 가치가 없다.

원래 의약품용 한약재 및 식품용 한약재를 포함한 모든 한방제제 등은 사람이나 동물의 질병의 진단, 치료 또는 예방에 사용하는 것을 목적으로 하고 있는바, 사람이나 동물의 생명의 중요성에 따른 건강증진을 위한 선제조건이 한약재의 유효성분을 일정하게 유지할 수 있도록 농작물(약용식물)의 품종개발과 재배방법에 따른 일정한 품질의 확보 즉, 표준화가 이루어질 때 원료로서 안전성 및 유효성을 보장받는 것이다.

한약재 품질(韓藥材 品質)을 확인하는 가장 기본적인 방법은 관능검사(官能檢查, sensory evaluation)이며, 첨단기기분석법 즉, 고속액체크로마토그래피법(high-performance liquid chromatography, HPLC), 기체크로마토그래피법(gas chromatography, GC), 원자흡수분광법(atomic absorption spectroscopy, AAS), 적외선 흡수분광법(infrared spectroscopy, IR), 자외선 흡수분광법(ultraviolet spectroscopy, UV), 핵자기 공명 흡수법(nuclear magnetic resonance spectroscopy, NMR), 질량분석법(mass spectrometry, MS), 유도결합 플라스마 질량분석법(inductively coupled plasma mass spectrometry, ICP-MS)과 이화학시험방법, 순도시험, 정성분석 및 정량분석 등으로 유효성분을 확인하고, 객관적이고 과학적으로 일관된 품질보증(quality assurance, QA) 및 품질관리(quality control, QC) 시스템을 통해 생산과정에서의 변동성을 최소화해야 한다. 따라서, 포제(炮製)를 거친 후의 한약재들은 반드시 규정된 품질에 부합하여야 하고 순도, 형태, 색택, 기미, 수분, 회분 및 성분의 제한량 등 한약재가공품(炮製品)의 기본적인 품질 요구에 적합하여야 한다.

(1) 순도 : 한약재가공품은 반드시 잡질이나 또는 비약용 부위가 혼입되어 있지 않아야 한다.

(2) 형태 : 한약재가공품의 편형(片型) 두께는 반드시 규정에 부합되어야 하고, 편형도 일정하고 균일해야 한다. 불합격한 음편(飮片)은 일정 범위 내에 존재해야 하며, 한약재가공품(炮製品) 중 부스러진 찌꺼기가 혼입되어 있어서는 안 되고, 보료(輔料)가 잔류해 있지 않아야 한다.

(3) 색택 : 한약재가공품은 반드시 고유의 색택(色澤)을 나타내어야 하며, 두드러진 변이가 있어서는 안 된다.

(4) 기미 : 한약재가공품은 반드시 고유의 기미(氣味)를 가지고 있어야 한다. 기미가 바뀌거나 혹은 완전히 없어져도 안된다. 한약재가공품(炮製品)의 기미의 상실은 보존기간과 유관하며, 장기간 저장하는 것은 좋지 않다.

(5) 수분 : 한약재가공품 중의 수분함량(水分含量)은 반드시 규정한 범위 내에

있어야 하며 일반적으로, 8% 이하에 있어야 한다.
(6) 회분 : 한약재가공품의 회분(灰分)은 반드시 규정 범위 내에 있어야 한다.
(7) 성분의 제한량 : 일부 한약재가공품의 유효성분(有效成分)의 함량 및 유독성분(有毒成分)의 제한량은 반드시 규정에 부합되어야 한다.

〈표 3-2〉 한약재단위 / 조견표 / 특수단위

약재단위

分 푼	錢 돈	兩 냥	斤 근	
0.375 g	3.75 g	37.5 g	600 g	채소 375 g

조견표

1돈	2돈	3돈	4돈	5돈	6돈	7돈	8돈	9돈	10돈
3.75g	7.5g	11.25g	15g	18.75g	22.5g	26.25g	30g	33.75g	37.5g

특수단위

한자명	우리말 / 뜻	적용 한약재
箇 개	개	배(梨), 수세미(絲瓜)
莖 경	줄기	등심(燈心), 파(葱)
貫 관	관/3.75 kg	생강
塊 괴	덩어리	생강
團 단	단/한 묶음	등심(燈心)
對 대	개	양신(羊腎)
斗 두	말/1.8리터	
粒 립	톨	오미자, 두시(豆豉), 화초(花椒), 쌀(米)
枚 매	매(개)	대추, 치자, 호도, 반하(半夏), 오매(烏梅)
本 본	뿌리	파(葱)
首 수	마리	오공(蜈蚣)
升 승	되/1.8리터	대추, 생강
匙 시	숟갈/밥숟갈 하나	생강즙, 밀(蜜)
葉 엽	잎	박하, 파잎(葱青)
짝	짝/100근	대부분의 한약재(韓藥材)
條 조	가닥	백화사(白花蛇)
撮 촬	웅큼	쌀(米)
隻 척	짝/쌍으로 된 것의 한쪽	돼지 족발(猪蹄)
寸 촌	치/촌/길이 2.5~3cm	파(葱), 칡넝쿨(葛藤)
片 편	조각, 장	생강, 금박(金箔)
合 합	홉/180ml	두시(豆豉), 진창미(陳倉米), 대추

제4장

|

한약재가공(炮製)의
기초 실험결과에 따른
이화학적 성분의 변화

제4장 한약재가공(炮製)의 기초 실험결과에 따른 이화학적 성분의 변화

전통적인 포제기술은 머리말 및 서론에서 기술한 바와 같이 한약재의 품질을 향상시키는 중요한 의의를 가지는바, 아직 미흡한 한약재가공에 있어서 포제방법의 과학화, 표준화, 기계화, 자동화 등 현대화에 지속적인 연구 및 개발의 논의가 집중적으로 필요하다고 사료된다. 한약재를 가열(加熱) 또는 수침(水浸)하거나 술(酒), 초(酢), 염(鹽), 약즙(藥汁) 등의 보료(輔料)를 넣고 포제 과정을 거치게 되면 그 한약재의 이화학적 성분에 변화를 줄 수 있는데, 포제과정 중 유효성분이 용출되거나 또는 가수분해되거나 새로운 성분으로 전화될 수 있다. 한약재의 유효성분은 치료효과와 직접적인 관계를 가지고 있기 때문에 한약재가공(炮製)으로 인하여 발생하는 이화학적 성분변화에 대한 연구는 지대한 의의를 가지게 된다. 따라서, 포제의 보편타당성에 대한 연구가 과학적인 기준, 조건, 용도 등의 사실여부를 검토해야 한다.

아래 사항과 같이 한약재를 포제할 때 그 함유성분 및 약리작용이 변화된다고 기초 실험결과에서 밝혀지고 있다.

1. 알칼로이드(alkaloid)함유 한약재의 변화

천연물인 한약재(생약), 약용식물 및 식용식물 등을 포함한 모든 식물들은 천적으로부터 스스로를 방어하려는 다양한 화학물질을 만드는데, 이를 **알칼로이드**(alkaloid)라 한다. 알칼로이드는 탄소(C)·수소(H)·질소(N) 외에 황(S)·염소(Cl) 원자를 포함하는 화합물로 대부분 경우 알칼리성을 띤다. 알칼로이드(alkaloid)라는 명칭을 처음 사용한 사람은, 독일의 약제사 카를 마이스너(Karl Meissner)로 식물에서 발견된 화학물질에 "식물의 재"를 뜻하는 라틴어 'alkali'에서 유래된 이름으로 알칼로이드(alkaloid)라는 명칭을 붙이게 되었다. 이후 알칼로이드는 식물뿐만 아니라 동물 및 일부 곰팡이 같은 미생물에서도 생성할 수 있다는 사실이 밝혀졌으며, 알칼로이드라는 명칭은 그대로 남아있다. 알칼로이드는 식물 체내에 들어 있는 질소(N)를 가진 염기성 물질을 총칭하는바, 특수한 약리작용을 하면서 쓴맛을 내는 것이 많으며, 대표적인 것으로는 차(茶)나 커피(coffee)에 들어 있는 카페인(caffeine, theine) 및 코코아(cocoa) 그리고, 초콜릿(chocolate) 중에 있는 테오브로민(theobromine) 등이 있다.

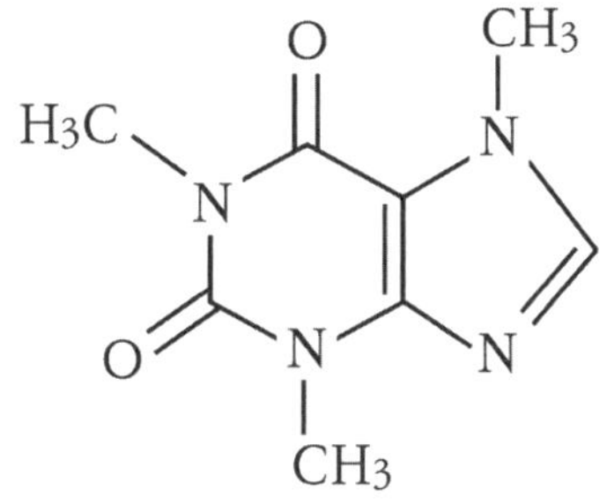

<그림4-1> 카페인($C_8H_{10}O_2N_4 \cdot H_2O$) 구조식

알칼로이드는 아미노산(amino acid)이 주원료이다. 1917년 동위원소 ^{14}C (핵종)를 아미노산에 넣어 추적하여 알칼로이드 생합성 과정을 처음으로 밝힌 바 있다. 여러 가지의 알칼로이드(alkaloids)가 함유된 한약재를 가열처리하면 일부 알칼로이드는 분해된다. 또한, 일부 알칼로이드는 수처리(水處理)할 때 추출 및 제거된다. 알칼로이드는 매우 다양한 종류가지며 편차도 커서 정형화된 단일화 정의를 내리기는 어렵다. 일반적으로, 자연계에 존재하는 물질 중에서 질소를 포함한 염기성 유기화합물을 의미한다. 분자구조상 복잡한 알칼로이드 구조를 이해하는 데는 알킬아민(alkylamine)·피페리딘(piperidine)·피리딘(pyridine) 등 질소함유 유사 화합물들이 기본이 된다. 피페리딘(piperidine)은 사이클로헥산(cyclohexane)의 탄소원자 하나가 질소로 치환되어 아민(amine) 작용기를 고리(ring)에 지니고 있는 이종원자(異種原子) 고리아민 화합물이고, 피리딘(pyridine)은 질소원자 한 개를

가지는 6원자 헤테로 고리(heterocycle) 방향족 화합물(aromatic compounds)이다. 또한, 알칼로이드(alkaloids)를 "식물염기(植物鹽基)"라고도 부르는 이유는 생체에 유입되었을 때 특정한 생리적 반응을 일으키는 물질이기 때문이다. 예를 들어, 천오(川烏) 및 초오(草烏)는 유독한 한약재로서 포제(炮製) 또는 수치(修治)하지 않고 그대로 복용하게 되면, 신경독작용(神經毒作用, neurotoxin)이 일어나고 시력에 손상을 주어서 실명을 하는 등 여러 가지 부작용이 발생한다. 향후, 연구과제는 천오(川烏) 및 초오(草烏)의 아코니틴(aconitine) 함량이 포제 전후에 어떻게 얼마나 변화 하는가 또한, 다른 성분으로 가수분해가 일어나는 유무이다.

아코니틴(aconitine)이란, 무색 또는 흰색 결정가루로 분자량이 646($C_{34}H_{47}O_{11}N$)인데 별명이 "아세틸벤조닐아코닌(acetylbenzoylaconine)"이며, 아코니트(aconite)의 잎과 뿌리에서 얻는 맹독의 알칼로이드(alkaloid) 성분이다. 아코니틴의 물(水)에 대한 용해도는 1:3300이다. 천오(川烏)나 초오(草烏)가 포제 전에는 아코니틴(aconitine)이 함유되어 있으나, 포제 후에는 가수분해 되어 아코니틴(aconitine)의 함량이 많이 감소하고, 독성이 적은 벤질아코닌(benzylaconine)이 생성된다는 보고가 있다. 즉, 아코니틴(aconitine)이 함유되어 있는 한약재를 7~10일간 침포(浸泡)하는 포제방법이 있는데, 이때 아코니틴(aconitine)이 물(水)에 많이 추출 및 제거되어 한약재의 독성이 약해진다. 반하(半夏)는 생(生)으로 복용 시 독성작용이 강하여 인후(咽喉)나 위(胃)점막에 자극적 부작용이 유발되지만, 수제(水製)나 강제(薑製) 또는 백반제(白礬製)를 하게 되면 독성은 줄지만, 효능에는 변화가 없다는 사실도 밝혀졌다.

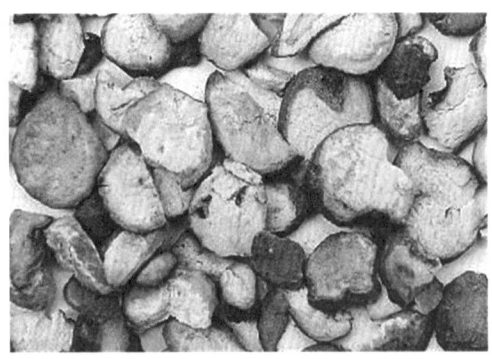

<그림4-2> 천오(川烏)

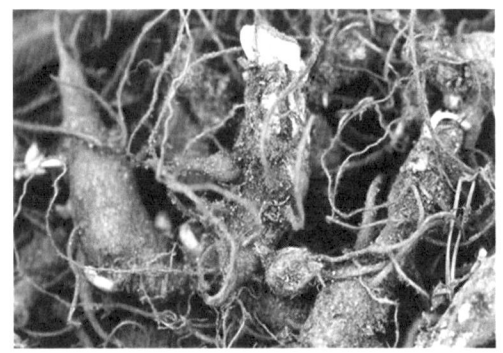

<그림4-3> 초오(草烏)

2. 배당체(配當體)함유 한약재의 변화

　배당체(glycosides)는 당(糖)부분과 비당(非糖)부분으로 구성되어 있으며, 당부분의 수산기(-OH)와 비당부분의 수산기가 축합반응(condensation reaction) 즉, 유기화학반응에서 2개 이상의 분자 또는 같은 분자 내에 2개 이상의 작용기(functional group)가 원자(atom) 또는 원자단(atom group)을 간단한 화합물의 형태로 분리하여 결합하는 반응으로 형성된 것으로 비당부분을 아글리콘(aglycone)이라 한다. 당분자가 글리코사이드 결합(glycosidic bond)을 통하여 수산기(-OH)가 당(糖) 이외의 화합물의 OH기와 결합되어 있는 분자(分子)를 말한다. 즉, 당류의 환원기와 알코올(alcohol)이나 페놀(phenol) 등 수산기(-OH)를 가진 유기화합물이 결합한 화합물을 총칭한다.

　○ 비당부분(aglycone)의 종류에 따라 분류되는 배당체들

　　❶ 페놀(phenol) 배당체 : 옻독의 원인물질인 옻나무 잎의 알부틴(arbutin), 리그닌(lignin) 형성하는 소나무의 코니페린(coniferin) 등

　　❷ 청산(hydrocyanic acid) 배당체 : 분해되면 청산(靑酸)이 생성되어 유독한 매실, 쓴아몬드, 살구씨의 아미그달린(amygdalin) 등

　　❸ 겨자유(油) 배당체 : 마이로시네이스(myrosinase) 효소에 의해 분해되어 매운 성분인 겨자유가 휘발되는 겨자씨, 고추냉이(와사비)뿌리의 시니그린(sinigrin) 등

　　❹ 쿠마린(coumarin) 배당체: 산수국 잎의 감미성분인 아이소쿠마린(isocoumarin) 즉, 천연유기 화합물의 일종인 락톤(lactone)으로 카르복시기(carboxyl group)와 히드록시기(hydroxyl group)를 함께 가지는 화합물에서 두 작용기 간의 축합반응(縮合反應)에 의하여 물 분자 하나가 떨어져 나가 생긴 고리 모양의 에스테르(ester)화합물 등

　　❺ 플라보노이드(flavonoid) 배당체: 꽃, 과실 등의 색소에 많은 안토시아닌(anthocyanin) 색소가 이에 해당됨

　　❻ 스테로이드(steroid) 배당체: 계면활성(界面活性), 용혈작용(溶血作用)을 가지는 유독한 것으로 식물에 널리 분포하는 사포닌(saponin), 강심작용(強

心作用)을 하는 디기탈리스 푸르푸레아(digitalis purpurea) 잎의 디기토닌(digitonin) 등이다.

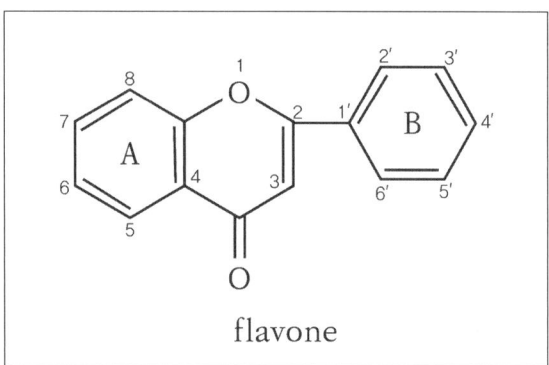

<그림4-4> 플라보노이드(flavonoid) 기본구조

플라보노이드계 색소(flavonoids)는 대표적인 피토케미칼(phytochemical) 성분 중의 하나이며, 색을 나타내는 중요한 성분으로서 녹엽(綠葉) 및 백색의 채소(菜蔬)나 감귤류의 껍질(陳皮)에 많이 함유한다. 원래 플라보노이드는 라틴어의 황색을 나타내는 "flavus"에서 유래된 이름이다. 산성에서는 무색이지만, 알칼리성에서는 황색을 띤다. 철(Fe)·알루미늄이온(Al^{+3})과 킬레이트(chelate)를 이루 어 갈색 또는 녹색으로 변하는데, 비교적 안정한 색소이다. 이 색소는 플라본(flavone), 플라보놀(flavonol), 플라바논(flavanone), 플라바노놀(flavanonol), 아이소플라본(isoflavone) 등으로 분류할 수 있다. 여러 종류 의 플라보노이드는 종양억제 등 항암성분 뿐만 아니라 기능성 식품의 소재로 이용되고 있다. 플라보노이드(flavonoid)의 기본구조는 화학구조상 벤젠핵 2개를 3개의 탄소 즉, 프로판(propane)으로 연결한 디페닐프로판(diphenyl propane)의 기본적인 구조이며, 당류(glucose, rhamnose 등)와 결합한 배당체(glycosides) 형태로 식물성 식품 및 한약재에 널리 존재하는 색소이다. 이 수용성 색소에는 카테킨(catechin), 안토시아닌(anthocyanin), 안토잔신(anthoxanthin) 등이 있다. 특히, 플라바논(flavanone)에 해당하는 진피(陳皮)의 쓴맛성분 즉, 배당체 형태의 헤스페리딘(hesperidin)과 나린진(naringin)이 있는데, 화학식은 다음과 같다.

5,7,3´-trihydroxy-4´-methoxy flavanone의 7-rhamonoglycoside(헤스페리

딘)과 5,7,4´-trihydroxy flavanone의 7-rhamonoglycoside(나린진)이다.

　　배당체(glycosides) 형태의 플라보노이드 색소들은 가열 가공 시 가수분해되어 아글리콘(aglycon)이 유리된다. 이에, 한약재들은 통상적으로 분해효소를 가지고 있기 때문에 일정한 습도와 온도가 유지되면, 효소에 의해 가수분해가 일어난다. 대부분 물(水)에 잘 용해되므로 한약재들을 장시간 물로 처리할 때 배당체가 추출 및 제거되거나 효소작용에 의하여 배당체가 분해될 수 있다. 그러나, 한약재들을 가열처리하면 효소가 파괴되므로 배당체의 분해를 억제하게 된다. 한 예로, 괴화(槐花)를 가열처리(heat-treatment)하면 효소에 의해 파괴되어 루틴(rutin)의 분해를 방지한다.

　　일반적으로, 배당체는 에탄올(ethanol), 클로로포름(chloroform), 초산에틸(ethyl acetate) 등에는 용해가 되나, 에테르(ether), 벤젠(benzene) 등에는 난용이다. 배당체의 용해도(solubility)는 배당체가 가지고 있는 당분자의 수(數)와 밀접한 관계가 있다. 배당체는 술(酒)에는 쉽게 용해되므로, 포제보료로 술을 상용하게 된다. 또한, 배당체는 물에 잘 용해되기 때문에 수제(水製) 시에는 가볍게 포(泡)하여 많이 습윤토록 함으로써, 용해로 발생하는 문제와 가수분해 등으로 유효성분의 손실이 발생하는 것을 방지하여야 한다. 특히, 감초(甘草), 대황(大黃), 진피(秦皮) 즉, 물푸레나무의 껍질을 말린 것 등은 용해도(solubility)가 빠르다. 포제과정 중 폭건(曝乾), 화건(火乾), 초(炒) 등의 방법은 효소를 불활성화시켜 한약재들의 변질을 방지함으로써 치료작용을 보증해 줄 수 있는 것이다. 배당체는 산성 조건하에서는 가수분해가 용이하게 일어나 배당체의 함량이 감소되고, 타성분의 증가를 가져오는 복합성이 있기 때문에 포제 시에 전문적인 의료 유통상의 요구가 아니면 초제(醋製)는 가급적 하지 않는 것이 좋다.

3. 소화효소(消化酵素)함유 한약재의 변화

　　소화(消化, digestion)란, 한약재 및 한방식품성분 중의 물(water), 알코올(alcohol), 포도당(glucose), 비타민(vitamin) 및 무기염 즉, 무기산과 염기가 반응하여 생성되는 물질 등으로 영양성분을 흡수하기 쉬운 형태로 변화시키는 작용이다. 한약재 및 한방식품 중의 단백질(proteins), 지방질(lipids), 탄수화물(carbohydrates)의 대부분은 분자량이 크므로 소화관 속에서 저분자의 상태로 가수분해되어 흡수된다. 입에서부터 대장에 이르는 사이의 소화관 중에서 분비되는 소화액에 포함되는 여러 소화효소(消化酵素, digestive enzyme)에 의해서 이들 성분이 소화(digestion)되는 것이 "화학적 소화"이고, 장내세균의 분해에 의해 소화(digestion)되는 것이 "생물학적 소화"이다. 이에, 소화효소는 영양소(nutrient)를 주로 하여 가수분해에 의해 그의 구성단위로 분해하는 효소이다. 소화액 중에 포함되어 있는 것으로는 아밀라제(amylase), 말타아제(maltase), 락타아제(lactase), 수크라아제(sucrase) 등의 당질분해효소, 프로테이나제(proteinase), 펩티다아제(peptidase) 등의 단백질분해효소 및 리파아제(lipase) 같은 지방분해효소 등이 있으며, 단백질 소화 중 위액의 펩시노겐(pepsinogen), 췌액의 트립시노겐(trypsinogen), 키모트립시노겐(chymotrypsinogen) 등은 분비된 형태로는 활성이 없으나 곧, 소화관내에서 활성화되는 것이 많다. 전술한바와 같이 한약재 중에는 녹말(starch), 단백질(protein), 지방질(lipid) 등을 분해하는 효소가 들어 있다. 이러한 한약재들을 가열처리(heat-treatment)하면 효소가 파괴되어 소화작용을 상실한다. 예를 들어, 맥아(麥芽)를 초황(炒黃)하는 경우에는 별문제가 없으나, 초초(炒焦)하거나 초흑(炒黑) 또는 초탄(炒炭)하게 되면 디아스타제(diastase)가 파괴되어 녹말을 분해하는 작용이 거의 없어진다. 따라서, 소화효소가 유효성분으로 들어 있는 한약재들을 초초(炒焦)하거나 초흑(炒黑) 또는 초탄(炒炭)하면 그 한약재들의 품질이 저하된다.

4. 정유(精油)함유 한약재의 변화

정유(terpenoids)는 에센셜 오일(essential oil)이라 칭하며, 꽃, 잎 등 식물체를 수증기의 증류에 의해 얻어지는 휘발성 유상물질(揮發性 油狀物質)이다. 이것은 아이소프렌(isoprene)의 2분자 또는 그 이상이 중합한 형태로 터펜(terpene)류 및 이의 유도체(derivatives) 즉, 알코올(alcohol)·에스테르(ester)·알데히드(aldehyde)·케톤(ketone) 등이 주성분이다. 정유(精油)는 치료작용을 하는 일종의 활성성분으로서, 보통 방향(芳香)의 기미(氣味)를 가지며 상온에서는 약간 휘발하며, 가열하면 더 잘 날아간다. 유기용제 즉, 고체, 기체, 액체 등을 녹일 수 있는 액체상태의 유기화합물이나 지방유(fatty oil) 중에는 쉽게 용해하고, 70% 이상의 에탄올

(ethanol) 중에서도 잘 녹는다. 수중에서는 극소량이 용해되며 유상액체 상태를 나타낸다.

　대부분의 식물 중에는 휘발성 방향물질이 함유되어 있다는 사실을 아주 오래 전부터 사람들은 전통적으로 알고 있었던 것이 문헌을 통해 밝혀지고 있다.

　예로서, 중국에서 가장 오래된 제약전서(製藥全書)인 "뇌공포자론(雷公炮炙論)"에서도 휘발성분이 함유한 한약재에 대해서는 화처리(火處理)가 불가하다고 지적한 바 있는데, 인진(茵陳)에 대해 "물영범화(勿令犯火)" 즉, 화처리(火處理)가 좋다고 범하지 말라고 밝힌 바 있다. 이는 휘발성분이 함유된 한약재는 가열처리가 옳지 않음을 지적한 것이다. 뇌공포자론(雷公炮炙論)이란, 유송(劉宋)시대의 뇌효(雷斅)가 저술하고, 호흡(胡洽)이 개정(改訂)한 한방약물 포자(炮炙)에 관한 3권의 전문서적이다. 한약재 포제학의 기본지식을 소개하고, 약 300종의 한방약물의 포자와 가공방법을 기술하고 있다. 일반적으로, 한약재가 가열처리를 받으면 정유의 색이 진해지고 굴절률(屈折率)이 커지는 것을 볼 수 있다. 정유가 함유된 한약재들을 가열처리하면, 한약재속의 정유함량이 낮아짐과 동시에 그 물리화학적 성질도 변할 뿐만 아니라 약리작용도 달라진다. 예를 들면, 육두구(肉荳蔻)를 외(煨)하여 사용하면 토끼의 장(腸)의 연동운동을 뚜렷이 억제하는 작용을 나타내는 연구결과가 있다. 또한, 정유가 들어 있는 한약재를 미감수(米泔水)에 담그는데 이 방법으로 가공하면 한약재 속의 일부 정유가 추출 및 제거가 된다. 한 예로, 창출(蒼朮)을 미감수(米泔水)에 담그면 정유의 함량이 약간 적어진다. 모든 정유류를 함유한 한약재들은 포제과정중 가열처리(heat-treatment)하면, 정유를 현저히 감소시키는 결과를 얻게 된다. 수제 시에는 너무 오래 침(浸)하거나 포(泡)하는 것을 옳지 않다. "창수세(滄水洗)"란 말이 있듯이 물과 접촉하게 되면 방향성분을 잃게 되며, 젖은 것을 쌓아두면 발효에 의한 변질을 가져온다. 수제 시에는 조금 가열하거나 또는 화제법(火製法)은 행하지 않는 것이 옳다. 이는 정유성분의 손실로 인하여 치료효과에 영향을 줄 수 있기 때문이다. 다만, 한약재 중의 정유성분을 제거 또는 감소시켜 부작용을 감소시키고자 할 때는 포제(炮製)를 행하는 것이 좋다. 예로서, 창출(蒼朮)은 포제를 거쳐야 조성(燥性)을 줄여줄 수 있고, 천궁(川芎)은 두통발생의 부작용을 막을 수 있다. 한약재들을 포제한 결과 정유의 함량 변화에 대한 비율을 보면, 초탄(炒炭) 후에는 80%, 초초(炒焦) 후에는 40%, 외(煨) 또는 토초(土炒)하면 20%, 초(醋), 술(酒), 염(鹽), 미감수(米泔水), 맥부(麥麩) 등으로 초(炒)하면 10~15% 정도의 감소가 발생하였다는 연구보고가 있다. 한약재들은 포제를 거치게 되면 정유의 성질에 변화가 일어나, 표면의 색깔을 진하게 하거나 절광률(折光率) 즉, 한약재 착유처리 비율이 증대되고 생리작용에 변화를 줄 수 있다. 예로서, 육두구(肉荳蔲)의 정유는 외(煨)한 후에 집토끼의 장관수축의 억제작용이 증강되어 장(腸)의 지사작용이 일어난다는 연구보고도 있다.

5. 탄닌(tannin)함유 한약재의 변화

탄닌(tannins)은 약용식물 및 식용식물의 줄기, 잎, 뿌리줄기(root stocks)에 널리 함유되고 있으며, 특히, 미숙한 과실들 및 식물의 종자(種子) 등에도 상당량이 존재하고 있다. 가장 좁은 의미에서의 탄닌(tannins)은 디갈린산(digallic acid), 갈로탄닌산(gallotannic acid)을 말한다. 비교적 널리 사용되고 있는 분류방법으로는 스텐하우스-프로크터(Stenhouse-Procter) 분류법이 있다.

이 분류법은 탄닌들을 산소가 공급되지 않는 상태에서 190℃ 이상으로 가열할 때 카테콜(catechol)을 형성하는 탄닌을 카테콜 탄닌(catechol tannins), 피로갈롤(pyrogallol)을 형성하는 탄닌을 피로갈롤 탄닌(pyrogallol tannins)으로 분류하는 방법이다. 한편, 한약재의 성분들로서 논의되는 탄닌들로는, 카테킨류(catechins)와 그 유도체들, 류우코안소사이야닌류(leucoanthocyanins), 클로로제닌산(chlorogenic acids)과 같은 페놀기(phenol group)를 가진 산들(acids) 등 3가지 종류로 분류할 수 있다.

카테킨(catechin, $C_{15}H_{14}O_6$)은 플라보노이드(flavonoids)의 구조형태상 $C_6-C_3-C_6$의 탄소골격(carbon skelton)의 특징을 가지고 있다.

$$(Catechin)_n = Tannin$$
$$(where : n\ is\ polymer.)$$

류우코안소사이야니딘(leucoanthocyanidin) 색소는 효소에 의한 산화(enzymatic oxidation)나 자동산화(autoxidation)를 받기 쉬우며, 카테킨류(catechins) 보다 훨씬 더 쉽게 중합(polymerization)된다. 페놀기(-OH)를 가진 산들(acids)로서는 클로로제닌산 (chlorogenic acid)이외에도 카페산(caffeic acid, $C_9H_8O_4$), 카페산의 페놀에스테르(phenyl caffeate), 네오클로로제닌산 (neochlorogenic acid), 이소클로로제닌산(isochlorogenic acid), 파라-쿠마릴키산(p-coumarylquinic acid) 등이 있으며, 한약재의 갈색화 반응(browning reaction)에 중요한 기능을 가지고 있다. 탄닌(tannins)은 다가페놀류(多價phenol類)의 수산기(-OH)를 가진 화합물로서 식물 중에 광범위하게 존재하는데, 차(tea)의 경우 10~15% 함유한다. 약리적 효능으로는 수렴제로서 지사(止瀉), 지혈(止血) 또는 독극물이나 중금속 중독의 해독제로 쓰이고 있다. 탄닌(tannins)은 화학적으로 에스테르결합(ester bond)을 가지고 산(acid)이나 효소 등으로 분해하기 쉬운 가수분해성 탄닌(tannins)과 공기산화로 분자간 축합이 이루어져 암갈색 고분자화합물로 변하기 쉬운 결합형 탄닌(tannins)으로 나눌 수 있다. 탄닌(tannins)은 금속이온과 결합하기 쉽고, Fe^{+3}과는 탄닌산 철염(鐵鹽)을 생산한다. 탄닌산류는 공기 중의 산소에 의해 산화(酸化)하고 산성용액 중에서는 잘 변색한다. 따라서, 포제과정 중에 특별한 주의가 요구된다. 대황(大黃)의 경우, 포제 전에는 함유되어 있는 사하작용을 하는 안트라퀴논(anthraquinone)과 수렴작용을 하는 탄닌(tannin)이 함유되어 있는데, 술(酒)에 넣어 볶거나 찐 다음 즉, 주초(酒炒)나 주증(酒蒸)을 거친 후에는 안트라퀴논(anthraquinone) 배당체의 함량은 매우 감소하지만, 탄닌(tannins)의 함량에는 크게 변화하지 않으므로 대황(大黃)의 사하작용은 줄어들고, 수렴지사작용은 상대적으로 증강하게 된다. 그러므로, 주증대황(酒蒸大黃)은 사하작용이 완화하게 되지만, 고온처리하게 될 때 탄닌 성분의 일부 감소도 일어나므로 치료효과에 영향을 주게 된다. 예를 들어, 지유(地楡)를 초탄(炒炭)할 때 고온으로 가열처리하면, 항산화 작용, 항균작용, 항염증 효과 등이 많이 감소하므로, 포자(炮炙)시에 불꽃을 잘 조절해서 한약재의 효능이 잘 발휘되도록 노력해야 한다.

탄닌(tannins)이 함유되어 있는 한약재들을 180~200℃로 가열하면, 탄닌이 분해되어 카테콜(catehol) 또는 피로갈롤(pyrogallol)을 만든다. 그러나, 한약재를 그 보다 낮은 온도로 가열처리하면, 탄닌(tannins)의 함량은 약간 감소하지만,

별다른 큰 변화가 발생하지는 않는다. 탄닌(tannins)은 물(水)에 잘 용해되므로, 탄닌이 함유되어 있는 한약재들을 물에 오랫동안 담가두면 그 함량이 줄어든다. 탄닌(tannins)은 철(Fe)과 화학반응을 일으켜 탄닌철을 형성한다. 그러므로, 탄닌(tannins)이 함유되어 있는 한약재들을 가공(炮製)할 때 철(鐵)로 만든 용기를 사용해서는 안 된다.

6. 유기산(有機酸)함유 한약재의 변화

식물 중에 존재하여 세포의 호흡작용에 기질(substrate)로 이용되는 유기산(organic acids)은 산성을 띠는 유기화합물의 총칭으로 식물계에 널리 분포하지는 않지만, 산미(酸味)를 가진 과실 중에 많이 함유되어 있다. 유기산이 함유되어 있는 한약재들을 가열처리할 때 휘발성 유기산(volatile organic acids)은 많이 증발하게 되고 또한, 일부 유기산(organic acids)은 파괴된다. 저분자 유기산(有機酸)은 대부분 물(水)에 용해되기 때문에 한약재들을 물에 장시간 침포하게 되면 추출 및 제거되며, 그 함량이 줄어들게 되므로 수제 시에는 짧은 시간에 빨리 습윤하도록 하여 유기산이 용해되어 유실되는 것을 막아야 한다. 유기산은 인체에 대한 영양생리학적으로 매우 중요한 작용을 가지고 있다. 예로서, 산사(山査)를 초탄(炒炭)한 후에는 유기산(organic acid)이 65~70% 파괴되어 산성이 감소하고, 그 자극성도 감소하게 된다. 또한, 조매(烏梅)를 생용하게 되면 치아에 손상을 주지만, 초제(炒製)를 하게 되면 산성이 줄어들어 그 자극성도 줄어든다. 유기산을 함유한 한약재는 종종 알칼로이드(alkaloid)를 함유한 한약재와 공제(共製)하는데, 이런 경우에 용해도(solubility)가 증가하고, 치료효과도 증강한다. 한 예로, 오수유(吳茱萸)와 황련(黃連)을 공제(共製)하는 경우이다.

7. 지방질(脂肪質)함유 한약재의 변화

지방질(脂肪質)은 C, H, O를 함유하고 있는 유기화합물로서 탄수화물(炭水化物), 단백질(蛋白質)과 함께 3대 영양소의 하나로 영양학적으로 매우 중요한 성분인 바, 농축된 에너지원일 뿐만 아니라 세포막을 구성하고, 피하조직, 장기의 보호작용 및 유수신경(有髓神經, medullated nerve) 즉, 신경세포에서 나온 축삭돌기가 수초(髓鞘)와 신경초(神經鞘)로 덮여진 신경의 절연체 역할을 하는 등 생체에 매우 중요한 성분이다. 또한, 지질(脂質)은 지방질(lipids)을 지칭하며, 조지방(粗脂方) 즉, crude fats와 같은 뜻이다. 지방질은 유지(fats and oils)를 의미하며, 상온에서 고체상태가 지방(fats)이고, 액체상태가 기름(oils)이다. 유지(油脂)는 1분자의 글리세롤(glycerol) 또는 글리세린(glycerin)과 3분자의 지방산(脂肪酸, fatty acids)이 에스테르결합(ester bonds)된 구조의 혼합물로 트리글리세라이드 또는 트리아실글리세롤(triglycerides, triacylglycerols, TG)이라 하며, 중성지방(中性脂肪, neutral fats)을 의미한다. 이는 녹는점(melting point, MP)에 따라 굳기름(fats) 또는 오일(oils)로 불리고 있다.

Triglycerides → Fatty Acids + Glycerol

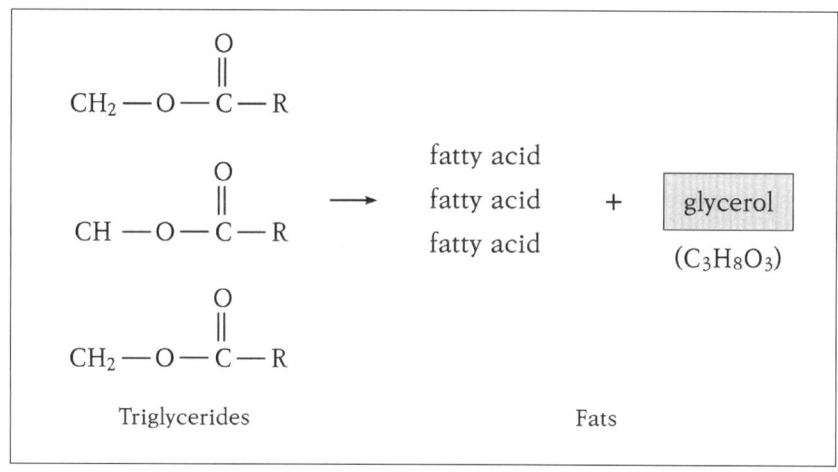

※ 지방산(fatty acid)의 일반식(一般式)은 C_nH_mCOOH로 표시한다.

※ 글리세롤(glycerol)이란, 3가(價) 알코올로 고점도(高粘度) 및 감미(甘味)있는 액체이다.
　☞ **별칭** glycerin / glycerine / propanetriol / 1,2,3-trihydroxypropane / 1,2,3-propanetriol

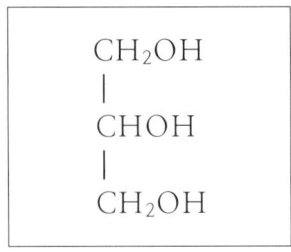

<그림4-5> 글리세롤(glycerol) 구조식

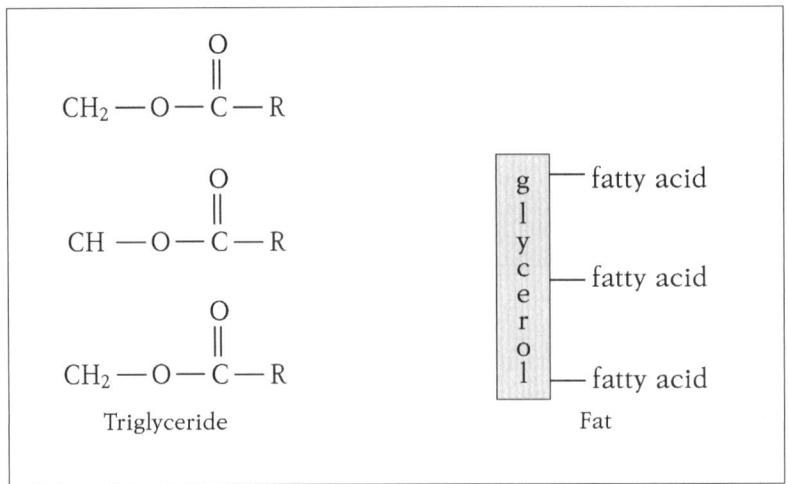

<그림4-6> 트리글리세라이드(triglycerides) 구조식

지방질은 물에 녹지 않으며, 소위 지용성 용매(fat-soluble solvents)로 알려져 있는 에테르(ether), 아세톤(acetone), 클로로포름(chloroform, $CHCl_3$), 이유화탄소(carbon disulfide, CS_2), 사염화탄소(carbon tetrachloride, CCl_4) 등에 잘 녹는 물질들을 총칭한다.

천연물의 지방산(脂肪酸)에는 포화지방산(saturated fatty acids)과 불포화지방산(unsaturated fatty acids)이 존재하며, 생합성 메커니즘에서는 대부분이 짝수(even number)개의 탄소고리를 가지고 있는 직쇄형(straight chain)이며, 홀수(odd number)개의 탄소고리를 가지는 것도 있다. 직쇄형에서 이중결합(double bonds)이 없는 것을 포화지방산(saturated fatty acid, sat′d)이라 하고, 이중결합(double bonds)이 있는 것을 불포화지방산(unsaturated fatty acid, unsat′d)이라 한다.

지방산은 탄소원자가 적게는 4개의 부티르산(butyric acid, $CH_3CH_2CH_2COOH$)에서 많게는 30개의 멜리스산(melissic acid, $CH_3(CH_2)_{28}COOH$)까지 짝수 개로 구성된 화합물이며, 카르복시기(-COOH)를 가지고 있어 "ROOH"로 표기한다.

〔✎R(alkyl group): 친유기(親油基)/[-COOH]: 친수기(親水基)〕

한약재 및 한방식품 중에 들어 있는 유리지방산(free fatty acid), 납(wax), 지용성 비타민(fat-soluble vitamins), 색소 등이 유지용매로 지방질을 추출할 때 동시에 추출되는데, 이들을 모두 합하여 유지질(類脂質) 즉, "리포이드(lipoid)"라 한다.

지방질은 효과적인 에너지원인 동시에 생체성분, 저장영양소, 열(熱)에 대한 절연체, 충격에 대한 방어작용이 있으며, 필수지방산(essential fatty acid)으로써 체내 모든 막조직의 구성분인 인지질(phospholipids)의 필수 성분이 되어 세포내외의 영양소와 여러 성분들의 투과성을 조절하는 체성분이 되고 있다.

○ 한약재(韓藥材)로 쓰이는 대두유(soybean oil), 옥배유(corn oil), 피마자유(castor oil) 즉, 아주까리 기름(ricinus oil) 등에 함유된 중쇄 중성지방질(medium chain triglycerides, MCT)을 중심으로 기술하면 다음과 같다.

MCT 오일이란, 오일의 분자구조 화학식에 따른 이름으로 통상 지방질이 C_{16}~C_{20}의 지방산(脂肪酸)을 주된 구성성분으로 하고 있는데 반해서, C_6~C_{12}의 중쇄 지방산을 구성성분으로 하는 중성지방질(triglycerides)을 "미디엄 체인 트리글리세라이드(medium chain triglycerides, MCT)"라고 부른다. 우리말로 "중쇄 중성지방질" 또는 "중사슬 중성지방질" 등으로 부르며, 일반적으로 MCT라고 약칭한다. 이는 중간 정도 길이의 사슬처럼 연쇄적으로 연결된 중성지방질(neutral fats)을 의미하는 것이다. 단쇄(단사슬) 지방산(short chain fatty acid, SCFA)은 탄소개수가 6개 미만이며, 중쇄(중사슬) 지방산(medium chain fatty acid, MCFA)은 6~12개, 장쇄(장사슬) 지방산(long chain fatty acid, LCFA)은 13~21개의 탄소로 연결되어 있다. 중쇄 지방산(even numbered straight chain fatty acids)들은 또다시 탄소개수에 따라,

C_6 카프로산(caproic acid)=$CH_3(CH_2)_4COOH$,

C_8 카프릴산(caprylic acid)=$CH_3(CH_2)_6COOH$,

C_{10} 카프르산(capric acid)=$CH_3(CH_2)_8COOH$,

C_{12} 라우르산(lauric acid)=$CH_3(CH_2)_{10}COOH$ 등으로 분류된다.

일반적으로, C_8 C_{10} 형태의 MCT 오일이 가장 많이 유통되어 사용하고 있다. 중쇄 중성지방질이 많은 버터(butter), 치즈(cheese), 우유(milk), 생크림(fresh cream) 등 포화지방산이 풍부한 식품과 야자유 즉, 코코넛 오일(coconut oil), 대두유(soybean oil), 옥배유(corn oil), 피마자유(castor oil), 올리브유(olive oil), 팜유(palm oil), 팜올레인유(palm olein oil)처럼 오일을 추출(extraction)하고 분리(isolation)해서 농축(concentration)한 것이 MCT 오일이다. 코코넛에 많이 함유하고 있어 액상 코코넛 오일이라고도 하며, 무미, 무취하다. 코코넛 오일(coconut oil)의 50%는 라우르산(lauric acid)이며, 15%는 카프로산(caproic acid), 카프릴산(caprylic acid), 카프르산(capric acid) 등으로 구성되어 있다. 올리브유(olive oil), 아보카도유(avocado oil) 같은 일반 기름을 섭취했을 때 흡수 후에 유리지방산(free fatty acid)으로 유화된 다음 림프계를 통과하는데 반해서, MCT 오일은 대사과정에서 담즙산(bile acid) 즉, 쓸개즙이 필요하지 않아서 유화(乳化, emulsify)작용 없이 당질처럼 문맥계를 통해서 직접 흡수되어 운반되는 것이 밝혀져 장사슬 지방산(long chain fatty acid, LCFA)에 비해 소화되는 속도가 월등히 빠른바, 여러 소화기관을 거치지 않고 즉시 간장(肝臟)으로 보내진다. 따라서, 장사슬 지방산(LCFA)의 경우 소화과정 중에 일부는 에너지원으로 쓰이고, 일부는 체지방(body fats)으로 축적되는 것에 비해, MCT 오일은 신속히 지방질 공급원인 에너지원으로 소비되는 특성이 있으며, 지용성 비타민(fat soluble vitamin)의 흡수에 도움을 준다. MCT 오일은 췌장(pancreas)에서 분비되어 지방질을 분해하는 효소(enzyme)인 리파아제(lipase)없이도 장점막에 있는 리파아제(lipase)에 의해 소화된다. 그리고, 담(膽)·간장장애 등으로 지방질을 이용할 수 없는 환자의 에너지원 식품원료로 이용되고 있다. 또한, 식사 후 포만감을 높여 주어 칼로리 소비를 감소시킴과 동시에 식욕 억제작용으로 신진대사(metabolism)를 활성화하는 효능이 있다. MCT 오일은 체지방(body fats)이 연소되어 발생하는 케톤체(ketone bodies)의 생성을 촉진시킨다. 이는 이미 축적된 체지방이 효과적으로 분해되면서 체중감량 등 다이어트에 영향을 미친다. 한편, 케톤체(ketone bodies)가 급격히 증가하면 복통, 구토를 동반할 수 있다. MCT 오일이 생성하는 케톤체(ketone bodies)는 격한 운동 및 피로가 누적된 경우에 빠른 에너지 보급이 가능하다. 즉, 포도당(glucose)을 대체하여 뇌(brain)의 에너지원으로 사용되며, 치매예방 및 고령자의 알츠하이머병(Alzheimer's disease)에도 도움이 된다. 그리고, MCT 오일은 잠재적인 노화방지 및 수명연장의 효과가 있는 것으로 알려져 있다. MCT 오일은 포화지방산(saturated fatty acid)으로 좋은 콜레스테롤인 HDL(high density lipoprotein)의 수치를 증가시키며, 나쁜 콜레스테롤인 LDL(low density lipoprotein)의 수치를 감소시키는 효능이 있다. 또 지속적인 복용이 복부비만, 고혈압같은 심혈관 질환, 당뇨병, 동맥경화같은 만성질환 등 대사증후군(metabolic syndrome)을 예방한다. MCT 오일에 함유된 라우르산(lauric acid)은 칸디다균(candida菌) 및 식중독과 설사, 복통을 유발하는 병원성 바이러스(病原性 virus)와 균들을 제거하는 효과 및 항염증작용도 있다. 또 구강(口腔) 내 유해한 박테리아를 사멸시키는 항균작용이 우수하다. 또한, MCT 오일은 소화가 빠르기 때문에 일일섭취량은 15~30g 정도이며, 과량 섭취 시 복통, 설사, 구토 등 위장장애와 가스형성 또는 알레르기 현상으로 피부발진, 가려움증, 두드러기 등 부작용이 있을 수 있다.

○ 지질의 구조(構造)에 따라 단순지질(simple lipids), 복합지질(compound lipids), 유도지질(derived lipids)로 나눌 수 있다.

❶ 단순지질(simple lipids)에는 유지(fats and oils) 및 납(waxes) 등이 있다. 실온에서 고체인 것을 지방(fats)이라 하고, 액체인 것을 기름(oils)이라 한다. 트리글리세라이드(TG)의 화학적 성질에는 수소화(hydrogenation), 산화(oxidation), 가수분해(hydrolysis), 비누화(saponification) 등이 있다.

포화지방산(飽和脂肪酸, saturated fatty acid)은 상온에서 고체 상태로 존재하며 이중결합(二重結合, double bonds)을 가지지 않는 지방산(fatty acids)으로 일반식은 $CH_3(CH_2)_nCOOH$로 표시할 수 있으며, 탄소수가 증가함에 따라 녹는점(melting point)이 높아진다. 자연계에 가장 널리 분포하고 있는 포화지방산은 팔미트산(palmitic acid)과 스테아르산(stearic acid)이다.

불포화지방산(不飽和脂肪酸, unsaturated fatty acid)은 사슬형(chain type)의 탄화수소 사이에 1~6개의 이중결합을 가진다. 상온에서는 보통 액체 상태로 존재하며, 공기 중의 산소에 의하여 쉽게 산화(酸化)되고, 이중결합의 수가 증가할수록 산화속도는 빨라진다. 시스형(cis-form)과 트랜스형(trans-form) 두 종류의 기하이성질체(geometrical isomer)가 존재하는데, 대부분은 불완전한 시스형으로 존재한다. 천연에서 이중결합을 가지는 지방산은 이중결합의 수에 따라 올레산(oleic acid) 계열, 리놀레산(linoleic acid) 계열 및 고도의 불포화지방산 계열로 나뉜다.

〈표4-1〉 지방질 분자의 분류

Lipids	Composition
Waxes	Fatty acid and long-chain alcohol
Fats and oils (triglycerides)	Fatty acids and glycerol
Phosphoglycerides	Fatty acids, glycerol, phosphate, amino alcohol
Sphingolipids	Fatty acids, sphingosine, phosphate, amino alcohol
Glycolipids	Fatty acids, glycerol or sphingosine, one or more monosaccharides
Steroids	A fused structure of three cyclohexanes and a cyclopentane

Lipids are soluble in organic solvents but not in water.

☞ 불포화지방산의 메틸기(CH₃-group)에서부터 첫 번째 이중결합(double bond)이 존재하는 탄소 위치에 번호를 붙여 ω-3(리놀렌산계), ω-6(리놀레산계), ω-9(올레산계)로 구분한다.

과도한 ω-6 지방산의 섭취는 혈전(血栓)과 같은 염증물질 형성 및 비정상적인 혈액응고(血液凝固) 등을 유발할 수 있으므로, 일상 식이(diet)에서 ω-3 지방산과 ω-6 지방산은 적정한 섭취 비율(1:1~1:4)을 유지하는 것이 좋다.

필수지방산(必須脂肪酸, essential fatty acid)이란, 동물이 체내에서 합성할 수 없어서 반드시 음식물을 체외로부터 섭취해야 하는 불포화지방산(unsaturated fatty acid)으로, 불가결지방산(不可缺脂肪酸) 또는 비타민 F(vitamin F)라고도 한다. 필수지방산은 리놀레산(linoleic acid), γ-리놀렌산(γ-linolenic acid), 아라키돈산(arachidonic acid), 박센산(vaccenic acid) 등 4가지를 말하는데, 부족하면 결핍현상으로, 동물의 성장불량 및 특유의 피부염이 발생하고, 성장해(性障害)를 일으키며, 소아의 피부염 및 피지루의 원인이 된다고 하는바, 필수지방산 중 한 가지만 투여해도 치료가 된다는 사실이다. 또한, 콜레스테롤(cholesterol)도 세포 구성성분으로서 간장 및 부신피질 등에서 생합성되며, 각종 스테로이드 호르몬(steroid hormone)의 원재료로 사용되어 영양소들의 항상성(homeostasis) 유지에 중요한 역할을 한다. 필수지방산의 분자구조는 불포화기(-CH=CH-CH₂-CH=CH-)를 가진다. 동물의 생리에 불가결의 작용이 있으며, 리놀레알코올 ($C_{18}H_{33}OH$)도 같은 효과가 있다. 가장 널리 분포되어 있는 지방산은 올레산(oleic acid)으로, 식물성기름에 풍부하며 체내 지방질의 약 46%를 차지한다.

일반적인 유지(油脂)의 자동산화 메커니즘은 불포화지방산에서 일어나는 free radical mechanism에 의한 하이드로퍼옥사이드(hydroperoxide) 학설(Farmer 등. 1942)이 현재에 통용되고 있는 실정이다.

자동산화(自動酸化, autoxidation)는 연소(combustion)와 같이 "고온

에서 반응속도의 조절이 어려운 상황에서 급속도로 일어나는 산화과정(oxidation process)"과 대조되는 것으로, "비교적 낮은 온도에서 공기 중의 분자상태의 산소에 의해서 실온에서 서서히 일어나는 산화반응"이라고 정의하고 있다. 미생물이나 효소의 작용 없이 불포화지방산(unsaturated fatty acid)이 산소와 접촉하게 되면 자동산화가 일어나게 되는데, 한약재 및 한방식품 등의 가공, 저장 중에 발생하는 좋지 않는 변화의 원인으로 중요한 현상인바, 초기에는 산소의 흡수 즉, 하이드로퍼옥사이드(hydroperoxide)의 축적은 나타나지 않지만 시간이 경과되면 그의 흡수가 급격한 속도로 일어난다. 이때 흡수가 급격히 일어나기 전의 기간을 유도기간(誘導期間, induction period, IP)이라 부른다. 유도기간이 지나면 산화는 급속히 진행된다. 이와 같이, 일정기간 후에 산화속도가 빨라지는 반응을 "autocatalytic autoxidation"이라 부르며, 반응생성물 자체가 반응에 있어서 촉매의 역할을 하게 되는데, "radical chain reaction"이라 한다.

○ 지질(脂質)의 자동산화과정을 정리하면 아래와 같다.
  ① 초기반응(initiation reaction)
  $RH + O_2 \rightarrow R\cdot + H\cdot$
  $ROOH \rightarrow RO\cdot + \cdot OH$
  $2ROOH \rightarrow RO_2\cdot + RO\cdot + H_2O$
  ② 연쇄반응(propagation reaction)
  $R\cdot + O_2 \rightarrow RO_2\cdot$
  $RO_2\cdot + RH \rightarrow ROOH + R\cdot$
  ③ 종결반응(termination reaction)
  $R\cdot + R\cdot \rightarrow R-R$
  $R\cdot + RO_2\cdot \rightarrow ROOR$
  $RO_2\cdot + RO_2\cdot \rightarrow ROOR + O_2$

* R· = alkyl radicals
  RO· = alkoxy radicals
  RO$_2$· = peroxy free radicals

왁스(waxes)는 고급지방족 알코올, 스테로이드계 알코올 등이 고급지방산과 에스테르 결합(ester bond)한 물질로 알칼리, 지방분해효소 등에 의해 가수분해되기 어려우며 공기 중에서 안정하다. 왁스는 알코올(alcohol)과 지방산(fatty acid)이 탈수한 화합물로 융점이 높고 물에는 전혀 녹지 않는다. 인체 내에서는 소화효소가 없으므로 가수분해가 되지 않아 영양학적 가치는 없으나, 강한 소수성(疏水性)으로 인해 새(bird) 깃털의 방수 및 잎의 수분증발을 막기 위한 보호막 등을 형성한다. 동물성 왁스로는 벌집의 소재가 되는 밀랍(蜜蠟, beeswax)이 있으며, 식물성 왁스로는 브라질 원산의 야자과 식물 카르나우바의 떡잎에서 채취하는 천연 납 즉, 카나우바 왁스(carnauba wax)가 있다. 왁스(waxes)를 이루는 지방산(fatty acids)은 팔미트산(palmtic acid), 스테아르산(stearic acid), 올레산(oleic acid), 미리스트산(myristic acid) 등이 있다. 왁스의 용도는 종이, 가구, 가죽 등의 광택제, 한방화장품, 한방비누, 유화제(emulsifier) 등으로 많이 사용되며 특히, 브라질 야자수 잎에 덮여 있는 카나우바 왁스는 자동차, 보트, 바닥 등을 고광택으로 최종 처리하는데 사용된다. 최근 기능성 원료로 인정받고 있는 옥타코사놀(octacosanol) 역시 긴 탄소사슬(long carbon chain)에 알코올기(R-OH)를 가진 왁스류(CH$_3$[CH$_2$]$_{26}$CH$_2$OH)의 물질로 밀의 씨눈, 사탕수수, 과일 껍질 등에 함유되어 있으며, 체력 및 지구력 향상과 콜레스테롤(cholesterol) 조절 기능이 있다.

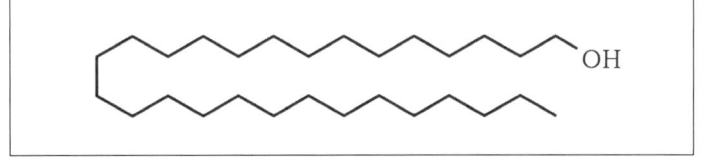

〈그림4-7〉 옥타코사놀(octacosanol) 구조식

❷ 복합지질(compound lipids)은 지방산((脂肪酸, fatty acids)과 여러 알코올(alcohols)의 에스테르(esters)에 다른 원자단이 결합된 화합물이다. 지방의 주요 구성원소인 C, H, O 이외에 N, P 등을 함유한 지방질을 말하며, 가수분해 후 인산(phosphoric acid)이 생기는 인지질(phospholipids)과 당(糖)이 생기는 당지질(glycolipids)로 나눈다. 인지질은 인산을 포함하고 있는 지방질로서 레시틴(lecithin), 세팔린(cephalin) 등과 같은 글리세로인지질(glycerophospholipid)과 스핑고마이엘린(sphingomyelin)과 같은 스핑고인지질(sphingophospholipid)로 분류할 수 있다. 레시틴(lecithin)은 인지질 중 가장 많은 부분을 차지하고 있는 포스파티딜 콜린(phosphatidyl choline)을 말한다. 황색의 점질성 물질로 난황(egg yolk), 두류, 대두유(soybean oil) 등에 함유되어 있고, 동물의 뇌, 신경조직, 세포막의 주요 성분이 된다. 구조 내에 지방산(fatty acid)은 물(水)과 친화성(親和性)이 적은 소수성(疏水性)이며, 인산 및 콜린기(choline group)는 물(水)에 녹기 쉬운 성질의 친수성(親水性)을 갖는 양성물질(兩性物質)로, 물에 분산되어 용액 중에 확산되어 있는 직경 100~10,000nm인 입자상의 콜로이드(colloid) 물질 즉, 교질(膠質) 상태로 잘 형성하므로 한약재 포제(炮製) 및 한방식품 가공(加工)에서 유화제(emulsifier)로 쓰이고 있다. 세팔린(cephalin)은 아미노산의 하나인 세린(serine)이 결합된 포스파티딜 세린(phosphatidyl serine)과 에탄올아민이 결합된 포스파티딜 에탄올아민(phosphatidyl ethanolamine) 등 2종류가 있다.

스핑고인지질(sphingophospholipid)은 알코올 부분이 글리세롤(glycerol)이 아니고 아미노 알코올(amino alcohol)인 스핑고신(sphingosine)에 한 분자의 지방산(fatty acid)과 한 분자의 콜린(choline)이 결합된 것으로서 대표적인 유도체(derivatives)로는 스핑고마이엘린(sphingomyelin)이 있다. 세라마이드(ceramide)는 스핑고신 분자 중 2번 탄소의 아미노기(amino group)에 지방산(fatty acid)이 아마이드 결합(amide bond)으로 연결된 화합물을 말하며, 스핑고지질의 공통적인 구조단위이다.

당지질(glyolipid)은 지방산(fatty acid)과 글리세롤(glycerol) 또는 스핑고신(sphingosine)과 한 개 또는 그 이상의 단당류(monosaccharides)로

되어있다. 즉, 글리세롤(glycerol)이나 스핑고신(sphingosine) 또는 세라마이드(ceramide)에 하나 이상의 당(糖) 분자가 결합된 물질이다.

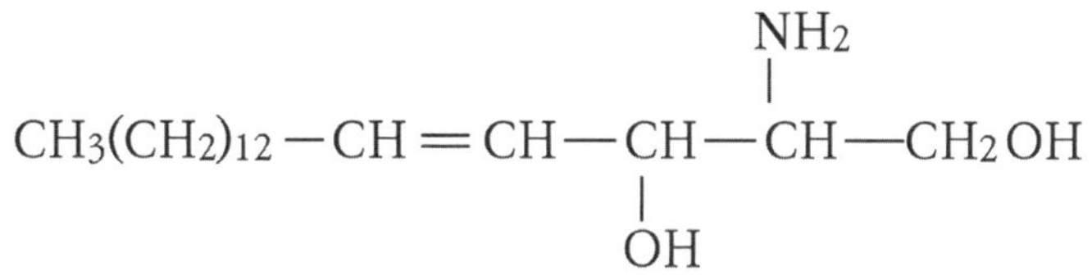

$$CH_3(CH_2)_{12}-CH=CH-CH-CH-CH_2OH$$

(with OH on the third carbon from right side and NH_2 on the second)

<그림4-8> 스핑고신(sphingosine) 구조식

❸ 유도지질(derived lipids)은 단순지질이나 복합지질을 가수분해하여 얻은 지방산(fatty acid)이나 글리세롤(glycerol), 고급지방족알코올, 스핑고신(sphingosine) 등이 포함되며 중성지방과는 구조 및 성질이 다르지만 유기용매에 의해 추출될 수 있는 스테롤류, 탄화수소류, 지용성비타민 등이 포함된다. 이들은 "비누화(saponification)"되지 않는 특징이 있다. 스테로이드(steroids)는 3개의 사이클로헥산(cyclohexane)과 사이클로펜탄(cyclopentane)으로 융합된 구조로 되어있다.

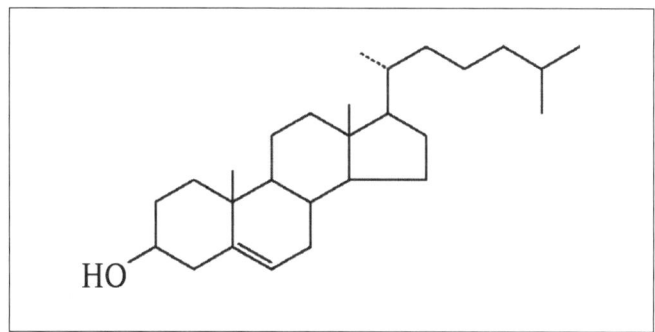

<그림4-9> 콜레스테롤(cholesterol) 구조식

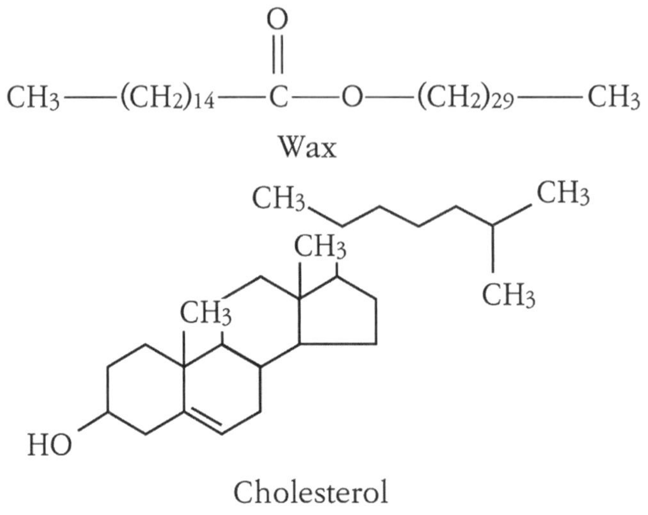

$$CH_3-(CH_2)_{14}-\overset{\overset{O}{\|}}{C}-O-(CH_2)_{29}-CH_3$$

Wax

Cholesterol

<그림4-10> 왁스(wax) 및 콜레스테롤(cholesterol) 구조식

　식용유지(食用油脂) 또는 지방질식품(脂肪質食品)의 형태로 섭취되는 유지 성분은 체내에 흡수되어 에너지원(energy source)이 된다. 유지(fats and oils) 1g은 대체로 9.4kcal의 열량을 생산하나 유지의 체내에서의 이용률은 100%는 아니며, 대략 95% 정도가 이용되는 것으로 추정되고 있다. 따라서, 유지 1g을 섭취하였을 때 이용될 수 있는 열량은 약 9kcal 정도가 된다.

$$9.40 kcal/g \times 0.95 = 8.9 kcal/g$$

　지방질은 한약재 및 한방식품 등에 함유되어 있으며, 기름을 공기 중에 방치해 두면 공기 중의 산소와 반응을 일으켜 산화(酸化)되어, 그 결과 불유쾌한 냄새가 발생함은 물론 독성을 나타내는 경우가 있는데, 이와 같은 현상을 산패(酸敗, oxidative rancidity)라고 한다. 기름을 사용하여 튀김(frying)할 때, 고온에서 장시간 가열하게 되면 산화반응과 가열반응이 동시에 일어나 기름의 점도(viscosity)가 높아지고, 지나치게 거품(foam)이 생기며 또한, 갈변현상이 나타나 맛과 냄새가 좋지 않게 된다. 이러한 메커니즘

(mechanism)를 기술해보면, 글리세롤(glycerol)과 유지를 수분 없이 높은 온도에서 탈수제(脫水劑, $NaHSO_4$, $KHSO_4$, P_2O_5)와 함께 가열하여 연소시킬 때 공기 중에서 쉽게 산화되는데, 글리세롤($C_3H_8O_3$)로부터 탈수($-2H_2O$)되어 대표적인 불포화알데하이드(unsaturated aldehyde)의 하나인 아크릴알데하이드(acryl aldehyde), 알릴알데하이드(allyl aldehyde) 또는 프로페인의 알데하이드인 프로펜알(propanal) 등으로 불리는 아크롤레인(acrolein, CH_2=CHCHO, m.p. = $-87℃$, b.p. = $52℃$) 즉, 눈이 매운 자극적인 냄새를 갖는 무색의 휘발성 액체가 생성된다. 또 장시간 방치하면 중합(polymerization)하여 수지상(樹脂狀) 물질로 변화한다. 보존 시에는 소량의 폴리페놀(polyphenols)같은 항산화제(antioxidants)를 이용한다. 아크롤레인(acrolein)은 아크릴아마이드(acryl amide)의 전구체(前驅體, precursor) 즉, 전구물질 또는 선구물질이라고도 하며, 반응물(reactant)과 유사한 개념이다. 이처럼 가열에 의해서 유해성분이 생성되는데, 이를 "가열에 의한 산패"라고 하는바, 유소(油燒) 즉, 기름변색(rusting, reddening, yellowing)현상을 의미한다. 기름은 귀중한 열량의 공급원이면서, 맛과 냄새를 부여하며 특히, 감칠맛(flavor)을 나타내며 지용성 비타민(fat-souble vitamins)이 들어 있다는 점이다. 또한, 필수지방산(essential fatty acids)이 함유되어 있으며, 이 필수지방산은 체내에서 합성되지 않으므로 반드시 외부로부터 복용 및 섭취가 필요하다.

한약재 및 한방식품 등은 항상 신선한 품질을 유지하는 것이 바람직하지만, 가공에 따른 지질산화는 변패취, 갈변 뿐만 아니라 기름의 자동산화 및 가열산화로 인하여 한약재 및 한방식품 등의 품질변화에 밀접한 관계를 가지고 있다. 이런 이유가 있음에도 불구하고 향후, 다양한 형태로 증가할 것이다. 한 예로, 레시틴(lecithin)에서 유래한 산화생성물은 쓴맛을 내고, 두류 저장 중에 발생하는 tri-OH 화합물도 역시 쓰다. 한약재 포제 및 한방식품을 가공할 때는 목적에 따라 안정한 기름을 선택하는 것을 비롯하여, 제조공정의 관리 및 저장에도 주의하고 최종제품 검정 즉, 품질관리(quality control, QC)를 실시하여 안전하고 유통상 문제가 없는 것을 공급해야 한다. 식물성 기름의 대부분은 식물종자 중에 존재하며 윤장(潤腸) 및 사하작용(瀉下作用)을 갖는다. 지방질 중에는 유독한 것이 있기 때문에 그 작용으로 인한 구토 등 부작용을 방지하기 위한 방법의 일환으로 채취 후 포제(炮製)를 거쳐서 한약재로 사용하고 있다. 예로서, 백자인(栢子仁)을 거유제상(去油製霜)하면 활장작용(滑腸作用)이 줄어들고, 천금자(千金子)를 거유제상(去油製霜)하면 독성이 감소하고 사하작용(瀉下作用)이 완화되며, 과루인(瓜蔞仁)은 거유제상(去油製霜)하면 비위허약자의 오심구토(惡心嘔吐)를 줄여 준다. 피마자(아주까리)에 함유되어 있는 지방유(fatty oil)는 소종(消腫), 발독(撥毒), 사하(瀉下), 통체(通滯) 등의 작용이 있다. 한편, 피마자 종자(種子)에 함유된 유독한 단백질인 리신(ricin) 및 리파아제(lipase)가 초열(炒熱)후에는 변성(denaturation)이 와서 독단백의 중독을 피할 수 있다. 파두유(巴豆油)도 독성이 강한데, 그 유독성분은 크로틴(crotin)으로서 내복하면 급성위장염을 일으키고 20방울(drops) 이상이면, 치사량에 도달한다. 이에, 한약재 포제법의 하나인 제상(製霜) 또는 제상(制霜)으로 일부 한약재를 가공하여 얻은 분말로, 제조한 후의 용량조절도 중요시 되고 있다. 탈지한 후의 유량종자(oil seed) 한약재로는 파두상(巴豆霜), 소자상(蘇子霜), 행인상(杏仁霜) 등이 있으며, 일부 한약재에서 석출한 결정으로 시상(柿霜) 등이 있고, 교질(膠質, colloid)을 제거한 후의 소수 동물성 한약재의 뼛가루로 녹각상(鹿角霜) 등이 있다.

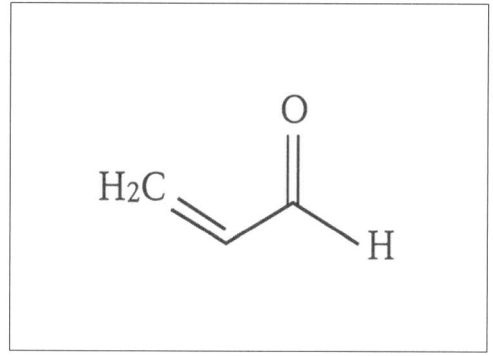
<그림4-11> 아크롤레인(acrolein) 구조식

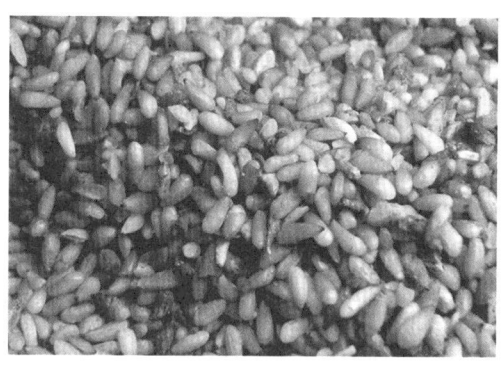
<그림4-12> 백자인(栢子仁)

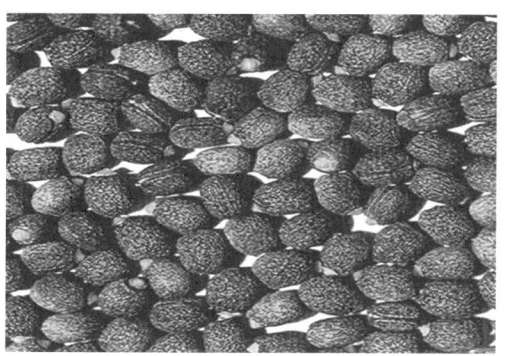
<그림4-13> 천금자(千金子)

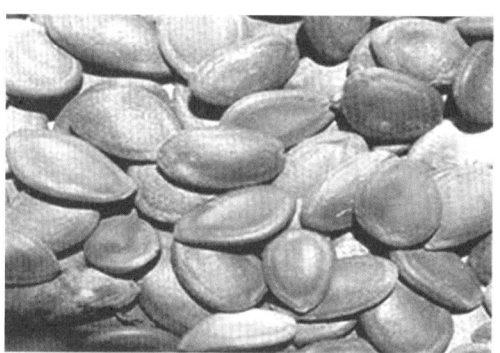
<그림4-14> 과루인(瓜蔞仁)

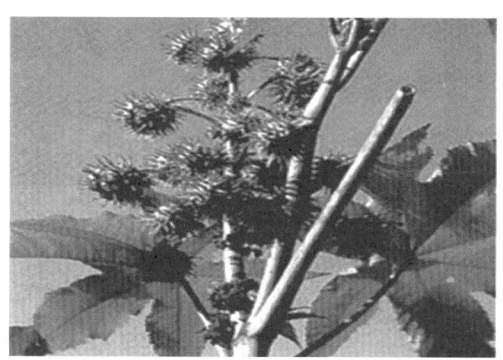
<그림4-15> 피마자(아주까리)>

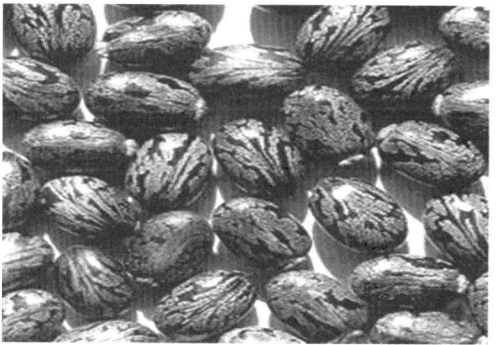
<그림4-16> 피마자(種子)

콜레스테롤 연구

○ 콜레스테롤(cholesterol)이란 명칭은 1916년 슈브뢸(Chevreul)이 사람의 담석에 Cholestĕrine (그리스어 chole=bile, stereos=solid) 이란 이름을 붙인데서 유래되었다. 이후 콜레스테린(cholesterine)은 알코올이며, 에스테르(ester)를 형성한다는 이유로 1959년 베르틀로(Berthelot)에 의하여 오늘날의 "콜레스테롤(cholesterol)"로 불리게 되었다.

○ 세포내의 보편적인 성분으로 각종 스테로이드 호르몬류와 비타민 D의 합성(合成)에 이용되기 때문에 매우 중요하다. 그러나, 혈관 내에 쌓이면 "뇌졸증(腦卒症)" 같은 치명적인 질병을 발생시키는 것으로, 지방질 섭취가 많은 비만자들의 혈관에 침착되어 있는 것이 문제이다. 콜레스테롤(cholesterol)은 인지질(phospholipid)들과 함께 세포막의 구성성분으로 존재하며 특히, 신경조직의 수초 즉, 미엘린(myelin) 또는 말이집으로 뉴런(neuron)을 여러 겹으로 둘러싸고 있는 절연체를 형성하는 것인바, 지방질의 한 성분으로 존재한다.

○ 콜레스테롤(cholesterol)은 진주색(眞珠色)의 1가(價) 알코올이며, 분자식은 $C_{27}H_{45}OH$이다. 융점(melting point)은 149℃이며, 백색의 결정체로서 물(水)에는 녹지 않으나, 에테르(ether), 클로로포름(chloroform), 벤젠(benzene), 이황화탄소(carbon disulfide) 등처럼 지용성 용매(fat-solubility solvent)에 잘 녹는다. 광학적 활성이 있는 콜레스테롤은 에테르(ether) 용액에서 비선광도(specific rotation)가 $[\alpha]D = -31.6°$이다. 묽은 알코올 용액에서 엽상(葉狀) 또는 판상(板狀)으로 결정체를 이룬다.

○ 콜레스테롤(cholesterol)은 고등동물의 근육조직, 신경조직, 담즙, 혈액, 뇌조직, 유즙, 난황, 간장, 신장, 부신 및 일반 지방질에 널리 존재하는바 특히, 여러 형태의 종양 및 암 조직내에도 존재한다. 인체 내 대부분의 콜레스테롤은 간장(liver) 내에서 합성되며, 일부는 음식물(food products)로부터 흡수된다. 이것은 답즙산(膽汁酸, bile acid)의 전구물질이며, 스테로이드 호르몬의 합성에 중요하게 관여한다. 콜레스테롤 함량이 동물성 지방질

(animal fats)에는 약 0.1~0.4%, 어유(fish oils)에는 약 1~1.5% 존재하며, 소고기(beef) 또는 돼지고기(pork)는 보통 58~65mg%이며, 난황(egg yolk)은 가식부 기준 1,500mg%로 높은 편이다. 체내지방(adipose fats)속의 함량은 43~68mg%이다. 이 중에서 약 6%의 콜레스테롤은 에스테르(ester) 형태로 존재한다.

○ 1967년 크리체브스키(Kritchevsky)의 연구결과에 의하면, 대구(haddock), 대구무리(pollock), 연어(salmon), 새우(shrimp), 바다가재(lobster) 등이 전체 스테롤 함량의 90% 이상이 콜레스테롤로 밝혀졌다. 굴(oyster)의 경우에는 41%, 가리비(scallop) 26%, 대합조개(clam) 37% 정도이다.

○ 인체의 혈액 중에는 성인(adult)의 경우 200mg/100mL 정도이고, 이 중 73% 정도는 올레산(oleic acid) 또는 팔미틴산(palmitic acid)의 에스테르(ester)형태로 존재하고, 나머지 27%는 유리상태(free state)로 존재하는데, 인체 내 혈중 콜레스테롤은 보통 지단백질(lipoprotein)과 결합한 상태로 존재한다. 다량의 콜레스테롤 중 일부는 인체 내에서 생합성(biosynthesis)에 의해서 만들어지며, 일부는 동물성 지방질식품을 섭취할 때 얻어진다. 한편, 콜레스테롤은 대표적인 스테롤류와 마찬가지로 탄소 3번의 수산기(-OH)가 β-형이기 때문에 "디기토닌 반응(digintonin reaction)"을 일으킨다. 콜레스테롤에 대한 이 반응은 매우 민감하며, 알코올 용액 1mL에 녹아 있는 콜레스테롤 함량이 0.1mg인 경우에도 검출될 수 있다. 이때 형성된 알코올에 녹지 않는 콜레스테롤 디기토니드(cholesterol digitonide)의 무게를 측정함으로써 콜레스테롤의 양(量)을 구할 수 있다. "디기토닌(digitonin)"은 약용식물인 디기털리스 푸르푸레아(*digitalis purpurea*) 잎으로 부터 얻어진 사포닌(saponin)으로 백색의 결정성 분말인데, 유리상태(free state)의 콜레스테롤을 침전시키는 시약으로 사용된다.

> cholesterol + digitonin = cholesterol digitonide ↓
> weight of cholesterol digitonide × 0.2431 = cholesterol weight

○ 콜레스테롤은 acetyl-CoA가 축합한 3-hydroxymethyl glutaryl CoA로부터 만들어지는데, 세포막의 구성성분이며 담즙산(膽汁酸, bile acid)이나 스테로이드 호르몬(steroid hormone)의 전구체로서 대단히 중요한 생체분자이다. 콜레스테롤의 합성이 가장 왕성한 조직은 간장(liver)이며, 다음으로 부신피질(adrenal cortex), 장세포, 혈관세포 등의 순인데 특히, 간장에서의 합성은 하루에 약 1~1.5g이며, 이 합성의 비율은 음식물(food products)에서 섭취한 콜레스테롤 양(量)에 의하여 영향(feedback control)을 받는다. 그러나, 다른 조직에서 콜레스테롤이 합성되는 양(量)은 하루에 약 0.5g이며, 섭취한 콜레스테롤의 영향을 받지 않는다. 간장에서 합성된 콜레스테롤(cholesterol)은 담즙산(膽汁酸, bile acid)과 함께 담즙에 용해되어 담관(膽管)을 통하여 장관(腸管)에 배설된 다음, 다시 소장(小腸)에 흡수되어 문맥(門脈)을 통하여 간장(肝臟)으로 되돌아오는 "장간순환(enterohepatic circulation)"을 행한다. 장관에서 흡수된 콜레스테롤(cholesterol)은 지방산(fatty acid)과 에스테르 결합(ester bond)을 한 형태로 베타-리포프로테인(β-lipoprotein)과 결합하여 임파관을 통해서 혈중에 방출되어서 운반되는데, 혈액 중의 총콜레스테롤 양은 약 10~12g 정도이다.

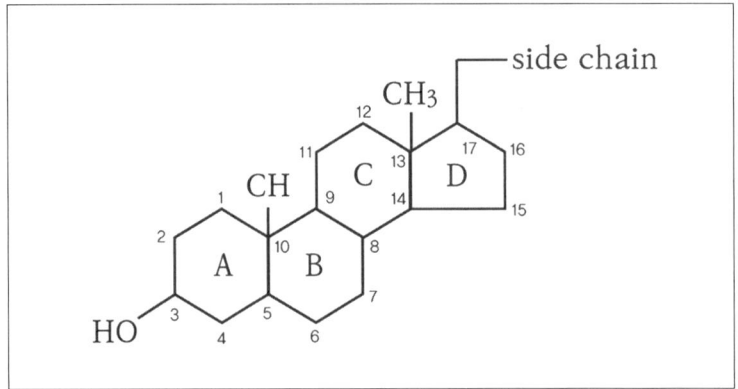

〈그림4-17〉 스테롤류(sterols) 일반적 구조식

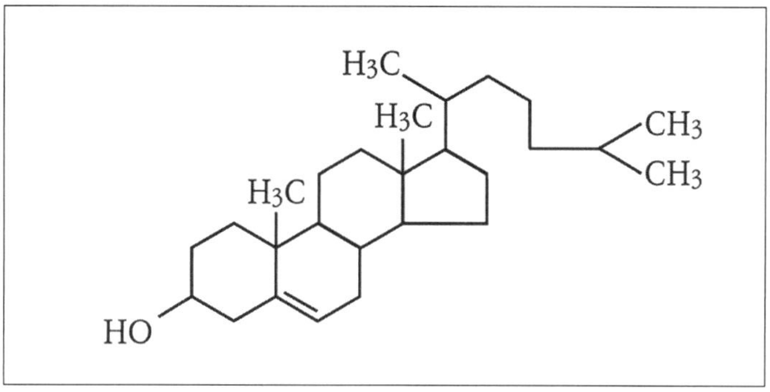

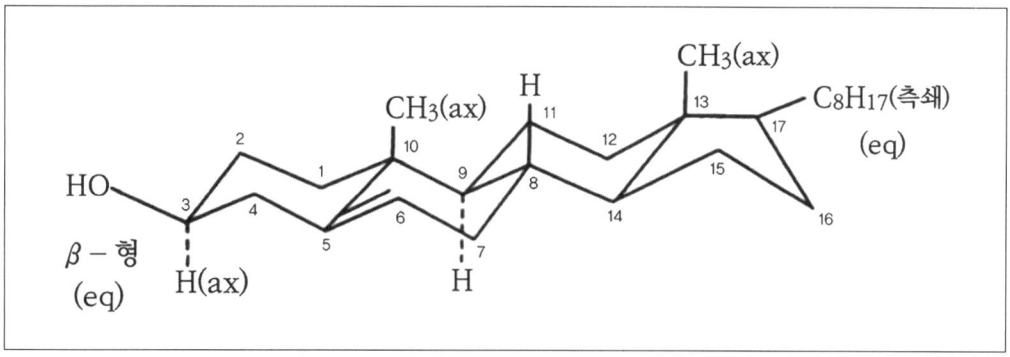

〈그림4-18〉 콜레스테롤(cholesterol) 구조식

〈그림4-19〉 콜레스테롤 입체적 구조식(configuration)

［✎ 3번 탄소의 수산기(-OH)가 수평면에
대해서 위쪽 방향에 있음 즉, β-형이다.］

8. 수지류(樹脂類)함유 한약재의 변화

수지(樹脂, resin)는 식물조직 속에 있는 복잡한 혼합물로서 식물조직의 수방도중(樹肪道中)에 존재하며 식물체에 상처를 주면 흘러나오는 물질로서 고체나 반고체 상의 물질이다. 즉, 소나무와 전나무 등의 나무에서 나오는 점도가 높은 액체 또는 그것이 공기 중에 산화하여 굳어진 것으로 천연수지와 합성수지를 통틀어 이르는 말이다. 수지류 함유 한약재는 의약적으로 방부, 소염, 진정, 진통, 진경, 활혈, 지혈 등의 효능을 갖는다. 수지류 한약재들은 포제를 하게 되면, 치료효과에 영향을 주게 된다. 예로서, 흑축(黑丑)은 초제(炒製)를 거치게 되면 사하거적(瀉下

去積)의 작용이 완화된다. 이것은 흑축(黑丑)의 수지성분이 사하작용(瀉下作用)을 갖고 있으나, 열(熱)에 의하여 일부가 파괴되기 때문이다. 유향(乳香)을 자(煮) 또는 초제(炒製)하거나, 투약에서 유독성 휘발유를 제거하게 되면 자극성이 완화되고, 오심이 감소하게 된다. 유향(乳香)이나 투약 중의 중요성분인 수지가 가열에 의해 영향을 많이 받기 때문에, 만일 포제 중에 가열하는 온도가 너무 높으면 수지의 변질이 커서 치료효과에 많은 영향을 받게 된다. 따라서, 수지(樹脂)는 에탄올(ethanol)에 용해가 잘 되기 때문에, 수지류 함유 한약재를 주포제(酒炮製)하는 것이 치료효과를 증강시키게 된다. 예로서, 오미자(五味子)는 주증제(酒蒸製)하여야 자보(滋補)의 효능이 증강된다.

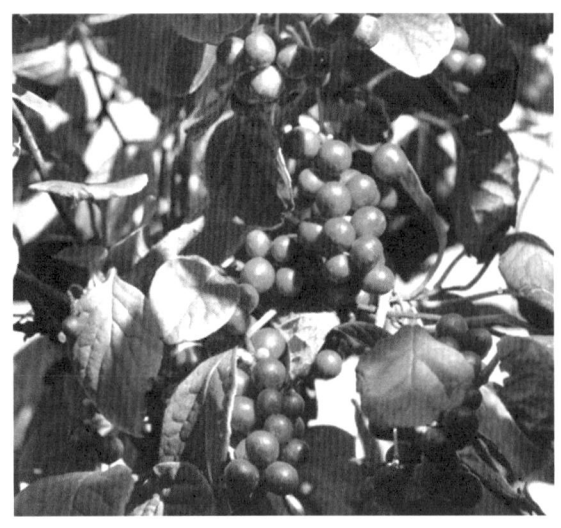

<그림4-20> 오미자(五味子)

9. 단백질(蛋白質) 및 아미노산(amino acid)함유 한약재의 변화

천연에 존재하는 단백질(蛋白質, protein)을 가수분해(加水分解, hydrolysis)할 때 최종적으로 약 20여 종의 아미노산(amino acids)을 생성하는데, L-형(form) 및 α-아미노산이 대부분이다. 단백질에서 단(蛋)은 한자어로 "새알 단" 즉, 알(egg)이란 뜻으로, "난백(卵白)" 곧 우리말 고유어로 "흰자질"을 의미한다. 독일어 Eiweitz의 번역어이며, 영어 protein은 "섭취해야할 제1의 요소"라는 뜻이다. 단백질이란, 아미노산이 펩타이드 결합(peptide bond)으로 연결된 고분자(macromolecule) 화합물로서 그 원소가 탄소(C), 수소(H), 산소(O), 질소(N), 황(S) 등으로 구성되어 있으며, 세포(細胞, cell)의 원형질(原形質, protoplasm)을 이루는 주성분이다. 아미노산들은 한 분자 안에 산, 알칼리와 염(salt)을 만드는 양성물질(兩性物質) 즉, 염기성 아미노기(-NH$_2$)와 산성 카르복시기(-COOH)를 가지는 유기산이다. 아래 그림처럼 카르복시기(-COOH)가 위로 향하고, 알킬기(R)를 아래로 표시하였을 때 아미노기가 왼쪽에 있는 것이 L-형이고, 오른쪽에 있는 것이 D-형이다.

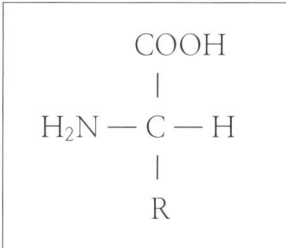
<그림4-21> L-형 아미노산

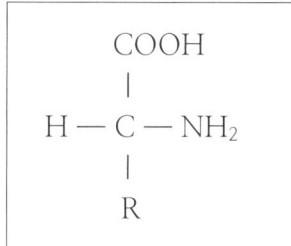
<그림4-22> D-형 아미노산

아미노산은 알킬기(alkyl group) 즉, 지방족탄화수소에서 수소원자 한 개가 빠져 나가 생기는 원자단으로 일반식은 R = $C_nH_{2n+1}-$이다. 글리신(glycine) 아미노산을 제외하고는 모든 아미노산이 부제 탄소원자(asymmetric carbon)를 가지고 있으므로 광학이성질체(optical isomers)가 존재한다.

글리신(glycine)은 글리코콜(glycocoll) 또는 아미노아세트산(amino acetic acid)이라고 하는데, 단백질을 구성하는 가장 간단한 중성아미노산(NH_2CH_2COOH)으로 4개의 서로 다른 원자나 원자단과 결합하고 있는 탄소원자인 부제탄소원자 즉, 비대칭 탄소원자(asymmertic carbon)가 없기 때문에 D형과 L형의 광학이성질체도 없는 유일한 아미노산이다. 콜라겐(collagen)에서 처음으로 추출된 비필수아미노산으로 단맛이 있는 무색의 막대모양의 결정인바, 동물성단백질인 젤라틴(gelatin)에 25.5%, 피브로인(fibroin)에 40.7%로 다량 함유되어 있다. 또한, 영양제, 지방의 산패를 늦추는 항산화제(antioxidants) 및 식품첨가물(food additives)로 쓰인다. 따라서, α-아미노산은 단백질을 구성하고 유전제어에 직접 관여하고 있으며, 단백질은 생체내의 어느 화합물보다도 가장 복잡한 물질로서 생명활동에 중요한 작용을 하며, 가수분해를 거치게 되면 아미노산의 혼합물이 생성된다. 보통 단백질은 맛이 없으나, 단백질을 가수분해하면 쓴맛을 띠게 된다.

한약재 중에는 보편적으로 단백질이나 아미노산(amino acid)이 존재하며 생리활성이 뚜렷하기 때문에 임상에서 많이 응용된다.

아미노산들은 펩타이드 결합(acid amide형 bond)으로 결합하여 단백질을 구성하고 있다. 이러한 펩타이드 결합(peptide bond)은 하나의 아미노산의 카르복시기(-COOH)와 다른 아미노산의 아미노기(-NH$_2$)간의 결합인데, 2개의 아미노산을 펩타이드 결합(peptide bond)시키면 디펩타이드(dipeptide)라 하고, dipeptide에 또 1개의 아미노산이 결합하면 트리펩타이드(tripeptide)가 된다. 일반적으로, 아미노산의 수가 100개 이하인 것을 폴리펩타이드(polypeptide)라 하며, 그 이상의 것을 단백질(protein)이라고 하나 예외도 있다. 단백질을 가수분해하면 펩타이드 결합(peptide bond)이 분해된다. 단백질의 가수분해(hydrolysis)는 강산 또는 강알칼리를 사용하는데, 산(酸)은 20% HCl 또는 35% H$_2$SO$_4$를 많이 쓰고, 알칼리는 20% NaOH 또는 14% Ba(OH)$_2$를 많이 사용한다. 한편, 아미노산 중에는 체내에서 합성되지 않아서 외부로부터 섭취해야 하는 아미노산이 있는데, 이를 "필수아미노산(essential amino acids)"이라고 한다. 필수아미노산에는 트레오닌(threonine), 발린(valine), 로이신(leucine), 이소로이신(isoleucine), 라이신(lysine), 메티오닌(methionine), 페닐알라닌(phenylalanine), 트립토판(tryptophan) 등 8개의 아미노산들이다. 회복기 환자에게 필요한 아르기닌(arginine)과 히스티딘(histidine)도 포함한다. 단백질은 고분자의 교체물질(膠體物質)로서 대부분이 물에 가용성이며 교체용액을 형성한다. 일반적으로, 자비(煮沸)하면 단백질이 응고하지만 다시 물에 용해되지는 않는다. 순수한 아미노산(amino acid)의 대다수는 무색 결정체로서 물에 용해하기 때문에 수중(水中)에서 장시간 침포하게 되면 유효성분의 손실을 가져와 치료효과에 영향을 주게 된다. 단백질은 자비(煮沸)하게 되면 반드시 변화가 발생하며 아미노산은 열(熱)이 가해지면 불안정해진다. 예로서, 뇌환(雷丸), 천화분(天花粉), 봉독(蜂毒), 왕유(王油, royal jelly) 등은 생용(生用)이 유효하다.

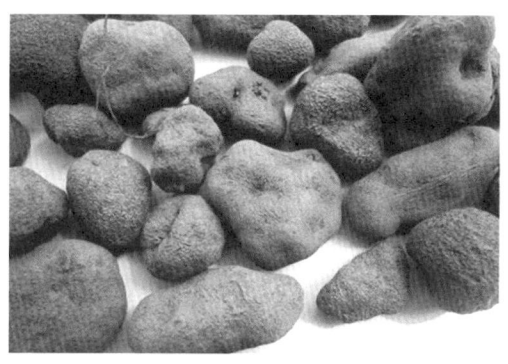 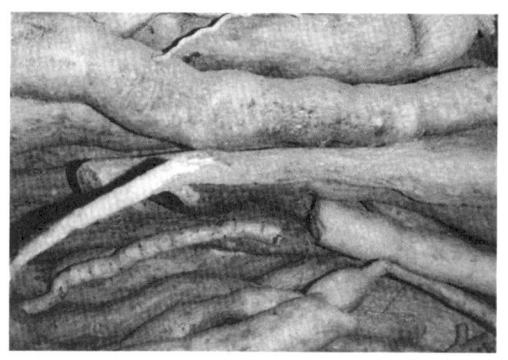

〈그림4-23〉 뇌환(雷丸) 〈그림4-24〉 천화분(天花粉)

　만일, 유독성의 단백질이 있을 때에는 가열 또는 자비(煮沸)하여 독성을 낮추는 것이 좋다. 예로서, 백편두(白扁豆) 중에 함유되어 있는 사람 적혈구의 비특이적 응집소는 단백질의 특성을 이용하여, 자(煮)한 후에 그 독성을 크게 감소시킬 수 있다. 단백질은 가열처리(heat-treatment) 하게 되면 변성(denaturation)이 일어나 종종 새로운 물질이 생성되어 소화율이 높아져 일정한 치료작용이 나타날 수도 있다. 예로서, 한약재인 검정콩 및 닭고기의 단백질 등은 건류(乾溜)하면, 휘발성분과 비휘발성분으로 나뉘게 되는데 질소(nitrogen)가 함유된 피리딘류(pyridines), 포르피린류(porphyrins)의 생성으로 항진균작용, 항과민반응 및 진경작용 등의 효능이 생기게 된다. 아미노산은 단당류(monosaccharide)와 소량의 물(水)이 존재할 때 화학변화가 일어나 환상구조의 잡환화합물로 특이한 향미가 있는 멜라닌(melanin) 유사물질이 생성된다. 또한, 발린(valine)과 당류(saccharides)는 향미가 있는 미갈색류의 멜라닌을 생성한다. 맥아(麥芽)나 도아(稻芽) 등도 초(炒)한 후에는 향미가 생겨서 건비소화작용이 강화된다. 단백질의 변화를 변성(變性, denaturation)이라고 하는데, 단백질용액을 ISP(isoelectric point) 즉, 등전점(等電點)이 되도록 중화하여 가열하면 단백질이 응고(coagulation)되어 침전한다. 이런 응고는 변성단백질이 응집하여 형성된 것이다. 단백질은 산(acid) 또는 알칼리(alkali)에 의해서도 변성된다. 변성단백질은 등전점에서의 용해도 감소, 생물학적 활성의 소실, 감추고 있던 화학활성기의 노출, 편광면을 왼쪽 회전으로 또는 왼쪽 회전을 유발하는 좌선성(左旋性, levorotatory)의 증가, 소화의 용이성 및 수소결합(hydrogen bond)의 파괴 등의 뚜렷한 변화를 보인다. 단백질은 황산암모늄($(NH_4)_2SO_4$) 및 트리클로로아세트산(trichloroacetic acid, CCl₃COOH) 등과 같은 단백질 침전제와 만나면 침전이 일어난다. 예로서, 탄닌이나 중금속염과는 침전이 생성되기 때문에 일반적으로 탄닌류(tannins)의 한약재와는 포제하지 않는 것이 좋다.

10. 무기성분(無機成分)함유 한약재의 변화

분자 내 결정수(結晶水, crystallization water)를 가지고 있는 무기염류 한약재는 가열처리에 의하여 결정수가 제거된다. 무기성분(mineral)이 광물과 패각류 한약재 중에 대량 들어 있으며, 식물성 한약재 중에도 무기염류가 함께 들어 있는데 칼륨(K), 칼슘(Ca), 철(Fe) 등이고, 대부분은 유기산(organic acid)과 염(鹽)으로 결합되어 세포 중에 공존한다. 예로서, 석고(石膏), 백반(白礬), 붕사(硼砂), 망초(芒硝)와 같은 한약재를 가열처리할 때 결정수를 잃게 되어 무수화합물이 되고, 일정한 의약용 한방약물의 목적에 도달하게 된다.

어떤 무기염류 한약재는 가열처리할 때 산화된다. 포제과정 중 많은 성분들은 산화과정을 거쳐 새로운 성분을 만들어 낸다. 한 예로, 본초강목(本草綱目)에 수재되어 있는 노감석(爐甘石)을 서양에서는 smithsonite라고 하는바, 본래의 주요성분은 탄산아연($ZnCO_3$)으로 가열처리하면 산화되어 산화아연(ZnO)으로 되는데, 소염(消炎), 지혈(止血), 생기(生肌) 등의 효능이 발생한다. 일부 금속산화물은 하쉬(煆淬) 즉, 구어서 담금질하여 달군 다음, 식초에 담그면 식초산염이 생성된다. 포제(炮製)는 한약재의 무기성분(無機成分)에 대하여 영향을 준다. 예를 들면, 혈고초중(頁枯草中)에는 대량의 Kalium염이 함유되어 있기 때문에 장시간 수처리(水處理)하게 되면, 이뇨작용이 크게 감소하게 된다. 광물류 한약재들은 통상적으로 불에 빨갛게 달구거나 또는 불에 달구어 초(醋)에 담금질하는 포제방법을 응용하게 되는데, 이는 한약재를 부드럽고 쉽게 분쇄할 수 있고, 한약재를 탕제(湯製)할 때 화학적으로 용해도(solubility)를 증가시키기 때문에 한약재의 순도가 높아져 위장관에서 흡수가 용이하도록 하기 위해서이다. 따라서, 이와 같은 포제방법은 자연동(自然銅)이나 대자석(代赭石) 등과 같은 한약재를 분쇄하기 쉽게 해 준다.

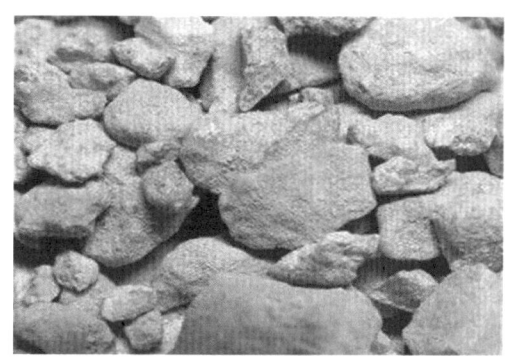
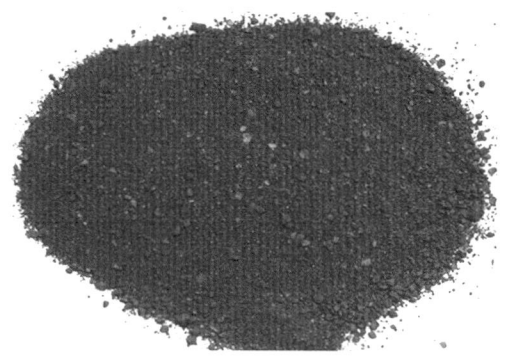

〈그림4-25〉 노감석(爐甘石)　　　　〈그림4-26〉 대자석(代赭石)

11. 잔류농약(殘留農藥), 중금속 오염(重金屬 汚染) 및 유해물질(有害物質)의 한약재 안전성

우리나라에 등록되어 있는 농약의 수는 2,142개 품목(2022년 12월말 기준)이며, 화합물의 종류로는 270여 종에 이른다. 농약은 용도에 따라 살충제, 살균제, 제초제, 살서제, 토양소독제 등으로 분류한다.

(1) 잔류농약(殘留農藥)

농약(農藥, pesticides)은 한약재 및 한방식품 등의 원료가 되는 약용작물에 대한 해충을 방지·파괴·구축·경감시키고, 생산성을 높이기 위해 사용하는 모든 약제이다. 즉, 해충을 사멸시키는 모든 물리적·화학적·생물학적 인자라고 할 수 있다. 농약은 해충에 대해서는 독성이 크고, 인축(人畜)에 대해서는 무독한 것이 이상적이지만, 대부분의 농약은 인축에 유해하다. 최근 잔류농약이 인축에 미치는 영향을 고려하여 한약재 공급원인 약용작물의 재배에 농약을 전혀 쓰지 않는 친환경농업이 증가되고 있다.

1) 수확 후 농약

① 수확 후 약용작물 및 농산물 등 한약재(韓藥材) 원료의 품질을 유지하기 위하여 실시하는 여러 가지 처치수단으로는 농약, 방사선 조사, 마이크로파(microwave), 온도, 습도, 기체의 조절, 선별 왁스처리, 세정, 포장, 에틸렌

처리 등이 있다.
② 농약 및 훈증제에 의한 약제처리는 가장 심각하다. 수확 전 농약사용은 상식화되어 있지만, 수입(輸入)의 경우는 대량 장기저장, 장거리 및 장시간 수송이 요구되므로 수확 후(後) 농약이 한약재 및 곡물·과실 등 농산물에 사용이 인정되어 광범위하게 사용되고 있다. 잔류량도 수확 전(前) 처리보다 높은 것으로 나타나서 그 심각성은 더욱 크다.

2) 항생제 및 호르몬제 사용

① 항생제(antibiotics)나 호르몬제 사용은 수입한약재 및 수입식품 뿐만 아니라, 국내 수입축산식품, 양식어 등에도 관련 있는 심각한 오염문제이다.
② 가축의 질병이나 예방 또는 성장촉진을 위하여 사료배합에 사용된 항생제가 우유나 식육에 잔류하게 되므로 항생제 오염은 심각하다.
③ 소(牛)의 비육을 촉진시키고, 사료의 효율을 높여 단백질이 많은 적색의 육질을 생산하기 위한 수단으로서 디에틸스틸베스트롤(diethylstilbestrol, $C_{18}H_{20}O_2$) 호르몬을 사용한다. 이것은 잔류의 가능성이 커서 투명세포질암종(clear cell vaginal carcinoma)의 발생 위험도를 증가시킬 수 있다.

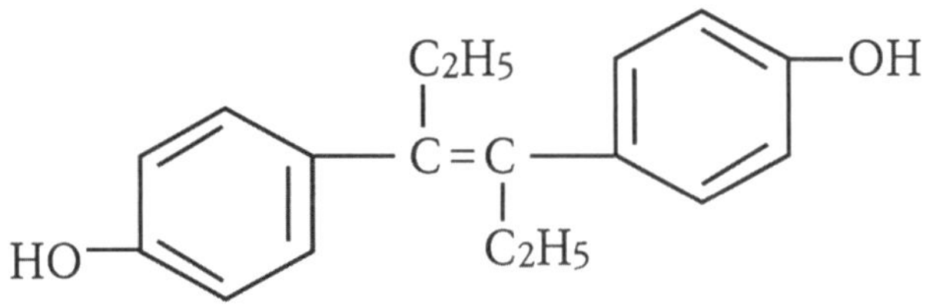

〈그림4-27〉 디에틸스틸베스트롤(diethylstilbestrol) 구조식

(2) 농약의 종류

1) 살충제(殺蟲劑)

현재 우리나라에서 유통되고 있는 살충제(insecticide)는 유기인계(有機燐系)가 30여 종, 카바메이트계(carbamate系)가 약 10종, 합성피레트린계(合成pyrethrin系)가 8종 정도이다. 많은 유기염소계(有機鹽素系) 농약이 독성, 발암성, 잔류성의 문제로 사용이 금지되었다.

① 유기염소계 농약(organochlorines pesticide)이란, 신경독성 물질로 신경충동이 축삭(axon)을 따라 전도되는 것을 방해하여 급성 영향을 일으키는 것을 말한다. 일반적으로, 유기염소제(chlorinate organic compound)는 유기인제(有機燐劑)에 비하여 저독성으로 중독사고는 적지만 잔류성이 크고, 지용성이므로 동물의 지방조직(adipose tissue)에 축적되면서, 먹이사슬을 통한 생물농축 현상이 일어난다. 유기염소계(有機鹽素系) 살충제로는 주로 BHC(benzenehexachloride), DDT(dichlorodiphenyltrichloroethane), 클로르덴(chlordane), 헵타클로르(heptachlor), 드린제(drin insecticide) 등이 있다.

② 유기인제(有機燐劑) 농약(organophosphorus pesticide)이란, 인산에스테르류(phosphoric acid esters) 또는 티오인산에스테르류(thiophosphoric acid esters)를 말한다. 유기인제 농약은 유기염소계(有機鹽素系) 농약과는 달리 심각한 환경오염을 일으키지 않으며, 먹이연쇄로 들어오는 경우도 거의 없다. 또한, 에스테르(ester)이기 때문에 가수분해가 잘 되며, 분해산물은 비교적 독성이 작다. 따라서, 유기염소제 사용이 금지된 후 유기인제 농약(organophosphorus pesticide)이 많이 사용되고 있다. 유기인제 농약의 문제점은 독성 발현이 신속하다는 점이다. 유기인제(有機燐劑)는 신경조직의 아세틸콜린(acetylcholine) 에스테르를 가수분해하는 효소활성(enzyme activity)을 저해하여 신경조직에 아세틸콜린(acetylcholine)을 축적시킨다. 유기인제 중독증상은 기관지 수축으로 인한 가슴 압박, 기관지 분비 증대, 타액 분비 증대, 눈물, 땀, 구역, 구토, 설사, 동공 축소 등이다. 근육에 대한 영향으로 피로, 무력증, 경련 등이 나타난다.

③ 카바메이트계 살충제란, N-메틸카바메이트(N-methyl carbamate)의 에스테르로서 그 페놀기 또는 알콜기에 따라 독성이 다르다. 일반적으로, 유기인제와 작용방식, 독성 등은 유사하지만, 카바메이트계 살충제는 유기인제에 비해서는 약하다.

2) 제초제(除草劑)

제초제(herbicide)로 사용되는 화합물은 다양하다.

① 2,4-D와 2,4,5-T와 같은 클로로페녹시(chlorophenoxy) 제초제는 식물 성장을 촉진시켜 광엽식물을 고사시킨다. 이 제초제들은 그 제조과정의 부산물인 맹독성의 TCDD (tetrachlorodibenzodioxin) 때문에 더욱 관심이 집중되고 있다.

② 파라콰트(paraquat)농약은 수용성이 큰 제초제인데, 다양한 식물에 고엽제(枯葉劑)로 사용된다.

3) 살균제(殺菌劑)

현재 우리나라에서 사용되는 살균제(fungicide)의 품목 수는 130여 종에 이른다.

① 디메틸디티오카바메이트제(dimethyl dithiocarbamate劑)들은 동물에서 최기형성(催畸形性) 즉, 태아기에 작용하여 장기의 형성에 영향을 주어 기형이 되게 하는 성질이 보고되어 있고, 니트로소화하여 발암물질인 니트로사민(nitrosamine)을 생성한다.

② 에틸렌비스디티오카바메이트제(ethylene bisdithiocarbamate劑)도 최기형성이 보고되었다. 이들은 생체 내에서 뿐만 아니라 잔류물이 함유된 한약재가공 및 한방식품가공시 분해되어 에틸렌티오우레아(ethylene thiourea)를 생성한다.

③ 에틸렌티오우레아(ethylene thiourea, ETU, $C_3H_6N_2S$)는 발암성, 돌연변이성, 최기형성 뿐만 아니라 갑상선기능 저해작용 및 중추신경계에 독성위험성도 있는 물질이다.

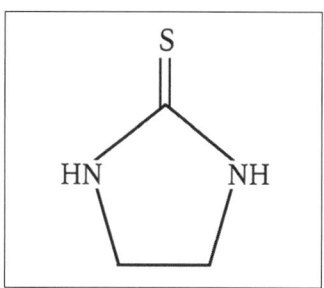

<그림4-28> 에틸렌티오우레아(ethylene thiourea) 구조식

☞ 유기염소계 살충제 DDT와 BHC의 비교

❏ DDT

(디클로로디페닐트리클로로에탄올, dichlorodiphenyltichloroethane) 무색의 결정성 고체(m.p. 109℃)로 화학식은 $(ClC_6H_4)_2CH(CCl_3)$이다.

❏ BHC

(벤젠헥사클로라이드 또는 1,2,3,4,5,6-헥사클로로사이클로헥세인, benzenehexachloride 또는 1,2,3,4,5,6-hexachlorocyclohexane) 결정성 분말(M.W. 291)로 훈증제(燻蒸劑) 효과가 있다. 화학식은 $C_6H_6Cl_6$이다. γ-BHC(m.p. 111℃)가 살충력이 가장 강하다.

▶ DDT는 잔류성이 강하여 인체에 흡수, 축적되므로 각국에서 사용을 금지하고 있다. BHC는 1943~1945년 사이에 개발된 매우 강력한 유기합성(有機合成) 살충제이다. BHC는 DDT보다 휘발성이 크고, 곤충에 살충효과가 더 빠르게 작용하지만, 지속성은 떨어진다. BHC는 물속에 단지 1ppm 정도만 함유되어 있어도 물고기 등을 죽이기 때문에 1960년 이후에는 전 세계적으로 사용이 제한되고 있으며, 한국에서는 1979년부터 사용이 전면 금지되었다.

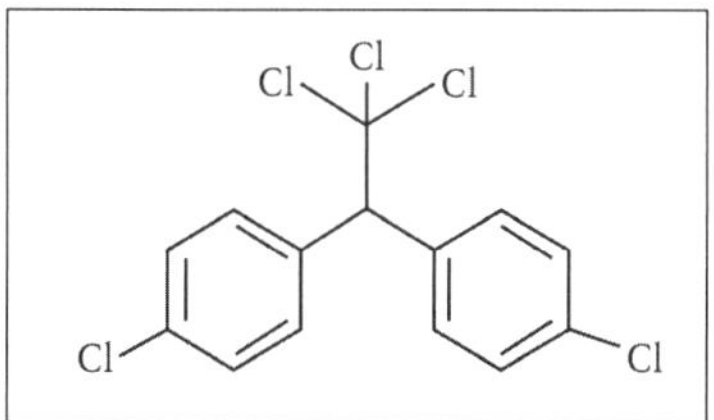

<그림4-29> DDT 구조식

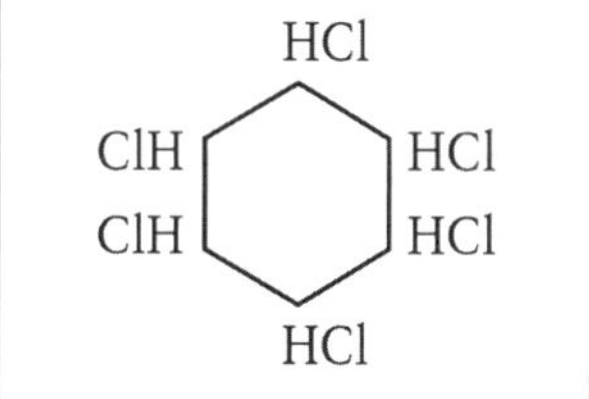

<그림4-30> BHC 구조식

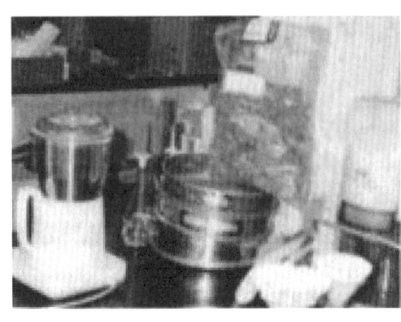
검체분쇄

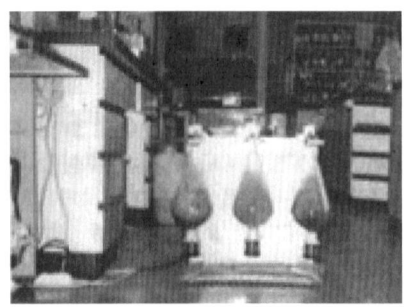
진탕추출

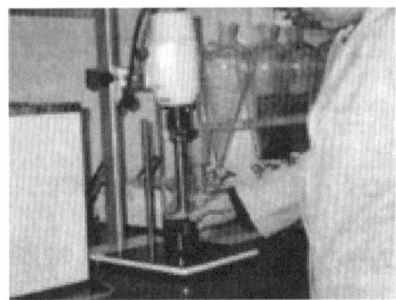
균질화

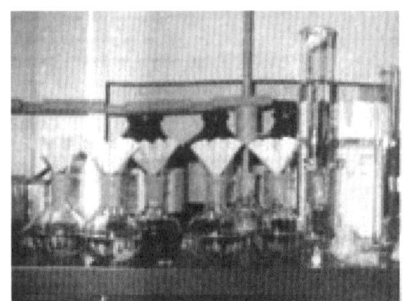
탈수여과

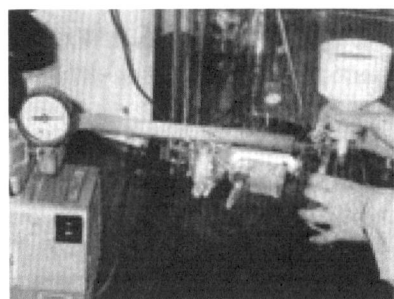
흡인여과

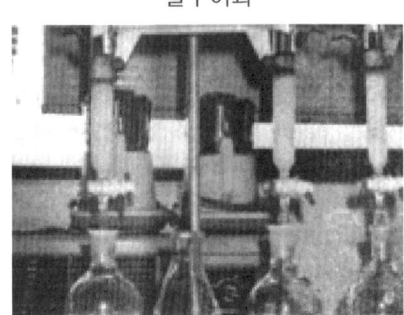
15% 에테르 함유 헥산 용출

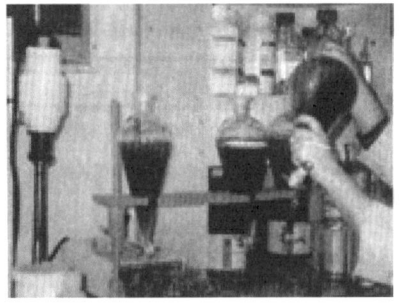
분리추출

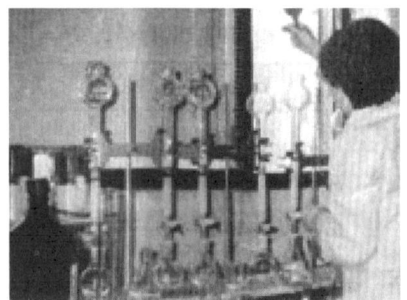
플로리실정제

〈그림4-31〉 한약재의 잔류농약 분석과정(1)

※ 플로리실정제(florisil 精製) : 염화살충제분석

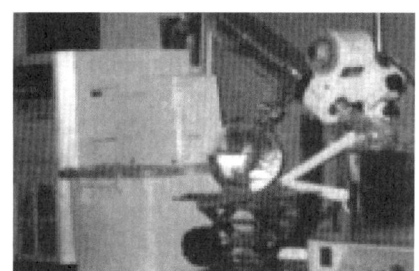
감압여과

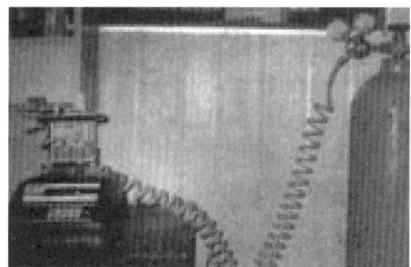
질소농축

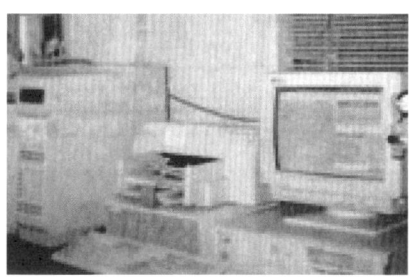
GC-ECD 분석

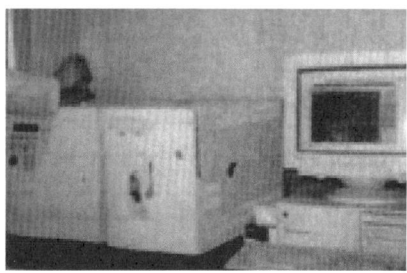
GC/MS 확인

```
┌─────────────┐
│ 검체약 1.0g │
└─────────────┘
       │ 70% 아세톤 100 ml
       │ 5min, 균질화, 흡인 여과감압농축
       │ (아세톤 제거)
┌─────────────┐
│    여  액   │
└─────────────┘
       │ 10% NaCl 100ml + 헥산 50ml
       │ 진탕 추출
┌─────────────┐
│   헥 산 층  │
└─────────────┘
       │ 물로 세척, 무수 여과, 농축
┌─────────────┐
│   농 축 액  │
└─────────────┘
       │ 헥산포화아세토니트릴 20ml
       │ 진탕 추출
┌──────────────┐
│ 아세토니트릴층 │
└──────────────┘
       │ 5% NaCl 400ml + 헥산 100ml
       │ 진탕 추출
┌─────────────┐
│   헥 산 층  │
└─────────────┘
       │ 무수 여과, 농축
┌─────────────┐
│    정  제   │
└─────────────┘
       │ 안지름 20mm 칼럼관
       │ 플로리실 10g+무수황산나트륨 8g,
       │ 헥산에 현탁, 충전
       │ 15% 에테르 함유 헥산 150ml로 용출
┌─────────────┐
│   용 출 액  │
└─────────────┘
       │ 40℃에서 질소 농축 → 1ml
┌─────────────┐
│    검  액   │
└─────────────┘
┌─────────────┐
│ GC-ECD 분석 │
└─────────────┘
```

〈그림4-32〉 한약재의 잔류농약 분석과정(2)

＊ 시약(試藥) : 헥산포화아세토니트릴(hexane saturated acetonitrile)
＊ 플로리실(florisil) : 규산마그네슘($Mg_3Si_4O_{11} \cdot H_2O$)인 활석(滑石)으로 곱돌 또는 탈쿰(talcum, Talc)이라고 함.

(3) 중금속오염(重金屬汚染)

화학적으로 중금속(重金屬)이라 하는 것은 비중이 4.0 또는 5.0이상으로 무거운 금속(천이성금속)을 말한다. 한약재 및 한방식품 등의 오염(pollution)과 관련이 있는 금속에는 금속과 비금속의 중간 성질을 나타내는 비소(As)같은 반금속(metalloid)도 포함된다. 중금속은 본래 지각(地殼)의 구성성분으로서 천연에 상당량 존재하고 있으므로, 인간을 포함한 지구상의 생물 중에서 항상 일정량이 검출된다. 근대 산업화의 영향으로 매연, 폐수, 하수, 고형폐기물 등에는 각종 중금속이 함유되어 있고, 이로 인하여 토양오염·수질오염·대기오염 등 다양한 경로로 우리 체내로 들어온다. 특히, 한약재 및 한방식품 등에 오염되어 먹이연쇄를 통하여 농축되고, 최종적으로 인체에 흡수, 축적되어 만성중독을 일으키게 된다.

인체에 비교적 독성이 강한 비소(As), 카드뮴(Cd), 수은(Hg), 납(Pb) 등이 동·식물의 생육과정이나 제조·가공 중에 외부로부터 오염되어 혼입되는 이른바, 환경오염성 중금속들이다. 금속들의 돌연변이 유발성은 Cr 〉 Be 〉 AS 〉 Ni 〉 Hg 〉 Cd 〉 Pb 순이다. 우리 인체에 필수적인 원소는 27개이며, 탄소·수소·산소·질소·황을 제외하면 모두 22개이다.

중금속오염(heavy-metal contamination)은 한약재 및 한방식품 등의 수확·수집·가공·포장 과정에서 우발적으로 발생하기도 하지만, 문제가 되는 것은 오염된 물과 토양에서 또는 대기오염이 심한 지역에서 재배되는 한약재 및 한방식품 등의 원료인 약용작물 및 농산물들이다.

중금속은 생체의 정상적인 구성성분이 아니며, 세포의 정상적인 대사과정에서도 참여하지 않을 뿐만 아니라 오히려 저해하기 때문에 중금속이 체내에 잔류하여 축적될 때는 매우 중대한 결과를 초래한다. 일반적으로, 중금속은 단백질의 변성제인바, 단백질의 -SH기(基)와 결합하여 구조단백질을 변성시키거나, 효소단백질의 활성을 억제하기도 한다.

중금속이 무기염(inorganic salts)·이온의 형태로 존재할 때는 수용성이기 때문에 체외로 배설되기 쉬우므로 체내에 축적될 위험성은 적다. 그러나, 유기염(organic salts)의 형태로 존재할 때는 체내의 지방질에 흡수 및 축적되어 강한 독성작용이 나타날 수 있다.

1) 납(Pb) 오염

① 납(Pb)은 금속 중에서 가장 비중(gravity) 곧, 밀도(density)가 큰 물질이고, BC 1,500년경부터 인류가 사용해온 역사가 가장 오래된 중금속 중의 하나로 지각(地殼) 즉, 지구표층에 비교적 풍부하다.

② 정상적인 가정급수 중 납(鉛)의 농도는 10~20μg/L이고, 성인 1일 음용수 소비량이 2L 일 때 납(鉛)의 1일 섭취량은 10~20μg 또는 그 이상이 될 수 있다. 대기 중의 납(鉛)의 함량은 농촌지역의 경우 0.1μg/m³ 정도이며, 도시에는 전형적으로 0.5~2μg/m³ 수준으로 존재한다.

③ 납(鉛)의 함량은 토양에 약 10ppm이나 존재하기 때문에 육상식물 2.7ppm, 동물 2.0ppm, 어류 0.5ppm이나 포함되어 있다. 카드뮴(Cd)과 함께 공장폐기물, 자동차 배기가스 등에서 방출되는 환경오염물질 중 하나로서 중요하다.

④ 납(Pb)을 많이 사용하는 작업분야는 페인트, 납 용융, 제련, 배터리, 인쇄 등이다. 그밖에도 아동들의 크레파스, 납(Pb)이 함유된 유약을 바른 도기류, 연관(鉛管)을 통한 음료수를 통해서도 납 중독은 일어난다.

⑤ 성인은 섭취한 무기 납(Pb)의 약 10%를 흡수하지만, 아동들은 약 50%까지 흡수한다. 식사 중의 칼슘·철·아연 결핍은 납 독성을 증대시킨다. 한약재 및 한방식품 등을 통해 섭취되어 흡수된 납은 간(肝)에 들어가, 대부분은 담즙(膽汁)으로부터 대변으로 배설되지만, 일부는 혈액에 들어가 뼈 등의 경조직에 침착한다.

⑥ 사람들이 식품으로부터 섭취하는 평균적인 납(Pb) 섭취량은 60~150μg인데, 물(水) 또는 차(茶) 등의 음료에 의해 섭취되는 납(鉛)의 양은 10~20μg이라고 한다. 소화관에서의 흡수는 5~10%이고, 기도(氣道)를 통해서 노출된 경우의 흡수는 50%이다.

⑦ 농약성분으로부터 납(Pb) 중독은 급성중독으로 발생하지 않고, 거의가 만성중독이다. 병리적 영향은 중추신경계, 골수, 신장에서 가장 현저하다. 혈중농도가 400ng/mL(정상치 100~300ng/mL)을 초과하면, 빈혈 등의 혈액장애가 발생한다. 즉, 납(Pb) 중독은 전신권태, 두통, 피로감, 식욕부진, 변비, 배꼽주위 복부통증 같은 납통증, 모세혈관 수축 같은 납창백, 잇몸의 가장자리가 황화납에 의해 흑자색으로 착색되는 등의 전형적인

증상이 발생한다. 특히, 가장 심각한 납(Pb) 중독은 아동의 납(Pb)질환이다. 증상은 뇌부종(腦浮腫, cerebral edema)·내피세포 손상·신경교증(神經膠症, neurogliosis)·소상괴사(巢狀塊死, focal necrosis)·신경퇴화(神經退化, neurodegeneration) 즉, 파킨스병(Parkinson's disease), 알츠하이머(Alzheimer's disease), 헌틴턴병(Huntington's disease)유발·정신박약이며 그리고, 약 25% 정도가 사망한다. 납 뇌질환으로부터 생존한 아동의 반 이상이 정신박약, 간질발작을 일으킨다.

⑧ 납(Pb) 중독 증상은 입 안에서의 금속성 미각의 감지 및 입·식도·위에서의 작열감, 강한 위통, 구토 등이다. 만성중독의 증세로는 피로, 체중감소, 소화기 이상, 지능저하, 지각의 소실, 사지마비, 시력장애 등이 일어난다. 무기 납은 뇌 조직에 친화성이 있어 불면증과 불안을 초래한다. 중증인 경우에는 환각, 경련, 혼수, 사망까지 일으킨다. 납(Pb)은 적혈구와 결합하기 때문에 소적혈구성 빈혈·혈색소 감소성 빈혈을 일으키고, 적혈구 수명을 단축시킨다. 납(Pb)은 포르피린(porphin)과 헴(heme)의 생합성을 저해한다.

2) 수은(Hg) 오염

① 수은(水銀)은 지각(地殼)의 구성성분이고, 세계 연간 생산 사용량은 1만 톤 이상이며, 주요한 용도는 가성소다공업, 전기제품, 도료, 약품, 농약제조이다. 수은(Hg)은 원소수은(elmentary mercury), 무기수은(inorganic mercury), 유기수은(organic mercury)으로 분류되며, 무기수은에는 수은증기(Hg^+), 수은이온(Hg^{2+})이 있고, 유기수은에는 메틸수은($CH^{-3}Hg^+$)과 같은 alkyl 수은 및 페닐수은($C_6H_5Hg^+$) 과 같은 아릴수은(aryl Hg)이 있다. 유기의약품, 화장품, 도료 등에 오래 전부터 사용한 금속 중 하나이다. 수은(Hg)은 상온에서 유일하게 액체로 존재하는 금속으로 독성이 강한 물질로서 치과용 아말감, 수은 체온계, 온도계, 기압기, 혈압계 등의 의료기기와 수은전지, 농약 및 의약품 제조, 수은등 또는 형광등 제조 등 부분에서 활용되고 있다.

② 산업용공장에서 수은을 이용한 제품의 생산과정 중 직접노출이 있으며,

수은을 포함한 폐기물 및 농약, 건전지 등에서 수은이 유출되어 물, 토양, 공기를 오염시키고, 식물이나 생선 등에 축적되어 제거되지 않는다.

③ 수은중독의 증상으로 보행장애·수족마비·중추신경계 이상 등이고, 사망을 초래할 수도 있다. 급성중독은 발열, 오한, 오심, 구토, 호흡곤란, 두통 등이 수 시간 내에 나타나며, 만성중독은 구강염증, 진전(震顫) 즉, 떨림, 만성피로감이 있으며, 정신적 변화로는 불면증, 소심함, 과도한 신경질, 정서불안 등이 나타난다.

④ 1956년 일본 화학공장에서 방류한 유기수은에 오염된 조개와 어류를 섭취한 주민들에게서 집단적으로 발생한 "미나마타(minamata)병"이 있다. 화학공장에서 촉매(catalyst)로 사용했던 염화제2수은($HgCl_2$)이 폐수 중에 방출되어 진흙속의 혐기적 조건하에서, 유기수은인 메틸수은 ($CH^{-3}Hg^+$)으로 전환되었다. 메틸수은($CH^{-3}Hg^+$)은 쉽게 물고기의 체내에 흡수되어 축적되어 갔던 것이다.

3) 카드뮴(Cd) 오염

① 카드뮴(cadmium)은 지각(地殼)의 한 구성성분으로 150~500ppb가 아연(Zn)과 함께 공존한다. 카드뮴(Cd)은 주로 벼(稻)와 같은 식물에 잘 흡수되므로 곡물류에 0.01~0.15ppm이 검출된다. 중금속 카드뮴의 허용기준이 한약재는 0.3ppm 이하인 반면, 쌀의 국제기준은 0.4ppm, 어패류는 2ppm 이하이다. 특히, 일본에서 1940년대 전후하여 도야마 현 진스가와 강(江) 유역에서 금속광산의 폐수 중에 카드뮴(Cd)이 함유된 것이 하천으로 유입되어 논(畓)의 토양이 오염된바, 생육한 쌀이 역시나 오염되어 그 쌀을 먹던 주민들에게 "이타이이타이(itaiitai)병"이 발생하여 세계적인 이슈가 되었다. 40세 이상의 고령으로 출산 횟수가 많은 부인들에게서 발병하였으며, 초기에는 신경통 증상 및 보행 불가능, 기침만 해도 통증호소, 약간의 충격에도 쉽게 골절이 발생하고, 장시간 이런 증상을 갖고 있었으며 "이타이이타이"라고 외치면서 사망했던 비참한 질병이었다.

② 카드뮴(Cd)의 소화관 흡수율은 저조하여 약 5~8% 정도이다. 이 흡수율은 식사 중 칼슘이나 철 결핍시, 저단백질식에서 증대된다. 식사 중 저칼슘은

칼슘-결합단백질의 합성을 촉진시키며, 이것이 카드뮴 흡수를 촉진시킨다. 카드뮴(Cd) 섭취는 실험동물에서 신장, 간, 폐를 손상시킨다. 신장에 대한 영향은 소변 중 카드뮴 증대, 단백뇨, 아미노산뇨, 당뇨 등이다. 카드뮴(Cd)은 실험동물에서 정소손상, 정원세포의 괴사, 정세관의 파괴, 고환위축 등을 유발한다. 카드뮴(Cd)은 배자(胚子) 독성·최기형성·돌연변이 유발성·발암성을 갖는데, 중독을 일으키는 양은 0.03g이다. 카드뮴(Cd)은 급성중독이 드물며, 거의 만성중독현상을 보이고 있다. 중독증상으로는 구토, 설사, 복통, 허탈, 의식불명이 되고, 만성중독의 경우에는 세뇨관 상피에 침착해 변성을 일으키고, 신장장애와 골연화증이 발생한다. 저혈당·면역능 감소·철 대사교란 등으로 인한 빈혈을 일으킬 수도 있다. 한편, 환경에 있어 또 하나의 주요한 카드뮴(Cd) 배출원은 아연 제련, 비료, 슬러지, 쓰레기 소각, 화석연료의 연소이다. 공업적 용도는 합금제조, 전기도금, 배터리, 베어링, 용접, 도료 등이 있다.

4) 비소(As) 오염

① 비소(砒素)는 자연계에서 주로 As^{3+}, As^{5+}의 화합물로 존재한다. 과거로부터 농약, 의약품, 안료, 방부제, 살서제 등으로 널리 사용되어 왔다. 대량의 비소(arsenic) 경구섭취에 의해 심한 위통, 구토, 설사 등 소화관장애, 신장장애에 의한 무뇨증을 나타내어 사망하는 경우가 많다.

② 일본에서는 1955~1956년 비소(As)로 오염된 분유(25~28 ppm As_2O_3)에 의하여 12,000여 명의 어린이 환자와 128명의 사망자가 발생한 사고가 있었다.

③ 비소의 만성중독으로서는 전신권태감, 구토, 오심, 복통, 설사 등의 위장증상과 유방, 겨드랑이 부분의 흑색색소의 침착, 손바닥 및 발바닥의 각질화 등의 피부증상, 지각장애, 운동장애, 정신착란 등의 정신신경증상, 간장장애, 신장장애 등 다양하다. 또 색소의 피부침착, 각질화, 손톱과 모발의 위축 및 결손, 피부암 등이 생기며, 기타 다발성신경염 등 많은 장기에 영향을 준다.

5) 크롬(Cr) 오염

① 지각(地殼)에 21번째로 많이 존재하는 크롬(Cr)은 독일식 표현이며, 원래 영어식 이름은 크로뮴(chromium)이다. 1797년 니콜라 루이 보클랭(Nicolas Louis Vauquelin)이 발견하였다. 발견자는 이 원소를 그리스어의 "색깔"을 뜻하는 "크로마(chroma)"로부터 명칭을 정하게 되었다. 크롬의 원자번호와 원소기호는 $_{24}Cr$으로 평균 원자량은 52.00(원자량 51.9961)이며, 동위체조성은 ^{50}Cr 4.345%, ^{52}Cr 83.7879%, ^{53}Cr 9.501%, ^{54}Cr 2.365% 이다. 지각 중에 존재하는 양은 100ppm 이다. 이것은 원소주기율표의 4주기(週期) 6A족(族)에 위치하는 전이원소로서 미량 무기질의 일종이다.

② 인체의 조직에 널리 분포하여 존재하는 필수원소로 혈장단백질과 결합하여 운반되며, 그 농도는 극히 적은편이다. 지방대사에 필수적이며, 근육생성에도 관여하고, 인슐린(insulin)의 보조인자(cofactor)로 작용하여 포도당 대사의 항상성(homeostasis) 유지에도 필요하다. 즉, 인슐린(insulin)의 활성을 높여 포도당(glucose)이 세포 내로 들어가는 것에 관여하여 혈당이 안정적으로 유지될 수 있게 한다. 생리적으로 결핍되면 포도당(glucose), 지방질(lipid), 단백질(protein) 대사계에 장해를 일으킨다. 미국(1989년)에서는 성인 1일 권장량을 20~50µg으로 하고 있으며, 한국에서는 성인 적정 섭취범위를 1일 50~200µg으로 책정되었다. 일반적으로, 식품에서는 100g 당(當) 수 µg의 수준이지만, 해조류의 풍건물에서는 10~100µg 함유하는 것도 있다. 그러나, 6가(價)의 크롬(Cr)은 발암물질로 독성이 강하므로 환경 오염물질로 폐수에서 규제의 대상으로 되어 있다. 천연 크롬은 주로 3가(價)와 6가(價) 원소인데 6가(價) 원소형 크롬(Cr)은 만성 중독성을 가진 사람에게는 해롭다. 유입경로는 위장관, 호흡기관, 피부 및 점액질 세포를 통해 체내로 유입될 수 있다. 자연계에 존재하는 3가(價) 크롬(Cr)은 사람에게 독성이 있다는 증거가 거의 없는 미량영양소로 하루 1mg까지 섭취가 가능하다. 크롬(Cr)은 주로 소장(small intestine)에서 흡수되며, 흡수율은 매우 낮아 총 섭취량의 2% 정도에 불과하다.

③ 건강한 성인의 혈청 중 크롬(Cr)의 정상 농도는 0.14~0.5µg/㎖, 혈장

중 정상 농도는 0.26~0.28㎍/㎖이므로 이 이하의 크롬 농도는 결핍상태를 나타낸다. 균형 잡힌 식사에 존재하는 크롬(Cr) 양을 근거로 충분한 섭취량은 하루에 남성은 35㎍, 여성은 25㎍이다. 소량 함유되어 있는 식품으로는 브로콜리, 소고기, 버섯, 통곡류, 치즈, 효모 등이 있다. 크롬화합물의 과다 복용 시에는 비타민 C(ascorbic acids) 및 우유의 섭취가 배출에 다소 도움이 되는 것으로 알려져 있다.

급성독성(acute exposure)으로 피부염, 천공성 궤양, 알러지성 습진, 결막염, 비염, 기관지암 등이 발생한다. 실험동물에서 폐암을 발생시키며, 사람에 있어서 그 발생률을 15~30배가량 높이는 것으로 알려져 있다.

한편, 현재 국내에서 사용되는 한약재는 의약품용 전문한약재로서 위생적인 생산관리로 국가기관인 식품의약품안전처(KFDA)기준 GMP (Good Manufacturing Practice) 즉, 우수의약품제조·관리기준을 통과한 것만을 이용하고 있다. 식약처(KFDA)는 그동안 단계적으로 도입해온 GMP (Good Manufacturing Practice)는 2015년부터 모든 한약재 제조업체에서 의무화가 시행되고 있다. 한약재 제조에 사용되는 원료 의약품 및 자재 그리고, 제조가 완료된 완제품은 필요한 품질검사를 실시해야 한다.

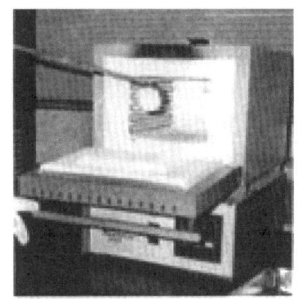
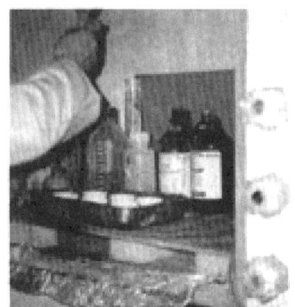
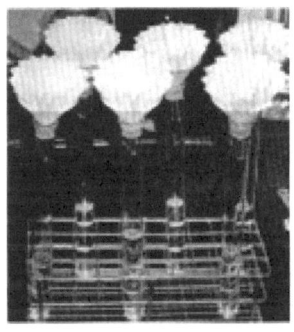
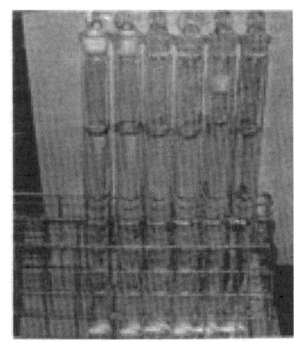

검체약 1.0g

↓ 도가니, 서서히 가열 후 강열 회화(500~600℃)

잔 류 물

↓ 왕수 1m, 수욕상 증발건조,
염산 3방울,
열탕 10ml, 2분 가온,
페놀프탈레인시액 1방울,
암모니아시액으로 중화
묽은초산 2ml, 여과

여액 50ml(검액)

↓ 배교액(납표준액 30ppm)은
왕수 1ml 이하 동일 조작

검액 및 비교액

↓ 네슬러관,
황화나트륨시액 1방울,
5분 방치

비 색

백색 배경으로
위 또는 옆에서 관찰

〈그림4-33〉 한약재의 중금속 시험과정

* 왕수(王水, royal water) : 진한염산(conc-HCl)과 질산(HNO_3)을 3:1 비율로 섞은 액체 (aqua regia)
* 네슬러관 : 장형 공전 비색관(Nessler tube with stopper long type)

❋ ppm(parts per million)이란?

　100만분율을 의미하며, 혼합물이나 용액 중에 존재하는 미량 물질의 농도(濃度)의 비율 표시로, 중량/중량(重量/重量) 또는 용량/용량(容量/容量)의 어느 것에도 쓰인다. 환경오염문제가 일반화 되고 나서부터 일상용어로 되어 있다. 수용액의 경우 중량 100만분율 즉, 용액 1kg(10^6mg) 중에 포함되는 용질의 mg 수로 나타낸다. 따라서, 비중이 1이라고 간주할 수 있는 묽은 용액에서는 농도(濃度)를 ppm 또는 mg/ℓ와 같은 값으로 실용상 나타낼 수 있다. 그러나, 용질의 농도가 큰 경우에는 비중이 1이라고 간주할 수 없기 때문에 ppm과 mg/ℓ와는 구별되어야 한다.

　(1ppm=0.0001%)

❋ ppb(parts per billion)이란?

　10억분율을 의미하며, ppm의 1000분의 1에 해당된다. 혼합물이나 용액 중에 존재하는 초미량(超微量) 물질의 농도(濃度)의 비율 표시로, 중량/중량(重量/重量) 또는 용량/용량(容量/容量)의 어느 것에도 사용된다. 수용액의 경우에 쓰이는 것은 중량 10억분율 즉, 용액 1kg(10^9μg) 중에 함유되는 용질의 μg 수로 나타낸다. 따라서, 비중이 1이라고 간주할 수 있는 묽은 용액에서는 농도(濃度)를 ppb 또는 μg/ℓ 같은 중량/용량(重量/容量)으로 나타내더라도 실용상은 같은 값이다. 그러나, 용질의 농도가 큰 경우에는 비중이 1로는 간주할 수 없기 때문에 ppb와 μg/ℓ와는 구별되어야 한다.

　(ppb의 1000 분의 1의 비율로 표시되는 값이 ppt(parts per thousand)이고, ppt의 1000 분의 1의 비율로 표시되는 값이 ppq(parts per quadrillion)이다.)

(4) 유해물질(有害物質)

　한약재와 일반 건조채소 등 농산물은 용도만 다를 뿐 형태와 제조과정이 거의 유사하다. 최근 유해물질에 대해서 특히, 벤조피렌(benzopyrene), 아크릴아마이드(acylamide) 및 아플라톡신(aflatoxin), 오크라톡신(ochratoxin) A,

제랄레논(zearalenone), 파툴린(patulin)같은 곰팡이독소(mycotoxin) 등의 오염문제가 제기되고 있는바, 이에 한약재 및 한방식품 등의 안전성 확보를 위한 방법이 대두되고 있는 실정이다.

최근에는 제주보건환경연구원(2021년 4월~9월)이 제주지역 약초시장에서 근류와 근경류·과실류·엽류 등 약용식물 총 103건에 대하여 곰팡이독소 분석의 결과를 발표하였는바, 농림축산식품부가 발행한 2019년 특용작물 생산실적에서 생산량 순위가 높은 약용식물의 곰팡이독소(mycotoxin) 4종을 분석하였다. "대한민국약전과 대한민국약전외생약(한약) 규격집에 허용기준이 설정되지 않은 오크라톡신(ochratoxin) A·제랄레논(zearalenone)·푸모니신(fumonisin) B1·푸모니신 (fumonisin) B2 등 곰팡이독소 4종(種)이 검출됐다."며 인체의 위해성 평가가 필요하다고 지적하고 있다. 현재 국내에서 곡류와 가공식품은 곰팡이독소 11종에 대해 허용기준이 설정되어 관리하고 있다고 밝히고 있다. 그러나, 한약재로 관리되는 약용식물은 감초(甘草) 등 21개 품목에 대한 곰팡이독소(mycotoxin)인 아플라톡신(aflatoxin)의 허용기준만 설정되어 있다. 농산물로 관리되는 약용식물 은 육두구(肉荳蔲)만 오크라톡신 (ochratoxin) A에 대한 허용기준이 있다. 한편, 곰팡이독소 중 아플라톡신(aflatoxin)은 세계보건기구(WHO) 산하 국제암연구소(IRAC)가 인간에 대한 발암성을 확인한 1군(群) 발암물질로 지정하였다. 2군(群) 발암물질에 속하는 곰팡이독소는 아플라톡신(aflatoxin) M1·오크라톡신(ochratoxin) A·푸모니신(fumonisin) 등으로 특히, 푸모니신(fumonisin)은 식도암의 원인물질로 추정된다. 또한, 오크라톡신(ochratoxin) A는 신장독성이 있는 것으로 알려져 있다. 곰팡이는 열(熱)에 약해서 고온처리하면 대부분 사멸하나, 곰팡이독소(mycotoxin)는 열에 강해 한 번 생성된 독소는 열처리를 통하여 제거할 수 없다는 것이 향후 연구대상이다.

국내에서는 KFDA(Korea Food and Drug Administration)가 한약재의 탕제(湯劑), 환제(丸劑) 등 복용방법에서 유해물질의 노출량평가 등을 통하여 위해성을 검증하고 그 결과를 발표하고 있다. 식품의약품안전처(KFDA)에서 2022년 7월 벤조피렌 검출량이 높은 오매(烏梅), 초과(草果) 등 한약재에 대한 검출기준을 시행하면서, 한약재 제조방법에 대한 품질관리(QC) 기준을 도입한바 있다. 식약처(KFDA)는 검사대상 한약재로 지황(地黃), 숙지황(熟地黃), 승마(升麻),

대황(大黃), 방기(防己), 원지(遠志), 죽여(竹茹), 지구자(枳椇子), 고본(藁本) 등을 선정하였다. 특히, 벤조피렌(benzopyrene)에 대해서는 숙지황(熟地黃), 지황(地黃)만을, 곰팡이독소 (mycotoxin)는 감초(甘草) 등 20개 품목만 잔류허용치를 두고 관리하고 있는 실정이다. 식품공전(食品公典)에서 고시된 곰팡이독소(mycotoxin)는 7종으로, 총 아플라톡신(B1, B2, G1 및 G2의 합), 아플라톡신 M1, 파툴린(patulin), 푸모니신(fumonisin), 오크라톡신(ochratoxin) A, 데옥시니발레놀(deoxynivalenol), 제랄레논(zearalenone) 등이다.

1) 벤조피렌(benzopyrene)

인류가 불(火)을 사용한 이래로 가열에 의한 한약재 및 한방식품 등의 가공은 풍미와 위생성을 확보하는데, 가장 중요한 제조수단이 되고 있다. 특정물질인 가열식품 중에는 강력한 발암성 또는 유전변이성 물질이 포함되어 있음이 밝혀져 연구대상이 되고 있다.

가열 후 발생하는 발암성있는 벤조피렌 (benzo[a]pyrene, BP)이 1964년 불(火)에 구운 고기에서 분리(isolation)된 이래 각종 다환성 방향족 탄화수소(polycyclic aromatic hydrocarbons, PAHs)가 건류물, 연소물 즉, 시커멓게 태운 불고기, 불갈비, 훈제공정의 훈연제품, 볶은 커피(roasting coffee), 밀가루, 식용유, 석유 및 가스제품, 구운 생선, 오염해역에서 채취한 김, 가열 증류한 위스키(whiskey) 등에서 발견되었으며, 산불 같은 나무 화재로부터 연기, 화산, 폐암의 원인인 담배연기, 공장의 물질 태운 후 연기를 내보내는 굴뚝, 디젤엔진 자동차의 배기가스, 석유화학공장의 폐수, 물과 토양 등 환경오염으로 인하여 일반식품 및 한약재 등에서도 발생되는바, 이는 PAHs가 산소가 부족한 상태에서 한방식품 및 한약재 등 유기물을 가열처리할 때, 불완전연소를 통해 생성되는 화학물질로 석유찌꺼기인 피치(pitch)의 성분 콜타르(coal tar)상 물질이 구성성분으로서 300℃~600℃ 사이의 고온에서 열분해에 의하여 촉진된다. 곡류(穀類), 두류(豆類), 서류(薯類) 및 그 가공품 등 한약재 및 한방식품 중에서 검출된 PAHs의 평균함량은 1.11㎍/kg이며, 벤조피렌(benzo[a]pyrene)은 0.08㎍/kg 인바, 우리 국민들이 섭취하는 1일 PAHs 섭취량은 408.2ng, 벤조피렌(benzo[a]pyrene)

섭취량은 30.8ng이다.

> ☞ 나노그램(nanogram, ng) 미터법에 의한 무게(weight)의 단위로 1ng = 10^{-9}g 이다.

일반식품 및 한방식품 등을 고온에서 조리·가공할 때 식품의 주성분인 탄수화물(carbohydrates), 단백질(proteins), 지방질(lipids) 등이 완전연소가 되지 않아서 생성되는 물질이다. 최근에는 태운 토스트(toast) 내에 유의적인 수준의 benzo[a]pyrene이 발견되었다. 강력한 발암성(發癌性) 물질인 1,2-벤조피렌(1,2-benzopyrene)과 3,4-벤조피렌(3,4-benzopyrene) 중에서 3,4-벤조피렌(3,4-benzopyrene)이 가장 강력한 발암성 물질($C_{20}H_{12}$)로 알려져 있다. 다환성 방향족 탄화수소(PAHs)는 유기물이 고온에서 분해되어 발생되는 에틸렌(ethylene), 부타디엔리디칼(butadiene radical)과 같은 C_2-C_4 단위가 일련의 중합반응에 의하여 생성되며, 에폭시화(epoxidation) 즉, 산소원자가 동일 분자 내의 2원자의 탄소와 결합하고 있는 구조의 원자단(atom group)을 가지는 에폭시드(epoxides) 생성반응 및 수산화(水酸化, hydroxylation)를 거쳐 DNA (deoxyribonucleic acid)와 결합함으로써 발암작용을 일으키는 것으로 밝혀지고 있다. 벤조피렌(benzo[a]pyrene)은 5개의 벤젠고리가 결합한 분자로, 다른 명칭으로는 3,4-benzpyrene, 3,4-benzopyrene, 3,4-benz[a]pyrene, 3,4-benzo[a]pyrene, chrysene, dibenz[a,h]anthracene, cholanthrene, phenanthrene, benz[a]anthracene, benz[a]acridine, benzo[c]phenanthrene, benzo[g]chrysene 등이 있으며, pyrene에 또 하나의 벤젠고리(benzene ring)가 축합(condensation)한 5 고리식(five-ring type) 방향족탄화수소 즉, 피렌(pyrene)에 축합하는 이성질체(isomer)로 벤조피렌(benzo[e]pyrene)이 있다. 그런데, 이 벤조피렌은 발암성이 없다. 역사적으로 볼 때, 영국에서 1775년 Percival Pott은 굴뚝 청소부들(chimney sweepers)이 콜타르피치(coal-tar pitch)에 의한 음낭암(scrotum cancer) 발생이 특별히 많다는 사실을 보고한바 있으며, 19세기에는 연료 제조업계의 노동자들에서 피부암(skin cancer)이 많이 발생하였다. 한편, 벤조피렌

(benzopyrene)은 휘발성이 있어 예상보다 적은 양의 발암물질이 검출되고 있다는 연구보고도 있다. 그 밖에 암(癌) 유발을 제외하고도 각종 질병증상으로는 피부발진, 화끈거림, 피부색깔의 변화, 사마귀, 기관지염 발생 등이 있다. 세계보건기구(WHO) 산하 국제암연구소(IRAC)가 벤조피렌(benzopyrene)을 1군(群) 발암물질로 지정하였다. 벤조피렌(benzopyrene)의 사용목적 및 용도는 염색약, 플라스틱, 살충제의 제조 시에 사용된다.

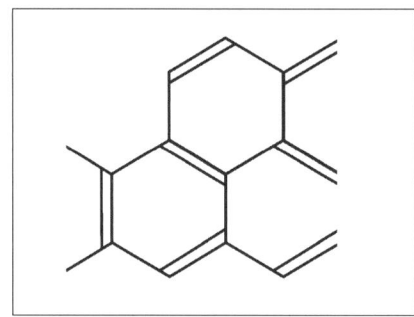

〈그림4-34〉 벤조피렌(benzopyrene) 구조식

〈표4-2〉 벤조피렌 검출량

종류별	농도 ($\mu g/kg$)
채소류	0 ~ 7.4
곡물류	0 ~ 10.4
가공해조류	7.4 ~ 31.3
유지류(식물유, 마가린)	0 ~ 11.4
육가공품(소시지)	0.004 ~ 0.1
기호품(위스키)	0 ~ 0.04

한편, 식품의약품안전처(KFDA)에서는 2009년 4월에 "한약재(生藥)의 벤조피렌(benzopyrene) 허용기준 및 시험방법"을 제정하였는데, 지황(地黃)과 숙지황(熟地黃)에 대한 벤조피렌(benzopyrene) 기준을 5ppb 이하로 규정하고 있다. 한약재 63품목 304개 시료를 대상으로 "한약재 중 벤조피렌(benzopyrene)

함유량 모니터링 연구"를 실시한 결과 감국(甘菊), 강황(薑黃), 대황(大黃), 속단(續斷), 승마(升麻), 여정자(女貞子), 연교(連翹), 오매(烏梅), 지황(地黃), 초과(草果), 향부자(香附子), 현삼(玄蔘), 황금(黃芩), 후박(厚朴) 등 14개 품목 중 26개 시료에서 기준치 이상의 벤조피렌 (benzopyrene)이 검출되었음을 발표하였다. 벤조피렌(benzopyrene)은 한약재를 건조하는 과정 중에 시간과 비용을 절감하기 위해서 불(火)을 직접 쬐거나 고온에서 급격하게 처리할 때 생성되는 것으로 알려져 있다. 그러므로, 한약재를 건조할 때는 60℃ 이하의 조건에서 건조한 후, 충분한 환기만 해주어도 보다 많이 저감될 수가 있다.

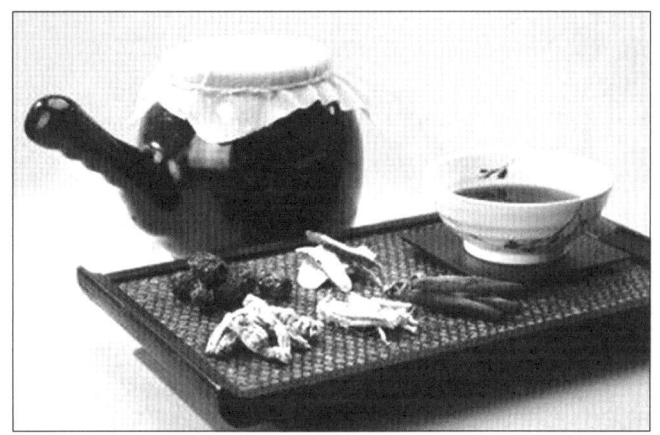

2) 아크릴아마이드(acrylamide)

아크릴아마이드(acrylamide, acrylic amide, 2-propenamide, vinyl amide, ethylenecarboxamide)는 아크릴로니트릴(acrylonitrile)을 가수분해하여 얻을 수 있는 무색, 무취의 투명한 결정체(C_3H_5NO, 비중=1.122(30℃), 분자량=71.08g/mol)인바, 폴리아크릴아마이드(polyacrylamide) 제조 시 사용되는 화학물질로 물(水), 알코올(alcohol), 아세톤(acetone)에 용해되며, 벤젠(benzene), 헵탄(heptane)에는 용해되지 않는다. 실온에서 안정하며, 승화성이 있고, 열자외선, 감마선(γ-ray), 과산화물(peroxides) 등에 의해 쉽게 중합되고, 물에 불변인 중합체(polymer)를 만든다. 전분함량이 풍부한 감자나 시리얼(cereal), 빵, 비스킷, 쿠키, 스낵류, 커피 같은 식품을 고온조리·가공하는 과정 즉, 튀기기, 볶기, 굽기 등을 했을 때 과열 및 전자레인지 조리에서 아스파라긴산(aspartic acid)과 탄수화물(炭水化物, $C_m(H_2O)_n$)의 화학적 반응에 의해서 생성된다.

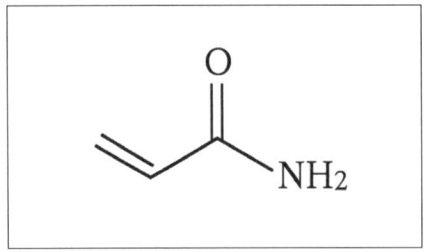

<그림4-35> 아크릴아마드(acrylamide) 구조식

아크릴아마이드(acrylamide)는 글루코오스(glucose)와 같은 환원성이 있는 당류와 아스파라긴(asparagine) 즉, 아스파르트산(aspartic acid)에 아미노기($-NH_2$)가 결합된 염(鹽)의 아미노산이 상호반응하는 Maillard reaction에 의해서 생성되는 물질로 식품의 갈변화와 향미에 영향을 미치는 것으로 알려져 있다. 2002년 4월에 스웨덴의 국가연구기관인 국립식품규격청(Swedish National Food Authority, SNFA)에서 감자 튀김 등 고탄수화물식품을 120℃ 이상의 고온처리 중에 아크릴아마이드(acrylamide)가 생성된다는 사실이 규명되어 검출 확인을 발표하였다. 그 이후로 우리나라를 비롯하여 영국, 노르웨이, 독일, 스위스, 미국, 일본, 캐나다 등 세계 각국에서 원인 규명 및 안전성에 관하여 많은 연구가 진행되고 있는 실정이다. 특히, 160℃ 이상의 고온에서 조리 및 가공하였을 때 가열시간에 비례하여 굽거나 튀기는 과정에 있어 식품표면의 수분이 감소되고, 표면의 온도가 상승하는 최종단계에서 대부분이 축적되어 생성된다는 사실이다. 한편, 커피(coffee)의 경우에는 로스팅(roasting)의 마지막 과정에서 많은 양이 감소된다는 연구보고도 있다. 일반가정에서는 120℃ 이하로 삶거나 끓여 먹을 것을 식품의약품안전처(KFDA)에서 권장하고 있으며, 끓여서 조리된 가공품과 대체로 비가열 식품에서는 생성되지 않는다. 또한, 한국식품산업협회(Korea Food Industry Association, KFIA)에서는 안전 목표를 설정하고, 진공플라이어(vacuum fryer)를 이용하는 방법, 감자의 제조공정

중 세척, 침지, 튀김 온도와 pH조절, 산미제(acidifier) 첨가 등 저감화를 추진하고 있는 중이다. 인체에 암(癌)을 일으킨다는 연구보고는 아직 없으나, 인간에게 신경독소로서 영향을 주고 있는 실정이다. 1차 오염원으로는 제초제 분해 시 발생되는 것으로 추정하고 있다. 식품 중 아크릴아마이드(acrylamide)의 생성량은 조리·가공 등에서 온도와 시간에 따라 수준차가 크기 때문에 특정식품의 기준설정이나 섭취량 권고가 어렵다. 우리나라를 비롯한 미국, 유럽 등의 선진국에서는 식품에 대한 아크릴아마이드(acrylamide) 함유량 제한을 법적으로 1kg당 1mg 이하 정도의 기준을 적용하고 있다. 참고로 WHO 음용수 수질기준은 0.5㎍/L이다.

(출처 : 식품의약품안전처)

3) 곰팡이독소(mycotoxin)

곰팡이독소는 곡류(穀類), 두류(豆類), 견과류(堅果類) 등 한약재 및 한방식품에서 생기는 아플라톡신(aflatoxin), 오크라톡신(ochratoxin) A, 제랄레논(zearalenone), 푸모니신(fumonisin) B1, 푸모니신(fumonisin) B2, 파툴린(patulin) 등을 말한다.

① 아플라톡신(aflatoxin, AF)이란, *Aspergillus* 속 곰팡이 종류의 2차 대사산물로서 사람이나 가축, 어류 등에 생리적 장애를 일으키는 물질 즉, 특정유형의 곰팡이 *Aspergillus flavus*와 *Aspergillus parasiticus*에 의해 만들어지는 유해물질이다. 보관상태가 잘못된 농산물 즉, 한약재와 한방식품 등과 같은 약용작물로 곡물 및 견과류 등에서 종종 발견된다. 아플라톡신(aflatoxin)으로 오염된 것의 섭취는 원발 간암의 발생을 야기 시킨다. 일반적인 가열·조리과정에서도 파괴되지 않아 곰팡이발생 자체를 방지하는 것이 무엇보다 중요하다.

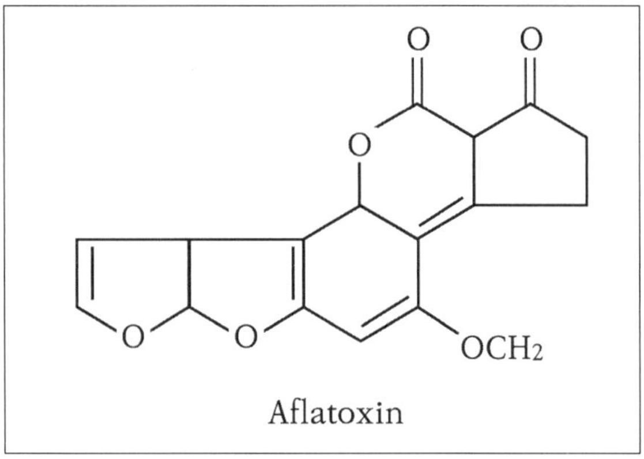

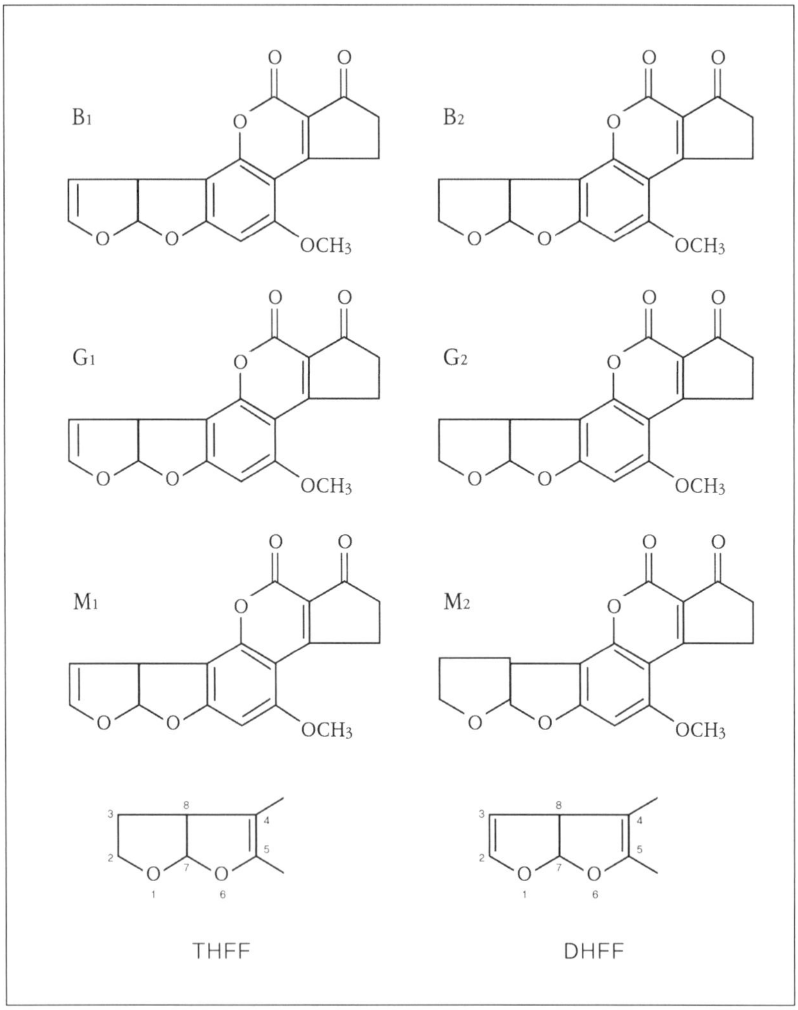

<그림4-36> 아플라톡신(aflatoxin) 구조식

특히, 아플라톡신 B1, B2는 강력한 발암성 물질로 과다복용하면 간(liver)에 손상을 줄 수 있다. 아플라톡신 B1은 사람에게 디메틸니트로스아민(dimethylnitrosamine)보다 약 3,750배나 높은 발암독성 물질로 알려져 있다. 아플라톡신(aflatoxin)은 1960년 영국에서 100,000마리 이상의 칠면조가 간장장애를 일으켜 대량 폐사한 사고가 발생하여 "Turkey X Disease"로 알려졌다. 밝혀진 18종의 아플라톡신 중 B_1, B_2, G_1, G_2가 주요 독소이고, 아플라톡신 B1이 가장 흔히 발견되고 있다. 특히, 아플라톡신 B1은 가장 강력한 독성을 가진 발암성 물질로 과다 복용시 간장에 손상을 줄 수 있다. 그 원인을 조사한 결과 사료에 혼입된 브라질(Brazil)에서 수입한 땅콩박 사료를 먹은 칠면조가 *Aspergillus flavus*에 오염되어 그 생성물질의 원인임을 확인하고, 곰팡이 이름을 본떠서 "아플라톡신(aflatoxin)"이라 명명하였다. 현재 아플라톡신에는 아플라톡신(aflatoxin) B1을 비롯하여 16종(種)의 이성질체가 규명되었다. 즉, 발생원은 온도가 24~35℃, 수분이 7% 이상일 때 *Aspergillus flavus*와 *Aspergillus parasiticus*의 특정균주가 흙속에 서식하다가 농작물 및 약용작물 즉, 땅콩, 보리, 수수, 밀, 호밀, 옥수수, 대두, 목화씨, 해바라기씨, 사탕수수 등의 이삭에 옮겨져 곡식이 수확, 저장되는 동안 번식하여 아플라톡신(aflatoxin)을 생성하는 2차 대사산물이다. 오염원은 아플라톡신 생산균의 최적조건을 제공하는 쌀, 보리, 수수 등 탄수화물이 풍부한 곡류 등이다. 순수한 아플라톡신 B1은 흰색에서 노란색을 띈 결정체로 냄새가 없으며, 디하이드로퓨란 고리(dihydrofuran ring)를 가지는 일군(一群)의 화합물을 총칭한다. 아플라톡신(aflatoxin) B1은 간장에서 사이토크롬(cytochrome) p450(CYP)에 의해 활성화되고, 신장(콩팥)에서 과산화효소(peroxidase)에 의해 아플라톡신(aflatoxin) B_1 8,9-oxide로 변화하여 DNA에 결합해서 강력한 발암작용(發癌作用)을 나타낸다.

② 오크라톡신 A(ochratoxin A, OTA)란, 누룩곰팡이 및 푸른곰팡이 즉, *Aspergillus ochraceus* 또는 *Penicillium viridicatum* 등에 의해 생산되는 곰팡이독소(mycotoxin)이다. 환경에서 자연적으로 발견되는 오크라톡신(ochratoxin)은 A, B 및 C 등이 알려져 있다.

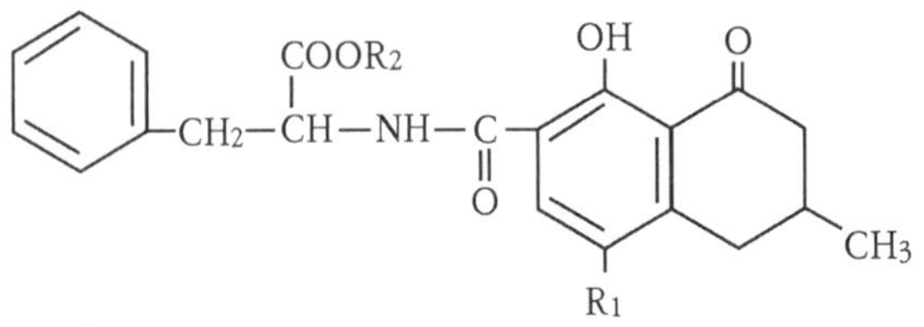

오크라톡신 A_1 : R_1 = Cl, R_2 = H
오크라톡신 B_1 : R_1 = H, R_2 = H
오크라톡신 C_1 : R_1 = Cl, R_2 = C_2H_5

〈그림4-37〉 오크라톡신(ochratoxin) 구조식

오크라톡신 A(ochratoxin A)는 화학적으로 동의어가 다음과 같다. N-(((3R)-5-클로로-3,4-디히드로-8-히드록시-3-메틸-1-옥소-1H-2-벤조피란-7-yl)카르보닐)-L-페닐알라닌) 즉, N-(((3R)-5-Chloro-3,4-dihydro-8-hydroxy-3-methyl-1-oxo-1H-2-benzopyran-7-yl)carbonyl)-L-phenylalanine)이다.

오크라톡신(OTA)는 1965년 남아프리카(South Africa)에서 *Aspergillus ochraceus*에서 분리된 것이다. 미국, 유럽, 일본 등 국가에서 쌀, 보리 같은 곡류를 비롯해서 콩류, 향신료 등 많은 농산물로부터 오염의 예(例)가 보고되고 있다. 오크라톡신(ochratoxin) A는 실험동물에 대하여 신뇨세관 및 간장장애를 가져와 신장 및 간장에 암(癌)을 발생시킨다. 오크라톡신(ochratoxin) A는 불가리아, 루마니아 및 유고슬라비아의 특정지역에서 유행하는 질병의 하나인 유행성 발칸(Balkan) 신장염의 원인으로 의심되고 있다. 발칸 신장염의 신장(콩팥)의 병리소견은 강한 간질(間質)의 섬유화와 근위세뇨관 변성이 특징이지만, 오크라톡신(ochratoxin) A를 돼지에 투여하였을 때의 신장염과 인간의 발칸(Balkan) 신장염이 매우 유사하다는 것이다. 신장염 다발지대의 식품 중에서 오크라톡신(ochratoxin) A가 검출된 것이다. 또한, 발칸(Balkan) 신장염 환자의 혈청으로부터 오크라톡신(ochratoxin) A가 분리(isolation)된 것으로써 추정의 근거가 되고 있다. 오크라톡신(OTA)은 푸른곰팡이가 생산하는 황색색소인 시트리닌(citrinin)보다 독성이 강하고, 급성은 덜하지만, 부위 특정성이 약하여 신장(콩팥)속의 혈액에서 나오는 요소(urea)나 요산(uric acid) 등의 노폐물을 걸러내는 신장(kidney)속의 수많은 관(管)중에서 근위세뇨관과 원위세뇨관 모두가 손상을 받으며, 그로 인해 체액과 전해질 모두를 상당히 많이 손실을 초래한다는 연구결과가 보고되고 있다(Glahn, 1993).

③ 제랄레논(zearalenone, ZEN)이란, 진균독소 F_2(mycotoxin F_2)라고 하며, 내열성으로 옥수수, 보리, 밀, 귀리, 쌀 및 사탕수수와 같은 여러 곡물과 약용작물 같은 한약재에서 나타나는 곰팡이독소(mycotoxin)이다. 생성되는 조건은 공기습도가 20% 이상인 기후가 따뜻할 때 증가하며, 환경 pH도 독소 생성에 중요한 역할을 한다. 제랄레논(zearalenone)은 일부 Fusarium 속(屬) 즉, 불완전사상균강에 속하는 진균(眞菌, fungi)의 속(屬)과 지베렐라(Gibberella) 종(種)에 의해 생성되는 강력한 에스트로겐(estrogen) 대사산물이다. 특히, 제랄레논(zearalenone)이 처음으로 검출된 곰팡이 종(種)인 지베렐라 제아(Gibberella zeae)는 붉은곰팡이병균인 푸사륨 그라미나룸(Fusarium graminearum)으로 알려져 있다. 제랄레논(zearalenone)은 화학구조가 인체 내의 여성호르몬인 에스트로겐(estrogen) 호르몬과 비슷하여 호르몬의 활동이 비정상적으로 교란되어 내분비계 장애 즉, 발정효과를 일으키는데, 에스트로겐(estrogen) 수용체에 결합하여 특히, 농장의 가축 돼지에게 발생하는 다양한 곰팡이중독증(mycotoxicoses)과 연관되어 있는 것으로 밝혀졌다. 불임, 낙태 또는 기타 번식문제를 발생시키는 주요 독소(toxin)이다. 장기간 인체에 노출되었을 때는 체내에 흡수되어 대부분 배출되나, 일부는 과잉에스트로겐증(過剩estrogen症)이 유발되어 자궁확대, 유산, 불임증 등 생식독성(生殖毒性)을 발현하여 생식기능 저하를 가져오며, 발육부진에도 영향을 준다. 또한, 신장, 간장, 면역체계에도 독성을 일으킬 수 있다. 제랄레논(zearalenone)은 여러 개의 Fusarium spp.(species) 곰팡이가 생성하는 비스테로이드 에스트로겐성 곰팡이독소(mycotoxin)이다.

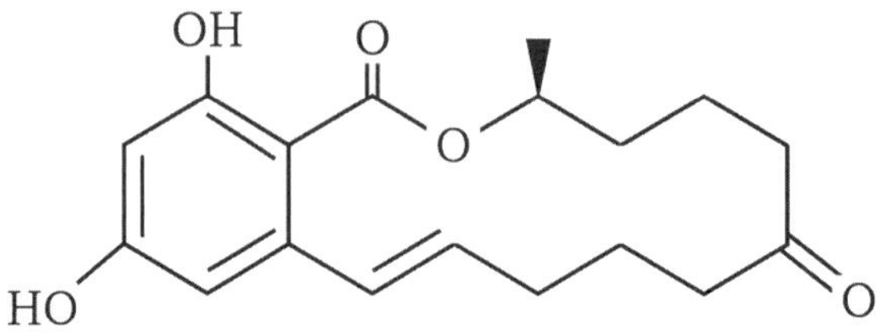

<그림4-38> 제랄레논(zearalenone) 구조식

제랄레논(zearalenone)은 흰색 결정체로 자극적인 냄새가 나며, 분자량이 318.36($C_{18}H_{22}O_5$)으로 녹는점(melting point, MP)은 159~163℃이고, 물(水)에 대한 용해도(solubility)는 0.002g/100ml이며, 수성 알칼리(alkali), 에테르(ether), 벤젠(benzene), 알코올(alcohol)에 용해된다. 비교적 열(熱)에 안정하여 조리 및 가공 후에도 분해되지 않는다. 온대 및 한대지역에서 생산되는 농산물에서 흔히 발생하며, 빵에서도 발견된다. 또한, 바나나에서 분리된 푸사륨(Fusarium)도 제랄레논을 생산할 수 있다. 헝가리 남동부에서는 조기 유방발육증 발생이 증가한 것으로 보고되었으며, 환자의 혈장과 섭취한 음식 표본에서 19~100mcg/ml 농도의 제랄레논(zearalenone)이 발견되었다(Szuetz, 1997). 제랄레논의 일일허용섭취량(acceptable daily intake : ADI)은 0~5μg/kg bw(body weight)이며, 1일 최대섭취허용량(provisional maximum tolerable daily intake : PMTDI)은 0.5μg/kg bw(body weight)이다.

(출처 : 식품의약품안전처)

제랄레논(zearalenone)은 호주, 유럽, 북미, 뉴질랜드, 필리핀, 태국 및 인도네시아 지역에서 분리된 푸사륨(Fusarium)에 의해 옥수수에서 발생되는 것으로 나타났다. 식품이나 사료 등에 제랄레논(zearalenone)이 생기는 것은 남미, 아프리카, 중국 및 러시아 등 국가에서도 입증되었다. 식품공전(食品公典) 기준은 곡류 및 그 단순가공품 200μg/kg 이하, 과자는 50μg/kg 이하로 설정되어 있으며, 최근에는 영유아식품의 곰팡이독소(mycotoxin)에 관한 기준이 20㎍/kg로 강화되는 등 관심이 집중되고 있다.

　　동물과 마찬가지로 사람에게도 제랄레논(zearalenone)이 주로 소변에서 검출되는데, 글루쿠론산(glucuronic acid)의 글루클로나이드 결합체(glucuronide conjugates)와 알파-제랄레롤(α-zearalenol)로 검출된다. 한편, 2011년 10월 대한보건협회 보건종합학술대회에서 발표된 연구논문에 의하면, 침출차 및 쌀가루 같은 한방차(韓方茶) 및 한방식품(韓方食品) 등에서는 제랄레논(zearalenone)이 검출되지 않았다고 보고하였다.

④ 푸모니신(fumonisins)이란, 옥수수에 자라는 *Fusarium* 속(屬) 곰팡이 즉, *Fusarium moniliforme*, *Fusarium proliferatum* 등이 생산하는 진균(眞菌) 독소(toxin)이다. 곡류의 생산, 저장 기간 중 *Fusarium verticillioides*과 다른 *Fusarium* 속(屬) 진균이 생성하는 환경적 독소이다. 동의어 및 약자는 FB_1, FB_2, Macrofusine이다. 곰팡이독의 일종으로 1943년 Birkinshaw 등이 *Penicillium patulum*(=*P. utricae*)의 배양물에서 처음으로 분리(isolation)한 물질이다. 1991년 Cawood 등은 푸모니신(fumonisins)을 *Fusarium moniliforme* 균의 옥수수 배양물에서 분리(isolation)하였으며, 6종류의 동족체 B_1, B_2, B_3, B_4, A_1, A_2 등의 물질이 있다.

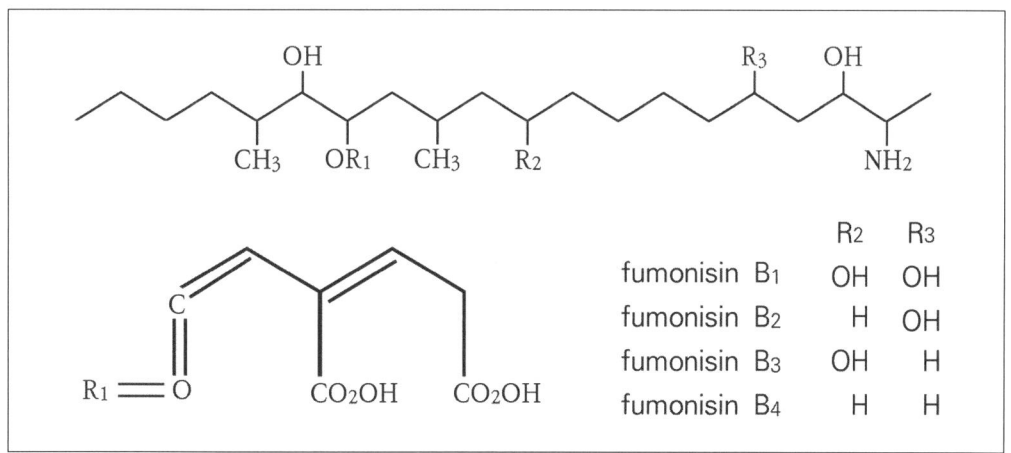

〈그림4-39〉 푸모니신(fumonisins) 구조식

1997년 Sydenham 등은 10종류 이상의 푸모니신(fumonisin)을 분리·연구하였는바, 푸모니신(fumonisin) $B_1(FB_1)$, 푸모니신(fumonisin) $B_2(FB_2)$ 및 푸모니신(fumonisin) $B_3(FB_3)$가 자연적으로 발생하는 주요 독소이며, 푸모니신(fumonisin) $B_4(FB_4)$, 푸모니신(fumonisin) $A_1(FA_1)$ 및 푸모니신(fumonisin) $A_2(FA_2)$는 옥수수 배양액에서 검출되었는데 매우 소량이 존재하였다고 한다. *Fusarium verticillioides*와 *Fusarium proliferatum*의 성장온도 범위는 넓지만 수분활성도(water activity)가 0.9이상으로 비교적 높을 때 잘 자라고, 옥수수의 수확 전, 수확 후 건조초기에 생성된다. FB_1은 옥수수 및 옥수수를 원료로 한 식품에서 주로 발견되며, 미국, 캐나다, 남아프리카, 네팔, 호주, 태국, 필리핀, 인도네시아, 멕시코, 프랑스, 이탈리아, 폴란드 및 스페인 등 세계 각지에서 발견되는 것이 알려져 있다. 동물의 간장과 신장에 독성을 나타내며, 독성은 푸모니신(fumonisin) B_1이 가장 강하고 푸모니신(fumonisin) B_3가 가장 약하다. 국내에서 1992년부터 1993년 사이에 수집한 옥수수를 주재료로 한 사료 106개 시료 중 오염실태를 확인한 결과, 82개(77.4%)에서 푸모니신(fumonisin) B_1이 검출되었다. 검출된 시료들의 평균 검출량은 497ng/g(ppb)이었고, 최고치는 1,281ng/ g(ppb)이었다. 1,000ng/g(ppb) 이상으로 오염된 시료는 7개뿐 이었다.(Lee 등, 1995).

⑤ 파툴린(patulin)이란, 여러 진균(眞菌) 중에서 특히, *Aspergillus* 속(屬)과 *Penicillium*속(屬)의 종(種)이 생산하는 발암성 진균 독소(toxin)이다. 파툴린(patulin)은 독소생성 곰팡이 *Penicillium patulum*에서 이름이 명명되었고, 1986년 이후부터 파툴린(patulin)을 생성하는 다른 속(屬)의 균들이 추가적으로 등록된 상태이다. 초기 연구에서는 일부 세균에 대해 항생제(antibiotics)로 작용하는 것으로 밝혀졌으나, 이후에 사람과 동물에 대해서 독성이 매우 강하다는 연구보고가 있다. 랫드 테스트(Rat test)에서 피하주사에 의한 파툴린(patulin)의 LD_{50}은 15~20mg/kg이며, 피하육종을 유발하기도 하는 것으로 알려져 있다. 그러나, 아직까지 사람에게 발암성이 있다는 결과가 확인되지 않고 있는바, 현재 국제암연구소(The International Agency for Research on Cancer, IARC)는 파툴린(patulin)을 인체 발암물

질로 분류할 수 없는 3群(Group 3)으로 분류하고 있다. 한편, 파툴린(patulin)은 발효에 의해 파괴된다는 연구보고가 있다. 알코올성 과일음료 또는 과일주스로 제조된 식초에서는 발견되지 않았으나, 저온살균처리한 사과주스에서는 존재가 가능하다. 파툴린의 생성원은 polykeptide lactone으로 *Penicillium patulum*, *Penicillium expansum* 등을 포함한 *Penicillium* 속(屬) 곰팡이와 *Aspergillus clavatus* 등의 *Aspergillus* 속(屬) 및 *Byssochlamys* 속(屬)균들에 의해 생성된다. 파툴린(patulin)이 가장 흔히 발견되는 한방식품은 사과이며 배, 포도 또는 다른 과일에서 상(傷)한 과일류로 제조된 주스와 과일의 가공품에서 발견되고 있다. 또한, 채소류, 곡류와 사일로(silo)에 저장된 사료에서 드물게 파툴린(patulin) 오염(汚染)이 있다는 연구보고도 있다. 파툴린은 사과의 부패곰팡이 *Penicillium expansum*으로부터 대량생산되어, 부패한 과실이나 그 가공품인 과실주스에서 검출되고 있다. 한편, 당초 Gram음성균과 Gram양성균에 작용하는 항생물질(antibiotics)로 발견되었으며, 파툴린 중독증일 때 간장, 신장 및 그 밖의 장조직의 알돌라아제(aldolase)의 농도가 감소하였다. 그 후 알돌라아제(aldolase)를 분리 및 정제하여 동태특성(kinetic properties)을 분석한 결과 정상 랫드(rat)와 파툴린처리 랫드의 간 알돌라아제(liver aldolase) 역학부분에서 뚜렷한 변화가 나타나지 않았다. 따라서, 연구자는 파툴린 중독증은 간 알돌라아제의 생합성을 저해한다고 결론지었다. 파툴린은 신경독(neurotoxin)이며, 급성독성은 경구에서 $LD_{50}=35mg/kg$이다.

☞ LD_{50} = lethal dose 50%
　　　약물독성치사량단위(藥物毒性致死量單位)

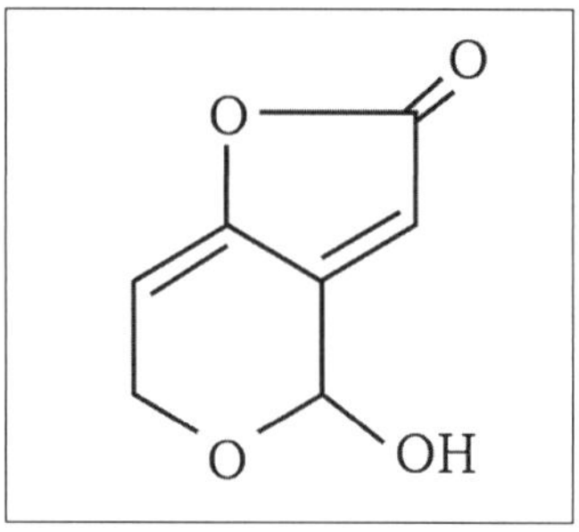

<그림4-40> 파툴린(patulin) 구조식

파툴린(patulin)의 이화학적 특성을 보면, 광학활성이 없는 에테르(ether) 추출물에서 분리(isolation)된 흰색 결정체이다. 약 110℃에서 녹으며, 감압 하에서는 70~100℃에서 승화된다. 물(water), 메탄올(methanol), 에탄올(ethanol), 아세톤(acetone), 에틸(ethyl)과 아밀아세테이트(amylacetate)에 녹고, 디에틸에테르(diethyl ether) 및 벤젠(benzene)에는 잘 녹지 않는다. 산(acid)용액에서는 안정하지만, $2N-H_2SO_4$에서 6시간 끓일(boiling)때 파괴될 수 있다. 알칼리(alkali)에 의해 가수분해될 수 있고, SO_2와 발효에 의해 감소될 수 있다. 일반적으로, 파툴린(patulin)의 독성은 중간 정도의 세포독성, DNA손상, 면역억제작용과 최기형성(催畸形性) 즉, 태아기에 작용하여 장기의 형성에 영향을 주어 기형이 되게 하는 성질 등이 알려져 있다. 동물실험에서 연구보고 되고 있는 급성독성증세는 초조, 일부 경련, 호흡곤란, 폐울혈, 부종(edema), 궤양형성, 충혈과 내장의 팽창 등이 있다.

오염경로를 보면, 주스 생산공정에서 땅에 떨어진 썩은 사과를 사용하거나, 새나 곤충에 의한 손상 등 상처가 있는 사과가 외견상 문제가 없는 사과보다 고농도의 파툴린(patulin)이 함유될 가능성이 높다. 일반적으로, 곰팡이 발생은 따뜻한 조건에서 발생하므로 적절치 않은 온도와 대기상태에서 저장한 사과가 조절된 상태에서 저장된 사과보다 파툴린(patulin) 수준이 더 높을 수 있다. 오염현황에 따른 농도를 보면, 과일 및 과채음료에서 평균검출농도는 1.9ppb였으며 검출율은 13.5%였다. 사과주스의 평균검출농도는 1.2ppb였고 검출율은 7.5%, 포도주스의 평균검출농도는 5.2ppb였고 검출율은 11.2%, 배주스의 평균검출농도는 1.9ppb였고 검출율은 8.3%였다. 기준규격을 보면, 국내에서는 사과 및 원료용 사과를 포함하여 농축배수로 환산한 사과농축액에 대해 파툴린(patulin)을 50µg/kg 이하로 정하고 있다. WHO(World Health Organization)는 사과주스의 파툴린(patulin) 허용기준을 50µg/L(50ppb)로 정하고 있으며, 스위스, 스웨덴, 벨기에, 러시아, 노르웨이 등 국가에서는 사과 및 사과가공품에서 50µg/L(50ppb)로 정하고 있다. Codex위원회(Codex Alimentarius Commission, CAC) 즉, 국제식품규격위원회(UN의 식량농업기구, Food and Agriculture Organization, FAO와 세계보건기구, World Health Organization, WHO가 공동으로 1962년에 설립한 위원회)에서는 사과주스 및 다른 음료의 주스성분에 대하여 50µg/kg 으로 정하고 있다. FAO/ WHO 식품첨가물전문위원회(Joint FAO/WHO Expert Committe on Food Additives)는 현재 파툴린(patulin)의 잠정 1일 최대섭취허용량(provisional maximum tolerable daily intake : PMTDI)을 0.4µg/kg bw/day로 설정하고 있다.

(출처 : 한국식품안전연구원)

〈표4-3〉 단위에 사용되는 접두어

Prefix	Symbol	Multiple
exa	E	10^{18}
peta	P	10^{15}
tera	T	10^{12}
giga	G	10^{9}
mega	M	10^{6}
kilo	k	10^{3}
hecto	h	10^{2}
deca	da	10^{1}
deci	d	10^{-1}
centi	c	10^{-2}
milli	m	10^{-3}
micro	µ	10^{-6}
nano	n	10^{-9}
pico	p	10^{-12}
femto	f	10^{-15}
atto	a	10^{-18}

12. 약용식물(藥用植物), 식용식물(食用植物) 및 독성식물(毒性植物)의 중독증상

약용식물과 식용식물 같은 한약재 및 한방식품 등을 복용·섭취한 경우에 나타나는 부작용과 중독의 차이는 무엇인가? 명확하게 구분하여 보면, 부작용(副作用)이라는 것은 표시된 양과 섭취 방법에 의해 복용하고 발생한 유해작용을 가리키는 것이며, 중독(中毒)이라는 것은 그것을 일탈하여 섭취하고 발생하는 현상을 말한다.

(1) 약용식물 또는 식용식물들의 독초(毒草)

대부분의 한약재로 이용되고 있는 독초의 절반 이상은 식용도 가능한 것으로 보고되고 있다. 그러나, 독초를 식용으로 섭취하는 경우에는 식용이 가능한 부위를 정확히 숙지하고, 조리·가공방법도 확실하여야만 안전성이 유지된다. 예를 들면, 한약재로 사용하는 "궐채(蕨菜)"라는 생약명의 고사리의 경우와 원추리의 경우에도 물(水)에 충분히 우려내거나 끓는 물에 데치지 않으면, 식중독(食中毒)과 유사한 구토, 구역질, 복통 등과 같은 중독증상을 유발하므로 주의해야 한다.

국내에서는 현재 84개 과(科)에 327종(種)의 독초(毒草)가 분포한다고 보고되고 있으며, 최근에는 외래종이 수없이 유입되어 유사종까지를 포함한다면 정확한 수량을 산출하기가 매우 어려운 실정으로, 독초는 약 700~800여 종 이상이 될 것으로 추정된다. 일반적으로, 약용식물 및 식용식물들은 여러 가지 성분을 함유하고 있지만, 기본적으로는 광합성(光合成, photosynthesis)에 의하여 생성되는 전분(starch)과 과당(fructose) 중합체(polymer)인 다당류의 이눌린(inulin) 및 지방산(fatty acid), 단백질(protein), 정유(essential oil) 등을 함유한다.

> ☞ 독성식물(毒性植物) : 독성(毒性)이 있는 풀이나 나무를 말한다.
> - 독초(毒草) : 독성(毒性)이 있는 풀(草)을 의미한다.
> - 전초(全草) : 풀의 잎, 줄기, 뿌리 등을 총칭하는 용어이다.
> - 본초(本草) : 한방의학(韓方醫學)에서 사용하는 약초(藥草)로 식물의 전초(全草), 뿌리(根), 나무(木), 껍질(皮), 과실(果實), 종자(種子) 등을 의미한다.
> - 생약(生藥) : 약용식물(藥用植物)을 포함한 천연물(天然物)에서 채취한 것으로서 사용하는 부위(部位)나 원형(原形)을 그대로 또는 세척(洗滌), 건조(乾燥), 절단(切斷) 등으로 가공(加工)하여 정제(精製)한 것을 지칭한다.
> - 한약(韓藥) : 한의약학(韓醫藥學)에서 쓰이는 모든 생약(生藥)을 말한다.

(2) 천연물 유래의 한방약물 소재에 따른 중독증상

독성식물(毒性植物)의 독성성분(毒性成分)으로는 트리테르펜(triterpene), 스테로이드(steroid), 사포닌(saponin), 배당체(glycoside), 알칼로이드(alkaloid), 칼슘염(calcium salt) 등이 있다. 최근에 식용식물(食用植物)이자 약용식물(藥用植物)인 칡, 하수오, 알로에, 사철쑥, 느릅나무, 더위지기, 방울꽃 등 한약재(韓藥材)의 일부가 간부전증(肝不全症, hepatic insuffciency) 또는 간기능부전(肝機能不全), 간기능상실(肝機能喪失)을 유발한 사례연구 결과가 학술지에 발표된 바, 이후 독초(毒草)로 분류되었다. 간부전의 경우 단백질 합성과 대사 기능을 수행할 수 없는 상태에서 급성간부전(急性肝不全)은 황달증상, 인사불성 및 혼수상태가 진행되고, 혈액응고 단백질의 생산이 감소한다. 만성간부전(慢性肝不全)은 다양한 원인에 의해 발생하는 것으로, 지방성 간염(脂肪性 肝炎) 또는 지방간(脂肪肝) 등이 주요원인이다.

은행잎 추출물(ginkgo leaf extract)은 뇌의 혈행을 원활하게 하며, "퀘르세틴(quercetin, $C_{15}H_{10}O_7$)", "캠페놀(kaempferol, $C_{15}H_{10}O_6$)" 등의 유효성분이 항산화 작용을 나타내고, 뇌신경세포가 파괴되는 것을 방지하여 기억력 등

치매예방 및 인지기능 개선에 효과가 있는 건강기능식품(health functional food)으로서 인기가 높은바, "징코라이드(ginkgolide B)"라는 성분은 혈소판이 응집되거나 혈전(血栓, thrombus)이 생기는 것을 저하시키는 기능이 있어 혈행 개선에 도움을 준다. 은행잎(ginkgo leaf) 추출가공물을 크게 분류하면 다음 3종류가 있다.

① 은행잎에서 추출한 것을 정제(錠劑)나 캡슐로 만든 것
② 은행잎을 분쇄(粉碎)하여 분말상태로 한 것
③ 은행잎을 달여 차(茶)로 음용하는 것

은행나무(*Ginkgo biloba L.*)는 한국, 일본, 중국 등지에 주로 분포되어 있으며, 낙엽교목으로 높이가 30m에 달하며 잎이 부채꼴 모양이고, 오리발 같기도 하여 압각수(鴨脚樹)라고도 한다. 은행잎 추출물「EGb 761」은 독일의 의사이자 식물학자인 슈바베(William Schwabe)박사가 처음으로 은행나무 잎 성분을 분석하여, 1965년에 독일 Schwabe Co.에서 개발한 것으로 은행잎 추출물 샘플(sample) 중에서 가장 우수한 761번째 원료를 표준화시킨 것인바, "테보닌(Tebonin)"이라는 ginkgo biloba extract(GBE)의 브랜드로 추출액과 정제를 제품화하여 생산하기 시작하였다. 이는 27단계의 특수한 추출공법을 사용하여 유해성분을 제거하고, 유효성분을 균일하게 응축시킨 것이다. 은행잎 추출물「EGb 761」은 신경세포 보호특성을 가지며, 과잉시 염증을 유발하는 산화질소(nitric oxide, NO) 제거제로 주요성분이 플라보노이드(flavonoid) 성분과 비플라보노이드(non-flavonoid) 성분으로 크게 구분되며, 구체적으로 약 24% 플라본 글리코사이드(flavone glycoside), 6% 테르펜 트리락톤(terpene trilactone) 즉, 디테르펜노이드(diterpenoid)인 징코라이드(ginkgolide)와 세스큐테르펜노이드(sesquiterpene)인 바일로바라이드(bilobalide)와 7% 프로안토시아니딘(proanthocyanidin) 그리고, 소량의 저분자 유기산 등으로 구성된다. 「EGb 761」은 특허에 의거하여 복잡한 추출정제보다 유독성분인 징코르산(ginkgolic acid) 함유량을 5ppm 이하로 하는 반면, 유효성분도 일일 섭취량 28~36mg에 해당하는 24% 징코플라보놀(ginkgoflavonol) 배당체와 6% 테르페노이드(terpenoid)로 표준화되어 있다. 은행잎 추출물인 경우는 일일 섭취량 120mg 이상이다. 「EGb 761」은 뇌 및 말초혈관의 혈류량 저하, 감각신경 질환, 기억력

및 인지능력 저하 등 주로 혈관과 신경질환에 대해 효과가 있는 것으로 알려져 있다. 전술한 바와 같이, 은행잎 추출물(GBE)의 획기적인 효능과 장점들이 있음에도 불구하고, 은행잎 추출물의 부작용 및 중독증상이 일부 나타나는 현상으로 복통, 설사, 구토, 메스꺼움 등 위장장애와 혈압상승, 혈당상승, 불면증, 두통 등이 있으며, 징코르산(ginkgolic acid)의 알레르기반응으로 발진, 가려움증 등 피부염 증상 및 호흡곤란 증상 등이 있다. 특히, 임산부, 수유부 및 어린이의 경우에는 안전성(安全性)에 대한 연구가 제한적으로 섭취 및 복용에 특별한 주의가 필요하다. 한편, 백과(白果) 즉, 은행나무의 열매에 4-옥시겐-메틸피리독신(4-O-methylpyridoxine)이라는 징코톡신(ginkgotoxin)이 함유되어 있으며, 은행 종자(seeds)의 경우에도 1985년에 발견된 독성물질로 가열하여도 제거되지 않는 "메톡시피리독신(4-methoxypyridoxines, MPN)"이라는 독성성분이 포함되어 있다. 과거에 간질(癎疾)이라 불리던 뇌전증 증상이 발생할 수 있어 주의를 요한다.

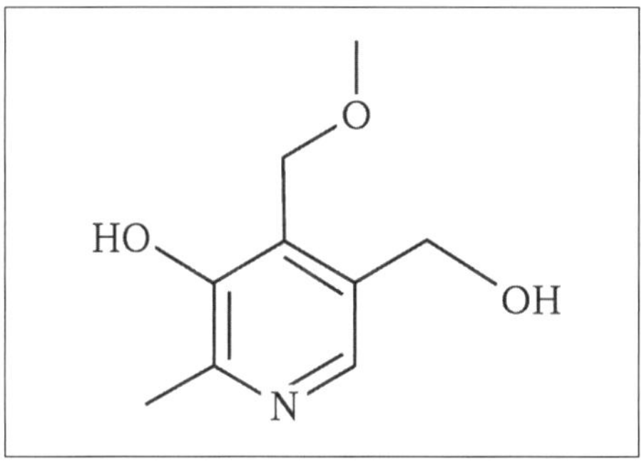

<그림4-41> 메틸피리독신(methylpyridoxine) 구조식

인삼(人蔘, *Panax ginseng* C. A. Meyer)은 두릅나무과에 속하는 약용식물(藥用植物)로서 뿌리모양이 사람처럼 생겨서 붙여진 이름이다. 국내의 인삼산업법 제2조 제1호 법령에는 "오갈피나무과(科) 인삼속(人蔘屬) 식물"로 정의한다. 인삼의 명칭을 영어로는 "ginseng", 학명으로는 "*Panax ginseng*", 표준 중국어로는 "人蔘(renshen)", 일본어로는 "にんじん(닌진)" 또는 "조선인삼(朝鮮人蔘)"이라고 한다. 원래 인삼(人蔘)이라고 하면, 재배된 인삼을 가리키나 깊은 산에서 야생에 존재하는 자연산을 특별히 "산삼(山蔘)"이라고 부른다. 그러나, 본래는

재배가 이루어지지 않았던 약용작물로서, 한방의학의 고전인 상한론(傷寒論)에 기술되어 있는 인삼은 거의 전부가 산삼(山蔘)을 가리킨다.

인삼은 두릅나무과(Araliaceae)의 뿌리로서 그대로 또는 가는 뿌리와 코르크층을 제거한 것이다. 인삼은 보통 4~6년 재배 후 9~11월에 인삼밭에서 수확한 상태의 인삼으로 수분 함량이 70% 이상인 것을 "수삼(水蔘)"이라고 하며, 건조하지 않았기 때문에 "생삼(生蔘)"이라고도 한다. 수삼(水蔘)은 보통 75% 내외의 수분을 함유하고 있어 채굴된 상태의 실온에서 1주일 이상 저장이 어렵고 특히, 유통과정 중에 부패하거나 손상이 일어나기 쉽다.

품질의 지표성분인 유효성분은 진세노사이드(ginsenoside)라는 인삼사포닌이고, 다른 약용식물에서 발견되는 사포닌(saponin)과는 화학구조와 특징이 매우 다른 특이성분이다. 최근 분리분석 기술의 발달에 따라 현재까지 29종 이상의 인삼사포닌의 화학구조가 밝혀졌다. 진세노사이드 Rg_1, Re, Ro, Rb_1, Rc, Rb_2 및 Rd는 한국인삼(韓國人蔘)과 서양인삼(西洋人蔘) 양쪽 모두에 포함되어 있지만, 진세노사이드 Rf는 한국인삼에만 함유되어 있다.

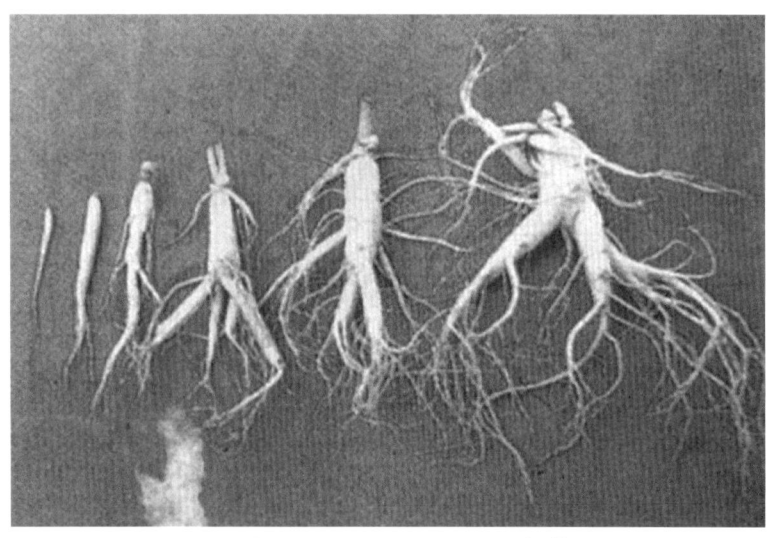

〈그림4-42〉 1~6년근 수삼(水蔘)

진세노사이드(ginsenoside) 정량할 때 환산한 건조물에 대하여 ginsenoside Rg_1 0.10% 이상 및 ginsenoside Rb_1 0.20% 이상을 함유한다. 인삼은 뿌리를

건조한 것 즉, 수삼을 50~56℃에서 건조하여 수분 함량이 13℃ 이하가 되게, 재식(栽植) 4~6년 후 가을에 경엽(莖葉)이 마를 때 캐어 햇볕에 말린 것을 "백삼(白蔘)"이라 하고, 6년근 수삼(水蔘)을 정선하여 수염뿌리를 제거하고, 껍질을 벗기지 않은 채, 증기로 쪄서 햇빛에 건조시켜 원형을 유지한 것으로 암갈색을 띤 저장성이 좋은 인삼 즉, 수삼을 90~98℃의 증숙기에서 1~3시간 동안 찐 다음 말린 인삼으로 수분 함량이 15% 이하의 인삼을 "홍삼(紅蔘)"이라고 한다. 또한, 홍삼과정을 4번 이상 찌고 건조하는 과정을 반복하여 얻은 수분 함량이 15% 이하인 인삼을 "흑삼(黑蔘)" 즉, "현삼(玄蔘)"이라고 한다.

  한국에서 생산되는 것은 특별히 품질이 우수하여 "고려삼(高麗蔘)"이라고 하며, 북미의 미국과 캐나다 일부 지역에서 나는 동속식물을 "서양삼(西洋蔘)" 즉, "화기삼(花旗蔘)" 또는 "미국삼(美國蔘)"이라고 한다. 한국의 고려인삼(高麗人蔘)은 자화수정을 주로하고, 3년 근에서부터 열매를 맺으며 씨는 배(胚)가 다 자라지 않은 미숙과이므로 배(胚)를 키운 후, 저온처리하여 발아시키는데, 이러한 특성은 다년생 나무 씨에서 종종 볼 수 있다. 고려인삼(高麗人蔘)이 약초로서 기록된 것은 동양최고(東洋最古)의 의서(醫書)인 신농본초경(456~536)이고, 이시진(李時珍)의 본초강목(1596)에 고려삼(高麗蔘), 백제삼(百濟蔘) 등의 구분이 있었던 것으로 보아 그 당시에 산삼(山蔘)을 채취하면서 한편으로 산삼씨를 받아서 재배하기 시작하였을 것이다. 고려인삼은 옛 부터 주근(主根, main root) 즉, 동체(胴體)만을 약용으로 사용하여 왔으며, 이를 본삼(本蔘)이라고도 부르고, 지근(枝根, lateral root)과 세미근(細微根, fine fiber root)은 미삼(尾蔘)이라 하여 잔뿌리는 인삼차(人蔘茶)로 사용하여 왔다. 신비의 영약 고려인삼은 서늘한 기후를 좋아하므로 평균기온이 여름철 20~25℃, 겨울철 -15℃ 이하 지역(위도 22~48°)의 그늘에서 잘 자라고 4~6년까지 재배하는데, 해마다 한 장씩의 장엽(掌葉)이 증가한다. 가늘고 긴 원기둥모양에서 방추형으로 때로는 중간쯤에서 2~5개의 곁뿌리가 있다. 길이가 5~20cm이며 원뿌리는 지름이 5~30mm이다. 바깥면은 연한 황갈색에서 연한 회갈색을 띠며 세로 주름과 가는 뿌리자국이 있다. 근두부(根頭部)는 약간 구부러져 있고 줄기의 잔기가 붙어있는 뇌두(腦頭)가 있다. 특유한 냄새가 있고, 맛은 처음에 약간 달고 후에 약간 쓰다.

전 세계적으로 약효와 경제성이 탁월한 인삼은 한국의 고려인삼(高麗人蔘), 중국의 전칠삼(田七蔘), 북미의 화기삼(花旗蔘) 등 3종(種)이다.

○ 인삼(人蔘)의 약리작용(藥理作用)을 요약하면 다음과 같다.
　❶ 자양강장작용　　　　❷ 면역증강작용
　❸ 중추신경계에 대한 작용　❹ 심혈관계에 대한 작용
　❺ 혈당강하작용　　　　❻ 지질대사에 대한 작용
　❼ 항암작용　　　　　　❽ 뇌하수체-부신피질계의 항스트레스작용
　❾ 항미생물작용　　　　❿ 발모촉진작용
　⓫ 방사선장애 방어효능 작용　⓬ 간세포보호작용 등이다.

최근 연구결과에 의하면, 진세노사이드(ginsenoside)가 발암물질인 다이옥신(dioxin)의 독성을 해독하는 것으로 밝혀졌다.

인삼(人蔘)은 독성이 비교적 낮은 편으로, 부작용 및 중독증상으로는 두통, 설사, 구토 등과 고혈압 및 심장병환자 특히, 당뇨병환자에게서 저혈당 쇼크가 일어나며, 장기간 복용시 호르몬에 영향을 주고, 감기, 폐렴 등의 고열이 발생하는 질병에서는 주의해야 한다.

동물실험에서, 생쥐(mouse)에게 인삼뿌리분말을 경구 투여(經口 投與)할 경우 LD_{50}은 5g/kg이상이며, 인삼 물추출물을 경구 투여하는 하는 경우 LD_{50}은 1,650mg/kg이 되며, 각각 100, 250, 500mg/kg으로 구분하여 인삼을 경구 투여할 경우 1개월 이상 연속 복용시켜도 이상증상이 나타나지 않았다. 사람에게 3% 인삼시럽 100ml를 복용시키면 가벼운 불안과 흥분의 반응을 보인다. 만약에 200ml를 복용시키면 반진(斑疹), 소양(瘙癢), 두통(頭痛), 현훈(眩暈), 체온상승 등의 부작용이 나타나며, 출혈은 인삼의 급성중독의 특징적인 증상이다.

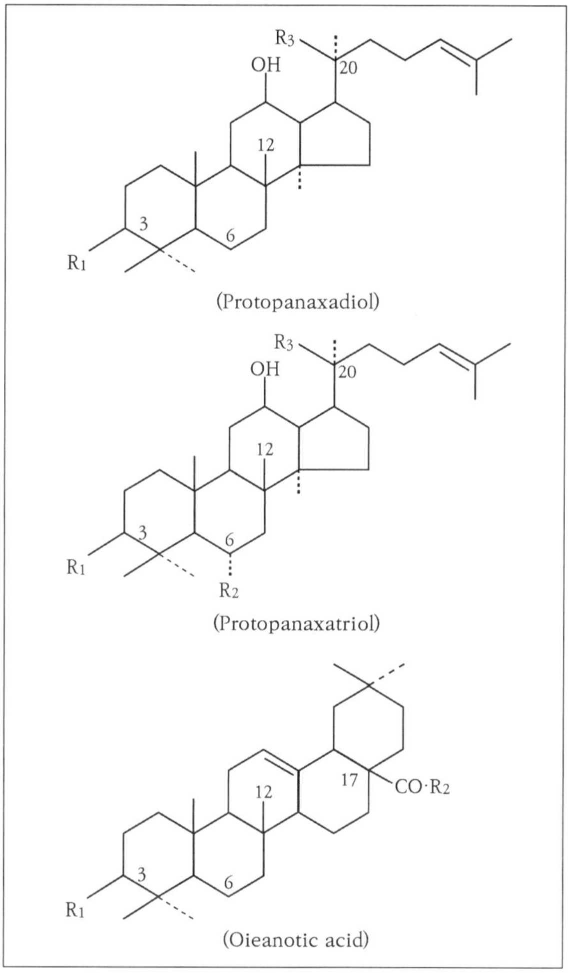

〈그림4-43〉 인삼 사포닌(saponin) 구조식

> ☞ **유효성분(有效成分)과 지표성분(指標成分)의 정의**
>
> ○ 유효성분(effectiveness ingredient)이란?
>   화학적으로 규명된 성분으로서 생약(crude drug) 중 치료효과를 나타내는 성분을 말한다.
>
> ○ 지표성분(index ingredient)이란?
>   화학적으로 규명된 성분 중에서 품질관리(quality control)를 목적으로 설정한 성분을 말한다. 또한, 반드시 유효성분일 필요는 없다.

✎ 보통 인삼을 "심"이라고 표현하는 것은, 산삼(山蔘)을 채취하는 자를 "심마니"라고 부르며, 발견하면 주위에 알리기 위해 3번 외치는 말이 "심봤다"라고 하는데서 유래한다.

인삼의 한자 표기가 "人參" 또는 "人蔘"으로 공용되고 있는바, 조선시대 이후(東醫寶鑑)부터는 "人蔘"으로 사용하고 있다. 일반적으로, 인삼의 재배 방법에 따라 분류해 보면, 자연산(自然産) 인삼을 야삼(野蔘)이라고 하고, 자연산 생삼(生蔘)을 산삼(山蔘)이라 하며, 재배한 인삼을 양삼(養蔘)이라 하는데, 산지에서 인공 재배한 것을 산양삼(山養蔘) 또는 장뇌삼(長腦蔘)이라고 한다. 또 조선시대에는 자연삼(自然蔘)과 구분하기 위해 인공 재배한 인삼을 가삼(家蔘)이라고 하였다. 또한, 인삼의 가공방법에 따라 분류하면, 밭에서 재배 생산한 인삼을 수삼(水蔘)이라하고, 수삼을 박피(剝皮)하여 건조시킨 인삼을 백삼(白蔘)이라고 하는데, 백삼은 직삼(直蔘), 곡삼(曲蔘), 반곡삼(半曲蔘), 피부백삼(皮付白蔘), 생건삼(生乾蔘) 등으로 나누어진다. 특히, 6년생 수삼을 증숙(蒸熟) 건조하여 제조한 인삼이 홍삼(紅蔘)인데, 품질에 따라 1등급의 천삼(天蔘), 2등급의 지삼(地蔘), 3등급의 양삼(良蔘) 등이 있다.

부자(附子)는 천연약물 한약재로서 독성이 매우 강하며 1,000년 전부터 중국 쓰촨 성(Sichuan省) 지역에서 재배하였으며, 가공방법도 특별하다. 부자는 *Aconitum carmichaeli* 또는 *A. japonicum*의 줄기에 이어지는 괴근(塊根, 母根)을 오두(烏頭)라고하고, 그 옆구리에 새로운 괴근(塊根, 子根)을 부자(附子), 자근(子根)이 붙지 않은 가는 뿌리를 천웅(天雄)이라 하며 일반적으로, 이들을 모두 부자(附子)라고 부른다. 주성분이 맹독성의 아코니틴(aconitine)으로 가수분해되면, 독성이 약해져서 2기압에서 105~120℃로 가열처리한 것이 수치부자(修治附子), 소금에 절여서 건조시킨 것이 염부자(鹽附子), 간수액에 며칠 동안 담근 후에 가열처리한 것이 포부자(炮府子), 품질이나 역가(力價, potency) 즉, 약물활성을 나타내는 효력을 일정하게 유지하기 위해 독성을 약화시키는 처리를 하여 분말로 가공한 것이 가공부자(加工附子)이다. 최근 연구에 의하면,

Aconitum carmichaeli 및 북오두 *Aconitum kusnezoffii*를 수치(修治)한 오두(烏頭)를 각각 천오(川烏) 및 초오(草烏)라고 하는바, 류마티스 통증, 뇌졸증 후의 마비, 피부의 화농증인 옹(癰)이나 절(癤)에 사용되지만, 독성이 극히 높아 안전성에 한계가 있는 것으로 알려져 있다.

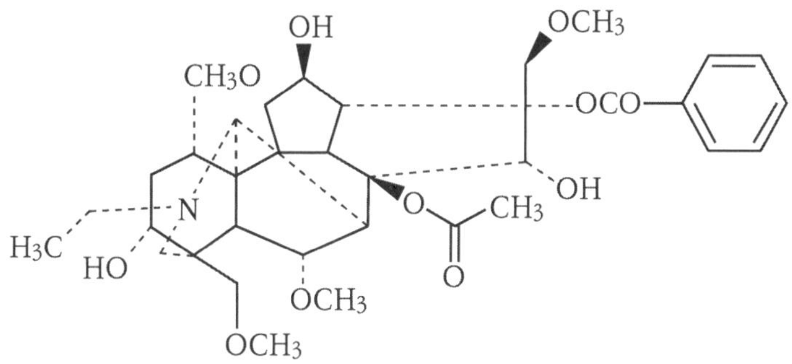

〈그림4-44〉 아코니틴(aconitine) 구조식

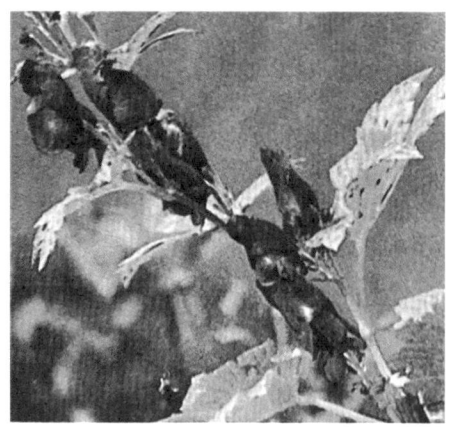

〈그림4-45〉 부자(附子)

파두(巴豆)는 열대 아시아에서 자생하는 대극과(大戟科) 상록아교목 파두(*Croton tiglium* L.)의 종자(種子)를 건조한 것이다. 한국에서는 씨(seed)의 종피(種皮)를 벗겨서 사용하고, 중국에서는 성숙한 열매를 사용한다. 가을에 완전히 익은 열매를 채취하여 껍질을 제거하고 종자만 취하여 천일건조 한다. 종자는

34~57%의 파두유(巴豆油) 즉, 크로톤 오일(croton oil)을 함유한다. 크로톤 오일은 크로톤산(crotonic acid)의 글리세라이드(glycerides)이다. 파두(巴豆) 즉, 강자(剛子)를 짜서 만드는 파두유는 여러 설사제 중에서도 강력하다. 파두는 위장병, 담도병, 장폐색, 암, 안면신경마비, 골수염 등에 사용하는데, 독성이 매우 강하여 임산부나 노약자는 복용을 삼가는 것이 좋다.

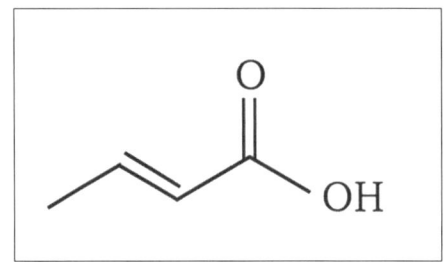

〈그림4-46〉 크로톤산(crotonic acid) 구조식

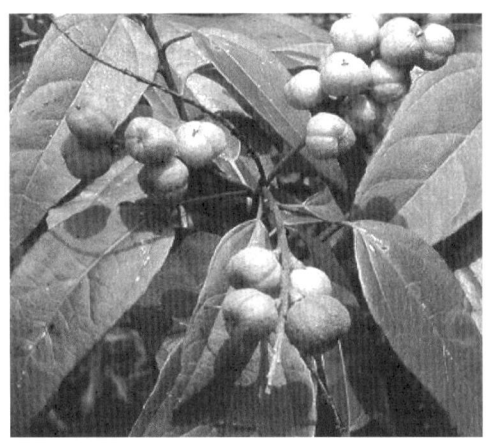

〈그림4-47〉 파두(巴豆)

울금(鬱金)은 생강과에 속한 다년생 초본인 울금(薑黃, *Curcuma longa* L.)의 덩이뿌리를 건조한 것이다. 근경(根莖)으로 한약재 울금(鬱金)이 중국에서는 강황(薑黃)으로 식품색소의 원료 커큐민(curcumin)과 정유성분인 터메론(turmerone), 아틀란톤(atlantone) 및 진지베렌(zingiberene) 등을 함유한다. 특히, 커큐민(curcumin)은 카레가루의 주성분이다. 한국의 식품의약품안약처(KFDA)에서는 뿌리줄기는 "강황(薑黃)", 덩이뿌리는 "울금(薑黃)"으로 구분하고 있다. 울금의

유효성분으로는 커큐미노이드(curcuminoids)로, 커큐민(curcumin), 데메톡시커큐민(demethoxycurcumin), 비스데메톡시커큐민(bisdemethoxycurcumin) 등이 있다. 미네랄(minerals)로는 철(Fe), 망간(Mn), 구리(Cu), 아연(Zn) 등이 포함되어 있다. 2000~2001년에 입수한 울금 오염 화학물질 조사(日本 東京都 健康安全硏究센터)에서 2005년에 분석한 결과 인도 및 베트남에서 생산된 것 중에 일부 규제치에 가까운 아플라톡신(aflatoxin)이 검출되었다. 울금의 부작용 및 중독증상에는 위장자극에 의한 메스꺼움, 구역질, 설사 등이 있고, 두통과 황달증상, 임신 중 자궁수축 등으로 유산의 위험이 있으며, 항암제 및 면역억제제의 작용을 교란시킨다. 과다복용하면 간기능 장애가 발생한다.

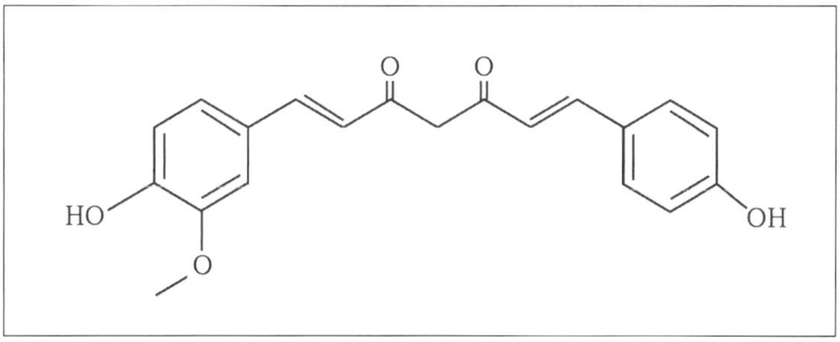

〈그림4-48〉 데메톡시커큐민(demethoxycurcumin) 구조식

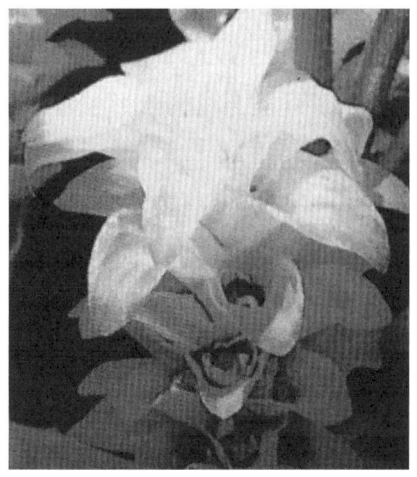

〈그림4-49〉 울금(薑黃) 꽃

계피(桂皮)는 녹나무과에 속한 상록교목인 육계나무(*Cinnamomum cassia*)의 나무껍질로 계지(桂枝)는 그 잔가지이다. 한국, 일본 등지에서는 한약재로 "계지(桂枝)"라는 명칭으로 "계피(cinnamon, cassia)" 즉, 중국 신나몬(Chinese cinnamon)이 사용되는바, 일부 처방 약제(藥劑)에서도 "계피"가 사용된다. 주성분은 알데히드(aldehyde)에 속하며, 계피유, 녹말, 점액, 수지 등을 함유한다. 동의보감(東醫寶鑑)에서는 계피(桂皮), 계심(桂心), 계지(桂枝), 육계(肉桂)로 분류되어 있으나, 우리나라 한약(韓藥)에 관한 공정서인「대한민국약전」에 계피는 수재되어 있지 않고, 계심(桂心), 계지(桂枝), 육계(肉桂)만 기재되어 있다. 계피는 의료용 한방약물의 30% 이상 48종의 제제(製劑)에 함유되어 있으며, 이 중 약 20종은 장기장애를 유발할 수 있는 것으로 추정하고 있는 실정이다. 향신료로 사용이 되는 신나몬은 통상적으로 서양계피를 말하지만, 실제로는 계피(肉桂)가 "신나몬(cinnamon)"으로 사용되는 경우가 많다. 계피(桂皮)를 함유한 의료용 한방약물 처방에 따른 쿠마린(coumarin, $C_9H_6O_2$)성분으로 간기능 장애가 보고되고 있다. 육계나무 잎, 가지 및 껍질을 수증기 증류로 추출한 정유(精油)가 방향성(芳香性)을 가진 계피유(cinnamon oil)이고, 무색의 액체(boiling point 252℃)인 신남알데하이드(cinnamic aldehyde)를 80~90%를 함유한다. 신남알데하이드($C_6H_5CH=CH-CHO$) 또는 계피유 성분은 알레르기, 접촉성 피부염 등 과민성 반응을 일으키는 물질로 알려져 있다. 또한, 신나몬 원료를 생산하는 과정에서, 육계(肉桂)의 벗겨낸 나무껍질을 제품으로 만드는 공장의 남녀 작업 종사자들이 탈모(脫毛)라는 산업중독에 시달리고 있다는 연구보고도 있다.

신남알데히드(cinnamic aldehyde, $C_6H_5CH=CH-CHO$)물질은 벤즈알데히드(benzaldehyde, C_6H_5CHO)와 아세트알데히드(acetaldehyde, CH_3CHO)와의 알칼리축합에 의해 합성할 수 있다.

$$C_6H_5CHO + CH_3CHO \rightarrow C_6H_5CHO = CH-CHO + H_2O$$
$$\text{cinnamic aldehyde}$$

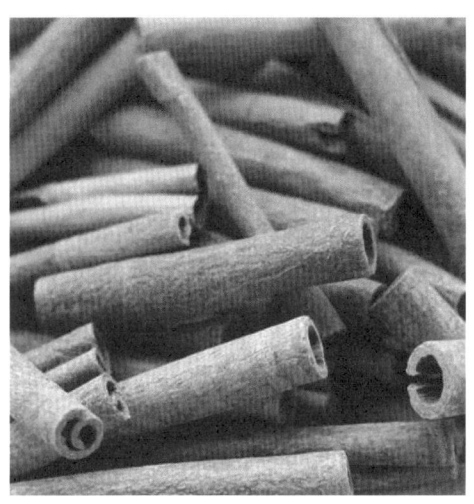

<그림4-50> 계피(桂皮)

감초(甘草)는 콩과 감초속에 속한 다년생 초본인 만주감초(*Glycyrrhiza uralensis* F$_{ISCH}$.)와 유럽감초인 스페인 감초(G. *glabra* L.) 또는 기타 동속식물의 뿌리 및 뿌리줄기를 건조한 것이다. 감초는 한방약물의 70%를 초과하는 109종에 포함되어 있는 가장 일반적인 한약재이다. 감초가루(glycyrrhiza powder) 및 감초 추출물(glycyrrhiza extract)은 한방약물 완하제(複方甘草散), 건위소화제(健胃散), 진해거담제(鎭咳祛痰劑), 소화성궤양 치료제(消化性潰瘍 治療劑) 등 30여 종 이상에 포함되어 있다. 주성분인 글리시리진(glycyrrhizin)은 알레르기, 간 질환, 염증 등 다양하게 적용되는 한방약물로서 글리시리진(glycyrrhizin), 글리시리진산(glycyrrhizic acid) 즉, 일종의 트리터펜노이달 사포닌(triterpenoidal saponin), 글리시레틴산(glycyrrhetic acid) 등으로 처방되고 있다. 글리시리진(glycyrrhizin) 또는 감초추출물(glycyrrhiza extract)은 종합감기약(綜合感氣藥), 건위제(健胃劑) 및 지사제(止瀉劑)를 비롯한 1,000종류 이상의 일반용 한방의약품 뿐만 아니라 은단(銀丹) 등 의약부외품이나 식품첨가물(food additives)의 감미료로서 식품보존에 사용되고 있다.

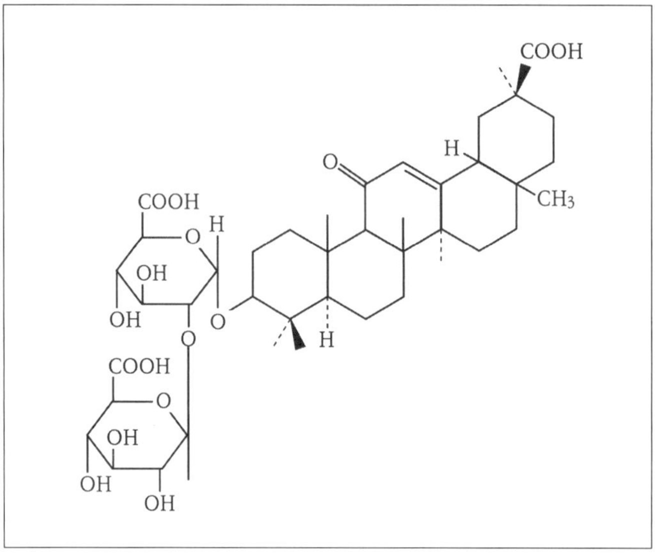

<그림4-51> 글리시리진(glycyrrhizin) 구조식

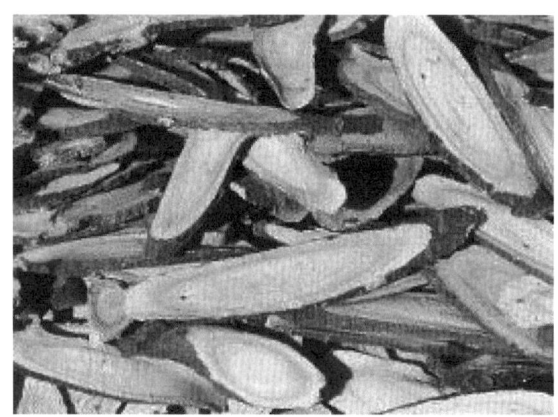

<그림4-52> 감초(甘草)

감초(甘草)의 약리작용에서 글리시리진산(glycyrrhizic acid)은 장(腸) 내에서 가수분해되어 알도스테론(aldosterone) 호르몬과 구조가 유사한 글리시레틴산(glycyrrhetic acid)이 되어서 작용을 나타낸다. 알도스테론(aldosterone)은 신장의 미네랄코르티코이드(mineral corticoid) 수용체와 결합하여 칼륨(K)을 소변으로 배설하고, 나트륨(Na)을 재흡수하는 것에 의해 체액 중의 물과 전해질의 양과 농도를 조절한다. 그러나, 글리시레틴산(glycyrrhetic acid)은 β-수산기 스테

로이드 탈수소효소의 활성을 저해하기 때문에, 코르티솔(cortisol)이 수용체에 축적되어 수용체는 과잉으로 자극되어 마치 알도스테론(aldosterone)이 상승하는 것처럼 혈청 나트륨은 증가하여 고혈압(hypertension)이나 부종(edema)을 초래하고 혈청 칼륨은 감소하여 심실성 부정맥이나 근육마비를 초래한다. 일반적으로, 감초의 독성은 매우 낮다. 감초 추출물의 동물실험에서 집토끼에게 40일 동안 경구투여(oral inoculation, P.O.)하고, 아급성 독성시험(sub-acute toxicity test)을 진행하면, 체중증가와 부신(adrenal gland)의 기능저하가 발현되고, 말초부에 위축이 나타난다. 감초의 대량복용시 소화불량(消化不良), 완복창만(脘腹脹滿) 등 소화장애가 발생한다. 임상에서 대량으로 장기간 사용할 때 나타나는 여러 가지 증상으로 부종, 혈압상승, 혈압강하, 가성알도스테론증(pseudoaldosteronism), 사지무력, 경련 등이 있으며, 감초추출물로 위·십이지장궤양을 치료할 때 부작용이 발생할 수 있다. 보기약(補氣藥)으로서 감초의 효능은 윤폐지해(潤肺止咳)로 진해작용이 있으며, 익기보중(益氣補中)으로 위액분비 억제작용, 항궤양작용, 항바이러스작용 등이 있으며, 청열해독(淸熱解毒)으로 항염증작용, 항산화작용, 해독작용, 항균작용, 항알러지작용 등이 있으며, 완급지통(緩急止痛)으로 진정작용, 진경작용 등의 약리작용이 있다. 그밖에 항변이원작용, 담즙배설 촉진작용, 만성간염 개선작용 등도 있다.

☞ 장애(障碍)와 장해(障害)의 차이

○ 장애(障碍, disability)란?

 일반적으로, 의학적 관점에서 신체적 또는 정신적으로 사회활동 등 일상적인 생활을 하는데 있어서 제약(制約)이 있는 경우로 장해(障害)로 인한 개인의 특정활동 수행 시 기능을 충분히 발휘하지 못하는 상태를 말한다.

○ 장해(障害, impairment)란?

 질병 또는 상해(傷害)의 치료 후 증상이 회복되지 않는 경우로 개인의 신체적 또는 정신적 기능의 손상(損傷)이나 이상(異常)을 의미하는바, 보상 및 배상 등 보험적 관점에서 흔히 사용하는 표현이다.

광물성 한약재

광물성 한약재(鑛物性 韓藥材, oriental mineral medicines)는 한방광물약(韓方鑛物藥)의 원료로서, 약용광물(藥用鑛物)에 관한 연구로는 이시진(1596년)의 『본초강목(本草綱目)』과 허준(1610년)의 『동의보감(東醫寶鑑)』으로부터 의약학(本草學)의 관점에서 소개되어 왔다. 최근에 **『중국광물약(中國鑛物藥)』**이 약 400 년이 지난 1988년에 저술·출판되어 세계적인 "**광물 약학(鑛物 藥學)**"을 탄생시켜 신기원이 이루어졌다. 『중국광물약(中國鑛物藥)』의 연구내용은 편광 현미경·X-선 회절분석·열분석·화학분석·분광분석·원자흡수·전기 가열장치 등 측정 실험방법(測定 實驗方法)으로 감별(鑑別)·가용성(可溶性)·포제(炮製)·응용(應用)을 다룬 것이다. 이러한 연구를 거쳐 약리(藥理) 및 임상(臨床) 치료효과 분야에 지대한 영향을 미치고 있다. 원광물약(原鑛物藥) 54 종, 광물제품약 16 종과 광물약 제제 4 종을 분류하고, 각 품종에 대한 연구(研究)와 고찰(考察)을 통하여 세계 최초의 현대과학기술(現代科學技術)에 기초한 진정한 광물의약서(鑛物醫藥書)를 만들었다. 이 책은 약용광물(藥用鑛物)의 품질표준(品質標準)에 관한 연구의 결과물인바, 각종 광물약(鑛物藥)의 약효성에 대한 의약학적(醫藥學的) 임상실험에 관한 내용은 기존문헌 및 임상자료에 의한 것이다.

1998년 한국에서 출간한 **『동의광물약(東醫鑛物藥)』**은 주 원저인 『중국광물약(中國鑛物藥)』의 편역서로서, 약용광물(藥用鑛物)의 약효성과 광물성분의 생리작용(生理作用) 및 품질표준(品質標準)에 관한 연구를 현대의약학적(現代醫藥學的)으로 집대성(集大成)한 것이며, 지질학(地質學)·의학(醫學)·약학(藥學) 등 학문 상호간 학제적 연구의 결합과 접목으로 편찬(編纂)된 것이다. 따라서, 『동의광물약(東醫鑛物藥)』의 내용은 광물성 한약재(鑛物性 韓藥材)를 원료로 하여 가공(炮製)한 약물에 관한 서적(書籍)이다.

제5장

―

한방약물의 복용 형태(劑型)

제5장 한방약물의 복용 형태(劑型)

한방약물의 복용 형태(劑型)에는 한약재의 형태, 약성, 제조방법, 작용메커니즘, 원하는 목적, 질병부위, 사용방법, 병증, 사용약재의 효능에 따라 구별될 수 있다. 한방약물을 투약할 때 약효를 적절히 나타나게 할 뿐만 아니라 편의성을 위해 여러 가지 형태의 제형(劑型)이 있다. 즉, 액상제제로는 탕약(湯藥), 주제(酒劑), 증류제(蒸溜劑), 고제(膏劑), 약로(藥露) 등이 있으며, 고형제제로는 환제(丸劑), 정제(錠劑), 단제(丹劑), 다제(茶劑) 등이 있고, 분말제제로는 산(散), 회(灰), 분(粉)이 있다. 기타제제로는 훈제(燻劑), 세훈제(洗熏劑), 조제(條劑), 약침제(藥針劑), 편제(片劑), 당장제(糖漿劑), 충복제(沖服劑), 도포제(塗布劑), 약로(藥露), 교낭제(膠囊劑), 관장약(灌腸藥), 좌약(坐藥), 찜질약 등이 있다. 이러한 한방약물의 제형을 현대적 의약품의 제형과 비교하여 볼 때 주사제를 제외하고는 거의 유사하며 사용목적도 동일한 것으로 보아, 수백 년 전의 약제학적 지식이 매우 탁월함을 알 수 있다.

1. 탕약(湯藥)

탕약(湯藥)이란, "탕제(湯劑)" 또는 "탕액(湯液)"이라고 하며, 한약재들을 물(水), 술(酒) 또는 물과 술을 반반씩 섞은 혼합액에 담가둔 후, 일정 시간 가열하고 액체만 취하여 복용하는 것을 말한다. 탕약은 한약재의 유효성분이 잘 추출되어 흡수되기 쉽고, 반응이 빨라서 급성질병이나 소화력이 약한 사람에게 많이 쓰인다. 실제 임상에서는 "탕약(湯藥)"이 가장 많이 사용되고 있다.

탕약(湯藥) 또는 탕제(湯劑)와 유사한 용어로 탕제(燙製) 또는 탕(燙)·탕포(燙炮)라고 부르는 한약재가공법(法製)이 있는데, 합분(蛤粉)·활석(滑石)가루·석고(石膏)가루 같은 고체 보조 재료를 뜨겁게 달군 곳에 넣고 튀겨내는 것을 말한다. 법제(法製) 가마에 해당 보조 재료를 넣고 가열하여 뜨겁게(120~170℃)한 다음, 한약재 조각을 넣고 신속히 교반하면서 튀긴다. 한약재 조각이 부풀어 올라 내부까지 푸석푸석해지면 불(火)에서 내리고, 신속하게 체(篩)로 쳐서 보조 재료를 가려낸다. 탕제(燙製) 즉, 탈포(燙炮)하면 한약재들을 가루내기 쉽고, 유효성분이 잘 추출되며 맛과 냄새를 좋게 한다.

2. 환제(丸劑)

환제(丸劑)란, "환약(丸藥)" 또는 "알약"으로 한약재들을 분쇄하여 아주 곱게 가루 낸 분말 및 한약재 추출물에 결합제·부형제들을 혼합하여 꿀, 물, 쌀가루풀(米糊), 밀가루풀(麵糊), 술, 식초, 생강즙 등의 보료(輔料)와 함께 만든 둥근 모양의 고체제형을 말한다. 환제에는 결합제의 종류에 따라 밀환(蜜丸)·수환(水丸)·호환(糊丸)·농축환(濃縮丸)·약즙환(藥汁丸)·납환(蠟丸)·엑스환·혈환(血丸) 등 여러 가지가 다양하게 있다. 환제는 복용하기 편리하고, 흡수가 비교적 완만하며 약효가 장시간 지속된다. 한약재가 높은 온도에 견디는 힘이 약하고, 물에 잘 녹지 않으며, 쉽게 휘발되고 독성이 비교적 강한 것들은 환제를 만들어 쓰는 것이 좋다. 여름철에 변질되지 않은 것을 복용해야 하는 꿀(蜂蜜)은 반드시 농축한 연밀(煉蜜)을 사용해야 한다. 환약의 크기는 소화 흡수가 신속하게 요구되는 것은 세분화하고, 소화 흡수가 서서히 되어 약효(藥效)가 지속적으로 유지되게 하려면 조금 굵게 만든다. 가장 작은 크기는 참깨(胡麻) 또는 기장(黍) 알맹이만 한데, 콩알만 한 크기가 가장 섭취하기 좋다. "하초(下焦) 질환에 사용하는 환제는 크게 짓고, 상초(上焦) 질환에는 아주 잘게 짓는다."는 고전문헌의 기록도 있다.

☞ 삼초(三焦)

　오장육부(五臟六腑) 중에서 육부(六腑) 즉, 위장·대장·소장·쓸개·방광·삼초 중의 하나로, 상초(上焦)·중초(中焦)·하초(下焦)로 나누는데, 목구멍에서부터 전음(前陰)과 후음(後陰)까지의 부위를 말하는바, 외부(外府)·고부(孤府)·결독지관(決瀆之官)·중독지부(中瀆之府)라고도 한다. 삼초는 흉강, 복강, 골반강을 통과하는 교감신경간(sympathetic trunk)으로 구성된 기능조절 기관이다.

　상초(上焦)는 삼초의 상부를 말한다. 목구멍에서 횡경막 또는 위(胃)의 분문(噴門)까지의 가슴 부위에 해당한다. 상초에는 심(心)·폐(肺)·심포락(心包絡)이 속해 있기 때문에 상초의 주요기능은 폐·심·심포락의 기능과 밀접하게 연관되어 있다. 즉, 기혈(氣血)을 순환시켜서 음식물의 정기(精氣)를 온 몸에 보내며 동시에 피부·근육·관절 등을 따뜻하게 해주는 기능이 있다.

　중초(中焦)는 삼초의 중부를 말한다. 횡격막 또는 위(胃)의 분문(噴門)에서 배꼽부위 또는 위(胃)의 유문(幽門)까지의 윗배에 해당한다. 중초에는 비위(脾胃)가 속해 있기 때문에 중초의 주요기능은 비(脾)·위(胃)의 기능과 밀접하게 연관되어 있다. 즉, 비위(脾胃)가 음식물을 소화시키고 정미(精微)로운 물질을 흡수하여 온 몸에 영양분을 제공하는 기능을 도와준다. 그러므로, 중초의 기능이 장애되면 소화 및 영양 등 비위기능에 장애가 온다.

　하초(下焦)는 삼초의 하부를 말한다. 배꼽 또는 유문(幽門)에서 전음(前陰)·후음(後陰)까지의 부위에 해당한다. 하초에는 간장(肝臟)·신장(腎臟)·대장(大腸)·소장(小腸)·방광(膀胱) 등이 속해 있기 때문에 주요기능은 간·신·소장·대장·방광 등의 기능과 밀접한 연관이 되어 있다. 즉, 대소변을 잘 나오게 하고, 대사과정에서 발생한 쓸모없는 노폐물을 대소변을 통하여 몸 밖으로 배출하는 기능을 한다. 그러므로, 하초(下焦)의 기능에 장애가 오면 주로 설사와 배뇨장애 증상을 호소하게 된다.

환제(丸劑)는 보통 만성질병에 쓰이나, 급성질병에 쓸 때는 물(水)이나 술(酒)에 녹여서 복용한다. 환제는 흡수되는 속도가 비교적 느려서 급하지 않은 질병에 천천히 치료하는 때와 강장제에 주로 사용하지만, 소합향환(蘇合香丸), 우황청심환(牛黃淸心丸)처럼 응급한 질병에 사용하는 환제도 있고, 반응이 빠른 것도 있다. 또한, 환제는 사전에 미리 준비하여 둘 수 있는 상비약으로 필요할 때 즉시 쓸 수 있는 장점이 있다.

한편, 사향(麝香), 우황(牛黃), 용뇌(龍腦)처럼 탕제하면 약효가 감소 또는 소멸하는 한약재에 사용한다. 비교적 많이 사용하는 환제로는 밀환(蜜丸)·수환(水丸)·호환(糊丸)·농축환(濃縮丸) 등 4가지가 있다.

○ 밀환(蜜丸) : 한약재들의 미세한 분말을 끓인 봉밀(蜂蜜)을 이용하여 둥근 모양으로 제조한 것이며, 대환(大丸)을 만들 때 많이 사용하고, 소환(小丸)을 만들 때도 가끔 사용한다. 봉밀(蜂蜜)로 만든 환(丸)은 경화되지 않아서 소화되기 쉽다. 밀환(蜜丸)은 성질이 유윤(柔潤)하여 증상을 완화시키는 작용을 하며, 동시에 보익(補益)작용이 있어서 만성질병에 적용된다. 예를 들면, 석곡야광환(石斛夜光丸) 및 보중익기환(補中益氣丸) 등이 있다.

○ 수환(水丸) : 한약재들을 곱게 분말(powder)로 만들어 끓인 후 냉각시킨 물(水)이나 술(酒), 식초(食醋)로 환(丸)을 만드는데, 경우에 따라 일부 한약재의 전즙(煎汁)을 이용하여 제조한 소환(小丸)을 말한다. 수환(水丸)의 좋은 점은 밀환(蜜丸)이나 호환(糊丸)에 비해 흡수속도가 빠르고 소화되기 쉽고, 탄복(吞服) 즉, 삼켜 복용하기가 좋아 실제 임상에서 많이 응용하는 제형이다. 예를 들면, 보화환(保和丸) 및 육신환(六神丸) 등이 있다.

○ 호환(糊丸) : 한약재들을 미세한 분말로 만들어 멥쌀가루(秔米粉), 찹쌀가루(糯米粉), 밀가루(小麥粉) 등을 이용하여 제조한 것이다. 호환(糊丸)은 점성(viscosity)이 높아 붕해(崩解)되는 시간이 수환(水丸)이나 밀환(蜜丸)에 비해 오래 걸리므로 복용 후 체내에서 서서히 흡수되어 약효가 오래가며, 위장에 대한 한방약물의 자극을 감소시킨다. 예를 들면, 서황환(犀黃丸)이 있다.

○ 농축환(濃縮丸) : 한방약물 처방 중에 일부를 전즙(煎汁) 농축하여 고(膏)로 만들고, 재차 나머지 한방약물의 분말과 혼합하여 건조시킨 후, 분쇄하여 물(水), 술(酒) 또는 처방 중 일부 한방약물의 전액(煎液)으로 하여 환(丸)을 빚은 것이다. 농축환은 유효성분의 함량이 높고, 부피와 복용량이 적어서 복용이 쉬운 점이 있다. 그밖에 술(酒)로 제조한 환약(丸藥)은 온 몸에 잘 흡수되어 순환되고 발산하는 효능이 있으며, 초(醋)로 만든 환약(丸藥)은 수렴(收斂)하는 효과가 있다. 생강즙으로 제조한 환약(丸藥)은 반하(半夏) 또는 남성(南星) 등의 독성성분을 제거하며 발산하는 효능이 있다. 황랍(黃蠟)으로 만든 환약(丸藥)은 소화를 지연시켜서 서서히 약효를 발생하게 한다.

3. 단제(丹劑)

단제(丹劑)란, 유황(硫黃)과 수은(水銀) 등이 함유된 광물성 한약재들을 가열 승화(昇華, sublimation)시켜 만든 제형으로 제량(劑量)이 적고 작용성이 크다. 단(丹)을 넓게 3가지로 분류해 볼 수 있다.

① 중제(重劑)가 들어있는 환약(丸藥)을 단(丹)이라고 한다. 사향(麝香)이 들어 있는 공진단(拱辰丹), 우황(牛黃)이 들어 있는 우황해독단(牛黃解毒丹), 마아초(馬牙硝) 및 사향(麝香)이 들어있는 오복화독단(五福化毒丹) 등이 있다.

② 특효(特效)가 있는 귀중한 한방약물을 단(丹)이라고 한다. 이신교제단(二神交濟丹), 공진단(拱辰丹) 등이 있다.

③ 일반적인 환약(丸藥)보다 알이 굵다란 환약(丸藥)을 단(丹)이라고 한다. 크기가 탄자(彈子) 즉, 달걀노른자만 한 소독보상단(消毒保孀丹) 및 교감단(交感丹) 1량(兩, 37.5g)으로 12개를 만드는 오복화독단(五福化毒丹) 등이 있다.

4. 정제(錠劑) 와 병제(餠劑)

정제(錠劑)란, 한약재들을 분말(powder)로 만들어 단독이나 혹은 부형제같은 결합제를 혼합 반죽하여 일정한 틀에 넣고 압착하여 제조한 고체 제제이다. 내복(內服)과 외용(外用)이 가능하며, 분말로 만들어 조복(調服) 즉, 산제(散劑)를 물(水), 술(酒), 미음(米飮) 등에 첨가해서 복용하거나 또는 마즙(磨汁)을 만들어 복용하거나, 즙(汁)을 내어 환부에 부착할 수도 있다. 예를 들면, 자금정(紫金錠) 등이 있다. 만일 떡 같은 병상(餠狀)으로 만들어 복용하면 병제(餠劑)가 된다. 정제(錠劑)는 그대로 삼키기도 하고, 분말로 복용도 하고 상처난데에 바르기도 하는데, 외용할 때 밀가루(小麥粉)를 노르스름하게 덖어서 기초 약제(藥劑)에 개어 바르거나 반죽하여 만든 후, 상처 난 곳에 부착한다. 좌약(坐藥)은 부인과 질환이나 변비에 전음(前陰)이나 후음(後陰)에 꽂아 두는 정제(錠劑)를 말한다.

5. 산제(散劑)

산제(散劑)란, "산약(散藥)"이라고 하며 한 가지 또는 두 가지 이상의 한약재들을 분쇄하여 미세한 분말(powder)로 제조한 것을 말한다. 즉, 배합된 한약재를 건조 및 분쇄하여 만든 가루약으로 내복(內服)하는 것과 외용(外用)하는 것으로 분류된다. 복용 후에 흡수속도가 물약보다는 느리나 환제(丸劑)보다는 신속한 약효가 나타난다. 내복하는 한방약물에는 수점산(手粘散), 익원산(益元散), 지패산(芷貝散), 입안산(立安散) 등이 있고, 외용하는 산약(散藥)에는 도화산(桃花散), 염창산(斂瘡散), 통관산(通關散) 등이 있다. 내복 산제 중에는 분말가루가 곱고 양이 적은 칠리산(七厘産)이 있는데, 직접 한약재분말에 결합제를 혼합하여 부스러진 쌀알(折米) 모양으로 만들어 복용하는 충복(沖服)의 약제(藥劑)이다. 가루가 거칠고 양이 많은 은교산(銀翹散)은 물(水)을 가(加)하여 전자(煎煮)한 후에 그 즙(汁)을 복용한다. 또한, 생기산(生肌散), 금황산(金黃散) 등과 같은 외용 산제는 대부분 바르거나 상처가 난 부위에 분산되게 뿌리며, 빙붕산(氷硼散)이나 추운산(推雲散) 등은 눈에 뿌리거나 코로 직접 흡입하는 경우도 있다. 산제(散劑)는 개별 한약재들을 각각 분말로 만들고 난 후, 처방의 비율대로 혼합해야 한다. 만약에 모든 한약재들을 한꺼번에 분쇄하면, 각각의 한약재가 분쇄되는 정도가 다르기 때문에 처방의 비율대로 효과가 나타나기 어렵다. 산제(散劑)는 제조가 간편하고 복용 및 휴대가 쉽고, 한약재를 절약할 수 있고 변질이 잘 안되며 흡수가 빠른 장점이 있다. 최근에는 과거에 급성질환에 산약으로 사용하던 처방을 거의 탕약(湯藥)으로 바꾸어 사용하고 있다.

6. 고제(膏劑)

고제(膏劑)란, 한약재들을 분말로 하여 물이나 식물성 기름에 넣고 졸여서 농축한 후, 설탕·꿀·기름·물·가루풀·술·바셀린(vaseline) 등에 혼합하여 항상 물렁한 감과 부드러운 기운을 가지도록 제조한 것이다. 피부나 점막의 염증, 궤양, 상처 등을 치료하기 위하여, 피부나 점막에 붙이는 점착성이 있는 약제(藥劑)이다. 반창고의 경우 한약재는 아니나 고(膏)의 일종이다. 고약(膏藥)에는 내복(內服)하는 것과 외용(外用)하는 것이 있다. 내복하는 고약은 한약재들을 물에 달여서 찌꺼기를 제거한 후에 재차 졸여 농축해 제조한 것으로, 장기간 보관하여 복용하기에 편리하며, 만성질환을 치료하거나 강장제로 많이 사용한다. 외용하는 고약은 보통 한약재들을 기름에 농축해서 찌꺼기를 제거하고, 백랍(白蠟), 황단(黃丹) 등을 넣어서 만든다. 한약재 가루를 광천수가 아닌 수돗물, 지표수 등의 맹물, 차(茶)를 달인 물, 소금물, 꿀 등에 혼합해서 부착하는 것도 있다. 내복하는 고제에는 경옥고(瓊玉膏)·유침고(流浸膏)·침고제(浸膏劑)·전고제(煎膏劑) 등이 있고, 외용하는 고제에는 연고제(軟膏劑)·경고제(硬膏劑) 등이 있다. 고약(膏藥)의 제조방법은 필요한 만큼의 한약재들을 기름이나 물속에 여름철에는 3일, 봄철이나 가을철에는 5일, 겨울에는 10일간 침지(浸漬)해서 달인 후, 알약으로 만들 수 있는 정도로 암적(晻漬) 즉, 절여서 제조한다. 그 밖에 분말 약제를 꿀이나 기름 혹은 다른 약제(藥劑)를 추출한 물에 혼합하여 제조할 수도 있다.

○ 경옥고(瓊玉膏) : 중국 남송(南宋)시대 한의학자(漢醫學者) 홍준(洪遵, 1120~1174)의 저서 『홍씨집험방(洪氏集驗方)』에 "신철옹방(申鐵甕方)"이라는 최초의 경옥고에 관한 기록이 있다. "경옥고(瓊玉膏)"라는 명칭은 기오침제(起吾沈瘵), 진새경요(珍賽瓊瑤), 고유경옥지명(故有

瓊玉之名) 등의 기록에 의하면, 환자 곽기(郭機)가 중병에 시달릴 때 자기 자신을 구해준 약물이므로 "진귀한 옥(玉)"과 같다하여 이를 칭송하는 마음으로 이름 붙인 것에서 유래하였다. 경옥고(瓊玉膏)는 짓찧어 즙(汁)을 낸 생지황(生地黃) 9,600g, 분말로 만든 인삼(人蔘) 900g, 가루상태의 백복령(白茯苓) 1,800g, 정제(精製)하여 찌꺼기를 제거한 벌꿀(白蜜) 6,000g을 균일하게 혼합하여 제조한 한방약물 처방으로 이용된다. 상기 한약재들을 모두 혼합하여 사기항아리에 넣고 유지(油紙) 5겹과 두꺼운 천(cloth) 1겹으로 증기가 새지 않게 뚜껑을 덮어 밀봉한다. 이것을 물(水)이 들어 있는 구리냄비 용기에 넣어 수중(水中)에 매달아 놓고, 24시간 동안 달여서 농축(濃縮)한 엿(nicy)이 되게 제조한다. 1회에 1~2순가락씩 따뜻하게 데운 술(酒)이나 물(水)에 혼합하여 하루에 2~3번 복용한다. 오랜 전통의 역사적인 사실로 볼 때 경옥고(瓊玉膏)는 폐음(肺陰)을 보(補)하면서 비위(脾胃)를 다스리는 한방약물로 알려져 왔다. 『동의보감(東醫寶鑑)』에 의하면 "정(精)을 채워주고 수(髓)를 보충하며 원기(元氣)를 강화시켜 양성(養性)하는바, 혈액을 풍부하게하고 노인의 노화(老化)를 방지하여 젊어지게 함과 동시에 몸(體)을 튼튼하게 해 준다. 소모성 질병 시 보약(補藥)으로 이용되는 경옥고(瓊玉膏)는 모든 손상된 것을 보(補)하고 백병(百病)을 없애 정신을 충만하게 하며 오장(五臟)의 기(氣)가 채워져 넘치고 허로(虛勞)로 인한 흰머리가 검어지며 흔들리며 빠진 치아(齒牙)가 다시 생기고, 쉽게 피곤해질 때 회복하는데 이용하며 보행할 때 말(馬)이 달리는 것과 같이 가뿐해진다. 또한, 하루에 여러 번 복용하면 종일 배고프거나 갈증이 없는 등 그 효과가 실로 다양하다."라고 소개하고 있다. 즉, 우리의 선인들은 양생법(養生法)의 하나로 생명의 연장과 장수 및 무병할 수 있는 처방으로 가장 고귀한 한방약물로 제조했던 것이다.

○ 유침고(流浸膏) : 한약재들을 적당한 용매로 추출한 후, 여기서 스며 나오는 유효성분을 얻기 위하여 추출액 중의 일부 용매를 저온에서 증발 제거시켜, 한약재의 농도와 알코올함량을 규정에 맞추어 만든 액체성 추출제형 즉, 유동엑스제(extracts)를 말한다. 특별한 규정이 아니면 유침고 1mL

이내의 유효성분의 양은, 한약재의 1g에 해당하는 것이어야 한다. 유침고(流浸膏)와 정제(錠劑) 즉, 팅크제(tincture劑)는 모두 알코올(alcohol)을 함유하고 있지만, 유침고에는 유효성분의 함량이 정제에 비하여 높아서 복용량이 적고 용매의 부작용도 적다. 예를 들면, 익모초(益母草) 유침고 및 감초(甘草) 유침고등이 있다.

○ 침고제(浸膏劑) : 유침고(流浸膏)가 액체성 추출제형인 것에 비하여, 침고제(浸膏劑)는 한약재들에 함유되어 있는 가용성 유효성분을 반고체 혹은 고체상으로 뽑아낸 제형이다. 따라서, 유효성분을 추출한 후, 저온에서 용매를 모두 증발 제거시켜 만들기 때문에 유효성분의 농도가 높다. 침고 1g이 한약재 2~5g의 양에 해당하는 것이어야 한다. 침고제는 용매가 전혀 없기 때문에 용매의 부작용이 없고, 복용량이 적어 편리하고 또한, 편제(片劑)나 환제(丸劑)로 제조하여 이용이 가능하고 또는 직접 교낭(膠囊)에 넣어 이용하는 것도 가능하다. 침고제(浸膏劑)는 두 종류로 나누어지는데, 연침고(軟浸膏)는 반고체로 모동청고(毛冬靑膏) 등과 같은 편제나 또는 환제(丸劑)로 제조하여 이용하는 것이 가능하며, 건침고(乾浸膏)는 건조하여 분말로 제조한 것으로 용담초 침고(龍膽草 浸膏)나 자주초 침고(紫珠草 浸膏)와 같이 직접 충복(沖服)하거나 또는 아교로 만든 작은 갑(匣)인 교갑(膠匣) 즉, 교낭(膠囊)을 일종의 캡슐(capsule)에 넣어서 복용할 수 있다.

○ 전고제(煎膏劑) : 한약재들을 여러 번 끓여서 얻은 즙액을 재차 농축한 후, 적당량의 봉밀(蜂蜜) 또는 사당(砂糖) 즉, 설탕(sucrose)을 넣어 끓인 후에 재차 농축하여 제조한 것이다. 부피가 작아서 복용하기 편리하며 봉밀(蜂蜜)과 당(糖)을 많이 포함하여 단맛이 나며, 영양분이 풍부하여 자보(滋補)작용이 있으므로 오래된 질병으로 체력이 약해진 사람에게 적당하다. 예를 들면, 비파고(枇杷膏) 및 삼기고(蔘芪膏)가 있다.

○ 연고제(軟膏劑) : 피부(皮膚)와 점막(粘膜)에 도포(塗布)하기 좋게 만든 반고체성 외용 제제를 연고(ointments)라고 한다. 상온에서는 반고체로 일정한 점성(viscosity)이 있어 피부나 점막에 도포하면 점차 붉어져 유효성분이 서서히 흡수될 수 있으며, 치료효과가 장기간 유지된다.

연고제(軟膏劑)의 작용은 국부적이며 외과의 창양절종(瘡瘍癤腫) 등의 질병에 적용한다. 예를 들면, 천심연연고(穿心蓮軟膏), 삼황연고(三黃軟膏) 등이 있다.

○ 경고제(硬膏劑) : 한약재들을 기름에 넣고 끓여서 농축한 후, 찌꺼기를 제거하고 재차 황단(黃丹), 백사(白蠟) 등을 가하여 암흑색의 고약육(膏藥肉)을 제조한 것으로, 포(布)나 종이에 부쳐서 피부에 바르는 외용제형(外用劑型)을 말한다. 즉, 흔히 말하는 고약(膏藥)이다. 경고(plasters)는 상온(常溫)에서는 고체상태이나 36~37℃에서는 녹아서 치료작용을 하며, 기계적인 보호작용도 한다. 사용법이 간단하고 휴대와 저장이 간편하다. 예로부터 종기 등에 많이 이용하였는바, 타박손상(打撲損傷), 풍습비통(風濕痺痛), 창양(瘡瘍) 등의 질병에 많이 사용한다. 예를 들면, 풍습질타지통고(風濕跌打止痛膏) 및 구피고(拘皮膏) 등이 있다. 오늘날에는 튜브식 연고(化學藥品)가 생산 제조되고 있는 실정이다.

7. 주제(酒劑)

주제(酒劑)란, "주례(酒醴)"라고도 하는데 단술 즉, 감주(甘酒)를 포함한 약술(藥酒)을 만드는 것을 말한다. 한약재들을 물·누룩·쌀 등과 함께 넣어 발효시키는 발효법을 비롯하여, 자루에 넣은 한약재들을 술(酒)에 넣어서 유효성분을 추출하는 방법인 냉침법과 한약재들을 술(酒)에 넣고 열(熱)을 가하여 우려내는 방법인 열침법 등으로 제조한다. 또한, 한약재들의 수증기 증류액을 술(酒)에 혼합하는 경우도 있다. 술은 몸을 따뜻하게 하고 혈액순환을 원활하게 하는 성질이 있기 때문에 약술(藥酒)은 온몸이 저리고 통증이 있는 풍습증에 많이 사용하며, 혈액이 부족하고 추위를 많이 타는 사람들에게 그 질병에 맞는 한약재로 약술(藥酒)을 만들어 이용한다. 보약(補藥)이나 관절염, 신경통 치료약들은 주제로 만드는 경우가 많다. 예를 들면, 매실주(梅實酒), 호골주(虎骨酒), 독활주(獨活酒), 오가피주(五加皮酒) 및 송순주(松筍酒) 등이 있다.

8. 약로(藥露)

약로(藥露)란, 휘발성(volatility) 성분을 함유한 한약재들을 증류한 증류액(蒸溜液)을 말한다. 한약재들을 증류해서 복용하는 것은 한약재의 경청한 기운을 취하는 뜻도 있는바, 한약재를 복용하기 힘든 것을 감소시켜 주는 의미는 있으나 한약재로서의 효능은 미약하다. 약로(藥露)는 기미(氣味)가 청담(清淡)하고 무색(無色)이며, 방향(芳香)이 있어 구강으로 복용하기에 편리하다. 일반적으로, 음료로 만들어 여름철에 많이 이용된다. 예를 들면, 금은화(金銀花) 등이 있다.

9. 다제(茶劑)

다제(茶劑)란, 한약재 가루와 점합제(粘合劑)를 혼합하여 만든 고체 제제이다. 뚜껑이 있는 용기에 넣고 끓는 물로 포즙(泡汁)하여 차(茶)처럼 마시므로 다제(茶劑)라고 한다. 다제(茶劑)는 일정한 규격의 외형을 갖출 필요가 없어 제법이 간단하고 용법도 편리하다. 예를 들면, 오시차(午時茶) 등이 있다.

10. 조제(條劑)

조제(條劑)란, "약봉(藥棒)"이라고도 하는데, 한약재 분말을 밀가루 풀로 반죽하여 가늘게 비벼서 상처부위나 헐은 곳의 구멍에 꽂아 넣게 만든 한방약제이다. 한방외과에서 사용하는 제제(製劑)로 상피지(桑皮紙) 등에 약제(藥劑)를 묻혀서 가늘게 만들어 창구(瘡口)에 삽입하거나, 화부발관(化腐拔管)하는 것으로 약심(藥心)이라고도 한다. 약심은 피부 속에 있는 독(毒)을 제거하고, 상(傷)한 살갗을 삭히면서 피부 안쪽에서 새 살갗이 나오도록 하는 치료효과가 나타나게 된다.

11. 물 활용 외용약

한약재들을 혼합한 물 또는 한약재들을 넣고 달인 물에 전신 또는 환부를 담그거나 닦아내거나 또는 분무를 한다. 예를 들어, 본초강목(本草綱目)에 호유주(胡荽酒)가 있다. 끓여서 증기(蒸氣)를 직접 쏘이거나 또는 증기를 쏘이면서 닦아 내기도 한다. 예를 들어, 오배자전탕(五倍子煎湯) 등이 있다.

12. 훈제(燻劑)

훈제(燻劑)란, 한약재들을 불 위에 놓아서 연소할 때 발생하는 연기(煙氣)를 환부나 코(鼻)에 쏘이는 약제(藥劑)이다. 예를 들어, 수은훈(水銀燻), 웅황훈(雄黃燻) 등이 있다.

13. 약침제(藥針劑)

약침제(藥針劑)란, 한약재들의 유효성분을 추출(extraction), 정제(purification)하고 멸균용액을 제조하여 피하, 근육, 정맥에 주사하여 이용하는 주사제(注射劑)이다. 제제량이 정확하고 작용이 신속하며, 투약이 간편하고 소화기관을 거치지 않고 직접 신체조직으로 흡수되어 효능을 발휘하는 장점이 있다.

14. 편제(片劑)

편제(片劑)란, 한약재들을 골고루 혼합하여 분말(powder)로 만든 것에 부형제(賦形劑)를 넣고, 압착하여 제조한 약제(藥劑)이다. 즉, 한약재를 가공 또는 추출한 후에 보료(輔料)와 혼합해서 압력을 가하여 원편상(圓片狀)의 모양으로 제조한 것으로 편제는 용량이 정확하고 부피가 작은 제제이다. 쓴맛이 강하고 악취가 있는 한약재들은 코팅(coating)하여 복용에 용이하게 한다. 한방약물의 경우에도 장(腸)에서 작용하거나 위산(胃酸)에 의해 쉽게 파괴되는 유산균(乳酸菌)과 같이 코팅(coating)을 하여 장에서 분해되도록 한다.

15. 당장제(糖漿劑)

당장제(糖漿劑)란, 한방생약(韓方生藥) 성분을 함유한 것으로서 한약재들을 끓여서 제조한 즙(汁)을 농축한 농축액에 적당량의 당(saccharides)을 용해하여 제조한 것이다. 당장제(糖漿劑)는 단맛이 있어서 소아들이 복용하여 섭취하기가 매우 좋다.

16. 충복제(冲服劑)

　충복제(冲服劑)란, "충제(冲劑)"라고 간략히 말하기도 하는데, 한약재 분말에 결합제를 혼합하여 부스러진 쌀알(折米) 모양으로 만들어 복용하는 약제(藥劑)인 바, 한약재들을 추출하여 빽빽한 조고(稠膏)를 만들고, 여기에 당분(糖分)이나 기타 보료(輔料)를 혼합하여 덩어리를 만든 후, 2.460~1.900mm(8~10mesh)의 체(篩)에 통과시켜 과립(granule)을 만든 후, 이 과립(顆粒)을 40~60℃의 온도에서 건조시켜서 3.350~1.520mm의 체(篩)로 쳐서 제조된 균일한 과립제(顆粒劑)이다. 충복제(冲服劑)는 환제나 편제보다 작용이 신속하고, 탕제나 당장제에 비교하여 부피가 작고 중량이 가벼워 휴대와 운반이 용이하며, 복용이 간편하여 다양한 질병의 치료에 이용한다. 충복제는 공기 중의 수분흡수가 용이하므로 반드시 밀폐된 저장용기에 보존하여야 한다.

17. 교낭제(膠囊劑)

　교낭제(膠囊劑)란, "캡슐제(capsules)"를 의미한다. 캡슐제에는 동물의 뼈나 가죽, 힘줄 등을 물에 장시간 끓여서 추출하여 단백질의 일종인 젤라틴(gelatin)으로 만든 경질(硬質)캡슐제와 탄력성이 있는 젤라틴막(gelatin membrane)으로 피포(被包)를 형성한 연질(軟質)캡슐제가 있다. 용해 또는 팽윤시키지 않는 한방의약품에 한하여 적용한다. 경질 캡슐제는 분말 또는 과립상태이며, 연질 캡슐제는 분말 또는 액체에 완전히 용해되지 않은 물질인 현탁상(懸濁狀)으로서 지방질(脂肪質), 납(wax), 바셀린(vaseline), 파라핀(paraffin), 글리세린(glycerin), 물 또는 이들 혼합물을 균일하게 혼합한 유상(油狀)의 물질을 넣고 페이스트(paste)상으로 밀봉하여 제조한다.

(출처 : 『韓藥材 炮製技術』, 2004)

☞ 유통기한(流通期限) / 소비기한(消費期限) / 품질유지기한(品質維持期限) / 사용기한(使用期限)의 차이

○ 유통기한(流通期限, Sell by Date) 유효기간(有效期間, Term of Validity) 곧 식품유통의 허용기간으로 현행「식품 등의 표시·광고에 관한 법률」제4조에 따라 식품, 식품첨가물 또는 축산물, 건강기능식품의 표시사항 (식품의 안전성 및 품질이라는 개념 도입)임. 유통기간(流通期間)은 "for"의 개념이고, 유통기한(流通期限)은 시점적 측면으로 ○월 ○일까지의 "from~to"의 개념이다. 즉, 식품을 판매할 수 있는 최종일이다.

○ 소비기한(消費期限, Use by Date or Expiration Date) 2012년부터 식품의약품안전처(KFDA)에서 식품 폐기량과 온실가스 배출량을 줄이기 위해 식품에 표시된 〈유통기한〉을 〈소비기한〉으로 바꾸는 제도 도입을 추진하여, 2021년 7월 24일 식품의 포장에 표시하도록 한「식품 등의 표시·광고에 관한 법률」 개정안이 국회를 통과 확정되어 2023년 1월부터 시행되고 있다. 식품에 표시하는 소비제한기간으로, 해당 상품을 먹어도 소비자의 건강이나 안전에 이상이 없을 것으로 인정되는 식품에 표시하는 섭취 가능한 최종 시한 즉, 식품을 소비할 수 있는 최종일이다.

○ 품질유지기한(品質維持期限, Best before Date) 상미기한(賞味期限)으로, 식품의 특성에 맞는 적절한 보존방법이나 기준에 따라 보관할 경우에 고유의 품질(品質)이 유지될 수 있는 기한이다. 즉, 식품이 최상의 품질을 유지할 수 있는 최종일이다.

○ 사용기한(使用期限, Use by Period or Use by Date) 사용기한은「화장품법」 제2조에 의해 화장품류에 표시되는 사항으로, 화장품이 제조된 날부터 적절한 보관 상태에서 제품이 고유의 특성을 유지하여 소비자가 안정적으로 사용할 수 있는 최소한의 기한이다. 즉, 안전한 유통을 위해 요청되는 최소한의 기간이다.

제6장

|

한약재 건조(乾燥)의
공학적 원리

제6장 한약재 건조(乾燥)의 공학적 원리

1. 한약재 및 한방식품의 건조원리와 건조 메커니즘

　　건조(drying, dehydration)란, 탈수(desiccation)를 말하는데 한약재 및 한방식품 중에 존재하는 수분을 증발(evaporation) 즉, 액체 상태를 기체 상태로 또는 고체 상태를 기체 상태로 변화시키는 승화(sublimation)작용으로 수분을 제거하는 단위 조작(unit operations)을 의미한다. 세포 내에 함유되어 있는 수분은 미생물에 의한 한약재의 부패, 효소에 의한 변질, 화학적 변화 등에 영향을 주므로 수분을 증발 및 제거시키면 보존성, 기호성, 안전성 등을 확보하여 저장성을 높일 수 있다. 한약재의 건조는 무게(重量)와 부피(容量)를 감소시켜 수송과 포장이 좋아지는 등 경비가 절약되어 경제적 효과도 생긴다. 식품위생법 제7조에 의거한 「식품의 기준 및 규격」에 의하면, 건조물(乾燥物)은 원료를 건조(乾燥)하여 남은 고형분(固形分)으로 수분함량(水分含量)이 15% 이하인 것을 의미한다. 건조에 의하여 저장성을 갖는 것으로서 가장 피해가 큰 곰팡이에 의한 부패는 수분함량이 13% 이하에서 발육을 억제하며, 수분활성도(water activity, Aw)로 표시하면 Aw 0.75이하, 효모는 Aw 0.85, 세균은 Aw 0.93 이하인바, 수분함량이 15% 이하에서는 거의 발육할 수 없다. 또한, 곡류는 수분함량이 13~14% 정도에서 건조되면 곰팡이 및 기타 미생물의 번식을 받지 않으며, 이때의 Aw는 0.60~0.64이다. 일반적으로, 곡류를 포함한 농산물 및 약용작물 등 한약재와 한방식품 등은 저장 중 변질을 방지하기 위한 저장저온은 15℃ 이하이다. 한약재 및 한방식품 중의 수분은 증발에 의해 제거되는데, 이때 증발에 필요한 잠열(潛熱, latent heat)을 공급해 주어야 한다.

따라서, 건조조작을 수행하는 데는 다음 2가지 중요한 단계가 있다.

첫째, 건조에 필요한 증발잠열을 공급하기 위한 열전달이다. 한약재를 건조하는 중요한 이유는 충분한 수분이 없으면 부패나 변질을 일으키는 미생물이 성장하거나 번식하지 못할 뿐 아니라, 한약재에 바람직하지 못한 변화를 일으키는 효소들도 작용할 수 없기 때문이다. 건조하는 목적은 한약재 및 한방식품 등의 변질 없이 장기간 저장하는 저장성 및 유통성은 물론 독특한 풍미, 향기, 색이 형성되어 품질의 상품가치가 증가하는 효과에 있다. 무게(weight)와 부피(volume)가 감소하여 취급하기가 용이하고, 수송과 운반에 드는 비용의 절감이 가능하다.

둘째, 한약재에 함유되어 있는 수분이 증기화 되어 이동함으로써 물(水)이 분리되는 물질전달 현상이다. 즉, 한약재내의 수분이 한약재의 표면으로 이동하고, 표면으로 이동한 수분은 증발하게 되어 건조가 일어나게 된다. 한약재표면의 수분이 증발하고 나면, 다시 한약재 속에 있는 수분이 표면으로 이동하면서 연속적으로 건조(乾燥)가 일어나게 된다.

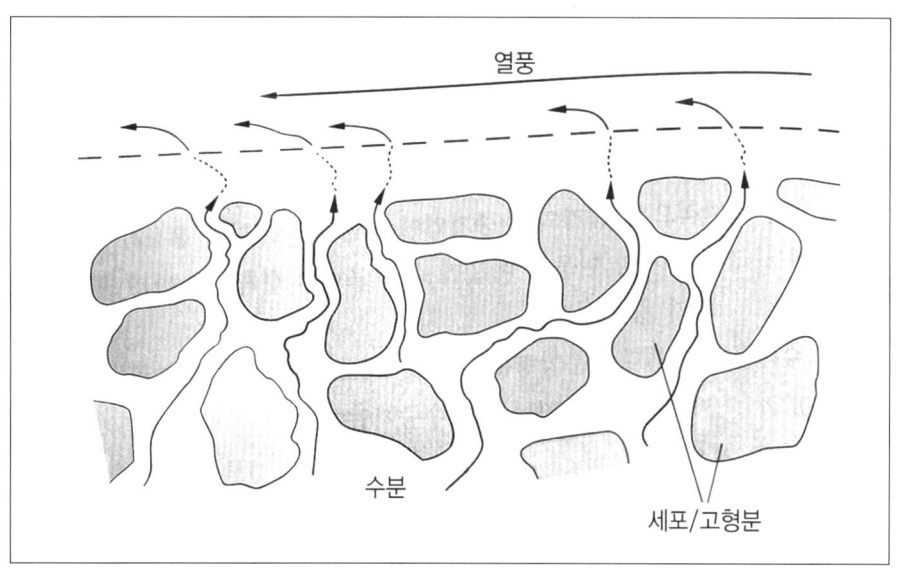

〈그림 6-1〉 건조 중 수분의 이동

(1) 건조곡선(乾燥曲線)

건조곡선(drying curve)이란, 한약재를 건조하면 수분함량의 변화가 나타내는데 건조에 따른 수분함량의 변화를 나타낸 곡선을 말한다.

일반적으로, 건조곡선은 수분함량과 건조시간으로 나타내거나, 건조속도와 건조시간의 관계로 표시하기도 한다. 〈그림6-2〉와 같이 건조곡선은 몇 개의 구간으로 구분할 수 있는데, 처음 건조 시 한약재의 온도가 상승하는 구간(AB)을 예열기간, 이후 한약재 표면에 있는 수분이 증발하는 단계인 구간(BC)이 항률건조기간(恒率乾燥期間)이다. 마지막 3단계 구간(CD)은 감률건조기간(減速乾燥期間)이라 부른다. 이 기간에서는 표면수분이 모두 증발되고 한약재 내부에 있는 수분이 표면으로 이동하는 속도가 감소되어 표면이 건조되는 기간이다.

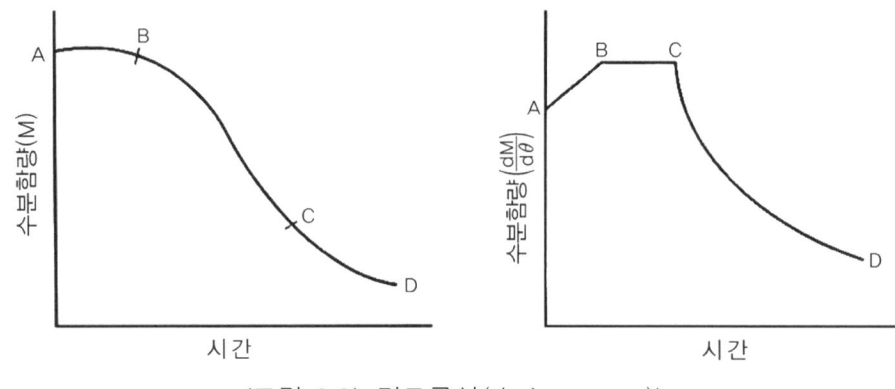

〈그림 6-2〉 건조곡선(drying curve)〉

(2) 건조(乾燥)에 영향을 미치는 인자

1) 한약재의 표면적

표면증발 속도는 한약재의 표면적에 비례하고 내부확산 속도는 한약재 두께의 제곱에 반비례한다. 한약재의 크기와 모양에 따라 두께 얇고 표면적이 넓은 형태가 건조가 빠르다.

2) 한약재의 성질

한약재 내에 존재하는 성분과 특성에 따라서 건조속도가 달라진다. 지방질 성분 등을 함유하고 있는 한약재의 경우 건조속도가 느리고, 다공성(多孔性) 구조로 되어있는 경우 건조속도가 빠르다.

3) 공기속도

공기의 흐름이 빠를수록, 온도가 높을수록 건조 속도가 증가한다. 그러나, 온도가 높아질수록 품질이 저하될 가능성이 높아진다.

4) 공기온도

공기의 온도가 높을수록 건조속도는 빠르나 갑자기 고온이 되면 품질의 저하를 가져온다.

5) 공기방향

공기가 한약재 및 한방식품에 평형으로 흐르면 건조속도가 빠르고 수직이면 느리다.

6) 습도

습도가 낮을수록 건조속도(drying rate)는 증가한다. 공기 중의 습도를 낮추고 온도를 유지시키면 최대증기압과의 차이가 커져 건조속도가 빨라진다. 두께가 두껍고 내부확산이 느린 한약재를 급격하게 건조시키면 표면만 지나치게 건조되는 이른바 표면피막경화(case hardening 또는 skin effect)현상이 일어난다.

(3) 건조방법(乾燥方法)

1) 천일건조(天日乾燥)

천일건조법(sun drying)은 태양에너지와 풍력을 이용한 건조방법으로, 가장 원시적이면서도 세계적으로 가장 많이 사용하고 있는 건조방법이다. 농산물, 약용식물 등을 원료로 하는 한약재 및 어패류, 해조류의 대량 건조에 이용하며, 특별한 설비가 필요 없으며, 간편하고 비용이 들지 않는 장점이 있다. 음지에서 건조하면 피막경화 즉, 겉마르기 현상(case hardening)을 방지하고, 균일하게 건조시키며 건조 중에 착색·퇴색·산화 등의 화학적 변화와 효소에 의한 분해 등을 받기 쉽다.

2) 진공건조(眞空乾燥)

진공건조(vacuum drying)는 밀폐용기 내의 압력을 30~100torr(토리첼리)의 저압으로 3~5℃의 저온으로 건조하는 방법이다. 높은 압력보다 낮은 압력에서

물이 더 쉽게 증발되는 원리를 이용한 것이다. 즉, 승화(sublimation)에 의한 건조이기 때문에 동결된 얼음에서 직접 증기로 수분이동이 이루어진다. 진공건조에서의 열전달은 주로 전도(conduction)에 의해 일어나며, 간혹 복사(radiation)에 의해서 일어난다. 저온 하에서 건조속도가 높아 원료의 풍미를 가지며 가루냄새가 없다. 발포현상을 일으켜 물에 용해하기 쉬운 다공질(多孔質)의 과립성 제품이 된다. 또 다공질이 되기 때문에 저수분까지 건조하기 쉬우며, 응축변형이 가장 적다. 2차 오염이 없는 위생적인 제품을 생산할 수 있는 장점이 있다.

3) 동결건조(凍結乾燥)

동결건조(freeze drying, lyophilization) 또는 냉동건조는 용액상태에 있는 원료를 영하 30~40℃에서 동결한 후 감압하면, 원료 중의 수분만 승화(sublimation)되는 성질을 이용하여 수분을 제거하는 건조법이다. 동결건조는 원료의 냉동(refrigeration)과 진공상태에서 얼음의 승화(sublimation) 등 2단계의 건조과정에 의해 이루어진다. 첫째, 고체상태의 경우 크기와 두께를 작게 하고 급속 냉동시켜 얼음 입자의 크기를 미세하게 하며, 액체상태의 경우 완만하게 냉동시켜 얼음 모양의 상태를 격자(格子) 모양으로 크게 얼린다. 격자(창살) 형태로 얼리는 것은 액체상태가 고체상태와 같이 조직을 유지할 필요가 없으므로 격자 형태를 갖게 하면, 건조시킬 때 조직 내에서 승화(sublimation)된 수분이 쉽게 빠져 나오게 되기 때문이다. 둘째, 얼음은 4.58torr(610.5Pa, 1atm=101.3×10^3Pa)이하의 압력에서 가열되면, 액체로 되지 않고 승화(sublimation)가 되어 기체상의 증기가 된다. 즉, 얼음 표면의 온도가 0℃이고 압력이 4.58torr인 점을 3중점(triple point)이라 하며, 이는 물(水)의 기체, 액체, 고체가 함께 존재하는 조건이다. 승화(sublimation)는 3중점 이하에서 이루어진다. 3중점 이상에서는 얼음이 물(水)로 된 후 증기로 된다. 따라서, 같은 온도(0℃)에서 압력을 4.58torr 이하로 낮출 경우 승화(sublimation)가 더 빠르게 진행된다. 한약재 및 한방식품 등과 같은 원료에 존재하는 얼음형태의 수분은 이러한 현상에 의하여 원료표면에서부터 승화(昇華)되어 수증기형태로 제거되는 것이다. 즉, 동결(凍結)된 물은 외부에서 내부로 점차적으로

> **파스칼(Pascal, Pa)** 압력(壓力, pressure) 및 응력(應力, stress)의 단위이다. 1Pa은 $1m^2$에 1 N(뉴턴)의 힘이 균일하게 작용했을 때의 압력을 말한다. 즉, $1Pa=1N/m^2$의 압력을 나타내는 국제(SI)단위이다.
>
> 국제단위계 SI는 The International System of Units의 약칭으로, 기본단위 7개(meter, kilogram, second, ampere, kelvin, candela, mol), 보조단위 2개(radian, steradion), 조합단위 19개 등 단위의 집단이다.

승화한다. 유리수(遊離水, free water) 즉, 자유수(自由水, bulk water)가 모두 승화되고 결합수(結合水, bound water)만 남게 되면 상당한 고온이라도 변질이 일어나지 않기 때문에 30~50℃ 정도로 가열하여 결합수까지도 제거하여 수분함량을 1~2%까지 건조할 수 있다. 일반 건조법과는 달리 건조제품의 구조가 그대로 유지되고, 단백질(protein) 등이 변성(denaturation)되지 않기 때문에 복원성이 우수하며, 풍미를 간직하면서 극히 저수분이기 때문에 방습포장을 잘하면, 장기간 보존할 수 있는 장점이 있다. 그러나, 지방질을 함유하고 있는 재료에는 산화가 촉진되어 좋지 않다. 이런 방법에 의해 건조된 한약재 및 한방식품 등은 직접적인 열(熱)을 가하지 않으므로 품질이 우수하다. 즉, 동결건조한 제품은 재수화성이 우수하고, 대부분의 경우 고진공, 저온 하에서 건조가 실시되므로, 산화 등 그밖에 불량한 현상이 발생하지 않는 장점이 있다. 수분이 많을 때는 불안정하고 또한, 열에 극히 민감한 원료를 저온에서 건조시켜 분말로 하면 상온에서 장기간 보존할 수 있고 또한, 물(水)에 대한 재용해성이 뛰어난 제품을 생산할 수 있다. 특히, 건조기에서 승화가 일어나도록 하기 위해서는 적절한 온도 및 압력의 조건이 전제되어야 한다. 동결건조한 제품에는 한약재 및 한방식품 등을 비롯한 라면 스프, 인스턴트커피, 우주비행사들에게 제공되었던 아이스크림 등이 있다.

(4) 가공공정에서 유전가열방법(誘電加熱方法)

유전가열(誘電加熱) 즉, 마이크로파(microwave)를 이용한 연속건조 장치에서 수분제거는 열풍을 이용한 건조방법이 열전달 속도가 낮고, 장시간 건조에 따른 영양학적 및 관능학적 품질손실과 표면경화(case hardening) 문제를 초래할 수 있는 단점을 극복할 수 있지만, 기존 방법에 비하여 고가의 유전가열 장치비용과 소용량 한계의 문제점이 있어 부분건조 및 저수분의 한약재 및 한방식품 등의 최종수분을 제거할 경우에만 제한적으로 사용되고 있다.

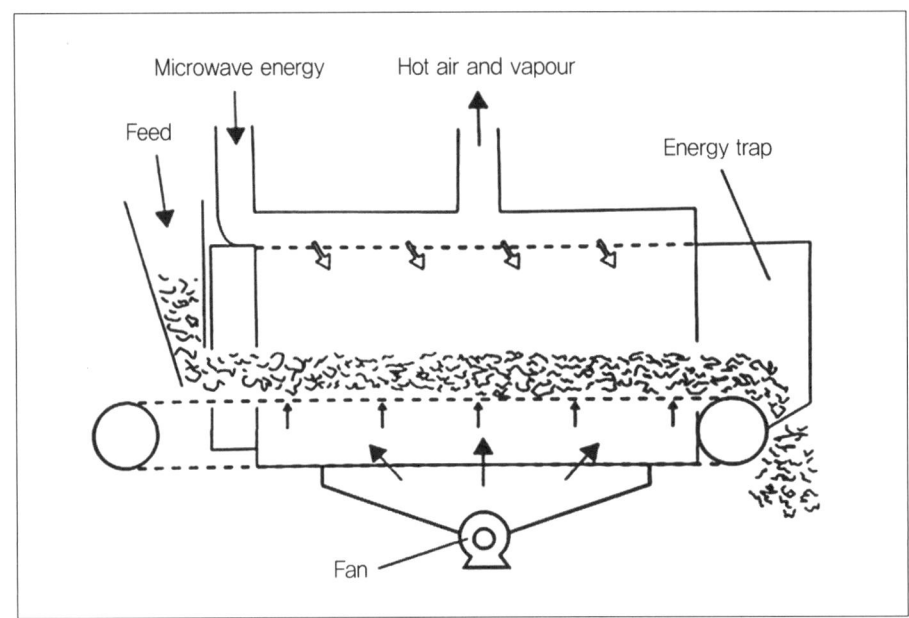

<그림 6-3> 마이크로파를 이용한 연속건조장치>

2. 한약재 및 한방식품 건조 중의 품질변화

(1) 물리적 변화(physical change)

가용성물질의 이동(migration of soluable solid) 즉, 한약재 및 한방식품 내부의 수분이 표면으로 이동할 때 수분에 녹아 있던 용질도 함께 모세관을 따라 운반되는 현상으로 표면의 농도가 내부보다 고농도가 되기도 하고 건조 중에 일어나는 수축현상으로 가용성 물질의 이동이 촉진되기도 한다. 한약재 및 한방식품 등의 특성 및 건조조건에 따라 가용성 물질의 이동방향은 달라지는데 표면과 내부의 양쪽방향으로 동시에 이동되는 경우가 대부분이다. 한약재 및 한방식품 등이 건조되면 수분이 차지했던 부피만큼 수축현상(shrinkage) 및 표면경화(case hardening)

현상이 생긴다. 즉, 한약재 및 한방식품 등의 내부에서 표면으로의 확산속도보다 표면에서의 증발속도가 더 클 때 내부의 수용성 물질이 표면으로 이동되고, 표면으로 이동하는 모세관이 막혀 표면에 단단한 불투과성의 피막이 생기게 된다. 표면경화의 정확한 메커니즘(mechanism)은 확실하지 않으나, 표면에서의 용해고체의 이동 및 건조말기의 높은 표면온도 등으로 표면층에서 복잡한 변화가 발생한다. 표면경화 현상은 초기의 건조속도를 높이고 후기의 건조온도를 낮추고 상대습도를 높이면 내부수분확산은 촉진시키고 표면증발을 늦춤으로 억제할 수 있다. 건조 중에 수분과 함께 녹아 있던 용질이 한약재 및 한방식품 등으로 이동되고, 내용물 표면에 성분이 석출(析出)되어 흰색가루가 관찰되는 경우가 있는데, 주로 타우린(taurine), 베타인(betaine), 글루탐산(glutamic acid), 히스티딘(histidine), 티로신(tyrosine), 만니톨(mannitol) 등이 있다.

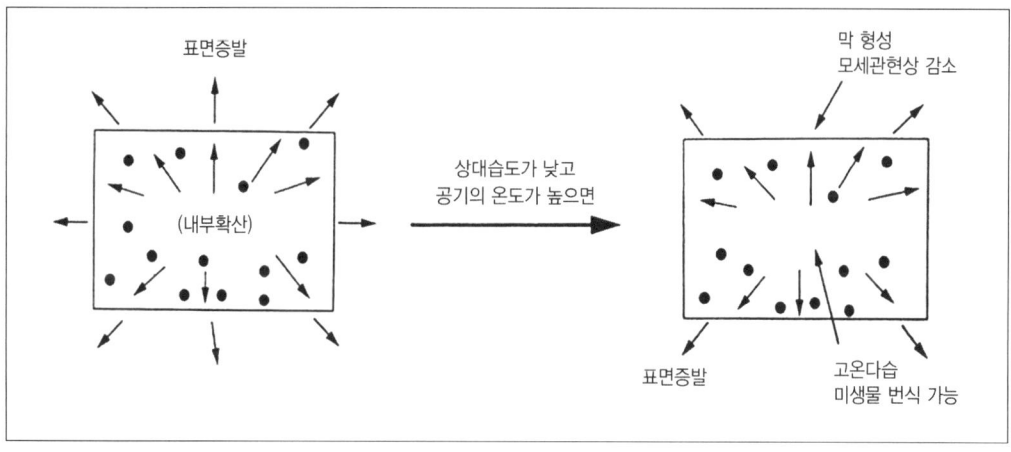

〈그림 6-4〉 표면피막경화

(2) 화학적 변화(chemical change)

갈변현상 및 색소의 파괴에서 갈변은 한약재 및 한방식품 등의 수분함량(1~30%)이 낮은 건조후기에 가장 심하게 발생하므로, 건조후기의 온도를 낮게 조절하면 갈변을 어느 정도는 감소시킬 수 있다. 갈변에 영향을 미치는 요인은 온도, pH, 수분활성도(water activity), 당과 아미노산의 종류 및 함량이다. 영양성분의 변화로 한약재 및 한방식품 등이 건조되면 수분함량이 낮아져 상대적으로 영양성분의 함량은 증가한다. 그러나, 대부분의 영양성분은 건조과정 중에 손실되며 특히, 비타민의 파괴로 손실이 크다. 한편, 동결건조의 경우 고열의 작용이 없기 때문에 상대적으로 영양성분의 손실이 없으며, 자연건조보다 인공건조인 경우 손실이 적다. 단백질의 변성(denaturation) 및 아미노산의 파괴는 건조초기 55℃ 이상에서 일어나는데 온도, 수분, pH, 산, 전해질 등이 영향을 미친다. 수분함량이 많은 저온의 경우와 수분함량이 적은 고온의 경우에 단백질 변성(denaturation)이 일어난다. 단백질 변성(denaturation)에 의해 조직감, 보수력, 용해성, 거품성, 수축성이 저하된다. 아미노산 중 열에 민감한 라이신(lysine)이 건조과정 중에 파괴되며 환원당(reducing sugar)과 아미노산(amino acid)이 마이야르반응(Maillard reaction)으로 갈변되어 아미노산 함량이 급격히 감소한다. 한약재 및 한방식품 등의 수분이 감소함에 따라 단백질은 단백질간의 결합이 형성되면서 단단한 덩어리가 형성될 수 있다. 고온에서 건조시킨 한약재 및 한방식품 등의 경우 지방질의 산화 즉, 유지(fats and oils)가 산패(rancidity)되어 주로 알데하이드(aldehyde) 및 저급지방산에 의한 불쾌한 자극취 등 이취(off-flavor)가 발생하고 또한, 주로 저급지방산에 의해 발생하는 떫은맛 등 이미(odd-taste)가 발생할 수 있다. 따라서, 건조할 때 항산화제(antioxidants)로 보호하면 매우 효과적으로 산패를 억제할 수 있다.

❋ 환원당(還元糖, reducing sugar)이란?

분자(molecule) 중에 유리(遊離)의 포르밀기(aldehyde group, -CHO) 또는 케톤기(carbonyl group, >CO)가 있는 당(糖)이다. 천연에 존재하는 주요한 환원당(reducing sugar)으로는 크실로오스(xylose), 아라비노오스(arabinose), 포도당(glucose), 과당(fructose), 갈락토오스(galactose), 맥아당(maltose), 유당(lactose) 등이 있다.

---

(3) 건조 한약재 및 한방식품의 저장

건조 상태의 한약재 및 한방식품 등은 저장 중에 수분을 흡습하여 색이나 고유의 향미가 변할 가능성이 있으며 또한, 미생물번식과 효소작용이 활발해져 품질의 변화가 생길 수 있다. 동결상태의 경우에는 다공성(多孔性) 구조로 흡습성이 더욱 크고 복원성도 변하게 되고, 지방질함량이 많은 경우는 건조 상태에서 산패 가능성도 높으므로, 건조 후 포장 및 저장이 매우 중요하다. 따라서, 건조 후에는 진공포장하거나 산소흡수제, 탈산소제를 함께 밀봉하고, 질소가스로 치환하여 밀봉하는 것이 바람직하며, 흡습을 방지하기 위해 수분이 투과되지 않는 밀봉가능한 포장재를 사용하고, 염화칼슘($CaCl_2$), 5산화인(phosphorus pentoxide, P_2O_5), 실리카겔(silica gel) 같은 건조제 및 탈수제를 함께 넣어 포장하는 것이 좋다.

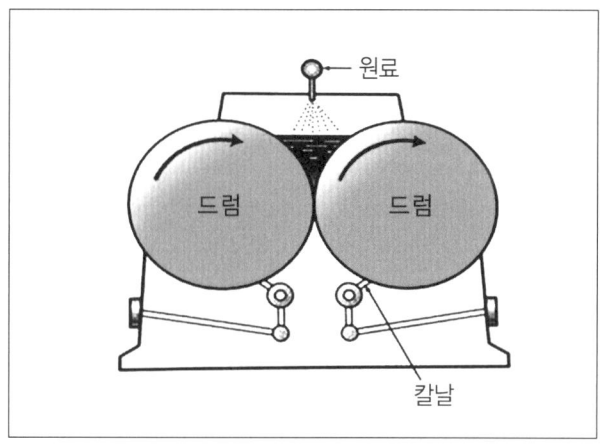

〈그림 6-5〉 드럼식 피막건조기

제7장

한약재 분쇄(粉碎)의 공학적 원리

제7장 한약재 분쇄(粉碎)의 공학적 원리

1. 분쇄의 정의 및 목적

분쇄(size reduction, pulverization)란, 한약재 및 한방식품 등의 원료를 기계적으로 잘게 부수는 단위조작(單位操作)을 말한다. 고체상태의 원료를 작게 만드는 것으로는 절단(cutting), 파쇄(crushing), 제분(milling) 등이 있으며 특히, 제분(製粉)은 곡류의 입자 크기를 작게 하여 가루로 만드는 공정이다. 한편, 유화(乳化)는 서로 녹지 않거나 균일한 혼합물을 만들지 않는 두 액체에서 한쪽의 액체를 다른 쪽의 액체 가운데에 분산하여 에멀션(emulsion)을 만드는 조작으로 에멀션화(emulsification) 또는 미립자화(atomization) 상태로 분산시키는 것을 말한다. 분쇄(粉碎)할 때 가해지는 힘은 충격력(impact force), 압축력(compression force), 전단력(shearing force) 등으로 한 가지 힘의 작용으로 분쇄되는 경우는 드물고 대부분 여러 가지 힘이 복합적으로 작용한다.

○ 제조공정 중 한약재 및 한방식품 등의 분쇄 목적은 다음과 같다.
❶ 조직의 파괴로 유용성분의 추출과 분리가 용이하다.
❷ 일정한 입자로 세분화하여 이용가치가 상승한다.
❸ 표면적의 증가로 화학반응, 열전달, 물질이동을 촉진시켜 건조, 추출, 용해, 증자 등의 시간을 단축한다.
❹ 다른 한약재 및 한방식품 등의 원료와 혼합 또는 조합시키는 경우의 제품을 균일화할 수 있다.

분쇄기는 인류가 농작물 중 곡류가루 위주의 분립시대, 곡분(穀粉)으로 한방식품제조 위주의 분식시대, 발효시대, 복합가공시대를 거치면서 발달하였다. 현재 분쇄기의 종류는 거친 분쇄를 목적으로 하는 파쇄기(shredder)부터 미쇄 분쇄(지름이 약 0.07mm 정도)를 목적으로 하는 미분쇄기(pulverizer)에 이르기까지 다양하며, 롤 밀(rolls mill), 해머 밀(hammer mill), 볼 밀(ball mill), 핀 밀(pin mill), 디스크 밀(disc mill), 버 밀(buhr mill) 등이 있으며, 방식에 따라서도 건식·습식 및 연속식·회분식 등이 있다.

2. 분쇄의 원리

한약재 및 한방식품 등은 외부에서 힘을 받으면 형태의 변형이 오며, 그 힘이 약할 때는 원래의 모양으로 되돌아오는 탄력성(elasticity)이 있다. 작용하는 힘이 어느 한계(elastic limit)를 넘을 때는 부서지게 되며, 이때의 힘을 파괴력(breaking stress)이라고 하는데, 분쇄하려면 파괴력이 필요하다. 분쇄를 효과적으로 일으킬 수 있는 힘은 압축력(壓縮力), 충격력(衝擊力), 전단력(剪斷力)인바, 이러한 형태의 힘으로 분쇄되는 것을 알 수 있다. 그러나, 한약재 및 한방식품 등에 작용하는 힘의 극히 일부에 해당하는 0.1~2%만이 분쇄에 이용된다. 나머지는 마찰열에 의해 손실되므로 분쇄조작은 에너지 이용 면에서 매우 비효율적이라고 할 수 있다. 분쇄조작에 있어서 입자의 크기를 L_1에서 L_2로 줄이는데 소요된 에너지의 양을 ΔE라고 하면, 입자직경의 축소율에 비례한다.

$$\Delta E \propto \Delta (L_1 / L_2)$$

이 식에서 계수(C)를 도입하면, 다음과 같이 표시할 수 있다.

$$dE / dL = -C / L^n$$

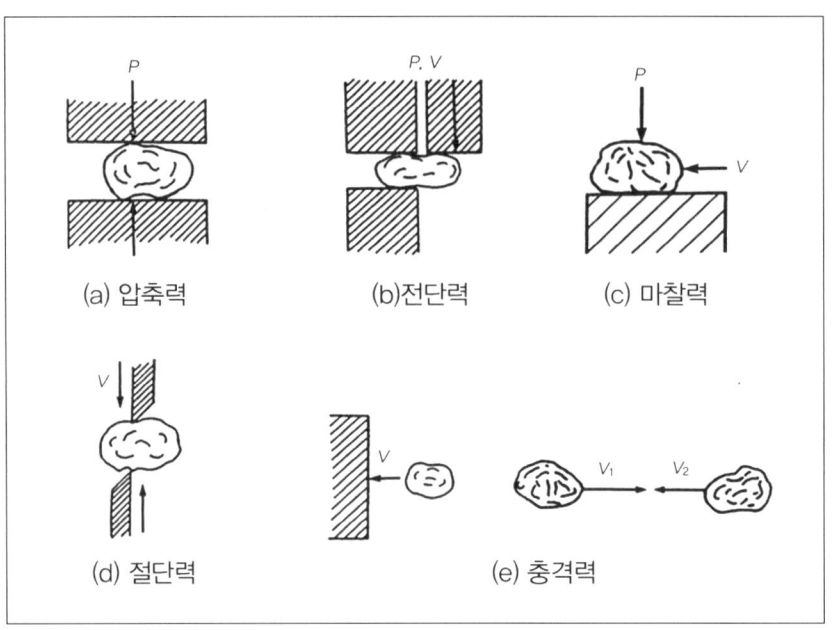

<그림 7-1> 힘의 형태와 분쇄과정

상기 그림에서, p는 압력, v는 운동을 의미한다.

여기에서, n은 분쇄물의 성질, 크기 및 분쇄장치에 따라 결정되는 상수이다. n=1일 때, 아래 식을 Kick의 법칙이라고 하는데 조쇄(粗碎)나 충격분쇄에 잘 부합한다.

$dE/dL = -C/L^n$을 적분(積分)하면,

$$E = C \log(L_1/L_2)$$

여기에서, E는 동력(HP)으로서 분쇄에 소요되는 동력을 계산할 수 있다. 이와 비슷한 식으로, n=2 일 때의 Rittinger의 법칙을 들 수 있다. 0.05mm 보다 작을 때인 미분쇄의 경우에 적용된다. 분말을 입자의 크기에 따라 분리하는 것을 체질(sieving)이라 한다.

분쇄한 제품의 입자 크기를 현미경으로 실측할 수도 있으나 크기를 선별하는 가장 일반적인 방법은 체(sieve)를 사용하여 측정하는 것으로 보통 수평식 평형체(진동) 또는 회전식체를 이용한다. 대부분 제분공업(한약재 및 한방식품가공업 포함)에서 입자의 크기별 수율은 체분석(sieve analysis)을 통하여 이루어진다. 가장 보편적으로 체분석에 사용하는 체(篩)를 표준체(standard sieve)라고 하며, 표준체에는 미국의 타일러 표준체(Tyler standard sieve)가 주로 이용된다. 이밖에도 일본 표준체(JIS), 독일 표준체(DIN) 등이 있다. 가루제품 입자의 크기는 표준체를 사용하며 측정할 수 있다. 표준체의 입도(粒度)단위 즉, 체 눈 크기의 단위는 메쉬(mesh)이며, 1메쉬는 1인치(inch) 체의 길이(2.54cm)안에 들어 있는 체 눈(opening 또는 sieve apertures)의 수를 의미한다. 분쇄한 제품의 입자의 크기는 입자의 직경으로 나타낸다. 그러나, 실제로 측정하기 힘들기 때문에 입자가 통과하는 체 눈의 크기를 다음과 같이 나타낸다.

+10 mesh : 10mesh 체를 통과하지 못하는 입자
-10 mesh : 10mesh 체를 통과하는 입자
-10 +20 mesh : 10mesh 체를 통과하나 20mesh 체를 통과하지 못하는 입자

예를 들면, 10메쉬는 한 변의 길이가 1인치인 정사각형 내에 체 눈이 10개 있는 것을 뜻한다.

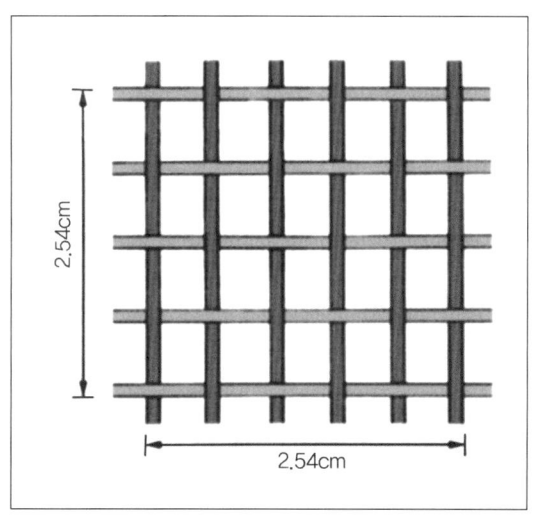

<그림 7-2> 메시 체의 크기

<표 7-1> 절도 및 분말도

체의 번호	체를 통과한 것의 명칭
4 호 (4750 μm)	조절 (粗切)
6.5 호 (2800 μm)	중절 (中切)
8.6 호 (2000 μm)	세절 (細切)
18 호 (850 μm)	조말 (粗末)
50 호 (300 μm)	중말 (中末)
100 호 (150 μm)	세말 (細末)
200 호 (75 μm)	미세말 (微細末)

<「대한민국약전」 통칙 제 21 조 규정>

<표 7-2> 표준체의 규격

Tyler 표준체(미국)			DIN 표준체(독일)			JIS 표준체(일본)	
메시 (체눈수/in)	체눈의 크기(mm)	철사의 지름(mm)	메시 (체눈수/in)	체눈의 크기(mm)	철사의 지름(mm)	체눈의 크기(mm)	철사의 지름(mm)
7/2	5.613	1.651				5.66	1.6
4	4.699	1.651				4.76	1.26
5	3.962	1.118				4.00	1.08
6	3.327	0.914				3.36	0.87
7	2.794	0.833				2.83	0.80
8	2.362	0.813				2.38	0.80
9	1.981	0.738				2.00	0.76
10	1.651	0.762				1.68	0.74
12	1.397	0.711	16	1.50	1.00	1.41	0.71
14	1.168	0.635	25	1.20	0.80	1.19	0.62
16	0.991	0.597	36	1.02	0.65	1.00	0.59
20	0.833	0.437	-	-	-	0.84	0.43
24	0.701	0.358	64	0.75	0.50	0.71	0.35
28	0.589	0.318	100	0.60	0.40	0.59	0.32
-	-	-	121	0.54	0.37	-	-
32	0.495	0.316	144	0.49	0.34	0.50	0.29
35	0.417	0.310	196	0.43	0.28	0.42	0.28
42	0.351	0.254	256	0.385	0.24	0.35	0.26
48	0.295	0.234	400	0.300	0.20	0.297	0.232

Tyler 표준체(미국)			DIN 표준체(독일)			JIS 표준체(일본)	
메시 (체눈수/in)	체눈의 크기(mm)	철사의 지름(mm)	메시 (체눈수/in)	체눈의 크기(mm)	철사의 지름(mm)	체눈의 크기(mm)	철사의 지름(mm)
60	0.246	0.178	576	0.250	0.17	0.250	0.212
65	0.208	0.183	900	0.200	0.13	0.210	0.181
80	0.175	0.142	-	-	-	0.117	0.141
100	0.147	0.107	1,600	0.150	0.10	0.149	0.105
115	0.124	0.097	2,500	0.120	0.08	0.125	0.070
150	0.104	0.066	3,600	0.102	0.065	0.105	0.061
170	0.088	0.061	4,900	0.088	0.055	0.088	0.053
200	0.074	0.053	6,400	0.075	0.050	0.074	0.048
250	0.061	0.041	10,000	0.060	0.040	0.062	0.038
270	0.053	0.041				0.053	0.037
325	0.043	0.036				0.044	0.034
400	0.038	0.025				-	-

3. 분쇄기의 종류와 기능

(1) 건조한약재 분쇄기

1) 롤 밀(rolls mill)

2개 또는 그이상의 무거운 철체 rolls를 서로 마주보고 회전하여 한약재 등의 원료를 물고 들어가 rolls를 통과하게 된다. 즉, 한약재 등의 원료가 rolls를 통과할 때 압축력(compression force)을 받아 파쇄 된다. 어떤 롤 분쇄기의 경우에는 두 rolls의 회전속도가 서로 달라 전단력(shearing force)과 압축력(compression force)에 의하여 파쇄효율이 높도록 설계되어 있다.

2) 해머 밀(hammer mill)

해머 밀은 섬유질이 많은 식물성 건조한약재 등의 미세 분쇄에 사용이 가능하고 구조가 간단하며, 한방식품 등의 식품공업에서 가장 널리 사용되는 분쇄기이다. 해머 밀은 고속으로 회전하는 회전자(rotor)에 여러 개의 해머가 부착되어 있고 밑 부분에는 반원형의 체(篩)가 달려있다. 회전자가 회전하면 해머(hammer)는 원형으로 움직이며 분쇄기에 유입된 원료를 분쇄판에 밀어 붙여 강한 충격에 의하여 분쇄한다. 이때 분쇄된 입자의 크기는 체의 크기에 따라 결정된다.

3) 디스크 밀(disc mill)

디스크 밀은 전단력(shearing force)에 의해 분쇄되는 대표적인 기계장치로서 표면에 울퉁불퉁한 홈이 있는 2개의 원판이 회전하면서 전단력(shearing force)이나 충격력(impact force)에 의하여 미세입자(微細粒子)로 분쇄한다.

원판의 수에 따라 단식 디스크 밀과 복식 디스크 밀로 나누어진다. 단식 디스크 밀(single disc mill)이란, 고정된 틀과 고속으로 회전하는 홈이 파인 단일원판 사이를 한약재 및 고형의 한방식품 등이 통과할 때 강한 전단력(shearing force)에 의해 분쇄되는 장치이다. 두 원판 사이의 간격은 원하는 입자의 크기에 따라 조절된다. 복식 디스크 밀(double disc mill)이란, 2개의 원판이 서로 반대 방향으로 회전하면서, 더 큰 전단력(shearing force)을 얻을 수 있게 하는 분쇄장치이다. 디스크 밀(disc mill)은 주로 옥수수, 곡류가루 또는 섬유질이 많은 한방식품 등의 분쇄에 사용되며, 한약재 중에서 씨앗 같은 종실류 분쇄에 응용할 수 있다.

4) 볼 밀(ball mill)

볼 밀에서는 전단력(shearing force)과 충격력(impact force)에 의하여 분쇄작용이 일어난다. 볼 밀은 저속으로 회전하는 수평형 원통과 원통 내에 담겨진 금속 볼(steel balls)로 구성되어 있다. 분쇄작용은 실린더(cylinder)가 회전됨에 따라 금속 볼이 텀블링(tumbling)하면서 볼 사이의 공간을 채우고 있는 물질에 전단 및 충격을 주어 생긴다. 볼 밀에 사용되는 볼의 크기는 직경이 25~250mm 인데, 작은 볼은 큰 볼보다 더 많은 접촉점을 갖는 반면, 큰 볼은 작은 볼보다 더 많은 충격을 준다. 볼 밀(ball mill)의 분쇄효과는 실린더의 회전수, 볼의 크기와 수에 의하여 결정된다. 회전속도가 느리면 충격효과는 적고 주로 전단력이 작용하며, 회전속도가 증가함에 따라 충격효과도 증가한다. 그러나, 회전속도가 너무 빠르면 원심력에 의하여 볼(ball)이 실린더의 벽에 붙어서 회전하므로 분쇄작용이 없어진다. 따라서, 효과적인 분쇄를 위해서 한계회전속도(critical speed)를 초과해서는 안 된다.

볼 밀은 미세한 분쇄를 위해서 사용되는데, 낮은 속도로 회전하거나 작은 금속 볼이 사용될 때에는 전단력이 주로 작용하며, 빠른 속도로 회전하거나 큰 금속 볼이 사용될 때는 충격력(impact force)이 더 중요한 역할을 한다. 끈적이는 점액성 한약재 및 한방식품 등에 금속 볼이 붙는 것을 막기 위해 원형의 금속 볼 대신에 막대모양의 금속을 사용하는 볼 밀(ball mill)도 있으며 또한, 밀(mill)의 효율을 증가시키기 위해 서로 크기가 다른 금속 볼들이 함께 사용되기도 한다.

5) 버 밀(buhr mill)

버 밀은 원래 밀가루 제분에 사용되었던 구형 디스크 밀의 일종이다. 2개의 원형 맷돌이 수직축으로 연결되어 있는데, 위(上)의 것은 보통 고정되어 있으며 한약재 등의 원료를 투입할 수 있는 홈이 있고, 아래(下)의 것은 회전하도록 되어 있다. 한약재 등의 원료는 두 맷돌사이에서 전단력(shearing force)에 의하여 분쇄되어 밑에 있는 맷돌의 끝부분으로 배출된다. 현대식 버 밀의 경우에는 재래식의 자연석 맷돌 대신에 강철로 된 맷돌을 사용하며, 표면의 홈도 목적에 따라 다양하다. 한약재 등의 원료를 조금씩 버 밀(buhr mill)에 공급하면 분쇄는 주로 전단에 의하여 이루어진다. 그러나, 한약재 등의 원료를 많이 공급하면 전단과 파쇄에 의한 분쇄가 이루어진다. 만약, 버 밀에 한약재 등의 원료를 너무 많이 공급하면 mill의 효율이 떨어지고 열(熱)이 발생하게 된다.

○ 버 밀(buhr mill)의 장점
  ❶ 설치비가 저렴하다.
  ❷ 분쇄된 입자의 크기가 균일하다.
  ❸ 에너지 소모가 적다.
○ 버 밀(buhr mill)의 단점
  ❶ 단단한 이 물질에 의하여 맷돌이 손상되기 쉽다.
  ❷ 원료를 공급하지 않은 채 공회전하면 맷돌의 마모가 심하다.
  ❸ 마모된 맷돌의 분쇄효율은 아주 낮다.

<표 7-3> 분쇄에 사용되는 힘

분쇄 힘	원리	분쇄기	용도
충격력	충격	hammer mill, pin mill	여러 가지 원료의 중간 또는 미분쇄
압축력	압축	roll mill	단단한 원료의 거친 분쇄
전단력	절단, 전단	disc mill	연한 물질의 미분쇄

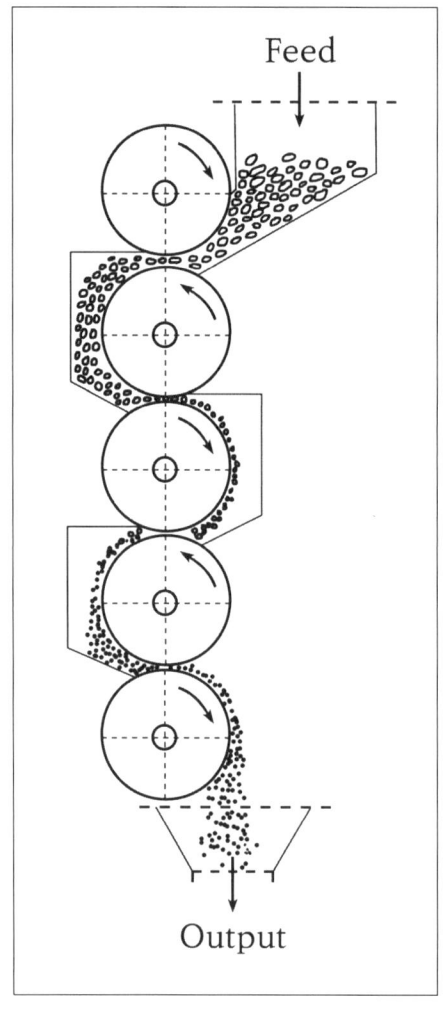

<그림 7-3> 5단 롤 밀(Rolls mill) 구조

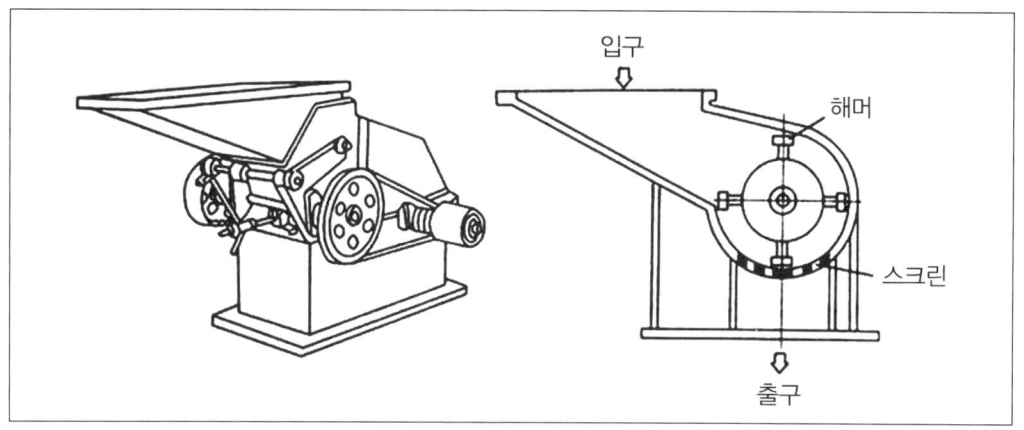

<그림 7-4> 해머 밀(Hammer mill) 구조(1)

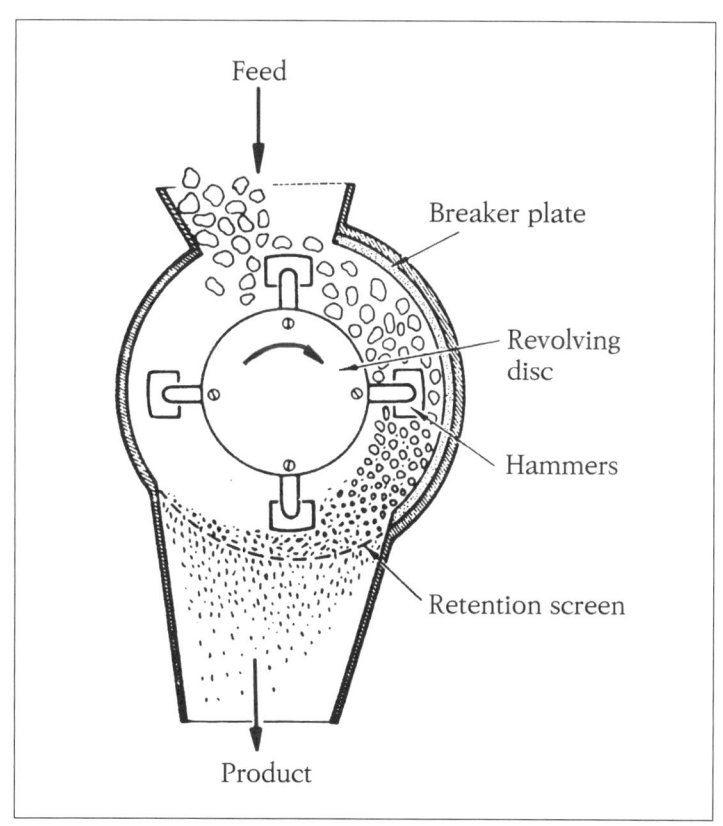

<그림 7-5> 해머 밀(Hammer mill) 구조(2)

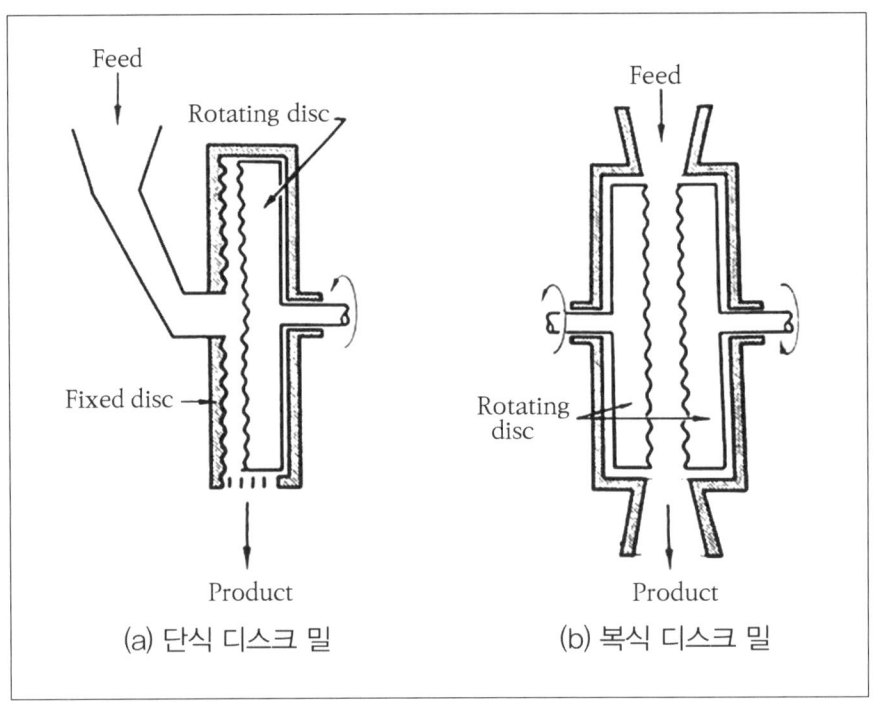

<그림 7-6> 디스크 밀(Disc mill) 구조

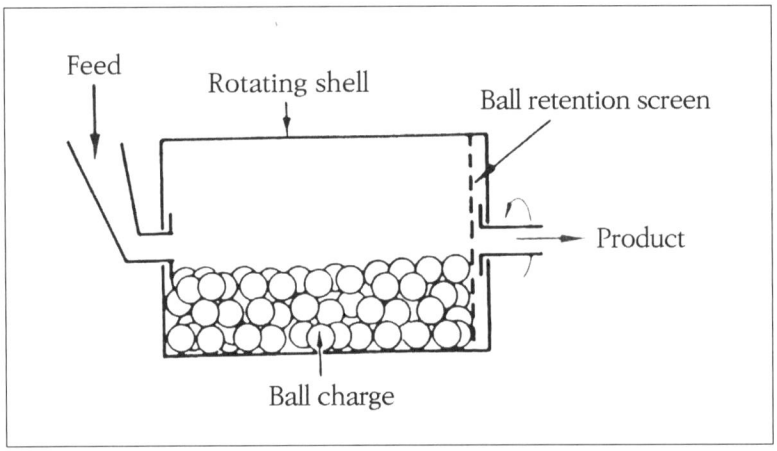

<그림 7-7> 볼 밀(Ball mill) 구조

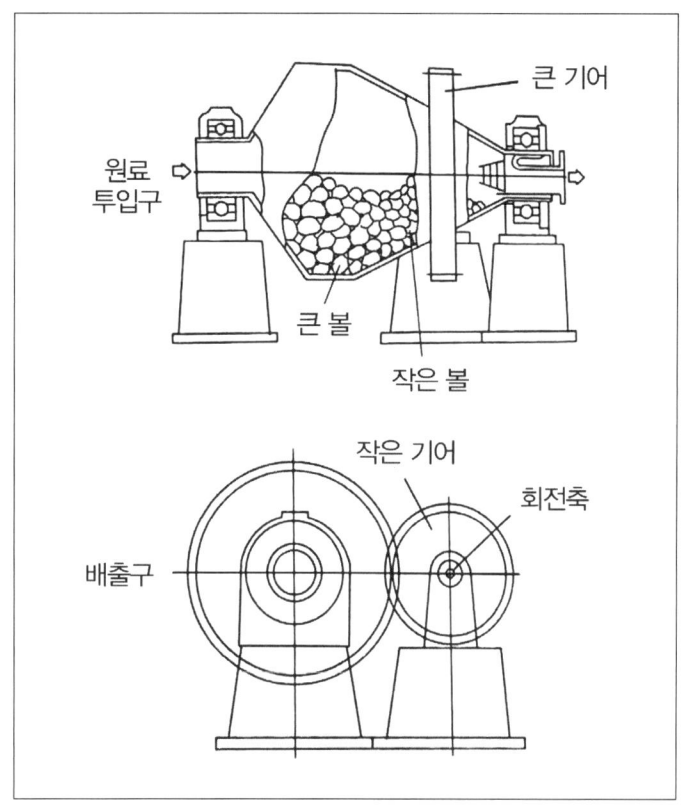

<그림 7-8> 볼 분쇄기

(2) 섬유질의 한약재(韓藥材) 분쇄기

1) 슬라이서(slicer)

슬라이서는 회전칼날 또는 왕복칼날에 의하여 칼날 아래로 통과하는 한약재 등을 잘게 절단한다. 고속으로 흐르는 물(水)에 의하여 한약재 등의 원료가 운반되면서 고정된 칼날에 의해 절단되는 새로운 절단기(hydrocutter)도 있다. 대부분의 동물성 한약재 및 식물성 한약재가 섬유질의 범주에 속한다. 동물성 한약재의 경우 절단의 효율성을 높이기 위해 냉점 이하로 얼려 조절(tempering)한다. 식물성 한약재의 경우는 세포벽 때문에 원래 단단한 조직을 갖고 있으므로 상온에서도 절단할 수 있다. 회전식 절단기(rotary cutting knives)를 사용하는 경우, 칼날은 원하는 두께의 슬라이스(slices)로 절단할 수 있도록 조정할 수 있다.

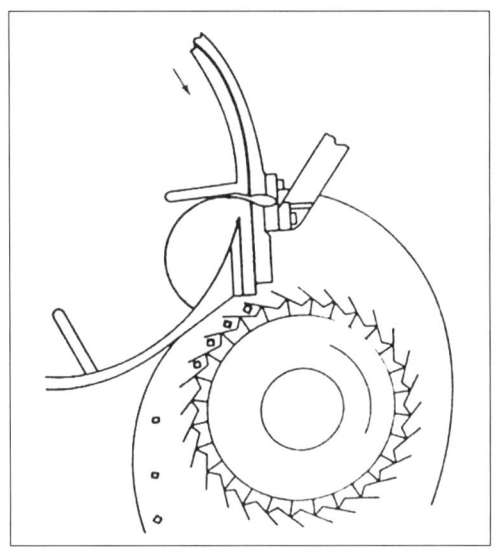

<그림 7-9> 슬라이서(Slicer)

2) 다이서(dicer)

다이싱(dicing)이란, 한약재를 6면체 모양으로 절단하는 것을 말하며 일반적으로, 절단하기 전에 미리 슬라이싱(slicing)한 다음 회전칼날에 의해 길쭉한 조각(strip)으로 절단된다. 이 조각은 첫 번째 회전칼날에 대해 직각으로 작동하는 2번째 회전칼날에 의해 6면체(cube)로 절단된다.

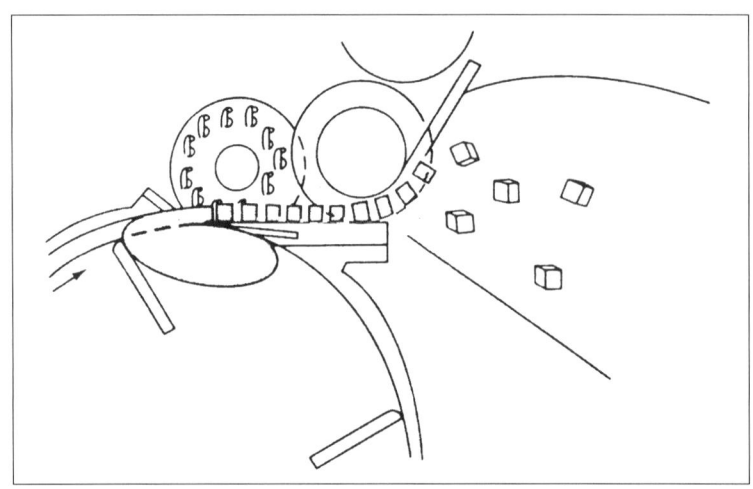

<그림 7-10> 다이서(Dicer)

3) 슈레더(shredder)

슈레딩(shredding)이란, 작은 조각으로 절단하는 공정으로, 입자의 크기는 기계의 종류와 기계의 절단부위에 한약재가 머무는 시간(residence time)에 의하여 결정된다. 보통 한약재 등을 건조하기 전에 표면적을 증가시켜 건조속도를 증진시키기 위하여 시행한다. 해머 밀의 해머(hammer) 대신 칼날을 설치하고 회전시켜 자르거나 때리게 만든 분쇄장치 즉, 파쇄기이다. 2개의 반대로 회전하는 동심원통 사이에서 전단력에 의해 분쇄되는 장치(squirrel cage disintegrator)이다.

4) 펄퍼(pulper)

펄핑(pulping)이란, 수분이 많은 한약재 및 한방식품 등의 분쇄과정이다. 일반적으로, 펄퍼(pulper)는 다공관(多孔管)으로된 원통형 체(screen)와 고속으로 회전하는 부러쉬(brush) 또는 패들(paddle)로 구성되어 있다. 이 부러쉬(brush)에 의하여 펄프(pulp)를 체(篩)로 밀어주어 통과하게 한다. 체의 구멍에 따라 통과되는 입자의 크기가 결정되며, 과일 표피 및 씨(seed)나 협잡물 등은 체(篩)의 다른 쪽 끝에서 배출된다. 그 밖에 한약재 등을 추출하는데 사용되는 롤러 압착기(roller press)나 스크루 압착기(screw press) 등도 펄퍼(pulper)의 일종이다.

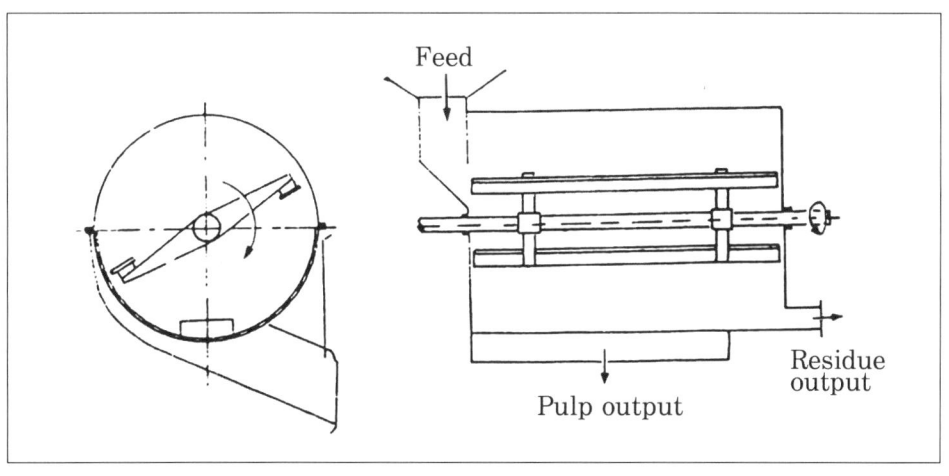

〈그림 7-11〉 펄퍼(Pulper)

(3) 최신 초미분쇄기

1) 고속회전 전단형 분쇄기

 습식 미분쇄기로 일차 수 mm 또는 수십 mm의 크기로 조분쇄된 한약재 등을 한번에 70~80μm 정도로 분쇄하는데 사용되며, 분쇄작용과 동시에 펌프작용을 갖고 있어 콩과식물의 분쇄 등에 이용한다.

2) 교반형 초미분쇄기

 구조는 막대모양의 지렛대(arm)를 가진 교반축을 중심으로 한약재를 강제적으로 넣어 교반(stir)하도록 되어 있는데, 둥근 단면을 가진 막대모양의 지렛대는 원심력과 상하운동을 부여하므로 원료가 서로 충돌하면서 회전하도록 되어 있다. 즉, 회전을 일으키는 운동에너지(kinetic energy)가 재료를 효율적으로 분쇄하는 원동력이다.

☞ 분쇄(comminution)란?

 한약재 및 한방식품 등을 아주 작은 입자(粒子, particle) 또는 조각(piece)으로 만드는 공정이다. 입자크기에 따라 조분쇄(粗粉碎, 2~3cm 이상), 중분쇄(重粉碎, 2~3mm), 미분쇄(微粉碎, 300~10μm), 초미분쇄(超微粉碎, 2~3μm 이하)로 나눈다.

$$(1\mu m = 0.001mm)$$

 분쇄비(ratio of size reduction)는 어떤 물질의 분쇄하기 전(前) 입자 크기와 분쇄 후(後) 입자 크기의 비(比)를 말한다.

제8장

한약재 추출(抽出)의 공학적 원리

제8장 한약재 추출(抽出)의 공학적 원리

1. 추출의 정의 및 목적

　추출(extraction)이란, 액체원료 또는 고체원료를 액체용제인 용매로 처리하여 한약재 및 한방식품 등의 원료 중에 함유되어 있는 유효성분을 용해도(solubility) 차이를 이용하여 목적하는 물질을 농축(concentration) 또는 분리(separation)하는 조작을 말한다. 즉, 고체나 액체 및 서로 잘 녹지 않는 액체와 액체 사이의 물질분리이다. 추출 후 용질이 풍부하게 존재하는 용액에서 용매를 증발시키면 순수한 용질을 얻을 수 있다. 추출속도는 용질이 한 상(phase)에서 다른 상으로 이동되는 속도로서 입자의 크기, 용매의 종류, 온도, 용액의 교반 정도, 농도 등 여러 가지 요인에 따라 달라지는데, 대체로 농도의 차이가 클수록, 추출 온도가 높을수록, 표면적이 넓을수록 증가한다.

　　○ 사용하는 추출용제(抽出溶劑)의 조건은 다음과 같다.
　　❶ 가격이 저렴하여야 한다.
　　❷ 제품에 나쁜 영향을 미치지 않아야 한다.
　　❸ 융점(融點, melting point, MP)이 낮고 인화(引火)의 위험이 없어야 한다.
　　❹ 원하는 성분을 선택적으로 잘 용해하여야 한다.

　추출기는 용매와 원료를 섞는 혼합기와 추출이 충분히 일어난 후 용액과 잔류물을 분리하는 분리기로 구성되어 있으며, 회분식 추출기(batch extractor)와 연속식 추출기(continuous extractor)가 사용되고 있다. 대표적인 추출공정으로는 대두

(soybean) 및 옥수수(corn) 같은 종실(種實)에서 유지(fats and oils) 추출, 홍차(black tea) 제조, 한약재 등의 원료로부터 엑스분의 추출, 사탕무우 및 사탕수수 등의 원료로부터 설탕(sugar)의 용해추출 등이다. 추출을 위해 먼저 분쇄가 필요한데, 한약재 및 한방식품 등의 원료를 작은 입자로 만들게 되면 물(水)과 닿는 표면적이 넓어져 원료가 고유의 유효성분과 함께 향미까지 추출되는 결과를 낳게 된다. 추출 방식의 특징에 따라 적절한 분쇄 정도와 추출 시간을 조절하는 것이 중요하다.

2. 추출공정

(1) 추출이론(抽出理論)

용매추출법(liquid-liquid extraction method)은 배양액에 용매를 가하여 목적하는 성분을 용해시킨 후 분리하는 방법을 말한다. 즉, 2가지 상(phase) 사이에 성분분포의 차이에 의해 분리할 수 있는 방법이다. 추출공정은 추료(抽料, feed)를 추제(抽劑, extraction solvent)와 접촉시켜 고체상에 있는 추질(抽質, extraction solute)을 액상으로 이동시키는 상 사이의 접촉평형을 거쳐 이루어지는 물질이동 과정이다.

고체의 추출조작에서 중요한 문제는 추출속도에 영향을 미치는 요인인바, 원료로부터 목적하는 가용성 성분을 가능한 완전히 추출하는 동시에 고농도의 추출액을 얻는 방법이다.

○ 일반적으로, 고체원료에서의 추출조작은 다음과 같은 3단계의 과정을 거친다.
❶ 먼저, 용매가 고체 내부로 침투하여 가용성성분을 녹인다.
❷ 용해된 가용성 성분은 확산에 의해 표면으로 이동한다.
❸ 고체 표면의 액체 막(膜)을 통하여 외부의 용매 중으로 이동한다.
　① 고체 표면에서 주위 용매로의 물질이동이 내부에서의 이동에 비하여 아주 빠를 경우 추출속도는 내부 확산에 의한 가용성성분의 이동속도에 좌우한다.
　② 표면에서 주위로 물질이동이 고체 내부에서의 이동에 비하여 대단히

느린 경우로서, 실제 추출과정에서는 거의 일어나지 않는다.

추출조작에서는 대부분 상기 ①의 경우에 해당한다. 표면에서의 이동속도가 크기 때문에 용매의 유속이 추출속도에 거의 영향을 미치지 않는다. 추출속도는 용질이 고체 내부에서 외부 용매로 이동하는 속도를 나타내는 것으로 고체입자의 크기, 용매의 종류, 액체의 교반(stir)에 의한 영향을 받는다. 따라서, 고체입자가 작을수록 접촉 면적이 커지고, 표면으로의 이동속도가 빨라진다. 그리고, 용매의 선택성이 커서 목적하는 성분에 대해서만 용해도(solubility)가 크고, 그 밖의 성분은 녹이지 않는 성질이 있어야 한다. 또한, 점도(viscosity)가 낮아 유동성이 커야 한다. 용질의 이동은 고체 주위의 액체 막(膜)을 통한 저항에 의해 지배된다고 할 때 용질의 이동속도는 다음과 같다.

$$dN/d\theta = K_L \cdot a \cdot (C_s - C)$$

여기에서, N은 이동한 용질의 질량, K_L은 물질이동계수, a는 입자의 표면적, C_s는 고체와 접촉하고 있는 용액의 포화농도, C는 임의시간 θ에서 용액 중의 용질농도이다.

고체 표면에서의 이동속도가 느리면 고체-액체의 경계면에서 포화용액(saturated solution)이 형성되는 것으로 생각할 수 있다.

(2) 추출공정에서의 물질수지(物質收支)와 성분수지(成分收支)

제1단계 추출공정에서 상층류와 하층류의 유량과 이들의 조성 사이에는 밀접한 관계가 있으며, 다음과 같은 물질수지 및 성분수지식으로 부터 얻어진다.

```
V₀, y₀        →   ┌─────────┐
                  │  추 출 관  │  →  M₁, Xₘ
L₀, X₀        →   └─────────┘
```

물질수지식 : $L_0 + V_0 = M_1$

성분수지식 : $L_0, X_0 + V_0, y_0 = M_1, X_m$

여기에서, M_1은 평형단(平衡段)의 고체-액체 혼합물의 양이며, X_m은 그 조성이다.

(3) 추출방법

1) 추출조건과 전처리

추재(抽材)는 보통 동물이나 식물조직체인바, 유효성분은 이들 조직의 구성성분이기 때문에 세포내에 들어 있는 유효성분을 녹여낼 수 있도록 용매가 조직 내로 침투할 수 있도록 하는 조건을 만들어 주어야 한다. 따라서, 추재를 잘게 자르거나 분쇄하여 사용한다. 이때, 입자의 크기는 작을수록 용매와의 접촉 면적이 커지게 됨으로써 추출속도는 증가한다. 그러나, 입자가 너무 작을 경우는 상층류와 하층류의 분리가 어려워지기 때문에 알맞은 크기의 입자를 사용하는 것이 좋다.

2) 용매와 추출방식

추출에 사용하는 용매는 유효성분을 잘 녹일 수 있는 것을 선택하는 것이 좋다. 보통 각종 용매에 따른 목적하는 성분의 용해특성 등을 검토하여 결정하게 된다. 그리고, 유용성분이 극성(polarity)인지 비극성(nonpolarity)인지에 따라 용매를 선택한다. 화학반응 속도는 용매에 따라 크게 변한다. 수용액 중의 반응에서 정전기적 효과를 예로 들면, 염농도의 반응속도에 대한 영향 등이 별로 보이지 않는 것은 높은 유전상수(dielectric constant) 때문이다. 즉, 정전기적 상호작용은 반응을 촉진하거나 느리게 하기도 한다. 각종 용매의 유전상수(誘電常數)는 아래 표와 같다.

> ✳ 유전상수(dielectric constant, D)
>
> 유전체(誘電體)는 부도체(不導體)나 전기 전도율이 매우 낮은 절연체(絕緣體)의 성질이 있는바 이에, 유전상수는 물과 유기용매의 커다란 차이로 존재하는 기본상수이다. 전하(電荷) 사이의 상호작용에 영향을 미치며, 두 전하(電荷) 사이의 상호작용 에너지(attractive force)로 나타낸다.

〈표8-1〉 각종 용매의 유전상수(25℃)

유기용매	유전상수
Hexane	1.90
Cyclohexane	2.02
Carbon tetrachloride	2.24
Benzene	2.28
Ethyl ether	4.43
Chloroform	4.87
Ethyl acetate	6.02
Butane-2-ol	15.8
Butane-1-ol	17.8
Propane-1-ol	20.1
Axetone	20.7
Ethanol	24.3
Methanol	32.6
Water	78.54

(비극성) ↑ ↓ (극성)

유전상수(dielectric constant)는 비유전율이라고도 하는데, 단위 전기장 세기에 대해 단위 체적당 저장되는 정전 에너지를 결정하는 유전체의 특성을 말한다. 모든 물질의 정적 유전상수는 진공의 유전상수인 1보다 항상 큰 값을 갖는다. 즉, 상온(25℃)에서 공기의 유전상수는 1.00059이다.

일반적으로, 물(water), 알코올(alcohol), 벤젠(benzen), 아세톤(acetone), 헥산

(hexane), 에틸 에테르(ethyl ether), 케톤(ketone) 등이 이용되며, 실제 사용에 있어서 고려사항은 경제성·작업성·안전성 등이다. 추출(extraction)은 가능한 최소의 용매(solvent)로 최대한 유효성분을 분리하는 것이 중요하다. 추출에 소요되는 시간을 가능한 짧게 단축함으로써 다단식 추출방식에 의한 용매(solvent)를 절약함은 물론 향류식(counter current type) 추출방식을 사용하는 것이 추출효과를 높일 수 있다.

(4) 추출장치

추출장치는 추재와 용매를 고루 접촉하여 쉽게 평형에 도달시킨 후, 상층류와 하층류를 분리할 수 있도록 만든 장치이다. 추출기는 회분식 추출기(single stage extractor)와 연속식 추출기(continuous extractor)가 있는데, 한약재 및 한방식품 등의 추출(extraction)에 이용되는 대표적인 추출기들이다.

1) 회분식 추출기

추재와 용매가 고루 접촉할 수 있도록 되어 있는 회분식 추출기(single stage extractor)는 간단하여 가장 많이 사용하는 대표적인 추출기이다. 추출이 완료되면 상층류를 쉽게 분리하여 회수할 수 있도록 다공판이 깔려 있다. 추출액은 작은 구멍을 통하여 추출액 회수관으로 이송된다. 회수된 추출액은 스팀에 의하여 가열되어 용매(solvent)는 증발되고 나면 농축된 제품을 얻을 수 있다. 용매는 응축기에서 냉각, 응축되어 다시 용매로 이용된다. 회분식 추출기는 한방차(韓方茶), 종실유(種實油), 커피(coffee) 등의 제조에 이용된다.

2) 다단식 추출기

추출조작은 상(phase) 사이의 접촉평형을 거쳐 이루어지는 물질이동현상이다. 추출단(extration stage)을 보통 2개 이상을 사용하는 다단추출방식에 의해 이루어진다. 다단식 추출기(multistage extractor)는 추재와 용매의 접촉방법에 따라 여러 가지 형이 있다.

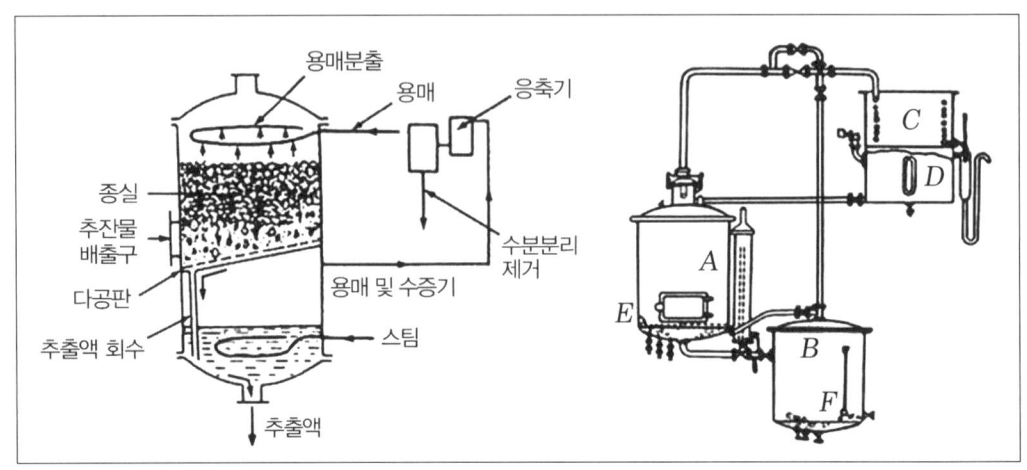

<그림8-1> 회분식 추출기의 구조
A : 추출탱크 B : 증류탱크 C : 응축탱크 D : 용매탱크 E : 다공관

연속식 추출기로서 대표적인 것은, 배터리식 추출장치(battery type extractor)로서 회분식 추출기를 여러 개 연결하여 하나의 추출기에서 분리되는 상층류를 다음의 추출기에 다시 사용하는 방식인바, 그림에서 보는 바와 같다. 이 추출기에서는 하층류는 이동하지 않고 고정되어 있기 때문에 고정상식 추출기(fixed bed extractor)라고도 하며, 일종의 반연속식 추출기(semi-continuous extractor)이다. 또 다른 형태는 상층류와 하층류를 모두 이동시키는 다단식 추출기를 들 수 있다. 연속추출법에 이용되는 추출기로는 분무침투식(spray percolation)과 침지식(immersion)으로 구분되며, 이를 병용한 추출기도 있다. 그림에서와 같이 Bollmann 추출기는 버킷(bucket) 또는 스크루 컨베이어(screw conveyor)에 의해 추재가 이동되는 동시에 상층류와 접촉되도록 되어 있다. 바닥에 구멍이 뚫린 버킷을 부착한 엘리베이터(elevator)를 밀폐실에 설치한다. 버킷(bucket)에 원료를 담아 천천히 운반하면서 상부에서 용매를 분무하여 주면, 용매는 버킷(bucket)을 통해 흘러내리도록 되어 있다. 이 장치는 처리용량이 커서 주로 대두(soybean) 등과 같은 종실에서 식용유(edible oils)를 추출하는데 널리 이용된다. 작업을 연속적으로 수행할 수 있는 연속식 추출기(continuous extractor)로서 하층류가 움직이기 때문에 이를 이동상식(moving bed) 추출기라고 한다. 벨트컨베이어 식에는 Desmet 추출기와 Lurgi 추출기가 있다. <그림8-3>과 같이 내부가 셀(cell)형으로 되어 있는 Rotocel 추출기

는 유량종자(油量種子)에서 대두, 면실, 유채 등의 식용유를 제조하는데, 널리 이용되는 대표적 추출기이다. 침지식 추출기에는 원료의 이동방법에 따라 스크루 컨베이어형(screw conveyor type)과 탑형(tower type)이 있다.

용 어	용질 1 g 또는 1mL를 녹이는데 필요한 용매의 양	
썩 잘 녹는다		1 mL 미만
잘 녹는다	1 mL 이상	10 mL 미만
녹는다	10 mL 이상	30 mL 미만
조금 녹는다	30 mL 이상	100 mL 미만
녹기 어렵다	100 mL 이상	1000 mL 미만
매우 녹기 어렵다	1000 mL 이상	10000 mL 미만
거의 녹지 않는다		10000 mL 이상

☞ 5분마다 30초간씩 세게 흔들어 섞을 때 30분 이내에 녹는 정도를 말한다.

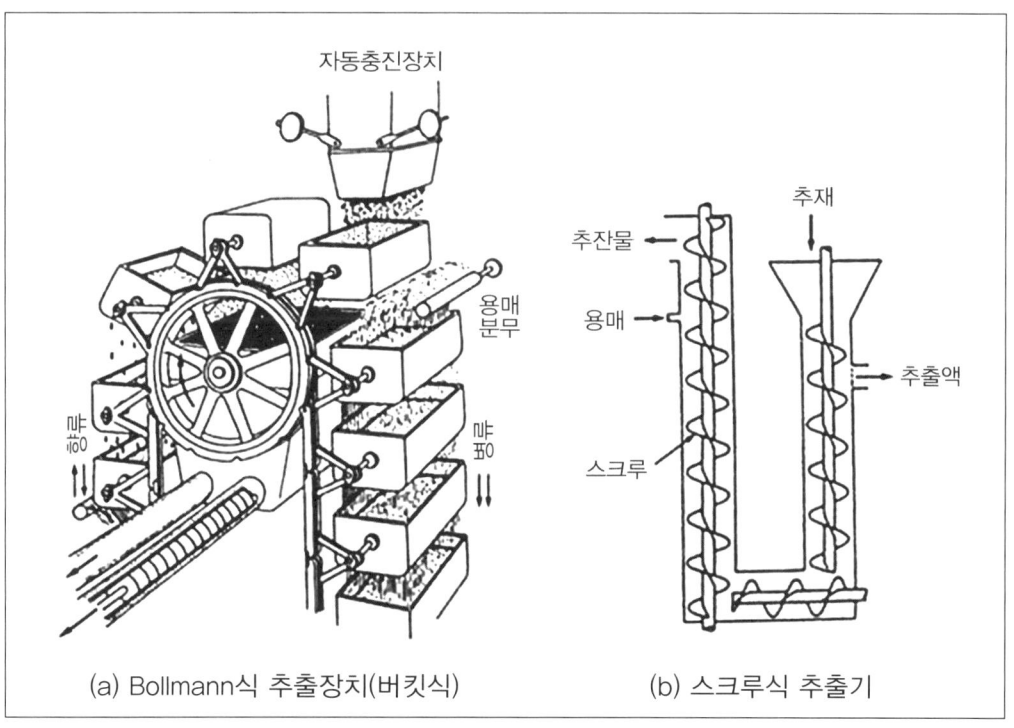

(a) Bollmann식 추출장치(버킷식)　　(b) 스크루식 추출기

〈그림8-2〉 이동상식 연속추출기

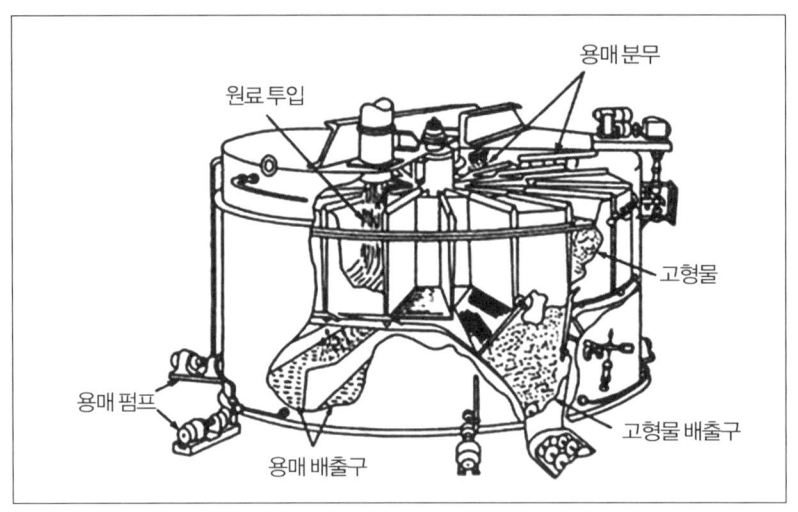

<그림8-3> Rotocel 연속추출기

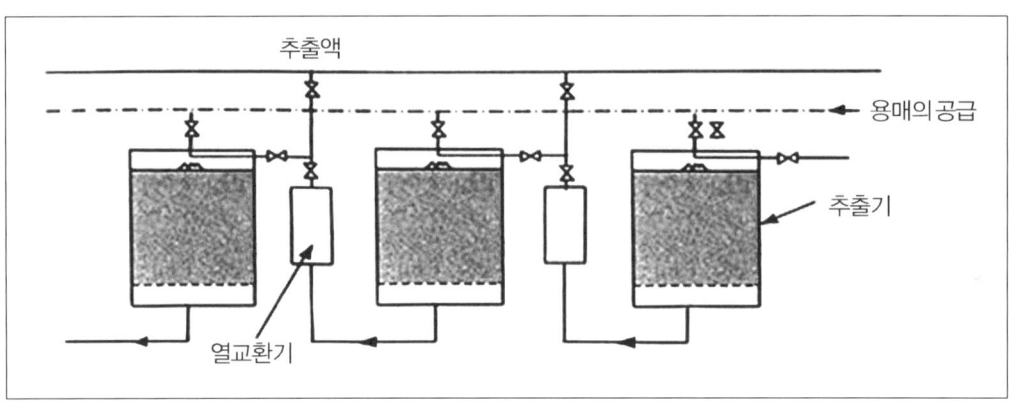

<그림8-4> 배터리식 연속추출기

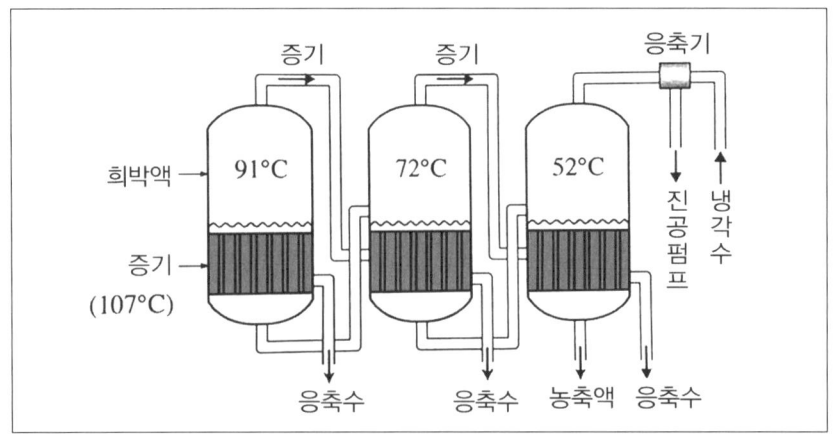

<그림8-5> 다중 효용 농축관

☞ 고체-액체 혼합물의 기계적 분리 공정

증류(蒸溜), 추출(抽出) 등 화학적 분리 공정처럼, 아래와 같이 4가지로 요약해 볼 수 있다.

① **침강분리**(沈降分離) : 고체-액체 혼합물을 순수한 중력(重力)에 의해서 침강시켜 액체와 입자(粒子)를 분리하는 조작으로, 폐수처리 및 물의 청징화(淸澄化) 작업 등에 이용한다. 즉, 액체를 청징화(clarification)하는 하나의 방법으로 고체의 양(量)이 적으면서 입자가 클 때 이용한다. 그리고, 침전지(沈澱池)에 이용되는 **침강분리조**(沈降分離槽)는 입자의 침강을 촉진시키기 위해 응집제(凝集劑, flocculant)를 첨가($Al_2(SO_4)_3$, $Al_2(OH)_nCl_{6-n}$)하여 응집침전(凝集沈澱)시키는 장치이다.

② **원심분리**(遠心分離) : 고체-액체 혼합물의 비중(density) 차이가 크면 중력(重力)만으로도 분리가 되지만, 소금물과 같은 균일혼합물은 중력으로 물과 소금으로 분리되지 않는다. 이때 중력보다 훨씬 큰 원심력(遠心力)을 작용시키면 입자의 분리(分離)와 침전(沈澱)이 효율적으로 일어난다. 대표적인 예로 맥주(麥酒) 발효 시 불용성 물질제거 등이다.

③ **여과**(濾過) : 미립자(微粒子)상태의 고체를 함유한 기체나 액체를 다공성 물질 즉, 필터 및 여과지 등의 여과재(濾過材)를 통과시켜 고체 미립자를 여과재의 표면에 부착시키고 기체나 액체는 여과재 통과 후 여액(濾液)으로 분리하는 조작으로, 공업용수의 정수(淨水) 또는 폐수처리에 활용된다. 여과재로는 종이, 천, 금속섬유 등이 사용된다.

④ **압착**(壓搾) : 수동 또는 기계를 이용해서 압력(壓力)을 가하여 고체-액체 혼합물을 분리하는 조작으로, 압착기의 종류는 다음과 같다.

● 유압식 압착기는 유압(油壓)을 이용하여 압착하는 회분식 압착기로, 한약재(韓藥材), 과즙(果汁) 및 식용유(食用油) 등을 추출하는데 사용한다.

● 롤러 프레스(roller press)는 원통으로 회전하는 2개의 롤 사이에 원료를 넣어 착즙하는 연속식 압착기로, 사탕수수로부터 설탕액을 착즙(搾汁)하는데 사용한다.

● 스크류 프레스(screw press)는 스크류(screw)의 회전을 통하여 압축 및 이동시키면서 착즙하는 연속식 압착기로, 착즙(搾汁) 및 착유(搾油) 등에 사용한다.

제9장

한약재 증발(蒸發)의
공학적 원리

제9장 한약재 증발(蒸發)의 공학적 원리

1. 증발의 정의 및 목적

증발(evaporation)이란, 수용액을 비등점(boiling point, BP)까지 가열하여 수분을 기화시켜 제거하며, 고형분 농도를 증가 또는 농축된 용액을 얻는 단위조작(unit operations)을 말한다. 즉, 묽은 액체상태의 한약재 및 한방식품 등에서 물(水)을 제거시켜 농축된 제품을 얻기 위해서 사용되는 중요한 조작이다. 이러한 공정(process)은 유효성분 및 영양성분의 손실 없이 제품의 부피를 감소시킬 때와 가용성 성분의 농도를 높여서 수분활성도(water activity, Aw)를 감소시키는 결과로 저장성을 향상시킬 목적으로 이용된다. 물(水)을 제거하는 증발은 결정, 건조 등의 공정을 거치기 전의 예비농축과 미생물학적 안정성이 부여되어, 수송 및 저장비용을 절감하게 된다. 증발은 탈수 즉, 건조(dehydration)와는 다르다. 증발의 최종제품은 액상이며 또한, 증류(distillation)와도 다르다. 왜냐하면, 증발기에서 생긴 증기(vapor)는 증류공정과 같이 분류(fraction)되지 않기 때문이다. 한약재 및 한방식품 등은 열(熱)에 민감하기 때문에 증발 중에 열에 의한 변성(denaturation)을 최소화하도록 감압상태에서 증발시키거나 증발기 내의 체류시간을 가능한 짧게 하도록 유의하여야 한다. 또 하나의 제한인자는 증발 중에 휘발성 미량 향기성분의 손실이다. 열전달표면을 오염시키거나, 스케일(scale)을 생성시키기 쉬워서 전열저항이 커지고, 위생적인 조업(operation)이 중요하므로 청소하기 쉬운 증발기를 사용하여야 한다.

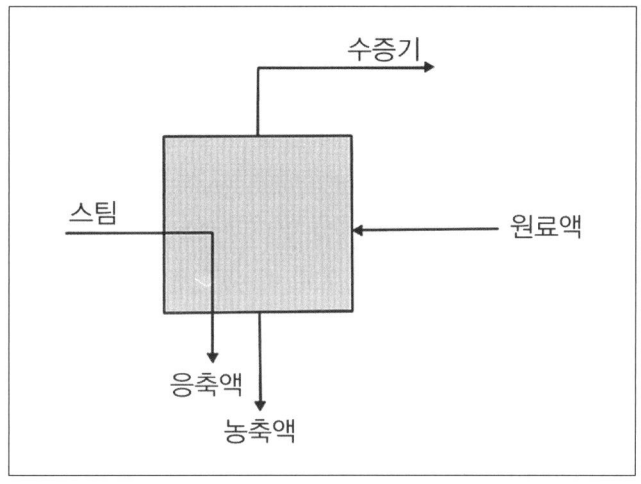

<그림9-1> 증발 원리

증발에는 다량의 에너지가 필요하므로 최근에는 대형화, 다중효용화, 증발된 증기(vapor)의 재이용화가 적극적으로 이루어지고 있다.

○ 증발장치의 구성
❶ 증발에 필요한 열(熱)을 공급하기 위한 열교환기(calendria)
❷ 증기(vapor)를 농축액으로부터 분리하는 분리기(separator)
❸ 증기를 응축시켜 제거하는 응축기(condenser) 등이다.

2. 증발기의 종류

증발기는 큰 통속에 밀봉된 열교환기로 구성되어 있다. 비접촉식 열교환기는 저압(low pressure)의 스팀에서의 열이 제품으로 전달되도록 하며, 증발기 내부에 제품은 진공상태에 있다. 진공으로 인하여 수증기 즉, 스팀(steam)과 제품사이의 온도차를 증가시켜 비교적 저온에서 제품이 비등(boiling)하도록 하여 열손실을 감소시킨다. 생성된 증기(vapor)는 응축기(condenser)를 통하여 진공계(vacuum system)로 보내진다. 스팀(steam)은 열교환기 내에서 응축되어 응축물이 제거된다.

그림과 같이 증발기는 단일효용 증발기(single effect evaporator)로서 생성된 증기(vapor)를 제거한다. 만일, 증기(vapor)가 다른 증발기에서 가열매체로 다시 사용되면, 증발계는 다중효용 증발기(multiple effect evaporator)이다. 즉, 첫 번째와 두 번째 증발기에서 생기는 증기(vapor)가 각각 두 번째와 세 번째 증발기에서 가열매체로 사용되는데, 이때 스팀은 첫 번째 증발기에서만 사용된다. 부가되는 증발기는 가열매체로 증발기에서 생기는 증기(vapor)를 사용하므로 에너지의 이용효율을 높일 수 있다. 첫 번째 증발기를 떠나는 농축된 제품은 두 번째 증발기에 들어간다. 한층 더 농축된 후에 두 번째 증발기에서 제품은 세 번째 증발기의 원료가 된다. 세 번째 증발기에서 생성물은 원하는 농도가 된다. 이러한 흐름을 순류 급액계(forward feed system)라 한다.

액체상태의 한약재 및 한방식품 등의 특성은 증발공정에 영향을 주는데, 물(水)이 제거되면 액체는 농축되어 열전달 능력이 감소된다.

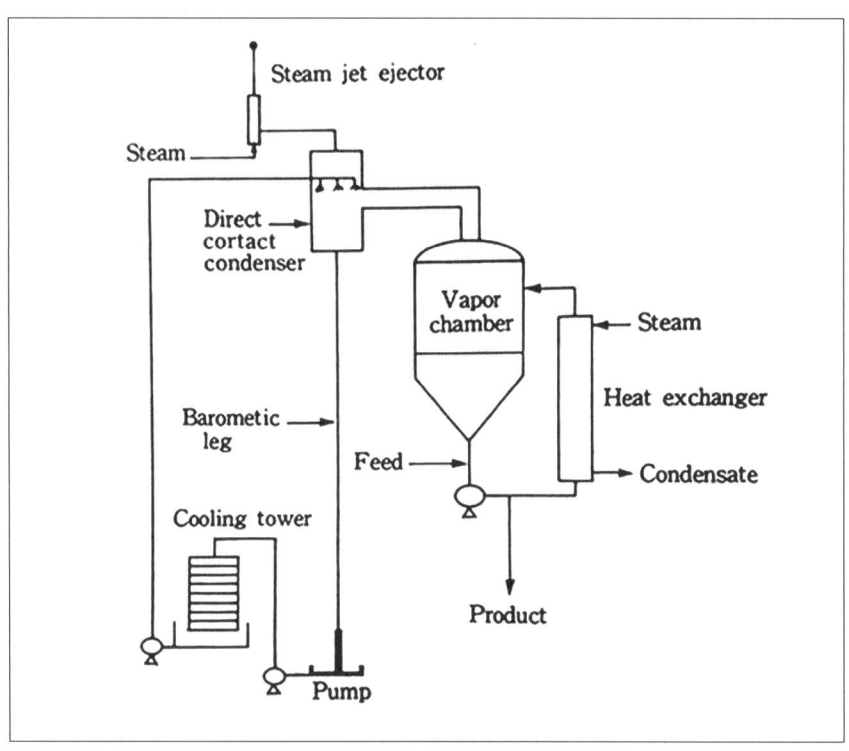

<그림9-2> 단일효용 증발기의 구조

액체가 농축되면 비등점 상승이 일어나서 가열매체와 제품사이의 온도차가 감소되므로 열전달 속도가 감소된다. 한약재 및 한방식품 등은 열(熱)에 민감하므로,

품질의 손상을 피하기 위해서는 가열시간 및 비등점(boiling point, BP)을 감소시켜야 한다. 열교환기의 오염으로 인하여 열전달 속도를 감소시켜 주기적으로 장치의 가동을 중지하고, 열교환기의 표면을 세척해야 하므로 공정효율이 감소된다. 증발 시에 생기는 기포는 증기출구로 나가므로 제품손실이 발생한다. 따라서, 증발기는 전술한 바와 같이 액체의 특성을 고려하여 설계해야 한다.

(1) 회분식 증발기(Batch-Type Pan Evaporator)

현재 사용되는 가장 간단하고 오래된 형태는 회분식 증발기이다. 제품은 증기재킷(steam jacket)이 달린 용기 내에서 가열되며, 용기는 대기에 개방되어 있거나 또는 응축기(condenser)나 진공(vacuum)에 연결되어 있다. 진공장치로 인하여 대기압보다 비등점이 낮아져서 열(熱)에 민감한 원료의 경우 열에 의한 피해를 감소시킬 수 있다. 단위체적당 열전달 면적은 작다. 제품의 가열은 자연대류에 의해서 일어나므로 또한, 대류(convection current) 열전달계수도 작다. 따라서, 이 증발기의 용량은 작다.

(2) 자연순환식 증발기(Natural Circulation Evaporators)

길이가 1~2m이고, 직경이 50~100mm인 수직튜브가 수증기실 내에 배열되어 있다. 가열된 생성물은 자연대류에 의해서 튜브(tube)를 통하여 상승하고, 반면에 스팀(steam)은 튜브 바깥에서 응축된다. 증발은 튜브내부에서 일어나고 제품은 응축된다. 농축된 액체는 중앙의 환상부분(central annular section)을 통하여 용기의 바닥으로 다시 되돌아간다.

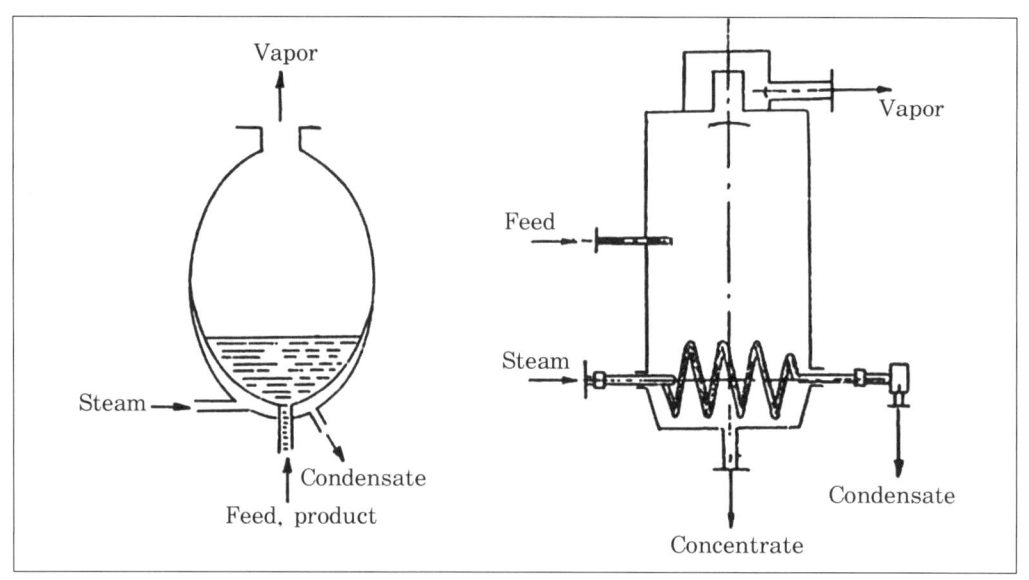

<그림9-3> 회분식 증발기 <그림9-4> 자연순환식 증발기

(3) 상승박막식 증발기(Rising-Film Evaporator)

길이가 10~15mm 인 수직으로 된 튜브 내부에서 저점도의 액체식품이 끓는다. 튜브(tube)는 스팀에 의해서 바깥부터 가열된다. 액체는 가열 튜브의 밑바닥 가까이에서 형성된 증기(vapor)에 의해서 튜브 내부로 상승한다. 증기(vapor)가 위로 올라가면 얇은 액체의 막(film)이 위로 올라간다. 이 증발기에서는 대류 열전달계수가 크다. 대부분의 조작은 튜브(tube)를 한번만 통과하면 원하는 제품을 얻을 수 있지만, 어떤 경우에는 액체를 여러 번 재순환시킬 수도 있다.

(4) 하강박막식 증발기(Falling-Film Evaporator)

수직으로 설치되어 있는 관(管)의 내부에서 얇은 액체막이 중력(重力, gravity)에 의해서 밑으로 내려온다. 관내부에서 액체를 균일한 막(膜)형태로서 아래로 흐르게 하는 것이 상승박막식 증발기처럼 위로 흐르게 하는 것보다 더 어려워서 설계하기가 복잡하다. 그러므로, 특별히 설계된 배전기(distributers)나 분무노즐(spray nozzles)이 필요하다. 하강박막식 증발기는 상승박막식 증발기보다 더 많은 효용기가 필요하며, 더 점도(viscosity)가 높은 액체를 사용한다. 이에, 열(熱)에 민감한 한약재 및 한방식품 즉, 오렌지와 같은 과일주스 등의 증발(蒸發)에 사용된다.

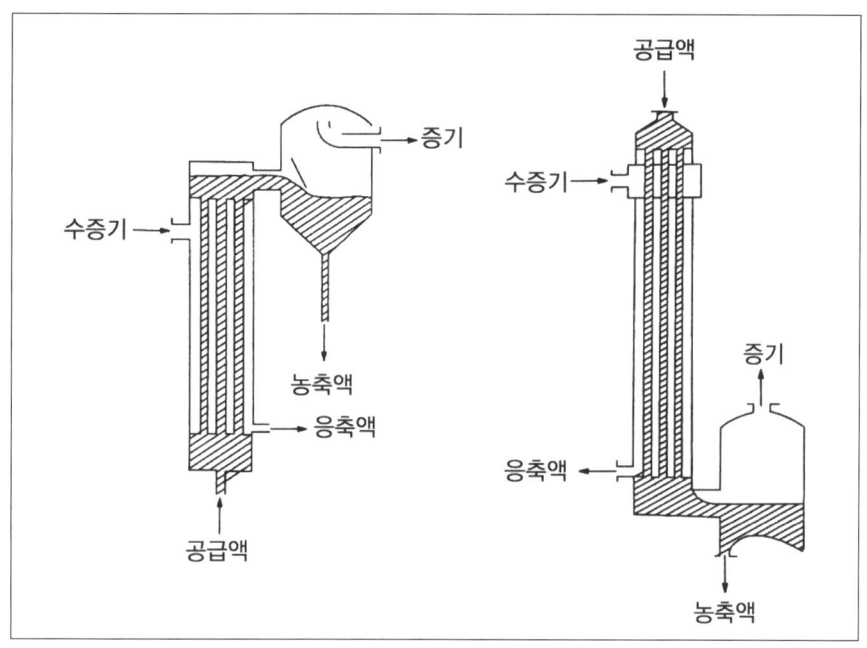

<그림9-5> 상승박막식 증발기   <그림9-6> 하강박막식 증발기

(5) 상승 및 하강박막식 증발기(Rising and Falling-Film Evaporator)

제품이 처음에는 위로 올라가는 관(管)으로 상승하면서 농축되고, 다음에는 내려가는 관으로 하강하면서 농축된다.

(6) 강제순환식 증발기(Forced Circulation Type Evaporator)

액체상태의 한약재 및 한방식품 등이 고속으로 순환할 때 비접촉성 열교환기가 필요하다. 관(管)의 상부에 수력학적두(hydrostatic head)는 액체의 비등(沸騰)에 의해서 상쇄된다. 분리기 내부의 절대압은 관다발에서의 압력보다 약간 낮다. 열교환기에서 가열표면을 가로 지르는 온도 차이는 보통 3~5℃이다. 축(軸)방향 흐름 펌프(pump)는 액체를 순환시키기 위해 필요하다.

(7) 교반식박막 증발기(Agitated Thin Film evaporator)

한약재 및 한방식품 등에 있어서 점도(viscosity)가 매우 높은 유체원료는 와이퍼 칼날(wiper blades)에 의해 원통으로 된 가열표면의 내부에서 분산되므로 교반속도가 높아서 열전달 속도가 높다. 그러나, 원통형이어서 제품의 체적당 열전달 면적은 낮다. 적당한 증발속도(evaporation velocity)를 유지하기 위하여 가열수단으로 고압스팀(high pressure steam)을 사용해서 벽면의 온도를 높일 수 있다.

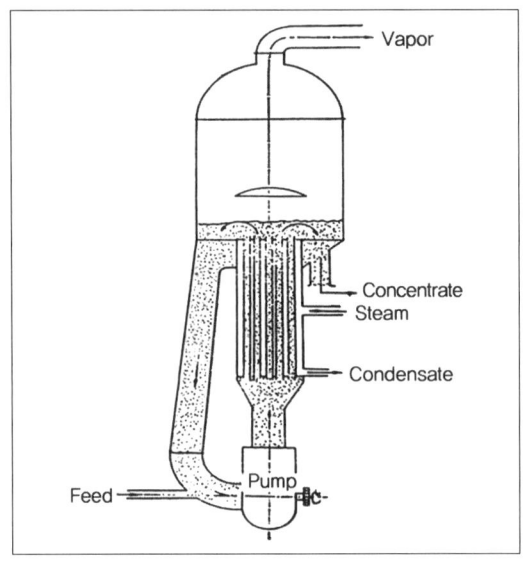

〈그림9-7〉 강제순환식 증발기

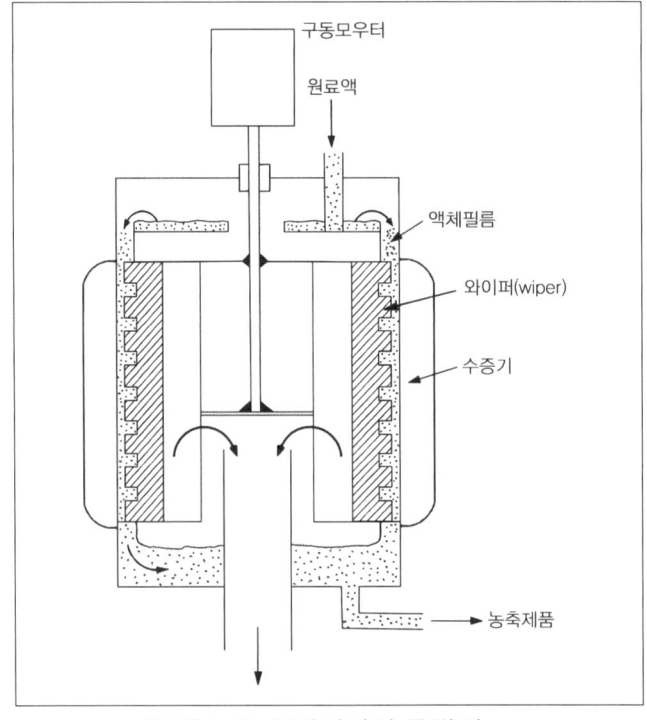

〈그림9-8〉 교반식박막 증발기

어떤 압력에서 액체가 끓을 때 표면의 용액은 그 압력에 상당하는 비등점(boiling point, BP)에서 끓으나, 표면보다 깊은 곳의 액체는 그 깊이의 액층에 상당하는 정수압(hydrostatic pressure)만큼 큰 압력을 받게 되므로, 액면에서 비등점(BP)보다 높은 온도에서 끓는다. 압력에 대응하는 비등점(BP)과 액면에서의 비등점(BP)과의 차이를 액체 깊이에 의한 "비등점 오름(boiling point elevation)"이라고 한다. 즉, 증기압 내림 때문에 나타나는 현상 중의 하나이다. 따라서, 다음과 같은 식이 성립한다.

$$Pz = P + \rho Z(g/g_c)$$

여기서, P는 액체 표면에서의 압력,
Pz는 깊이 Z에서의 압력,
Z는 액층의 깊이,
ρ는 액체의 비중,
g는 중력가속도($9.8m/sec^2$),
g_c는 중력환산계수
(gravitational conversion factor)이다.

한편, 비등점 오름(끓는점 오름)에 대한 오인 중의 하나는 조리(調理) 및 가공(加工) 중에 투입하는 소금(NaCl)의 양(量)에 따라 물(水)이 끓는 온도가 달라져 조리 및 가공에 커다란 변화가 발생한다는 인식이다. 실제로 일반적인 조리 및 가공 환경에서 사용하는 소금의 양은 비등점 오름 값에 가시적인 변화를 주기에 너무 미흡하다. 그러므로, 소금 투입량에 따라 비등하는 온도가 바뀌어 조리 및 가공의 상태가 변화한다는 크나큰 오류를 범할 수 있다.

제10장

─

한약재 증류(蒸溜)의
공학적 원리

제10장 한약재 증류(蒸溜)의 공학적 원리

1. 증류의 정의 및 이론

(1) 증류의 정의

증류(distillation)란, 혼합액내의 각 성분 사이의 증기압 차이를 이용하여 2종류 이상의 휘발성 혼합물로부터 성분을 분리하는 조작이다. 즉, 증류(蒸溜)는 화학적 성분을 변화시키지 않고, 물리적인 성질을 이용하여 분리하는 방법이다. 추출이 서로 잘 녹지 않는 액체와 액체 사이의 물질을 분리하는 것에 반하여, 증류는 액체와 기체 사이의 물질을 분리하는 공정으로서, 모두 2개의 상(phase) 사이의 물질이동을 취급한다는 점에서 공통점을 가지고 있다. 용액을 끓일 때 발생하는 증기(vapor)는 원래 용액보다 휘발성 성분을 더 많이 함유하므로, 증발과 응축을 반복하면 순수한 성분을 분리할 수 있다. 그러나, 성분사이의 휘발도가 비슷하면 분리가 곤란하다.

○ 증류는 혼합액의 분리방법과 분리정도에 따라 단증류, 분별증류, 공비증류, 수증기증류로 구분된다.
   ❶ 단증류(simple distillation)는 혼합용액을 끓일 때 발생하는 증기를 전부 응축하여 이를 제품화하는 증류법이다.
   ❷ 분별증류(fractional distillation)는 혼합용액을 구성하는 여러 가지 성분의 비등점 차이에 따라 분별하여 증류해서 각각의 성분을 분리하는 방법이다. 보통 증류하면 분류(分溜)를 의미하는 경우가 많다.

❸ 공비증류(azeotropic distillation)는 증류하고자 하는 혼합물의 성분이 어떤 성분 조성비에 이르면 비등점이 같아지는 공비현상(共沸現狀)이 일어난다. 이 경우 제3의 물질을 첨가하면 두 성분 사이의 비등점의 차이가 생겨 분리가 가능해지는 것을 이용한 증류법이다.

❹ 수증기증류(steam distillation)는 비등점이 높은 물질을 비휘발성 물질로부터 분리하고자 할 때 수증기를 원료액에 불어 넣어 분리하는 증류법이다. 주로 향미성분을 분리할 때 이용된다.

(2) 증류이론

증류는 혼합용액을 가열함으로써 액상(liquid phase) 속에 있는 저비점(low boiling point) 성분을 증기화시켜 액체 속에 있는 물질을 기체 속으로 이동시킨다. 이것을 응축시켜 저비점 성분을 얻는 조작이다. 즉, 증류는 상(phase)의 변화와 동시에 물질이동의 조작이다. 따라서, 상의 법칙(phase rule), Raoult의 법칙 및 Henry의 법칙 등이 이용된다. 저비점 성분의 액체-기체 상태에서의 평형관계를 나타내는 평형곡선(equilibrium curve)의 개념을 먼저 이해할 필요가 있다.

1) 평형단과 평형곡선

에탄올-물과 같이 저비점 성분을 갖는 2성분계의 혼합용액의 경우, 혼합용액을 용기에 넣고 일정 온도에 두면 비등점이 낮은 에탄올(ethanol)은 증발하여 액체상으로부터 기체상으로 이동한다. 이와 같은 이동은 일정시간이 경과하면 더 이상 이동하지 않는 기체-액체 평형상태에 도달한다. 이러한 평형상태를 평형단(平衡段)이라고 하는데, 증류장치에서의 증류단(蒸溜段)에 해당한다.

평형상태에서 증기(vapor) 조성분 중 저비점 성분의 농도(y)는 액체 중에 있는 저비점 성분의 농도(x)에 따라 변화한다. 이때 x와 y의 관계를 나타낸 도표를 x-y 선도라고 하며, 에탄올-물의 경우 아래 그림과 같다.

x-y 선도는 혼합액의 조성을 알고 있을 때 여기에서 발생하는 증기(vapor) 중의 저비점 성분의 조성을 알 수 있다. 증기를 응축하였을 때 얻는 응축액의 저비점 성분조성을 알 수 있기 때문에 증류조작에서 기본적인 자료가 된다.

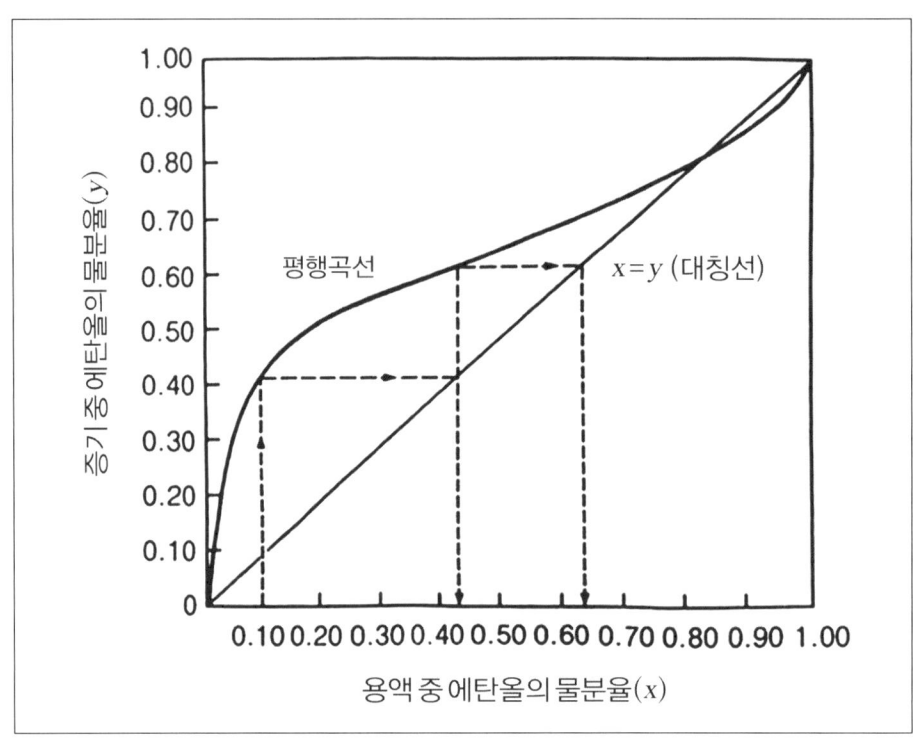

〈그림10-1〉 2성분계의 x-y 선도

2) 분별증류(fractional distillation)

증류에 의한 저비점 성분의 분리는 기체-액체 평형단수가 많을수록 잘 이루어지기 때문에 대부분 증류장치는 여러 개의 평형단수로 이루어져 있다. 이와 같이 여러 개의 증류단으로 이루어진 탑을 증류탑(distillation tower)이라고 하며, 이것을 보통 다단식 증류탑이라고 한다. 증류탑은 〈그림10-2〉에서 보는 바와 같이 수직으로 세워져 있다. 증류가 진행되는 동안 액체는 밑으로 이동된다. 기체는 위쪽으로 서로 반대방향으로 이동되므로 증류탑에서의 증류는 다단향류식 증류(multistage counter current distillation)이다.

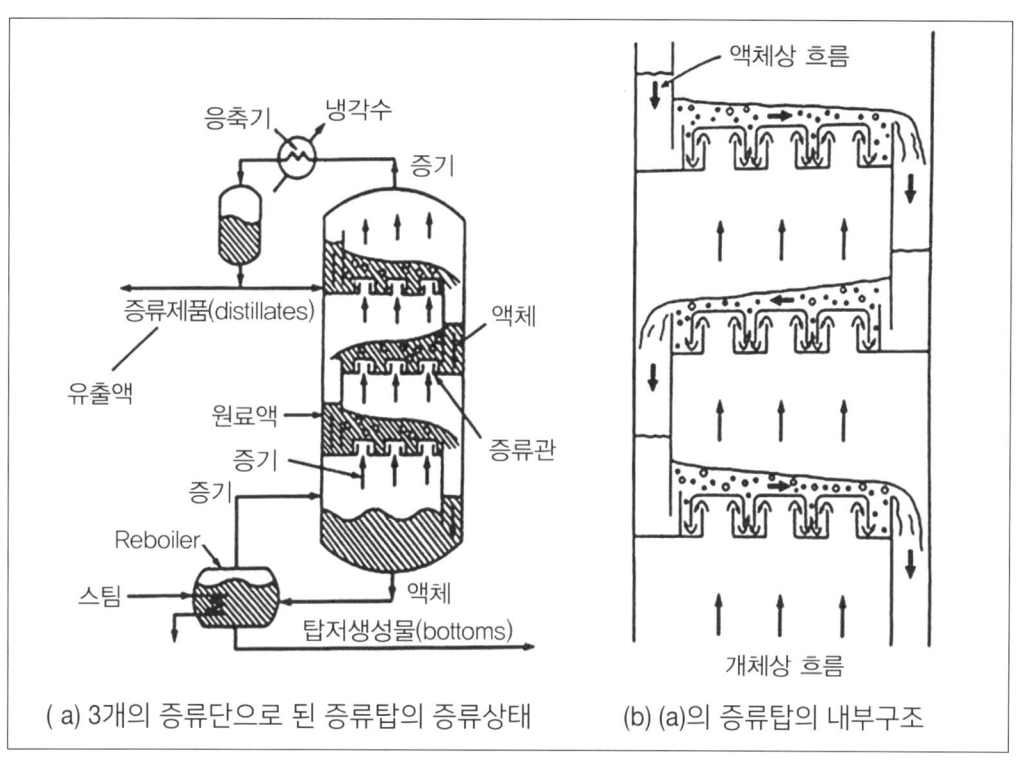

(a) 3개의 증류단으로 된 증류탑의 증류상태 (b) (a)의 증류탑의 내부구조

〈그림10-2〉 증류탑에서 증류되는 상태 및 증류장치의 구성요소

〈그림10-3〉과 같이 정상상태에서 증류가 이루어진다고 할 때 혼합용액은 공급단(feed plate)을 통하여 증류탑 속으로 유입된다. 증류탑 속으로 들어간 혼합용액은 곧 끓게 되어 기체-액체 평형상태에 도달한다. 발생되는 증기(vapor)는 혼합용액보다 저비점 성분농도가 더 높다. 공급단의 위쪽 단으로 올라갈수록 증기(vapor) 중의 저비점 성분농도는 점점 높아진다. 여기서 상단부는 저비점 성분의 농도를 높여주는 역할을 하기 때문에 농축부(enriching section)라고 한다. 공급단 밑으로 내려 갈수록 저비점 성분농도가 낮아지고, 고비점 성분농도는 증가하여 회수되므로 공급단 아랫부분을 회수부(stripping section)라고 한다. 증류탑은 그림과 같이 공급단을 기준으로 하여 농축부와 회수부로 나누어진다.

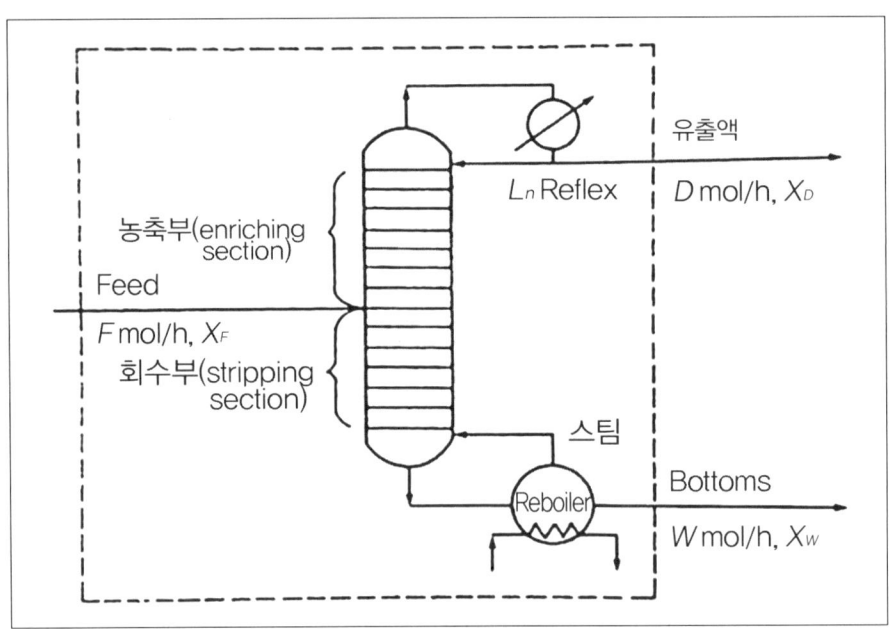

<그림10-3> 증류탑의 농축부와 회수부

저비점 물질은 농축부 맨 위쪽 단(段)에서 나오는 증기(vapor)가 응축기를 거치면서 액화되어 유출된다. 증류제품은 액상이며, 이를 유출물(distillates) 또는 제품(products)이라고 한다. 그리고, 증류 잔류물은 액체상태로 밑으로 흘러내려 회수부 하단에 있는 리보일러(reboiler)를 통하여 배출된다. 배출되는 물질은 보통 버리게 되므로 이를 폐액(effluent) 또는 탑저생성물(waste, bottoms)이라고 한다. 리보일러(reboiler)도 끓는 상태에 있음으로 하나의 평형단수로 간주되기 때문에 그림에서의 증류탑의 단수는 4개가 된다. 그러므로, 증류조작에서 증류탑의 이론단수(theoretical plate)가 농축부와 회수부에서 증류조작선 또는 작업선(operation line)에 의해 결정되므로, 이를 x-y 선도에 작도하여 각각의 이론단수를 구한 다음, 이들로부터 소요 증류단수를 구하게 된다. 증류조작에서 응축액은 전부 제품(products)으로 얻는 것이 아니라 그 일부는 증류탑 속으로 되돌려 보내게 되는데, 이를 환류(reflux)라고 한다. 증류에 의한 액체의 환류에서, 환류되는 용액과 환류되지 않고 생성되는 용액 간의 비율(R) 즉, 제품의 양(D)에 대한 환류량(L_n)의 비를 환류비(reflux ratio, $R=L_n/D$)라고 한다.

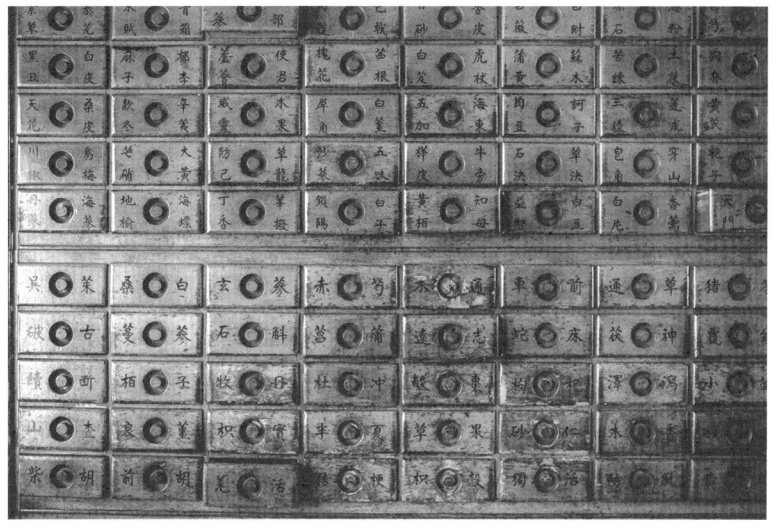

<그림10-4> 한약장(韓藥欌)

2. 증류장치

증류장치(distillatory apparatus)는 증류탑·증류관·응축기로 구성되어 있으며, 그밖에 펌프 및 파이프 배관 등으로 이루어져 각 부위의 온도·압력·유량 등을 측정하여 기록 및 조절할 수 있는 계기(計器) 등이 설치되어 있다. 증류탑은 여러 개의 증류단을 조립하여 만든 탑으로 높이가 수 m에서 수십 m에 이르는 것이 있다. 증류탑의 기본이 되는 것은 증류단이다. 기체-액체 평형이 신속히 이루어질 수 있도록 증기와 혼합용액이 잘 접촉할 수 있는 구조로 되어 있다.

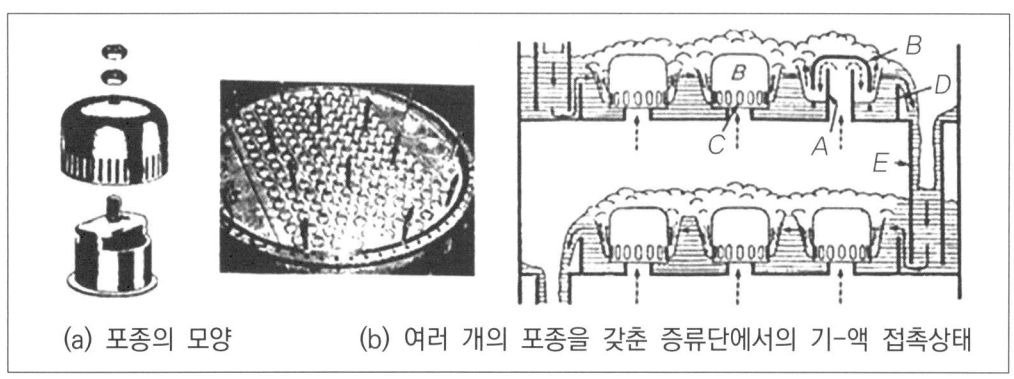

(a) 포종의 모양　　(b) 여러 개의 포종을 갖춘 증류단에서의 기-액 접촉상태

<그림10-5> 증류탑의 구조

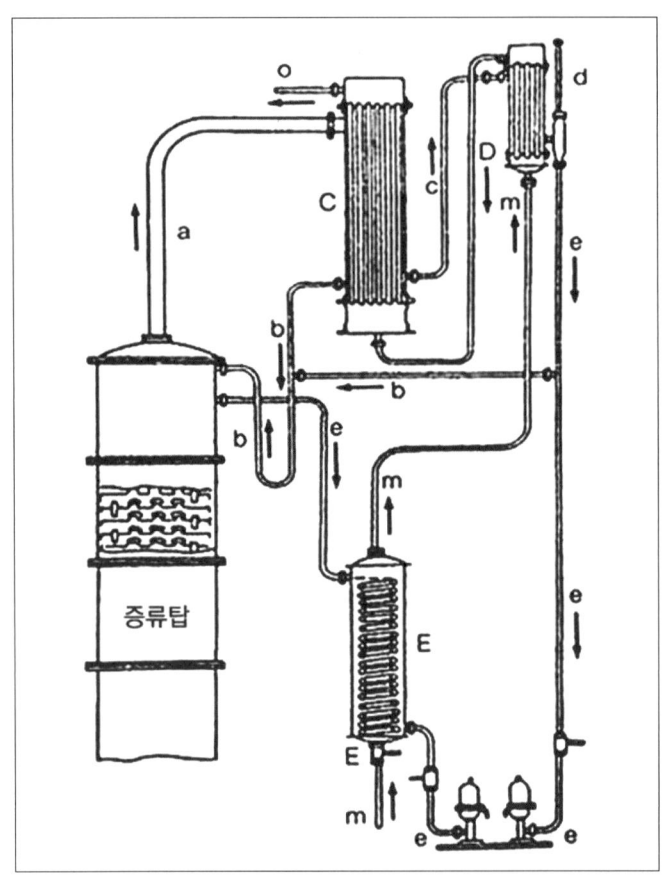

<그림10-6> 증류탑에 설치된 응축기

C : 제1응축기　D : 제2응축기　E : 냉각기　a : 에탄올 증기
b : 제1응축기로부터의 환류액
c : 제1응축기로부터 제2응축기로 들어가는 에탄올
d : 불응축가스인 알데히드 배출구
e : 제품(에탄올)액　　m : 냉각수　o : 냉매가스

<그림10-5>와 같은 포종형(bubble cap) 증류단은 실제 증류탑에서 이론적인 평형단에서처럼 기체-액체 평형이 완전하지 못하기 때문에 저비점 성분의 분리효율 즉, 단효율(plate efficiency)이 떨어진다. 에탄올(ethanol)의 경우 단효율의 70%라고 하면 증류탑의 실제 단수는 이론단수×(100/70) 만큼 소요된다.

응축기는 증류탑 농축부 상단에서 나오는 저비점 성분을 포함하는 증기를 냉각하

는 역할을 한다. 그 구조는 원통다관식 열교환기와 비슷하다. 응축기는 증류탑에 1~3개를 사용하며 〈그림10-6〉과 같다. 응축기는 증기를 응축·냉각시키는 형태에 따라 분축기(partial condenser), 응축기(total condenser), 냉각기(cooler)로 구분한다. 증류관(reboiler 또는 still)은 증류원료를 가열하여 증기화시키는 가열장치로서 그 구조는 보일러(boiler)와 거의 같다. 증류단에 있는 혼합액은 증류가 끝날 때까지 항상 비등점까지 가열해야 하기 때문에 다량의 수증기가 소요된다. 회분식 증류장치 또는 연속식 증류장치는 〈그림10-7〉과 〈그림10-8〉에서 보는 바와 같다.

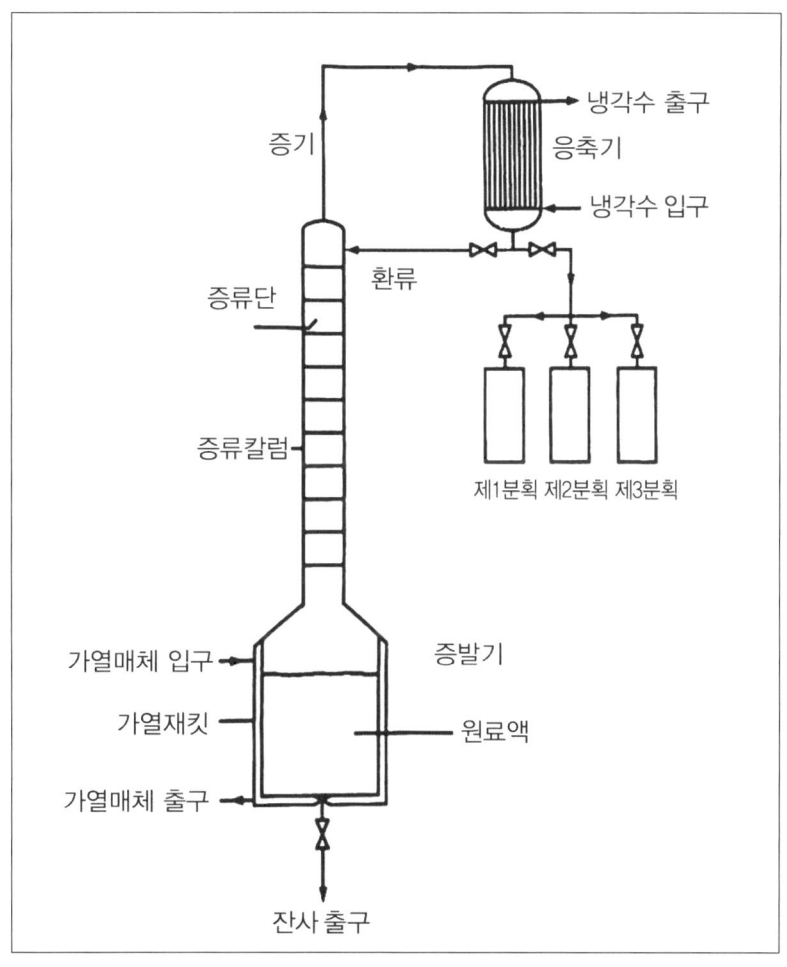

〈그림10-7〉 회분식 증류장치

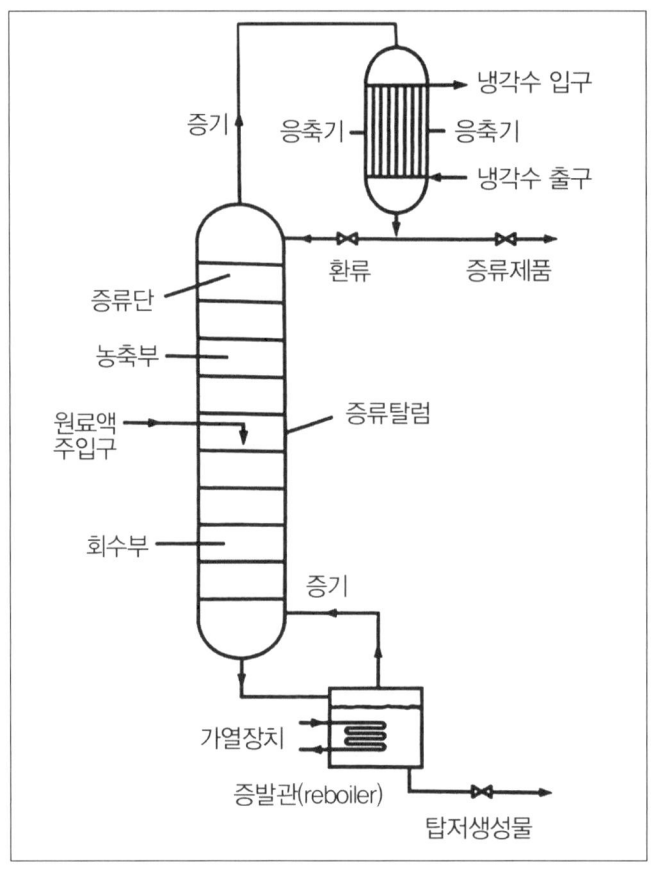

<그림10-8> 연속식 증류장치

☞ 단위조작(unit operations)은 모든 가공업분야에서 공통적이다.

증류(distillation)의 경우, 제약공업(製藥工業) 및 식품공업(食品工業)에서는 에틸알코올(ethyl alcohol) 성분 등의 분리(isolation) 또는 정제(purification)하는데 이용되며, 석유화학공업에서는 석유(石油)로부터 여러 종류의 탄화수소(hydrocarbon)를 분리한다. 한약재 및 한방식품가공에서 중요한 단위조작(unit operations)으로는 유체흐름, 열전달(heat transfer), 건조, 분쇄, 혼합, 추출, 증발, 증류, 살균, 막분리, 압출가공, 결정화 및 여과, 원심분리, 침강, 체질 같은 기계적 분리가 있다. 이에, 여러 가지 단위조작을 어떻게 조합(combination)하느냐에 따라 품질(品質)이 결정된다.

제11장

한약재 및 한방식품의 가열살균(加熱殺菌)

제11장 한약재 및 한방식품의 가열살균(加熱殺菌)

1. 열처리와 미생물의 사멸

　가열살균(heat sterilization)이란, 열처리를 통해서 한약재 및 한방식품 중의 미생물을 사멸시킴으로써 안정성과 저장성을 부여하는 한약재가공의 한 수단이다.
　가열살균하는 동안에는 미생물들의 사멸 이외에도 효소 및 독성성분의 파괴와 같은 긍정적인 변화와 약용성분, 색소, 조직, 향미성분 등의 파괴 또는 소실에서 오는 부정적인 품질변화도 동시에 일어난다. 그러므로, 미생물, 효소 및 독성성분의 파괴 또는 불활성화를 최대화하고 약용성분과 관능적 특성의 소실을 최소화하기 위하여서는 개개의 한약재 및 한방식품 등에 알맞은 살균공정의 선택에 유의하여야 한다. 이에, 한약재 및 한방식품 등을 부패방지 위한 미생물관리 차원에서 일정기간 보존하면서 안전하게 복용 및 섭취하기 위하여 오염된 미생물을 죽이는 살균조작이 필요하다. 식품위생법상 "살균(殺菌, sterilization)"이라 함은 "세균, 효모, 곰팡이 등 미생물의 영양세포를 사멸시키는 것을 말한다."라고 정의하고 있다. 또한, "멸균(滅菌, sterilization)은 미생물의 영양세포 및 포자를 사멸시켜 무균상태로 만드는 것을 말한다."라고 규정하고 있다. 살균작용(bactericidal effect)은 미생물을 사멸시키는 것을 의미하는데, 균체의 기계적 파괴, 단백질의 변성(denaturation) 등 균체 구성성분의 비특이적인 물리적 및 화학적 변화에 의한 것이다. 멸균은 목표로 하는 물체 중에 함유되어 있는 모든 미생물을 제거하여 완전히 무균상태로 만드는 것을 말하는 반면, 소독(disinfection)은 대상물 중의 병원미생물(病原微生物)만을 제거하여 감염될 위험성을 제거하는 것으로 보통 비병원균이나 세균 아포 즉,

생식세포가 생존하고 있는 경우가 많다. 방부(antisepsis)는 한약재 및 한방식품 등의 성상에 가능한 한 영향을 주지 않고, 그 속에 함유되어 있는 세균의 성장·증식을 저지하여 부패·발효를 억제시키는 것이다. 예로서, 음료수의 경우 염소 소독할 때의 농도로 소화기 감염병의 병원균을 제거할 수 있지만, 물(水)에 오염되어 있는 비병원성의 잡균은 제거하지 못한다. 부패방지나 보존을 목적으로 할 경우에는 병원미생물뿐만 아니라 모든 잡균을 제거 하여야 한다. 100℃에서 30분간 가열한다면 이런 목적을 달성할 수 있지만, 포자(spore)를 형성하는 세균은 열에 대한 저항이 강하므로, 병조림이나 통조림제품 속에서도 클로스트리듐 보툴리누스균(*Clostridium botulinum*)과 같은 경우에 생존하여 식중독을 일으킬 수 있다. 따라서, 일반적인 완전멸균의 목적으로 간헐멸균법(間歇滅菌法) 또는 고압증기멸균법(高壓蒸氣滅菌法)이 이용되고 있다.

살균방법에는 보존료·살균료·산화방지제·항생물질 등 화학물질을 첨가하는 약제살균법(chemical sterilization), 고온에서 가열처리하여 살균하는 가열살균법(thermal sterilization), 방사선 살균법(irradiation) 등이 있는데, 방사선에 의한 살균은 살균과정 중에 피조사물의 온도상승이 전혀 일어나지 않기 때문에 냉온살균(cold sterilization)이라고도 불린다. 살균력이 있는 방사선으로는 전자방사선인 X선, γ-선과 입자방사선인 α-선, β-선, 중성자, 양자, 고속전자선이 있지만, 장치의 경제성 등의 이유로 실용화되어 있는 것은 ^{60}Co의 γ-선에 의한 방사선멸균이다.

(1) 간헐멸균(fractional sterilization)

열(熱)에 비교적 불안정한 세균배양기 등을 특별한 장치 사용하지 않고 멸균하는 방법이다. 평압증기솥(koch솥) 또는 끓는 물속에 배지를 넣고 100℃로 30분간 가열하여, 하룻밤 실온에 방치한 후 다시 100℃로 30분간 가열하는 조사를 3회 반복한다. 100℃ 가열로 증식형 세균을 사멸시키고, 가열자극에 의해 발아된 포자(spore)를 다음날 가열하여 사멸하는 것을 반복함으로써 멸균한다. 따라서, 발아한 포자는 증식 가능한 배지가 아니면 생존하지 못한다.

(2) 고압멸균(autoclaving)

수증기포화의 습열을 사용하면 120℃로 15분간 가열하여 포자까지도 사멸시킬 수 있다. 상압에서는 물(水)의 비등점(boiling point, BP)이 100℃이므로 증기온도를 120℃로 상승시키기 위해서는 100% 포화상태에서 $1kg/cm^2$ ($15pound/inch^2$)의 가압이 필요하다. 이러한 목적으로 사용하는 장치를 고압멸균기(autoclave)라 한다.

(3) 건열멸균(dry heat sterilization)

건열멸균기에 재료를 넣고 가스 또는 전기로 가열해서 내부온도를 160℃까지 상승시켜 30분 이상 유지하는 방법이다. 미국 FDA에서는 유리 기구는 160℃에서 1시간 이상, 금속 용구에 들어 있는 유리 기구는 2시간 이상 멸균하도록 지정하였다. 솜 마개 등 가연성 물질이 섞여 있는 경우에는 주위의 벽면에 접촉하지 않도록 하거나 온도가 지나치게 상승하는 것에 주의해야 할 필요가 있다. 또한, 너무 많은 자재를 넣으면 중심부의 온도상승이 불충분하여 불완전멸균이 될 수도 있다.

(4) 저온살균(low temperature pasteurization)

100℃ 이하에서 열처리하는 것으로, 증식형 세포의 대부분은 62.8℃에서 30분간의 습열에 의해서 사멸한다. 비교적 열(熱)에 민감한 효모, 곰팡이 및 포자(spore)를 형성하지 않는 세균과 영양세포(vegetative cell)를 사멸시키는 것을 목적으로 한다. 저온살균에서 모든 병원성미생물은 사멸되지만, 변패(deterioration)에 관여하는 일부 포자(spore)를 형성하는 내열성미생물은 사멸되지 않아 저장성이 좋지 못하다. 즉, 내열성 포자(spore)는 생존하고 있다.

(5) 고온살균(high temperature pasteurization)

내열성미생물을 사멸하기 위하여 100℃ 이상의 온도에서 살균하는 것이다. 모든 미생물을 살균할 수 있어서 깡통제품(통조림) 등 오랜 기간 동안 저장하는 한방식품 등의 살균에 이용된다. 한약재 및 한방식품 등을 가열처리하면, 미생물의 사멸뿐만 아니라 효소의 불활성화가 일어나 효소에 의한 변질을 방지할 수 있다. 그러나, 가열로 인한 약용성분의 파괴가 일어나고 색깔·조직·

향기 등의 품질저하가 일어나기 때문에 지나치게 가열하지 않도록 주의해야 한다. 따라서, 한약재 및 한방식품 등의 종류, 오염된 미생물의 내열성 여부 등에 따라 살균방법을 선택하게 된다. 미생물의 사멸 정도는 가열 정도에 따라 좌우되기 때문에 살균온도와 살균시간을 어떻게 결정할 것인가가 중요하다. 가열살균은 살균하는 정도에 따라 완전살균과 부분살균으로 구분한다. 오염된 미생물을 고온에서 완전히 죽이는 것을 완전살균(perfect sterilization)이라고 하며, 주로 깡통제품(통조림)을 살균할 경우에 이용한다. 이때는 높은 온도에서 오랜 시간 가열해야 하므로 열변성이 일어나 품질저하가 일어나기 쉽다. 한편, 포자(spore)를 형성하는 병원미생물 특히, 클로스트리듐 보툴리누스균(*Clostridium botulinum* A형 균)의 포자(spore)를 완전히 사멸하기 위하여 행하는 방사선처리(45~56kGy)로 조사된 한약재 및 한방식품 등은 밀봉 용기 안에 넣어서 보존하면 상온에서 장기간 저장할 수 있는데, 이를 완전살균(radappertization)이라 한다. 그러나, 미생물을 완전히 사멸하기란 결코 쉬운 일이 아니다. 오염된 미생물 중 병원미생물 등 일부만을 죽이는 부분살균을 실시하는 경우가 많다. 이와 같은 살균방법을 상업적 살균(commercial sterilization)이라고 한다. 미생물을 치사온도(lethal temperature)에서 가열 처리하면 그 농도가 시간에 따라서 대수적으로 감소(logaithmic destruction)한다는 사실은 오래전부터 알려져 왔다. 포자를 가열처리하면, 열처리의 초기와 열처리 시간이 길어지는 경우에 대수적 감소에 편차(deviation)현상이 확인되는 경우도 있지만 일반적으로, 미생물의 사멸속도(thermal death rate)는 다음과 같이 1차반응식으로 표시된다.

$$dN/dt = -kN$$

미생물의 초기농도를 N_0(t=o), t시간 열처리 후의 농도를 N_n (t=t)라 하고, 식을 적분(積分)하여 정리하면,

$$\log N_n/N_0 = -k/2.303 \times t$$

여기서, k는 반응속도 상수[min^{-1}]이며, 열처리 시간에 대한 미생물 농도의 대수(logarithm)로서 나타낼 수 있다. 이때 얻어지는 직선을 생존곡선(survivor curve)이라 부르며, 직선의 기울기는 -k/2.303이다. D = 2.303/k 라 놓으면,

$$\log N_0/N_n = t/D$$

D는 미생물의 농도를 1/10로 감소시키는데 필요한 시간(decimal reduction time)을 의미하는데 일반적으로, D값(D-value)이라 부른다. 생균수가 1 log cycle만큼 감소하는데 걸리는 시간은 생균의 90%가 사멸되는데 걸리는 시간 즉, 최초의 생균수가 1/10로 감소하는데 걸리는 가열시간(분 단위)에 해당한다. D값은 미생물 내열성의 척도로서 미생물의 종류에 따라 다르며 열처리 온도, 한약재 및 한방식품 등의 성질의 영향을 받으나, 미생물의 초기농도와는 무관한 값이다. 그리고, 서로 다른 미생물의 내열성을 비교하기 위해서는 기준온도가 필요한데 일반적으로, 포자(spore)의 경우 121.1℃(250 °F)를, 영양세포는 65.5℃(150 °F)를 기준온도로 하고 있다.

[예제] 초기균수 2.76×10^8인 파우치(pouch) 제품을 감소지수 12로 하여 살균했을 때, 살균 후 제품의 변패확률(probability of spoilage)을 계산하면?

[풀이] 감소지수 12 = $\log N_0/N$ (초기 균수 : N_0)라고 하면,
$\log 2.76 \times 10^8/N = 12$ 이므로,
$2.76 \times 10^8 = 10^{12}$ 이다.
살균 후 균수 N = $2.76 \times 10^8/10^{12}$ = 2.76×10^{-4} = 0.0276

2.76×10^{-4}은 10,000개의 파우치를 살균했을 때 1개의 세균이 살아 있을 수 있는 파우치의 개수가 2.76개임을 의미한다. 따라서, 변패확률은 0.0276%가 된다.

2. 미생물의 내열성에 영향을 주는 요인

(1) 내열성과 온도상승 및 가열치사시간

미생물의 내열성은 열처리 온도가 높을수록 약해지며 내열성의 척도인 D값은 온도상승에 따라 대수적(logarithmic)으로 감소한다는 사실의 관계를 다음과 같이 나타낼 수 있는데 여기서, k는 반응속도 상수[min^{-1}] 이다.

$$dD/dT = -kD$$

온도 T_1에서의 D값을 DT_1, 온도가 T_2까지 상승하였을 때의 D값을 DT_2라고 하면, 상기 식을 적분(積分)할 때 아래 식과 같다.

$$logDT_1/DT_2 = k/2.303(T_1-T_2)$$

2.303/k를 Z라고 하면,

$$logDT_1/DT_2 = T_1-T_2/Z$$

이때의 Z값(Z-value)은 아래 그림과 같이 D값을 1/10로 감소시키는데 필요한 온도증가 값을 말한다. 그러므로, Z값은 온도변화에 따른 미생물의 상대적 내열성의 척도이며, Z값이 클수록 온도상승에 대한 상대적 내열성이 크다는 의미가 된다.

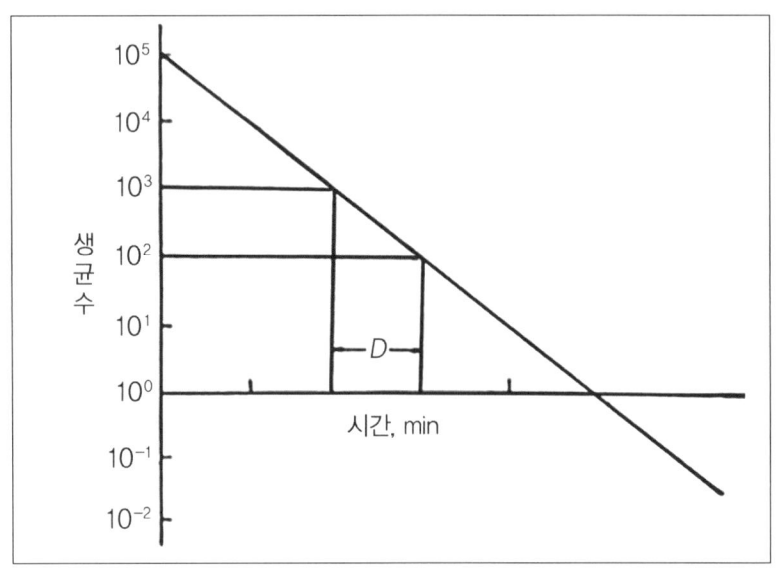

<그림11-1> 미생물의 생존곡선

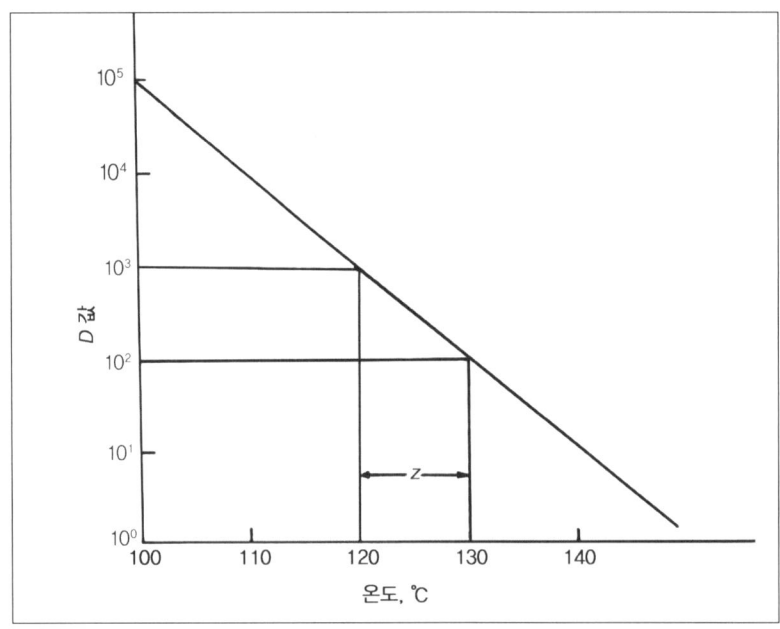

<그림11-2> D값과 온도의 관계

D값과 Z값이 알려진 미생물을 치사온도 T에서 열처리하여 농도를 초기농도의 10^{-m}(m log cycle)으로 감소시키는데 소요되는 시간을 가열치사시간(thermal death time, TDT)이라 하고, F값(F-value)로 표시한다.

$$F_T = mD_T$$

m은 가열살균지수(order of the process factor)라 하며, $\log(N_0/N_n)$에 해당된다. 가열치사시간(TDT)에 대수(logarithm)를 취하여 열처리 온도와의 관계를 아래 그림과 같이 나타내었을 때, 얻어지는 직선의 그래프를 가열치사곡선(TDT curve)이라 한다.

기준 온도인 121.1℃ (250 °F)에서 Z값이 10℃인 미생물의 가열치사시간 F_{121}^{10}을 일반적으로 F_0값(F_0-value)이라 한다.

$$F_0 = mD_{121.1}$$

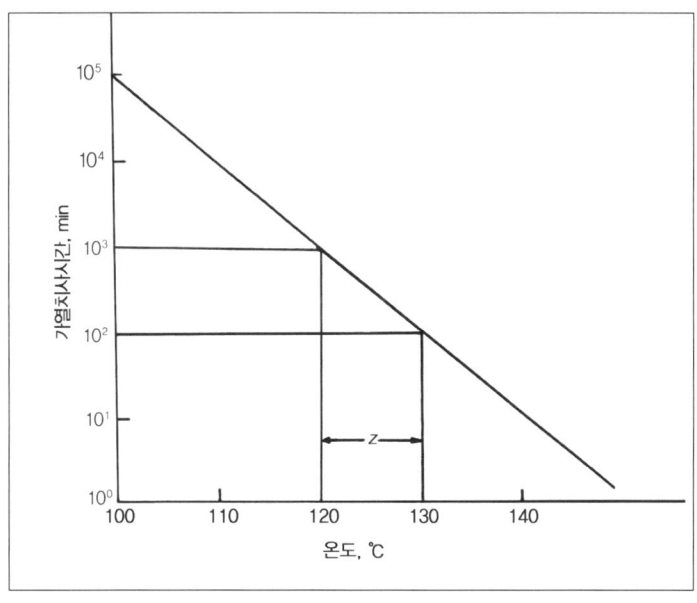

〈그림11-3〉 가열치사곡선

<표11-1> 가열처리 용어

용어	정의	응용	해설
D값	일정한 온도에서 미생물을 90% 사멸시키는데 필요한 소요시간	$D_{110℃} = 10분$	110℃에서 미생물을 90% 사멸시키는데 필요한 소요시간이 10분이다.
Z값	가열치사 시간을 90% 단축하는데 요구되는 상승온도	$Z = 10℃$	온도가 10℃ 상승하면 사멸시간이 90% 단축된다.
F값	일정한 온도에서 미생물을 100% 사멸시키는데 필요한 소요시간	$F_{110℃} = 8분$	110℃에서 미생물을 모두 사멸시키는데 필요한 소요시간이 8분이다.
F_0값	250 °F(121℃)에서 미생물을 100% 사멸시키는데 필요한 소요시간	$F_{250°F} = 8분$	250 °F(121℃)에서 미생물을 모두 사멸시키는데 필요한 소요시간이 8분이다.

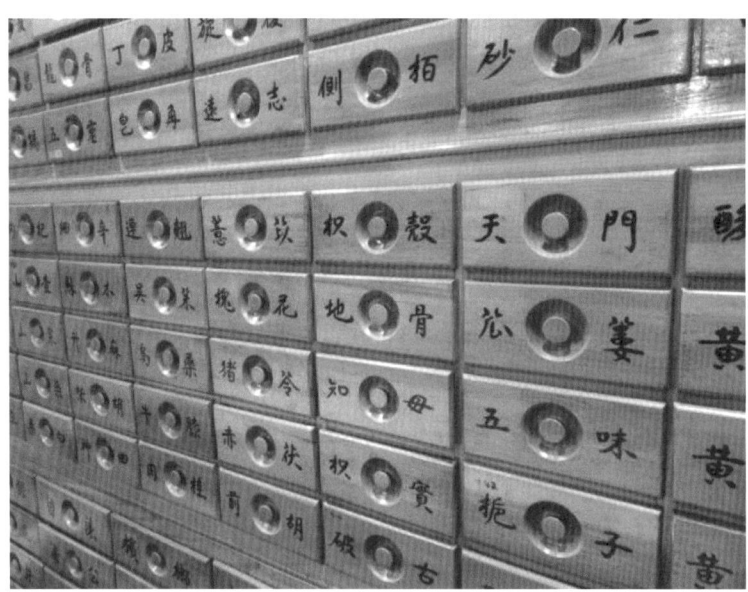

<그림11-4> 한약장(韓藥欌)

(2) 한약재 및 한방식품의 pH

살균공정에서 큰 영향을 주는 인자는 수소이온농도지수(hydrogen ion concentration

exponent) 즉, pH = $-\log[H^+]$ 이다. 일반적으로, 미생물의 내열성은 중성부근에서 가장 크고, 산성 또는 알칼리성 쪽으로 갈수록 작아진다. 또한, 한약재 및 한방식품 등에서, 배지에 구성하는 성분 중에 완충요소(buffer component) 또는 완충작용이 있을 때는 포자(spore)의 열저항이 크게 된다. pH에 따라 pH 6.0이상의 비산성, pH 6.0~4.5범위의 저산성, pH 4.5이하의 산성, pH 3.0~2.0범위의 강산성으로 나눌 수 있다. 일반적으로, 변패미생물은 pH 5.3에서 생육저해를 받는다. pH 3.7이하에서는 일부의 내산성 세균, 효모와 곰팡이만이 생육이 가능하다. 살균공정에서 중요한 분기점은 pH 4.5이다.

(3) 한약재 및 한방식품의 이온환경

이온환경은 pH와 연관지어 생각할 수 있으나, 한약재 및 한방식품 등에 들어 있는 이온조성에 따라 살균조건은 달라진다. 특히, 인산완충액에 있어서 EDTA(ethylenediaminetetraacetic acid)와 같은 킬레이트(chelate) 물질이 존재할 때에 비하여 Mg^{+2}, Ca^{+2}의 낮은 농도에서는 미생물의 내열성이 감소한다.

(4) 한약재 및 한방식품의 수분활성도

수분활성도(water activity, Aw)에 따라 살균조건에 영향을 준다. 수분을 다량 함유하고 있을 때는 건조하였을 때에 비하여 미생물의 내열성이 증가한다. 미생물의 사멸은 수분이 많을 때에는 단백질의 변성(denaturation)에 의해서, 수분이 적을 때에는 산화작용에 의해서 포자(spore)가 사멸되는 것으로 알려져 있다. 즉, 수분의 존재에 따라 미생물의 사멸속도가 달라진다.

(5) 한약재 및 한방식품의 구성성분

한약재 및 한방식품 등의 성분조성 중에 탄수화물·단백질·지방질같은 유기물이 많을 경우이거나, 에멀션(emulsion) 또는 거품(foam) 등과 같은 콜로이드(colloid) 상태가 되었을 때는 미생물의 내열성이 증가한다. 그러나, 염류 농도를 증가시키거나 살균제(germicide) 또는 항생물질(antibiotics)을 첨가하면 내열성의 감소가 일어난다.

3. 미생물 생육과 열저항에 관여하는 요소

살균조건의 결정은 한약재 및 한방식품 등에 부착하고 있는 미생물의 상태에 따라 달라진다. 즉, 오염되어 있는 미생물의 상태가 생장(growth) 단계인 영양세포(trophocyte) 또는 포자형성(sporulation) 단계에서의 포자(spore)에 따라 다르다.

- 미생물의 열저항에 관여하는 인자는 온도, 이온환경(pH), 원료성분(한약재 및 한방식품 등), 미생물의 상태 등이다.
  ❶ 고온에서 생성한 미생물 포자(spore)는 저온에서 생성한 것보다는 열저항성이 크므로 살균이 어려워진다.
  ❷ 이온환경(ionic enviroment)으로는 일반적으로, 한약재 및 한방식품 등에 들어있는 Ca^{2+}, Mg^{2+}, Fe^{2+}, Na^+, Cl^- 이온은 미생물 포자(spore)의 내열성을 보호한다.
  ❸ 유기화합물이 존재할 때는 내열성이 보호되며, 살균온도는 용액의 살균조건보다 높아진다. 또한, 포자(spore)를 형성할 때에 한약재 및 한방식품 중에 포화지방산(saturated fatty acid) 또는 불포화지방산(unsaturated fatty acid)이 낮은 농도로 존재하면 내열성이 증가한다.
  ❹ 미생물의 생장기(growth phase)의 상태에 따라 열저항은 달라진다. 영양세포인 경우는 쉽게 사멸하지만, 포자(spore)가 형성되면 살균온도는 높아진다.

4. 살균장치

(1) 저온살균장치

가열에 의한 한약재 및 한방식품 등의 품질저하를 최소화하기 위한 상업적 살균인 저온살균에 사용되는 살균기(pasteurizer)에는 여러 종류와 방법이 있다.

1) 연속식 욕탕 살균기(continuous water bath pasteurizer)

연속식 욕탕 살균기는 피클(pickles) 또는 과일 등을 처리할 때 이용되는 방법이다. 벨트 위로 운송되는 한약재 및 한방식품 등의 원료를 가열탱크에 통과하도록 하여 열처리한다.

2) 연속식 열수 분무장치(continuous water spray equipment)

연속식 열수 분무장치는 과일주스 등 유기산 함량이 많은 원료가 포장되어 있는 액체한방식품 등을 살균할 때 이용하는 방법이다. 유리용기로 되어 있는 한약재 및 한방식품 등을 살균할 때는 열적인 충격에 의해 파손이 일어날 수 있으므로, 가열방법에 주의를 해야 한다. 벨트 위에 제품을 올려놓고 온도가 다른 구역으로 되어 있는 장치 내를 연속적으로 통과시켜 살균을 실시한다.

3) 스팀살균기(steam pasteurizer)

스팀살균기는 금속용기로 되어 있는 제품의 살균에 이용하며, 연속식 열수 분무장치의 방법과 비슷하다.

4) 가열기(atomospheric cooker)

가열기는 약용식물, 과채류 또는 주스(汁)의 살균에 이용된다. 연속적으로 교반을 시키면서 가열처리를 해준다.

5) 간접가열법(indirect heat exchanger)

간접가열법은 포장되지 않은 액체식품(우유, 맥주 등)의 살균에 이용한다. 파이프를 통하여 흐르는 액체식품을 연속적으로 살균한 후, 살균된 용기에 무균적으로 충진 포장하는 방법이다.

6) 직접가열법(diret injection of steam)

직접가열법은 고압스팀(high pressure steam)을 직접 접촉시켜 우유 등을 살균하는 방법이다. 주입부분에서 과열로 인한 단백질의 변성(denaturation)이나 인산칼슘(calcium phosphate, $Ca_3(PO_4)_2$=310.19) 즉, 인산삼칼슘 또는 인산삼석회 등의 성분이 침전되어 이용에 제한요소가 많다.

(2) 고온살균장치

고온살균에 이용되는 살균장치는 작업과정을 거치는 방법에 따라, 회분식(batch type) 살균기와 연속식(continuous type) 살균기로 구분된다. 회분식 살균은 각 단계를 별도로 수행하는 방법이다. 이에 비하여 연속식 살균은 예열·살균·예냉·냉각의 과정을 연속적으로 수행하는 방법을 말한다.

살균기에는 여러 가지가 있는데, 가장 전형적인 회분식 살균기로는 그림에서 보는 바와 같은 레토르트(retort) 또는 가압살균기(autoclave)를 들 수 있다. 레토르트에는 형태에 따라 수평형 또는 수직형이 있다. 가압살균기는 일종의 가압솥으로서 수증기와 냉각수를 공급할 수 있도록 되어 있고, 수증기 압력과 온도를 읽을 수 있는 압력계와 온도계가 각각 부착되어 있다. 살균기에 제품을 넣은 후, 뚜껑을 닫고 스팀(steam)으로 가열하게 된다. 가열장치에 의해 스팀공급이 이루어지며, 조절기에 의해 일정한 온도를 유지하게 된다. 보통 살균이 끝나면 스팀(steam)을 정지시키고, 제품이 고온에서 오래 유지되지 않도록 냉각수를 사용하여 냉각시킨다. 고온 살균할 경우는 스팀(steam)을 가하기 전(前)에 살균기 내에 들어 있는 공기를 제거해야 한다. 이는 공기가 있으면 열전달 속도가 낮아져서 살균이 불충분하게 되는 경우가 있기 때문이다. 주로 대규모 공장에서 이용되는 연속식 살균기를 사용하면 대류에 의한 열전달에 의해 살균이 이루어진다. 회분식 살균기에 비하여 열전달 속도를 높일 수 있어 작업시간을 단축할 수 있으며, 균일한 살균제품을 얻을 수 있는 장점이 있다.

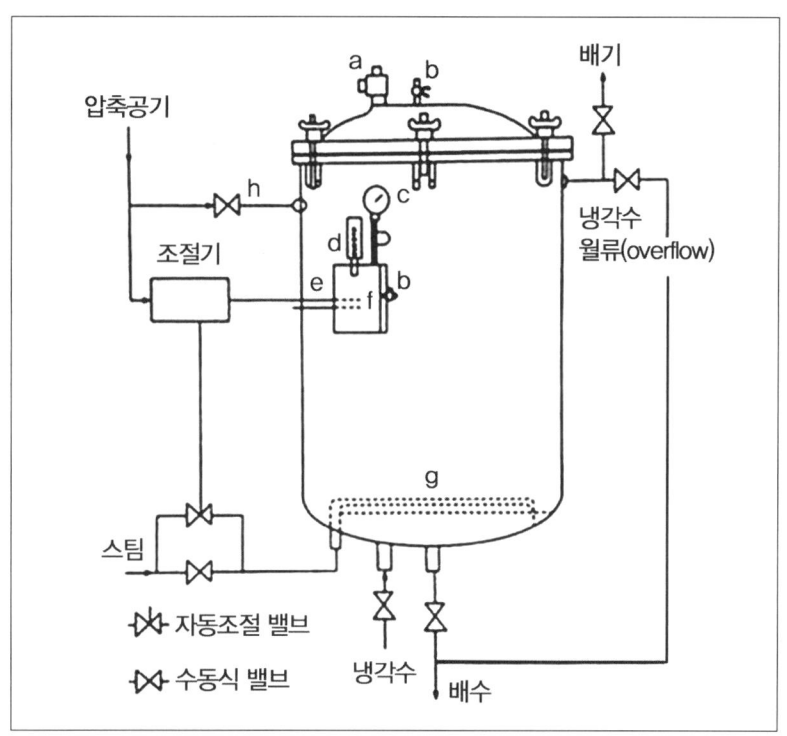

〈그림11-5〉 회분식 살균기(retort)의 구조

a : 안전밸브   b : 코크   c : 압력 게이지   d : 온도계   e : 센서
f : 온도계 상자   g : 스팀분사장치   h : 냉각공기 주입구

대표적인 연속식 살균기에는 하이드로록 살균기, 회전식 살균기, 수탑식 살균기 등이 있으며, 각각의 특징은 다음과 같다.

1) 하이드로록 살균기(hydrolock system)

〈그림11-6〉과 같이 가압하여 살균할 수 있는 드럼(drum) 속의 살균실과 통조림 같은 깡통제품을 드럼(drum) 속으로 운반할 수 있는 체인컨베이어(chain conveyor)로 구성되어 있다. 드럼 속은 1~2 kg/cm² 정도의 높은 압력을 유지하므로 깡통제품을 드럼에 넣고 배출시키는데, 특별한 압력장치가 필요하게 된다. 따라서, 압력차단 수단으로 드럼 밑바닥에 물(水)을 채워 압력을 차단하는 특별한 압력차단 밸브(water sealed rotary valve)를 사용하고 있다.

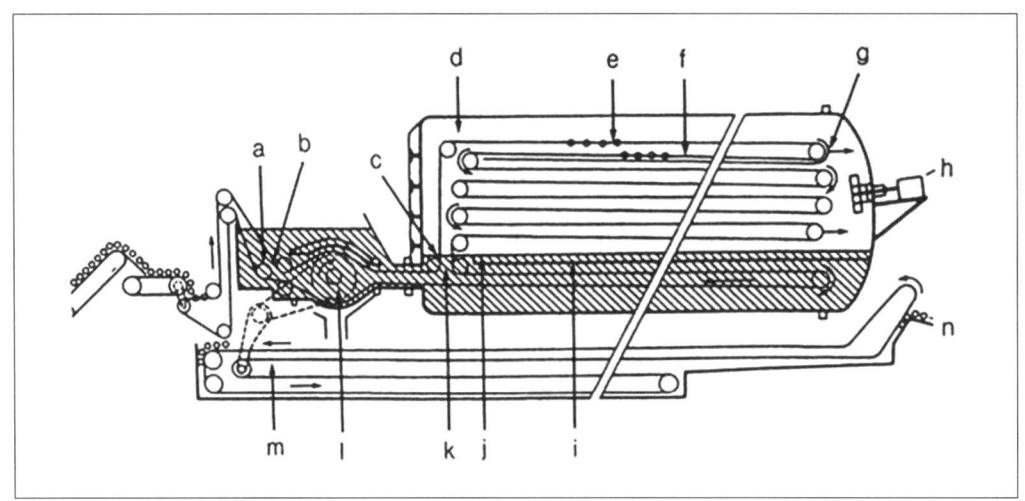

<그림11-6> 하이드로록 살균기의 구조

a : 압력차단(Water seal) 장치   b : Carrier Chain   c : Retort water-level
d : 살균실   e.f.g : 통조림 및 유도로   h : 스팀-공기순환팬   i : 단열판
j : 예냉용 냉각수   k : 통조림 출구   l : 압력차단 밸브   m : 공기 냉각부
n : 살균통조림 제품 출구

강통제품(통조림)은 컨베이어(conveyor)를 타고 가압드럼 내를 통과하는 동안 가열살균이 된다. 드럼(drum) 밑에 있는 물(水)을 통과하여 압력이 차단된 상태에서 밖으로 배출된다. 컨베이어 밑에 설치된 트랙(track)에 깡통제품을 굴림으로써 회전되어 열전달이 커지며, 살균온도를 143℃까지 높일 수 있다. 이 장치는 수증기, 물, 노동력, 공간 등을 경제적으로 줄일 수 있는 장점이 있다. 그러나, 압력변화에 따라 통조림의 변형이 일어나기 쉬운 단점이 있다.

2) 회전식 살균기(rotary sterilizer)

원통형의 드럼 내벽에 나선형의 깡통제품 유도레일(spiral guide rail)이 부착되어 있으며, <그림11-7>과 같이 회전자(回轉子)가 많은 구조로 한방식품 등의 살균에 이용된다.

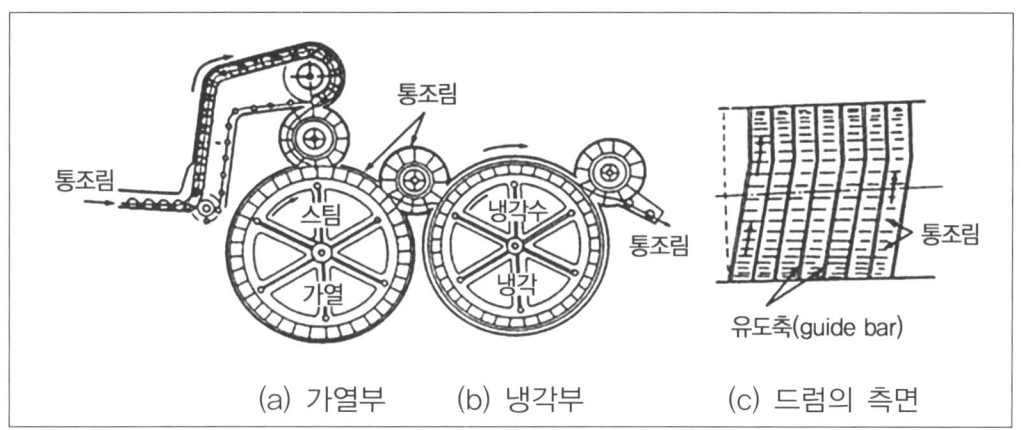

(a) 가열부　　(b) 냉각부　　(c) 드럼의 측면

〈그림11-7〉 회전식 살균기

    기계적인 압력 차이에 의해 한약재 및 한방식품 등이 들어 있는 깡통제품(통조림)은 살균기로 운송되고, 회전축의 속도(분당 회전수)를 5rpm(revolutions per minute)으로 조정하면, 깡통제품은 자신의 축(軸)에 의해 100rpm으로 회전된다. 회전속도가 커지면서 내용물은 교반이 일어나 열전달을 향상시킬 수 있는 방법이다. 입구에 장치된 유도로(誘導路, taxiway)를 통하여 통조림이 투입되면 회전자가 돌아가면서 유도레일을 따라 서서히 출구 쪽으로 이동되어 배출된다.

3) 수탑식 살균기(hydrostatic cooker)

    가장 많이 사용되는 살균장치인바, 그림과 같이 U자관을 연결한 모양을 하고 있다. 2개의 물기둥(water tower) 사이에는 스팀실(115~130℃)이 있으며, 양쪽 기둥에는 물(水)이 채워져 있다. 스팀실 압력이 $1.03kg/cm^2$ 정도로 유지할 경우 물기둥의 높이는 약 11m 정도가 된다.

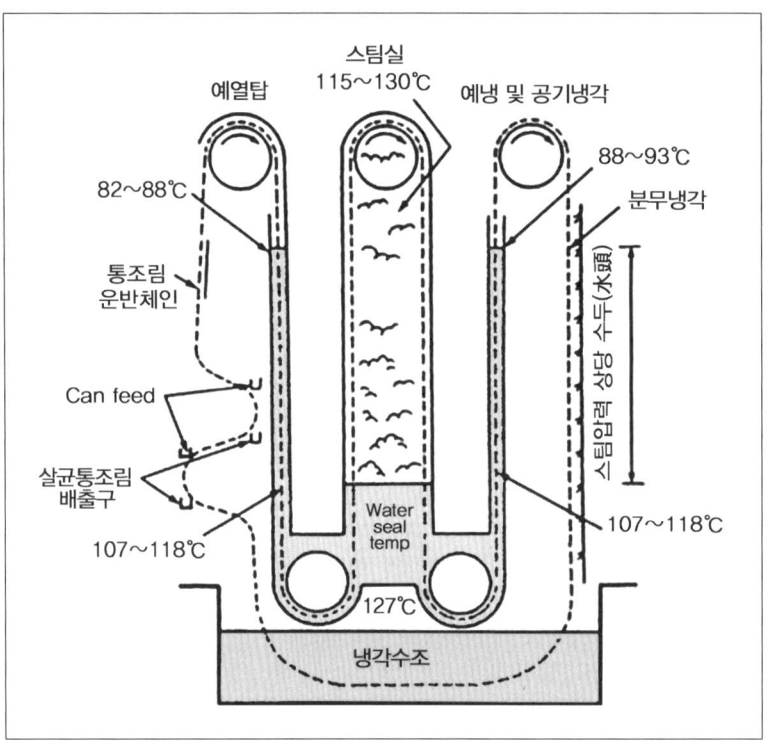

<그림11-8> 수탑식 살균장치

    상기 그림에서 점선은 깡통제품(통조림)을 운반하는 체인컨베이어(chain conveyor)로서 화살표 방향으로 이동하면서 살균하고자 하는 깡통제품을 1번째 물기둥을 거쳐 예열되며, 중앙의 살균실에서 살균된다. 그리고, 2번째 물기둥을 거쳐 예냉되어 배출되고 곧, 공기와 냉각수를 살포하여 예냉한 다음에는 냉각수조에서 완전히 냉각된다. 이 장치는 물기둥 자체가 압력차단 역할을 함과 동시에 예열과 예냉의 기능을 할 수 있는 장점이 있다.

제12장

한약재 및 한방식품의 포장(包裝)

제12장 한약재 및 한방식품의 포장(包裝)

1. 한약재 및 한방식품의 포장

(1) 포장(包裝)의 기능 및 조건

포장(packaging)이란, 한약재 및 한방식품 등의 품질보유, 취급의 간편화, 제품가치의 향상, 수송의 편이성 등 보호성과 보존성의 기능을 부여하는 가공공정의 기법이나 기술을 말한다. 포장함으로써 외부로부터 산소, 수분 및 빛을 차단하여 저장성을 주는 기능을 가질 뿐만 아니라 곤충이나 오염물질로부터 보호되며, 적절치 못한 취급과정에서의 위생성을 확보시켜 주는 것이다. 한약재 및 한방식품 등은 저장기간 중에 바이러스, 세균, 곰팡이 등 유해물질에 감염되지 않도록 잘 보관해야 한다. 이러한 포장의 보존성 기능은 단순히 내용물을 외부의 빛, 열, 오염물질, 기체성분 및 미생물 등으로부터 물리적으로 차단하는 수준에 머무르지 않고, 최근에는 포장 스스로가 능동적으로 보존성을 향상시키는 수준에 이르고 있다. 즉, 포장재가 자체적으로 항미생물 효과를 가져서 포장된 제품의 미생물 오염도를 억제한다든지, 포장소재의 일부가 포장내의 산소를 제거함으로써 한약재 및 한방식품 등의 산화와 호기적 미생물의 성장을 억제시키는 것들도 있다.

포장이 갖는 보호성의 또 다른 측면은 변조방지의 기능이 있는데, 소비자가 포장제품을 구매하여 소비할 때 포장의 상태를 확인하여 변조 또는 내용물이 오염되었는가를 확인할 수 있게 함으로써 소비자와 생산자를 함께 보호하는 역할을 한다. 포장은 소비자에게 편의성을 제공하는 기능도 있는바, 포장자체가 보호성과 운반성 등을 동시에 갖는다. 즉, 휴대하면서 복용하기 편리한 폴리에틸렌(polyethylene)

재질의 포장재가 바로 그것이다. 포장이 갖는 또 하나의 중요한 기능이 판매촉진기능인데, 최근에는 한약국, 건강기능식품 대형 유통점 및 편의점(convenience store, CVS) 등을 통하여 소비자가 직접 진열대의 제품을 선택하여 구매하는 유형으로 변화하게 됨에 따라 포장의 판매촉진기능이 더욱 중요시되고 있다. 이러한 판매방식에서 포장재는 포장의 디자인(design)이나 표시(marking)를 통하여 소비자들과 대화하고, 과시하며 표출하게 된다. 따라서, 제품에 대한 표시방법과 모양을 포함한 포장의 디자인(design)이 크게 중요성을 갖게 된다. 또한, 포장은 계량의 기능을 가지고 있어 포장을 통하여 제품의 규격화가 가능하다. 이처럼 계량의 기능 및 판매촉진기능과 함께 제품과 유통환경 등 정보(information)를 제공해 주는 아주 유용한 수단이다. 포장에는 제품의 명칭, 원료, 내용량, 유통기한이나 제조일자, 제조업체, 제품의 원산지, 사용방법 및 복용방법 등을 제품포장에 표기함으로써 소비자들이 필요로 하는 정보를 제공하는바, 최근에는 바코드(bar code)가 이러한 기능의 일부를 담당하기도 한다. 포장의 선택에는 고려되어야할 여러 가지 검토사항으로는 제품에 대한 지식, 수송운반과정, 시장상황, 포장재 형태, 기계 및 동력비용 등의 요소가 있다. 저장성을 고려하여 품질손실을 억제하고 외부환경으로부터 오염을 방지하여야 한다. 이에, 한약재 및 한방식품 등의 변패메커니즘을 이해하고 이를 방지하기 위한 여러 보존기술을 적용해야 한다. 한편, 운반, 가공, 저장과정에서 다음과 같은 여러 메카니즘(mechanism)에 의한 품질의 손상이 있게 된다. ① 곤충, 쥐 등의 동물에 의한 손실 ② 박테리아, 곰팡이, 효모 등의 미생물 에 의한 오염 ③ 산화반응, 가수분해반응, 효소반응 등의 화학반응 ④ 수분의 손실에 의한 텍스처(texture)변화, 가스의 유입 및 방사선 오염 등의 물리적 변화 등이다. 즉, 한약재 및 한방식품 등의 저장과 보관이 품질에 영향을 미치는바, 변질의 주요원인으로는 수분, 온도, 빛, 산소 및 미생물의 오염을 비롯한 화학적, 물리적, 생물학적 변화의 유발로 품질이 저하된다. 저장과 보관방법을 통해 품질유지 및 안정성과 효능이 보장된다. 그러므로, 원료의 엄격한 품질관리(quality control, QC)가 완제품의 오염을 방지하기 위하여 필수적이다.

○ 여러 가지 변패과정을 억제하기 위한 제어방법을 요약하면 다음과 같다.
  ❶ 수분유지제(humectant) 즉, 수화제(습윤제)인 소르비톨(sorbitol) 또는 프로필렌 글리콜(propylene glycol) 첨가로 수분활성도(Aw)를 저하시키는 수분함량의 감소
  ❷ 아황산, 아질산염, 유기산, 항산화제 첨가 등 화학적 처리
  ❸ 살균, 데치기(parboil) 등 고온처리
  ❹ 냉동, 냉장 등 저온이용
  ❺ 방사선조사(放射線照射)
  ❻ 보호 및 환경조절을 위한 포장

2. 포장과 관련된 한약재 및 한방식품의 보존기술

(1) 포장(包裝) 한약재 및 한방식품의 살균

1) 미생물의 사멸특성

가열살균조건 결정을 위해서는 먼저 해당 한약재 및 한방식품 등에서 생장하거나, 독소(toxin)를 생산 또는 바람직하지 못한 현상을 유발시키는 미생물들을 찾아내고, 이러한 미생물들의 열불활성화 특성을 알아야 한다. 대부분의 미생물들의 열불활성화는 1차 반응으로 해석(解析)될 수 있으며, 아래 식으로 설명할 수 있다.

$$dN/dt = -2.303N/D$$

여기서, N은 시간 t에서의 미생물의 수이며, D는 미생물의 수가 사멸하여 1/10로 감소하는데 소요되는 시간(decimal reduction time)을 말한다. 상기 식을 적분(積分)하면, D값의 개념은 보다 분명해진다. 즉, 어느 온도(溫度)에서 초기균수 N_0 조건에서 시간 t동안 가열하면 남아 생존하는 균(菌)의 수 N은 아래 식에서 구할 수 있다.

$$\log(N/N_0) = -t/D$$

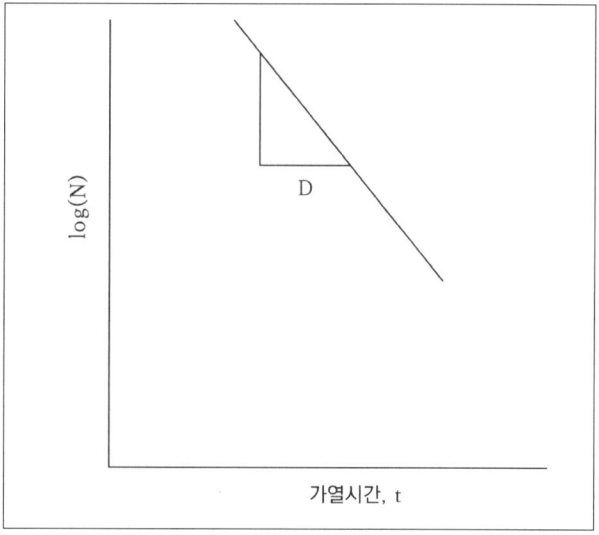

<그림12-1> 일정온도에서의 가열시간에 따른 미생물의 사멸

살균온도(T)가 높을수록 미생물의 사멸이 빠르므로 D값은 감소하게 된다. D값의 온도 의존성은 아래 식과 그림에 의해 설명된다.

$$\log(D_1/D_2) = T_2 - T_1/Z$$

Z값의 수치적인 의미는 D값이 1/10로 감소하기 위한 온도차이다. Z값이 크면 온도 의존성이 낮고, Z 값이 작으면 온도의 영향이 크다.

아래 표는 가장 대표적인 내열성포자 형성균의 사멸특성치인 D값과 Z값을 보여주고 있다.

주어진 미생물의 사멸조건은 D값과 Z값으로 주어지는 사멸특성에 따라 결정되게 되며, 주어진 온도에서 미생물의 가열사멸시간 즉, 가열치사시간을 F값이라고 하며, F = nD (n : 감소지수)로 정의한다.

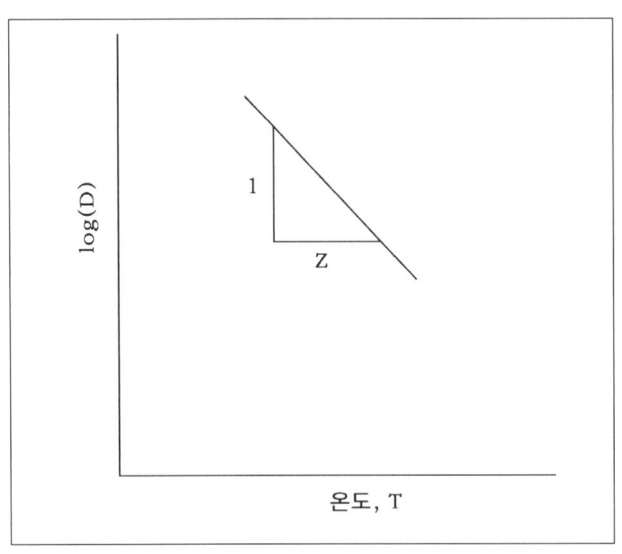

<그림12-2> 온도에 따른 D값의 변화

<표12-1> 대표적 내열성 포자 형성균의 사멸특성치

미 생 물	121℃에서의 D값(분)	Z(℃)
Bacillus stearothermophilus	4.0 ~ 5.0	7 ~ 12
Clostridium nigrificans	2.0 ~ 3.0	8 ~ 12
Clostridium botulinum	0.1 ~ 0.2	7 ~ 10
Bacillus coagulans	0.01 ~ 0.07	8 ~ 11

(2) 무균포장기술(aseptic packaging technology)

1) 정의와 특징

현대과학기술의 방법으로 포장과 용기를 따로 살균한 다음, 무균조건에서 포장하는 무균 포장방식이 액체상태의 한약재 및 한방식품 등의 살균과 포장 등 보존에 많이 이용되고 있다. 따로 살균된 용기와 살균 후 냉각된 한약재 및 한방식품 등을 충전 및 밀봉하는 과정에서 재오염이 발생되지 않는 무균적인 환경에서 결합하게 된다.

무균포장(aseptic packaging)이란, 상업적으로 살균한 제품을 미리 살균한 용기에 무균환경의 조건하에서 충전 및 밀봉하여 저장성을 높이는 기술이다. 초기에는 열에 약하여 재래의 레토르트(retort) 살균방법에 견딜 수 없는 유제품 등에 주로 활용하였으나, 현재는 다양한 액체상태의 제품과 작은 입자를 가진 액상의 제품포장에 이용하고 있다. 즉, 포장 후 레토르트(retort) 살균한 것까지 포함한다. 무균충전포장 시스템의 공정으로는 한약재 및 한방식품 등의 멸균처리공정, 포장재료 또는 용기의 무균처리공정, 멸균 처리된 한약재 및 한방식품 등의 무균충전 및 밀봉공정이 있다. 무균충전포장 시스템은 기존의 레토르트살균이나 핫팩(hot pack) 방법에 비해 많은 장점을 가지고 있다. 무균포장은 열(熱)에 불안정한 제품에 일어나기 쉬운 색상, 풍미, 조직, 영양성분 및 유효성분 등의 변화를 최소화할 수 있다. 설비비용이 많이 들며, 장치가 균에 오염되었을 경우 시스템 전부를 재멸균해야 하므로, 시간이 많이 소요되고 이에 따른 제품이 손실되는 단점이 있다. 무균포장은 한약재 및 한방식품 등이 포장 전에 열교환기를 통과하면서 살균이 이루어지므로, 용기에 충전과 밀봉된 한약재 및 한방식품 등의 살균 시 용기 모양이나 형태에 의해서 생기는 열전달 저항을 없애기 때문에 살균시간이 짧고 연속공정으로 운전되며, 제품의 품질보존이 양호한 장점을 가지고 있다. 기존에는 유통기간을 연장하기 위해 통조림, 병조림, 레토르트 파우치(retort pouch), 백인박스 포장(bag-in-box package) 등의 방법을 사용했으나, 포장 후에 모두 가열살균을 해야 하므로, 가열시의 한약재 및 한방식품 등의 고유의 맛의 손실, 착색, 비타민, 약용성분 및 영양성분 등의 파괴는 물론 포장의 유연화가 일어나 불편한 점이 많았다. 이와 같은 단점을 보완하기 위하여 최근에는 고도의 현대화된 무균포장기술을 이용하고 있다.

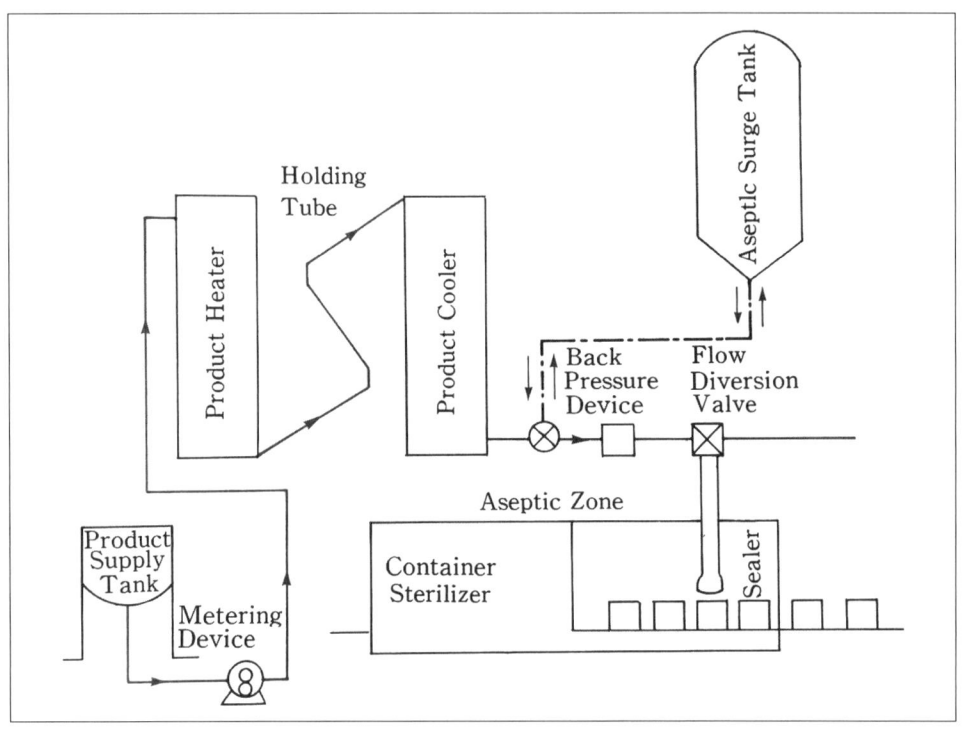

<그림12-3> 무균포장시스템 개요

2) 무균포장 재료의 특징과 멸균

무균포장에 사용되는 포장재는 그 재질에 따라 강직포장재, 반강직성 포장재 및 유연성 포장재로 구분한다.

① 강직포장재란, 금속이나 유리를 말하며, 이때 밀봉된 용기의 외형이 내용물에 의해서 아무런 영향을 받지 않는다.

② 반강직포장재란, 밀봉된 용기의 외형이 정상적인 대기 조건하에서는 내용물에 의해서 아무런 영향을 받지 않는 경우로서 여러 겹의 종이, 플라스틱 또는 포일(foil)이나 열성형된 플라스틱이 사용된다.

③ 유연성 포장재란, 밀봉된 용기의 외형이 내용물에 의해서 영향을 받는 경우로서 단층 또는 여러 층의 플라스틱 필름으로 백(bag)이나 파우치(pouch) 형태로 만든다. 플라스틱 용기의 경우에는 플라스틱시트를 멸균한 후, 성형, 충전(充塡) 및 밀봉하는 방법과 미리 성형된 플라스틱을 무균실 내에서 과산화수소(H_2O_2)로 분무, 멸균하고 열풍으로 건조한 후, 멸균한 한약재 및 한방식품

등을 충전 및 밀봉하는 방법을 사용하고 있다. 포장 재료를 살균할 때는 무균포장 시스템 운용이 쉽고 포장 재료의 화학적 반응이 적게 일어나는 것이 좋다. 특히, 화학적 멸균의 경우, 살균제를 가능한 한 단시간에 제거할 수 있는 재질이어야 한다. 과산화수소(過酸化水素, H_2O_2)를 사용한 멸균방법은 2가지가 있는데, 과산화수소(hydrogen peroxide)를 뿌리고 튜브모양으로 성형한 후, 튜브 히트롤(heat roll) 내면을 110℃로 가열살균하고, 과산화수소(H_2O_2)를 건조한 후, 내용물을 충전, 밀봉하는 방법과 roll을 가열한 과산화수소(H_2O_2) 탱크에 통과시켜 멸균하고, 내면의 과산화수소(H_2O_2)는 130℃의 열풍으로 제거한 후, 무균실 내에서 충전 및 밀봉하는 방법이 있다.

(3) 한약재 포장 재료의 구비조건

1) 위생성 또는 안전성 : 무독, 한약재 성분과 접촉 시 납(Pb)·철(Fe)·비소(As) 등의 중금속염, 페놀(phenol)·포르말린(formalin) 등의 화학물질과 반응하지 않아야하고, 수분, 염류 및 유지 등에 의해 부식되거나 용기성분이 용출되면 안 된다. 또한, 가소제, 안정제 등의 독성있는 첨가제가 없어야 한다.

2) 보호성 : 내용물의 품질을 보존하는 성질로서 품질저하를 방지하는 성능을 가지고 있어야 한다. 기체의 투과성, 차광성, 내한성, 보향성, 방습성, 방수성, 내열성, 내충격성, 내압성, 내진공성, 충전과 밀봉특성 등의 물리적 강도로 인장강도, 파열강도, 인열강도, 충격강도, 마찰강도 등이 유지되어야 한다.

3) 작업성 또는 안정성 : 대량생산과 수송에 대한 유통체계를 갖추고 있기 때문에 포장재료가 작업 중에 손상을 입거나 파괴되지 않을 정도로 기계적응성, 미끄럼짐성, 비대전성, 열접착, 열수축성, 접착적응성 등의 강도 및 유연성 등을 갖추어야 한다.

4) 편의성 : 개봉이 쉽고, 가벼울 것, 휴대시 간편하게 이용하기 편리하도록 포장 제품의 신속한 가열 및 냉각에 적당해야 한다.

5) 상품성 : 포장 재료는 청결감을 주고, 내용물의 식별이 쉬운 투명성이 있어야 한다. 또한, 구매의욕을 줄 수 있도록 광택성, 형상, 표식

등의 디자인(design)을 할 수 있도록 인쇄적성에 맞아야 한다.
6) 경제성 : 포장재료의 가격이 저렴하고 대량생산 및 수송과 보관이 용이해야 한다.
7) 환경성 : 재사용 및 재활용성이 요구되며, 낮은 유해물질의 방출성이 있어야 한다.

(4) 종이(paper)를 이용한 한약재의 포장

국내에는 펄프용으로 사용 가능한 목재가 거의 없어 약 80%를 수입에 의존하고 있다. 목재 펄프(pulp)를 얇게 펼쳐 만들기 때문에 차단성이 좋지 못하여 왁스(wax), 수지(樹脂), 래커(lacquer) 등을 피복하기도 한다. 물리적 강도를 높이기 위하여 겹지를 사용하고, 겉포장 또는 수송용 포장에 두껍게 한 골판지(cartons)로 상자를 만들기도 한다. 종이의 장점은 가볍고, 개봉이 쉬우며 사용하기 간편하고, 무균충진 포장이 용이하고, 금속이온이 용출되거나 포장 재료의 냄새가 배어나오지 않고, 아름다운 인쇄를 할 수 있으며, 자외선(ultraviolet) 차단이 크고 산화방지 효과가 크다. 또한, 쉽게 소각할 수 있어 폐기물 처리가 쉬워 환경오염이 적다. 다른 포장재에 비해 가격이 저렴한 특징이 있다. 다른 포장 재료와 라미네이트(laminate) 즉, 얇은 막으로 박층한 박판으로 종이가 갖는 단점을 보완할 수 있다. 반면, 내수성이나 차단성이 좋지 못하여 열접착성이 없는 것이 단점이다.

종이는 광의로 분류하면 판지(板紙), 양지(洋紙), 화지(畵紙) 등으로 나뉘고, 판지에는 골판지(骨板紙, corrugated cardboard), 백판지(白板紙), 황판지(黃板紙) 등이 있으며, 양지에는 인쇄용지, 크라프트지(kraft paper), 롤지(roll paper), 모조지(imitation vellum), 박엽지(tissue paper) 등이 있다. 황산펄프(sulfate pulp)를 재료로 만든 절연(絶緣)종이인 크라프트지(kraft paper)는 매우 질긴 용지로 낱 포장이나 소화물 포장 또는 다층(2~6겹)으로 단일포대를 만들어 과일, 채소, 곡류 등의 한방식품 및 시멘트, 비료, 설탕, 소금(25kg까지) 등 다목적 포장에 쓰인다. 한쪽 면만 윤이 나고 재질이 거친 인쇄용지나 얄팍한 포장지로 쓰이는 롤지(roll paper)는 한약재 및 한방식품 등의 일반포장지 또는 섬유포장지 등으로 그 용도가 매우 다양하다. 한편, 빛의 통과를 허용하면서 낮은 불투명도를 보이는 종이가 박엽지(tracing paper)로 특수용도로 사용되며, 표면이 매끈하고 광택이 있다. 또 극히 치밀한 반투명성인 글라신지(glassine paper)는 한약재 및 한방식품 등의 의약품포장, 비스킷의 내포장 등에 쓰이고, 삼(蔘), 아마(亞麻), 무명(솜) 등을 원료로 만드는 라이스지(rice paper)는 담배를 말거나 사전(辭典)의 인쇄용지로 사용된다. 그리고, 테트라팩(Tetra Pak사 제품)은 1972년부터 우유포장에 활용하기 시작하여 두유(豆乳), 주스(juice)는 물론 소주, 유산균 음료까지 적용범위가 확대되어 1989년도에는 약 11억 개의 규모로 높은 신장률을 보이고 있다. 향후, 무균포장 종이용기는 취급의 편의성, 유통의 효율성, 폐기물처리의 용이성 등으로 활용도가 더욱 증가할 것으로 예측된다.

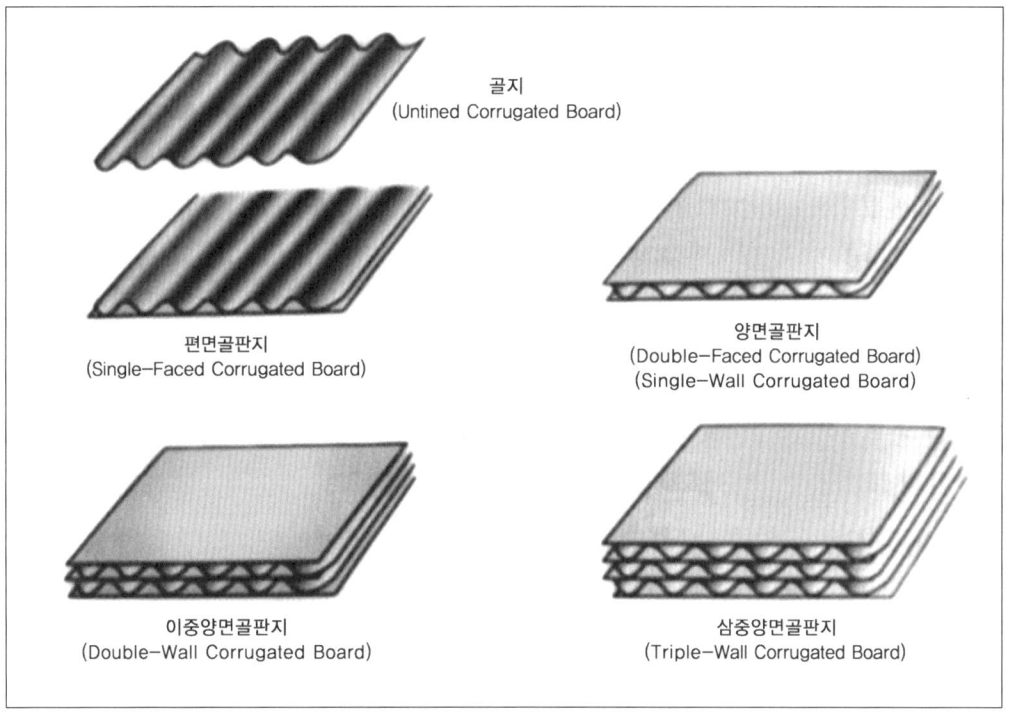

〈그림12-4〉 골판지의 구조 및 종류

(5) 금속용기(金屬容器)를 이용한 한약재의 포장

통조림은 얇은 강판에 주석(朱錫) 즉, Tin(Sn)을 도금한 양철(洋鐵)로 만들기 때문에 차단성이 우수하다. 그러나, 주석이 용해되어 제품으로 이행하는 경우가 있어 TFS(tin free steel)관이 개발되었다. 이것은 주석도금 대신 크롬도금을 한 것으로, 도료를 도포하여 형성되는 고체의 피막 즉, 도막(塗膜, paint film)의 접착성이 좋고 성형성과 내식성은 양철과 비슷하다. 알루미늄(aluminium)은 양철과는 달리 붉은 녹이 슬지 않으며, 황화수소(H_2S)에 의한 흑변이 일어나지 않는다. 금속재료로서 알루미늄박(aluminium foil) 또는 steel foil을 이용하는 경우도 있다. 0.03mm 이하로 너무 얇은 호일(foil)은 핀홀(pinhole)이 생기기 쉽고, 가스나 수증기의 확산문제가 있다. 전성(展性)이 좋아 얇게 할 수 있으므로 플라스틱과 적층하여 많이 쓰이며, DI(drawn and ironed can)관을 만들 수 있다. 한편, 알루미늄박은 방습성, 방수성, 기체투과방지성, 광차단성이 우수하고, 내유성, 내한성, 형상 안정성이 있다. 그러나, 산, 알칼리, 염분에 약한 것이 단점이다. 또한, 알루미늄박은 가공적성이 양호하고, 가벼우며 사용하기 편리함과 동시에 가격이 저렴하여 경제적이며, 건조한약재 등의 포장재로 사용이 가능하다.

(6) 유리용기를 이용한 한약재의 포장

유리(glass)는 오래 전부터 포장재로서 사용되어 왔다. 물리적으로는 고점성을 갖는 물질이 과냉각된 상태이고, 화학적으로는 무기산화물의 혼합물로 볼 수 있다. 유리는 70~75%의 Na 또는 Ca silicate와 6~12%의 Ca 또는 Mg의 산화물로 되어 있으며, 이밖에 Al, Ba 등의 금속산화물로 구성되어 있다. 즉, 규사모래(SiO_2)를 소다회(Na_2CO_3), 석회($CaCO_3$) 등을 혼합하여 1,500℃에서 용융·추출하여 성형한 것이다. 유리는 비교적 안정하지만 불화수소산(hydrofluoric acid)에 쉽게 부식되며, 고온다습한 상태에 장시간 방치하면 풍화된다. 특히, 물리적 힘에 약하여 파손될 우려가 높다. 유리는 투명하여 내용물을 볼 수 있으므로 약주, 청량음료, 잼(jam)이나 젤리(jelly), 피클(pickle) 등 여러 가지 한약재및 한방식품 등의 용기로 사용된다. 빛을 차단할 필요가 있는 것은 갈색이나 녹색의 병으로 만든다.

(7) 플라스틱(plastic)을 이용한 한약재의 포장

플라스틱(plastic)은 "원하는 모양으로 용이하게 가공(加工)할 수 있다."라는 의미의 그리스어 "프라스티코스(plastkos)"에서 유래되었다. 가열했을 때 재가공 가능여부에 따라 열가소성플라스틱과 열경화성플라스틱으로 나뉜다. 대부분의 플라스틱은 열가소성으로 100℃ 이상 가열하면 용해되거나 분해된다. 셀룰로오스

(cellulose)로 만든 천연수지 셀룰로이드(celluloid)가 최초의 플라스틱으로 알려져 있다. 플라스틱(plastic)은 석유화학공업이 발달하면서 개발된 것으로, 한약재 및 한방식품 등의 포장에 획기적인 발전을 가져온 것이 주지의 사실이다. 플라스틱 재료에는 많은 종류가 있으며, 그 기능도 다양할 뿐만 아니라 가격이 저렴하고, 여러 가지로 성형할 수 있는 장점이 있다. 단점으로는 유리나 금속에 비하여 투습성, 기체투과성, 휘발성 물질의 투과 등 차단성이 떨어지고, 광선의 투과문제도 발생한다.

산지 약용식물 및 과실, 채소 등 농산물의 경우 미생물 번식, 기계적 손상, 증산작용 등을 억제하기 위해서 포장해야 하지만, 차단성이 너무 좋은 것은 습기가 포장지에 응축되어 비위생적으로 불결한 상태를 보여준다.

보통 150~300℃ 및 1,000~1,500 기압의 온도와 압력에서 중합시킨 고압법 폴리에틸렌(polyethylene), 폴리프로필렌(polypropylene), 연신경질(延伸硬質) 염화비닐(vinyl chloride) 등은 투습성이 적고, 기체투과성이 적당하여 저온유통 시는 적합하지만 결로성이 있고, 20℃ 이상에서는 기체투과성이 적어서 좋지 않다. 연신(延伸) 폴리에틸렌(polyethylene), 연질(延質) 염화비닐(vinyl chloride) 등은 투습성과 기체 투과성이 적당하고 결로성이 낮아 약용작물 및 농산물로부터 원료를 제공받는 한약재와 한방식품 등의 포장에 적합하다.

○ 주요한 플라스틱의 특성은 다음과 같다.
  ❶ 셀로판(cellophane)은 황산염 펄프를 원료로 하여 만든 비스코스 레이온(viscose rayon)을 인조섬유로 인견 즉, 셀룰로오스를 재생해서 만든 포도당의 중합체(polymer)로 가소제와 색소 등을 첨가하여 제조한다. 물(水)은 흡수하나 지방 등에는 좋은 차단제 구실을 하고 가격도 저렴하다. 산성용액 중에서 필름형태로 만든 것으로 투명하고 광택이 있으며, 인쇄적성이 좋아 적층 필름의 외부에 흔히 사용한다.

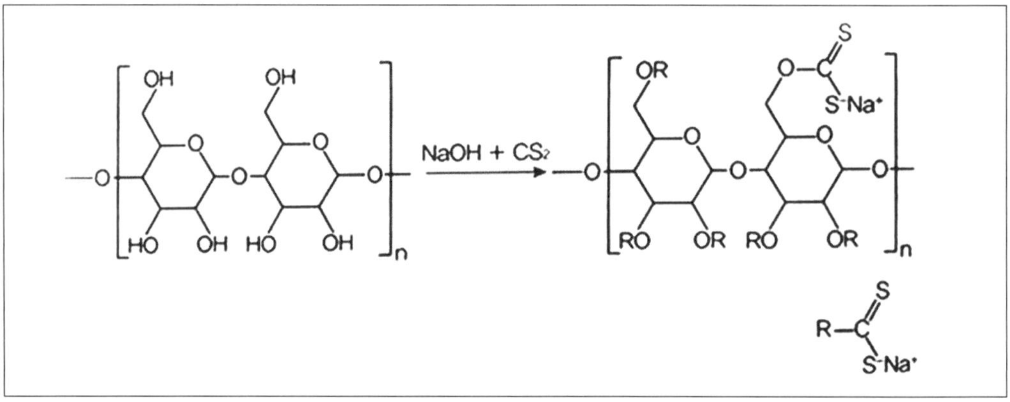

⟨그림12-5⟩ 셀로판(cellophane) 구조식

❷ 폴리에틸렌(polyethylene, PE)은 에틸렌가스의 중합에 의하여 만들어지는 열가소성 수지로 고압, 중압, 저압 PE가 있으며, 각각의 특성이 다르다. 종이컵의 코팅이나 각종 포장용 필름, 비닐봉투, 유연성이 있어 우유를 넣는 반투명병 등으로 제작된다. 가격이 가장 저렴하고 가공하기 쉬운 장점을 가지고 있으며 접착력이 좋아 내부 적층 필름으로 널리 쓰인다. 또한, 전기전열성, 내수성, 방습성, 내한성, 가공성이 좋다.

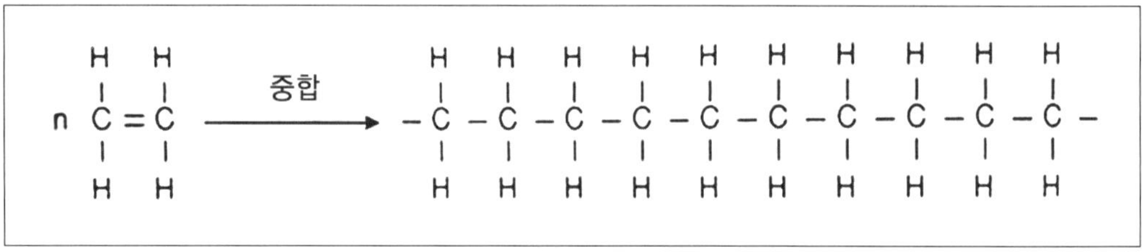

⟨그림12-6⟩ 폴리에틸렌(PE) 구조식

❸ 폴리프로필렌(polypropylene, PP)은 다른 플라스틱에 비해 가볍고 폴리에틸렌보다 인장강도, 경도가 크지만 찢어지기 쉽다. 단점을 보완하기 위해서 필름을 잡아 늘린 연신폴리프로필렌(oriented polypropylene, OPP.)도 쓰인다. 내열성으로 소포장 및 반조리 한방식품 등의 포장에 있어서, 특화된 뜨거운 음식류를 담을 때 주로 사용된다.

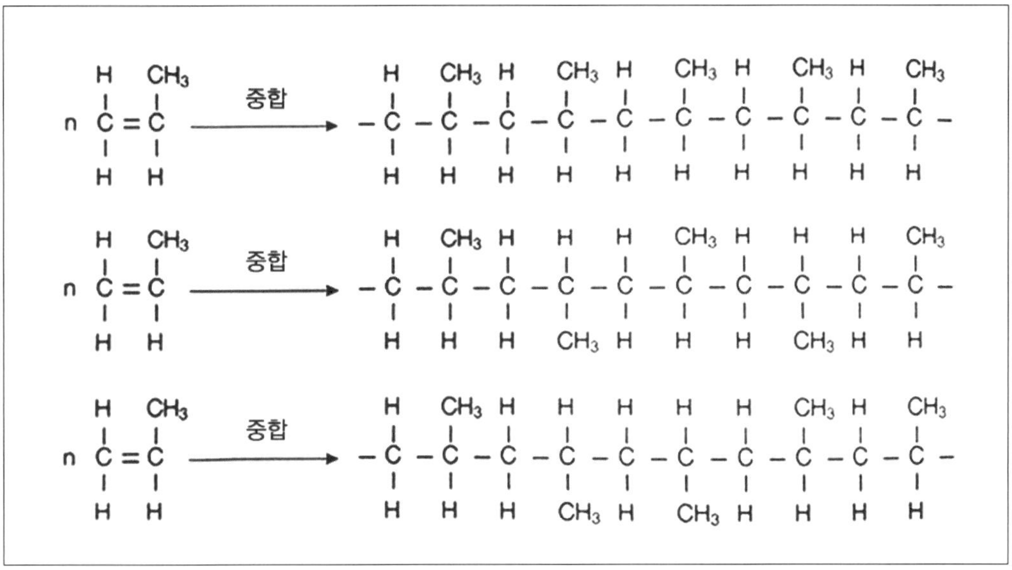

<그림12-7> 폴리프로필렌(PP) 구조식

❹ 폴리스틸렌(polystyrene, PS)은 광택, 투명성, 경도는 좋지만 방습성, 기체투과성이 낮고 내한성, 내열성이 낮아 산지 약용작물 및 생야채 포장에 이용되기도 한다. 장기저장이 필요 없을 때 사용하며, 병, 컵, 접시 등 성형용기에 쓰인다. 소재는 스티로폼인데, 가볍지만 내열성이 약해 뜨거운 제품을 담기에는 부적합하다.

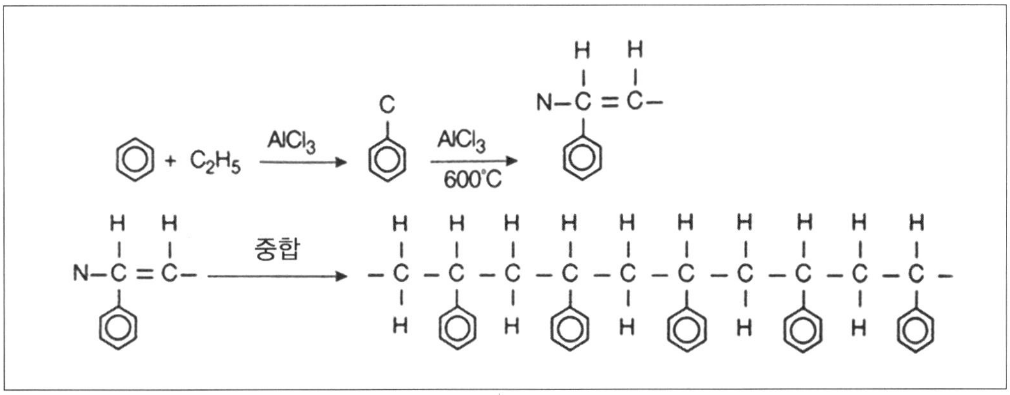

<그림12-8> 폴리스티렌(PS) 구조식

❺ 폴리염화비닐(polyvinyl chloride, PVC)은 광택, 투명성이 좋으나 내한, 투습성이 좋지 않아 가소제를 첨가하여 보완하고 있다. 가격이 저렴해서 약용식물 및 야채 포장 등에 쓰이고, 가소제를 첨가하지 않은 것은 성형용기로써 한약재 지방유(fatty oil), 식용유(edible oil), 초(酢) 등 액체류 포장용기로 쓰인다.

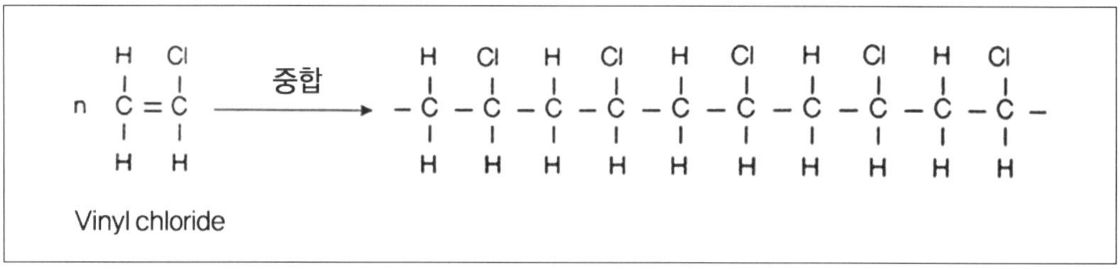

<그림12-9> 폴리염화비닐(PVC) 구조식

❻ 폴리염화비닐리덴(polyvinylidene chloride, PVDC)은 염화비닐리덴 85~90%, 염화비닐 10~15%의 공중합체(共重合體, copolymer)로 투명하고 차단성이 좋으며, 각종 한약재 포장에 안정하다. 가열하면 수축하는 성질이 있어 동물성 육가공품의 밀착포장에 사용하는데, 열접착성이 약한 것이 단점이다.

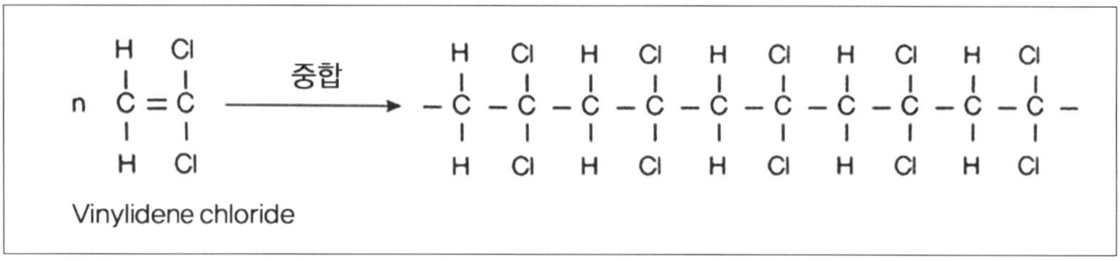

<그림12-10> 폴리염화비닐리덴(PVDC) 구조식

❼ 폴리카보네이트(polycarbonate, PC)는 강인하고 내열성, 내한성, 인쇄성이 좋지만 투습성, 기체투과성은 좋은 편이 아니다.

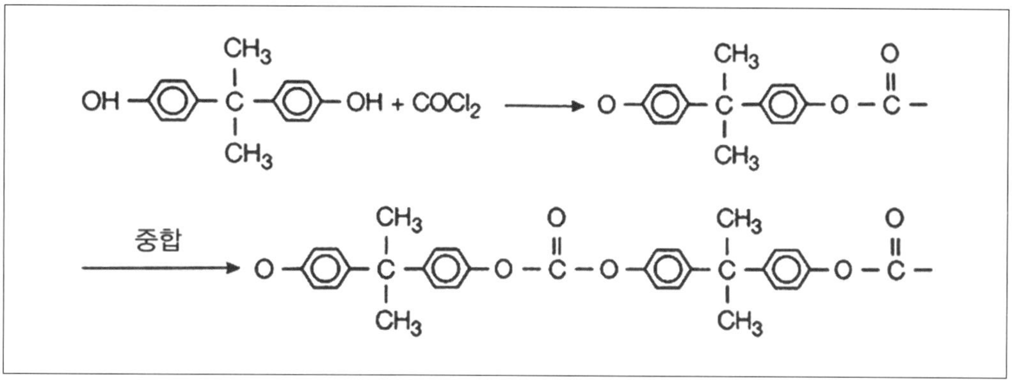

<그림12-11> 폴리카보네이트(PC) 구조식

❽ 폴리에스테르(polyester, PES) 폴리에스테르의 대표적인 유형은 폴리에틸렌 테레프탈산(polyethylene terephthalate, PET)으로 테레프탈산(terephthalic acid)과 에틸렌 글리콜(ethylene glycol)의 축합물(condensation polymerization)인 폴리에틸렌 테레프탈산(polyethylene terephthalate)을 원료로 하여 만든 열가소성수지이다. 무색, 투명, 광택, 기계적강도가 우수하며 내열성, 차단성도 좋은 편이다. 열접착이 되지 않으므로 폴리에틸렌(polyethylene)과 접합하여 사용하며, 가열살균용 및 냉동제품 포장용으로 쓰인다.

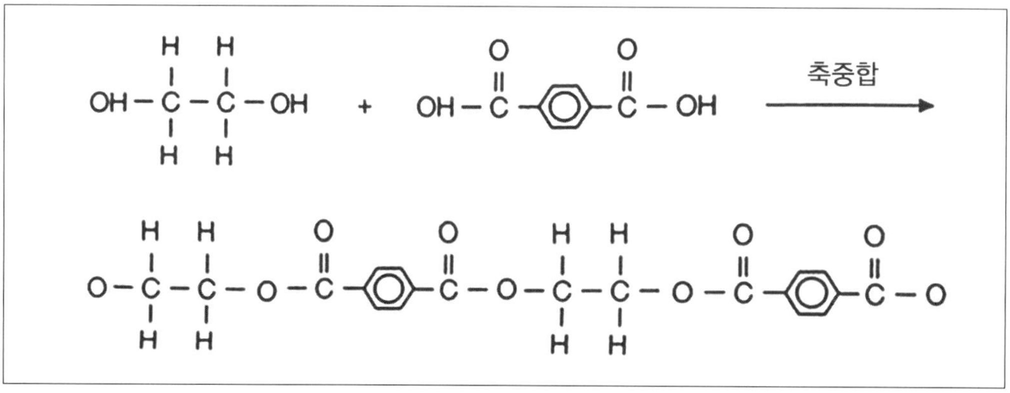

<그림12-12> 폴리에스테르(PES) 구조식

❾ 폴리비닐알코올(polyvinyl alcohol, PVA)은 물(水)에 녹지만 열처리하여 내수성을 부여한 것으로, 무색투명하며 투습성은 높지만 산소 차단성이 좋다.

폴리에틸렌(polyethylene)이나 폴리프로필렌(polypropylene)과 겹쳐 사용한다.

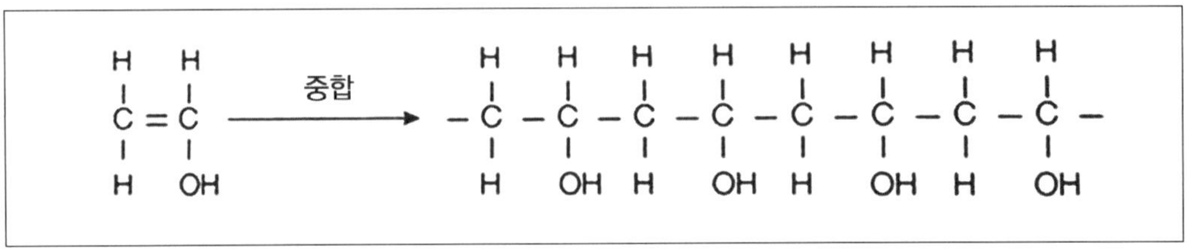

<그림12-13> 폴리비닐알코올(PVA) 구조식

❿ 폴리아마이드(polyamides, PA)는 산아마이드결합(acid amide bond)인 카르복실산(carboxylic acid)과 암모니아(ammonia) 또는 아민(amine)에서 암모니아의 수소원자를 탄화수소기로 치환하여 얻은(-CONH-) 중합체의 총칭인바, 화합물이 한분자의 물(H_2O)을 잃고 생기는 축합화합물인 고분자물질로서 나일론(nylon), 수지(resin) 등이 알려져 있으며, 나이론의 경우 Nylon-6과 Nylon-12 두 종류가 있다. Nylon-6 필름은 수분투과도가 크지만, Nylon-12 필름은 투과도가 작다. 건조한 조건에서 기체, 휘발성분 및 기름에 대한 차단성이 우수하다. 매우 넓은 온도범위에서 안정하여 240℃에서 열접착이 가능하며, 수분을 흡습하여 1~2%의 변화를 일으킬 수 있다. 무색투명, 유연성, 차단성, 강도, 내약품성, 내마모성, 윤활성, 염색성 등이 좋으며 투습성은 높다. 다른 필름과 적층하여 이용된다.

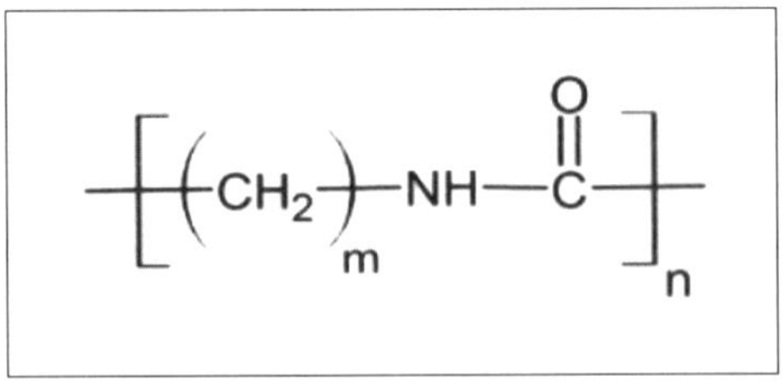

<그림12-14> 폴리아마이드(PA) 구조식

$$HOOC-(CH_2)_4-COOH \quad + \quad H_2N-(CH_2)_6-NH_2$$
$$\text{Adipic acid} \qquad\qquad\qquad \text{Hexamethylene diamine}$$
$$\downarrow \text{중합}$$
$$HOOC-(CH_2)_4-COHN-(CH_2)_6-NHCO-(CH_2)_4-COHN-(CH_2)_6-NH_2$$
$$\text{Nylon-6/6 (polyhexamethylene adipamide)}$$

<그림12-15> 폴리아마이드(polyamides) 합성과정

⑪ 종이(cellulose)는 시간적으로 가장 오래된 형태의 포장재로써 인쇄가 용이하고, 다른 적층 포장재의 초기 포장재로 사용된다. 화학적으로 포도당(glucose)이 단위체인 셀룰로오스(cellulose)로 구성되어 있다. 최근에는 홍조류(紅藻類)로부터 갈락토오스(galactose)를 주요 구성성분으로 종이를 제조하는 기술이 발명되어 개발 중에 있는 실정이다.

⑫ 사란(Saran)은 보통 사란랩(saran lap) 또는 크린랩(clean lap)으로 불리는 포장재로 기름과 화학물질에 강하며 내열성 플라스틱 수지로 원래는 1937년 미국회사(Dow Chemical Co.)에 의해 발명되었다. 현재는 사란섬유제조회사(The Saran Yarns Co.)에 의해 생산되고 있는 합성섬유의 상표명이다. 염화비닐리덴(vinylidene chloride)과 염화비닐(vinyl chloride)의 중합체(polymer)이다. 방습성이 우수하고, 기체투과성이 낮아 일반가정에서 식품을 포장하는데 많이 사용되는데, 가격이 비싸고 열(熱)에 의한 밀봉이 어려운 단점이 있다.

⑬ 알루미늄포일(aluminium foil)은 99.5 %의 순수한 알루미늄을 이용하여 두께가 1.5 mm에서 0.35 mm까지 되도록 압연공정을 통해 제조한 것이다. 부피가 가볍고 가격이 저렴하며 물(水)이나 기체투과성이 매우 낮은 장점이 있으나, 강도가 낮고 인쇄성이 좋지 않아 폴리에틸렌(polyethylene, PE) 및 종이 등과 차단성을 요하는 적층 필름에 많이 사용된다. 알루미늄박의 가공방법에는 유색

래커(lacquer)를 도포(塗布)하여 착색하는 착색가공, 폴리에틸렌(PE) 같은 합성수지를 코팅하여 가열 접착성을 향상시키는 수지코팅가공, 플라스틱 필름 등을 접착제로 적층하는 라미네이트(laminate)가공 그리고, 두꺼운 알루미늄 박을 프레스로 눌러 컵, 접시 등의 형태로 제조하는 성형가공 등이 있다. 알루미늄박의 종류에는 압연한 그대로의 경질박과 압연한 다음 가열하여 냉각한 후 연화시킨 연질박으로 나눈다. 또한, 광택 여부에 따라 편면 광택박과 양면 광택박으로 나눈다. 알루미늄박은 경량, 광택, 방습차단성, 기체차단성, 보향차단성, 차광성, 무독성, 내열성, 내한성, 가공성 및 기계적성 등의 장점이 있다.

⑭ 폴리유산(polylactic acid, PLA)은 가장 널리 쓰이는 생분해 플라스틱으로 옥수수 전분이나 사탕수수로부터 발효에 의해 생성된 유산 즉, 젖산(lactic acid)을 감압 하에서 이합체(dimer)로 만든 락티드(lactide)를 촉매로 이용하여 중합시켜 만든 포장재로 전자레인지용 용기 등으로 사용된다. 바이오 원료로 생산되기 때문에 일정 조건에서 미생물 등에 의해 수개월 내 자연분해 되는 친환경 소재이다.

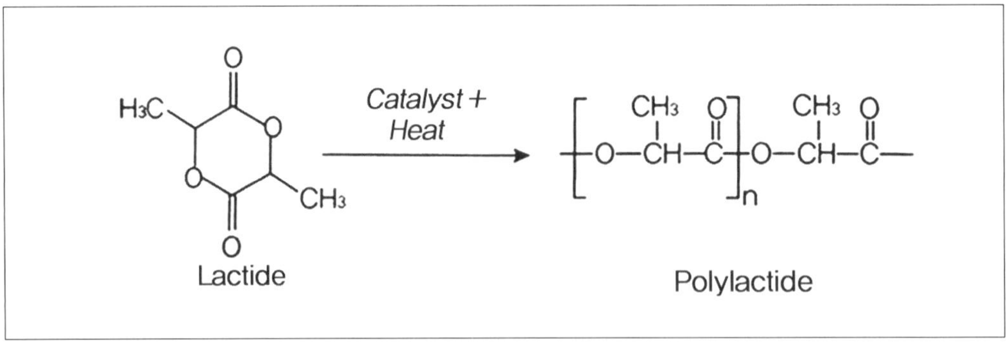

<그림12-16> 폴리유산(PLA) 구조식

⑮ 생고분자포장(bio-packaging)의 재료는 셀룰로오스(cellulose)와 그 유도체(derivatives), 전분과 그 유도체(derivatives), 껌(gum) 등과 같은 다당류, 젤라틴(gelatin), 제인(zein), 글루텐(gluten) 등과 같은 단백질, 왁스(wax), 지방질과

그 유도체(derivatives) 등의 지방질, 폴리디베타하이드록시부티르산(poly-D-β-hydroxybutyrate), 폴리유산(polylactic acid) 등의 폴리에스테르가 있다. 다당류나 단백질은 적절한 기계적 성질과 광학적 성질이 있으나, 습기에 민감하여 투습성이 크다. 지방질과 폴리에스테르(polyester)는 방습성이 우수하나 불투명하고 상대적으로 유연성이 부족하며 부스러지기 쉽고 특히, 지방질 필름의 경우 산패로 인해 불안정하다.

(8) 나무용기를 이용한 한약재의 포장

나무용기(wooden container)는 저장이나 수송 중 큰 기계적강도가 요구될 때 외포장용으로 사용된다. 나무드럼과 배럴(barrel)은 액체의 포장 특히, 고급와인이나 주정제조를 위해 사용된다. 나무상자는 약용작물 및 과채류 등 농작물, 어류포장에 제한적으로 사용된다. 한약재 및 한방식품 등의 포장에 따른 위생적 품질관리 및 유통관리에 특별한 대책이 필요한 이유는 무엇인가? 한약재 및 한방식품 등은 수분과 보관에 따른 저장온도, 미생물이나 충해 등으로 쉽게 오염될 가능성이 매우 많기 때문이다.

☞ 적층(積層, lamination)이란?

　박판공정(薄板工程)이라고 하며, 공업기술에 있어서 목재, 직물, 종이, 플라스틱, 필름, 금속박지 등의 재료를 연속적인 층(層)으로 쌓은 다음 최종적으로 수지(樹脂, resin)로 붙여서 완성하는 공정이다. 즉, 책이나 잡지, 팜플릿 표지 등에 사용되는 필름을 이용한 포장방법이다. 플라스틱 필름은 미생물이나 먼지는 효과적으로 차단하지만 완전하게 밀폐되는 것은 아니다. 종이, 플라스틱, 필름, 금속박지 등의 유연성 재료는 수분, 산소, 빛의 투과도, 파열강도, pinhole성 등이 각각 다르므로 이들 물질을 적절하게 겹쳐 사용하면 특성이 강화된다. 시판(市販) 겹지 가운데 특수한 목적을 위하여서는 8겹까지 하는 것도 있다. 예를 들어, 인스턴트 차(茶)의 경우 포장지는 밖으로부터 인쇄 가능한 셀로판, 그 다음은 수분차단성과 열접착성이 좋은 폴리에틸렌, 강도를 주기 위한 가공지, 다음 층의 접착을 위한 카제인(casein) 접착제, 가스 차단의 주재료인 알루미늄박지, 맨 안쪽은 수분차단을 보강하고 열접착을 하는 폴리에틸렌으로 되어 있다. 적층은 접착제 용액으로 습식적층, 열가소성 접착제로 건식적층, 그밖에 특수한 사출법 등으로 행한다. 이들 중의 한 가지는 공사출(coextrusion)이라 부르는 적층법으로써 사출기 내에서 2종의 수지(resin)가 층류를 이루면서 출구로 나와 성형된 것을 냉각하는 방법이 있다. 이렇게 만들어진 필름은 가장 완전한 적층이며, 여기에 다시 종이나 금속 박지를 붙여서 보강하기도 한다.

한약재가공학

|

참고문헌
찾아보기

■ 부록

참고문헌

1. 許浚 저, 동의보감국역위원회 역 : 『對譯 東醫寶鑑』, 법인문화사, 1999.
2. 상한론연구회 : 『傷寒論講義』, 도서출판 정담, 1997.
3. 한의과대학 예방의학교실 편저 : 『養生學(韓醫豫防醫學)』, 계측문화사, 2004.
4. 전국한의과대학 본초학 교수 공편 : 『本草學』, 영림사, 1999.
5. 한약연구소위원회 : 『韓藥學』, 대한약사회, 1986.
6. 육창수, 남준영, 심재호, 류기욱, 김형근 공저 : 『韓藥學 Ⅱ』, 광명의학사, 1992.
7. 황안국 : 『韓方營養學』, 한올출판사, 1998.
8. 황안국 : 『韓方生藥健康機能食品醫學論』, 북스텍, 2009.
9. 박창호, 강신인 : 『韓藥材 炮製技術』, 청문각, 2004.
10. 고성권 : 『韓方生藥學』, 도서출판 진영사, 2016.
11. 황안국 : 『韓方食品의 科學的 效能』, 도서출판 한옥당, 2011.
12. 김호철 : 『韓方食餌療法學』, 경희대학교출판부, 2001.
13. 이선동, 박영철 : 『韓藥毒性學 Ⅰ』, 한국학술정보(주), 2012.
14. 이선동, 박영철 : 『韓藥毒性學 Ⅱ』, 한국학술정보(주), 2013.
15. 한의학대사전 편찬위원회 편 : 『增訂 韓醫學大辭典』, 도서출판 정담, 2010.
16. 한국식품과학회 편 : 『食品科學技術大辭典』, 광일문화사, 2004.
17. 한약재평가기술과학화연구사업단 편저 : 『韓藥材便覽』, 서울대학교출판문화원, 2014.
18. 대한약사회 한약위원회 편 : 『原色 韓藥圖鑑』, 도서출판 아카데미서적, 2001.
19. 생약학교재 편찬위원회 저 : 『生藥學 개정 2판』, 동명사, 2014.
20. 배기환 : 『韓國의 藥用植物』, 교학사, 2000.
21. 배기환 : 『健康寶鑑』, 교학사, 2001.
22. 한용봉 : 『常用食用植物』, 고려대학교출판부, 2004.

23. 한용봉 :『한국야생 食用植物資源·Ⅰ』, 고려대학교출판부, 2002.
24. 한용봉 :『한국야생 食用植物資源·Ⅱ』, 고려대학교출판부, 2003.
25. 김동훈 :『食品化學』, 탐구당, 1988.
26. 김호철 :『韓藥藥理學』, 집문당, 2001.
27. 조영수 :『食品生命工學』, 동아대학교출판부, 2002.
28. 한국식품과학회편 :『食品工學』, 형설출판사, 1984.
29. 양한철 :『食品工業』, 세문사, 1992.
30. 유태종, 이상건, 김두진 공저 :『食品加工學 개정증보판』, 문운당, 1982.
31. 이성갑 :『食品製造工學特論』, 석학당, 2012.
32. 김형열, 오문헌, 이경혜, 이수한, 장학길 공저 :『食品加工技術學』, 도서출판 효일, 2003.
33. 박현진, 이철호 공저 :『食品貯藏學』, 고려대학교출판부, 2008.
34. 이철호 공저 :『食品 Extrusion 技術』, 유림문화사, 1987.
35. 한국식품Extrusion연구회 :『食品 Extrusion技術(Ⅱ)』, 유림문화사, 1988.
36. 박무현, 이동선, 이광호 공저 :『食品包裝學』, 형설출판사, 2000.
37. 정동효 편 :『食品機械槪論』, 선진문화사, 1988.
38. 민용규 역 :『食品物性學』, 대한교과서주식회사, 1990.
39. 박무현 편저 :『레토르트식품』, 교학연구사, 1982.
40. 조순채 역 :『레올러지 rheology 제2판』, 대한교과서주식회사, 2001.
41. 한국의약품수출입협회 편저 :『韓藥材의 品質管理』, 광명사, 1998.
42. 이창복 :『大韓植物圖鑑』, 향문사, 1993.
43. 변유량 외 14인 공저 :『現代 食品工學』, 지구문화사, 2014.
44. 고정삼, 최종욱 :『食品工學』, 유한문화사, 2012.
45. 김공환 :『食品工學 Food Engineering 제 2 판』, 유한문화사, 2012.
46. 공재열 : 單位操作 工程中心『食品工學』, 형설출판사, 1983.
47. 변유량 :『食品工學』, 탑출판사, 1982.
48. 장규섭, 이종욱, 임상빈 :『最新 食品工學 Food Engineering』, Σ시그마프레스, 2003.
49. 장규섭, 이종욱 :『食品工學』, 대한교과서주식회사, 1987.

50. 김재욱, 이재성, 최언호, 박관화 공역 : 『食品工學』, 집현사, 1982.
51. 허종화 역 : 『食品工學基礎 FOOD ENGINEERING FUNDAMENTALS』, 선진문화사, 1989.
52. 고정삼 : 『食品加工學』, 유한문화사, 2012.
53. 연구책임자 안상우 : 『해외에서 찾아낸 우리 옛 의학책』 증보판, 한국한의학연구원, 2009.
54. 김재길 : 임상응용 『韓藥炮製學』, 약업신문사, 1992.
55. 안덕균, 김호철 : 『韓藥炮製學』, 일중사, 1997.
56. 임경수, 김원학, 손창환, 유승목 : 『한국의 독초 植物毒性學 The Encyclopedia of Poisonous Plants of Korea』, 군자출판사, 2013.
57. 이응호 역 : 『食品保藏學要論』, 수학사, 1978.
58. 장일무 외 편저 : 『東洋醫藥科學大典』, 서울대학교 천연물과학연구소 문헌정보학 연구실, 2003.
59. 대표편저자 김정훈 : 『韓藥材의 化學 成分』 제2판, 도서출판 우석, 2016.
60. 김항묵, 오양호, 최우식, 정해영, 이재영 편역 : 『東醫鑛物學』, 부산대학교출판부, 1998.
61. 박진한 : 『韓藥流通學』, 보명BOOKS, 2015.
62. 신동원, 김남일, 여인석 : 『한권으로 읽는 東醫寶鑑』, 들녘, 1999.
63. 노영덕, 이태후, 이민호 : 『韓方食品 殘留農藥 分析法』, 드림미디어, 2008.

찾아보기 (가나다 순)

【가】

가성알도스테론증 (pseudoaldosteranism) 245
가수분해(加水分解) 44, 85, 177
가시광선(可視光線) 67
가압(加壓) 50
가압냉침(冷浸) 141
가압살균기(autoclave) 336
가열(加熱) 44
가열살균(加熱殺菌) 65, 324
가열처리(加熱處理) 169, 335
가열치사시간(加熱致死時間) 330
간헐멸균(間歇滅菌) 325
갈근(葛根) 38
갈색화반응(褐色化反應) 87
감마선(gamma ray) 67, 69
감별(鑑別) 128
감수(甘遂) 136
감압냉침(減壓冷浸) 140
감초(甘草) 38, 153, 243
감초즙(甘草汁) 153
감초 추출물(甘草 抽出物) 243
강자(薑炙) 136
강직포장재 348

강활(羌活) 37
강황(薑黃) 240
갱미초(粳米炒) 135
거경(去莖) 125
거근(去根) 125
거두미족시(去頭尾足翅) 127
거로(去蘆) 126
거지경(去枝莖) 126
거피각(去皮殼) 126
거모(去毛) 126
거심(去心) 127
거유제상(去油製霜) 186
거핵(去核) 127
건강(健康) 40
건강기능식품(健康機能食品) 42, 63
건열멸균(dry heat sterilization) 326
건조(乾燥) 44, 55, 264
건조곡선(乾燥曲線) 266
게놈지도(genome map) 51
겨자유 165
계지(桂枝) 131, 242
계피(桂枝) 242
계피유(桂枝油) 242
견우자(牽牛子) 134

결명자(決明子) 134
결정(結晶) 60
결정수(結晶水) 196
결합수(bound water) 269
경고제(硬膏劑) 254, 257
경옥고(瓊玉膏) 254
경제(輕劑) 36
고려삼(高麗蔘) 235
고려인삼(高麗人蔘) 235
고려의학(高麗醫學) 25
고본(藁本) 37
고사리 126, 230
고압멸균(高壓滅菌) 326
고온살균(high temperature pasteurization) 326
고전압펄스전기장(high voltage pulsed electric fields) 44, 107
고제(膏劑) 254
고주파(高周波) 67, 111
골판지(骨板紙, corrugated cardboard) 350
곰팡이독소(mycotoxin) 219
공기제균(空氣除菌) 80
공비증류(azeotropic distillation) 314, 315
과루인(瓜蔞仁) 186
과립성형(顆粒成型) 101
과립(顆粒) 24, 55
광물성 한약재 246
광염(mined salt) 77
광펄스기술(intense pulsed light) 44, 108

광학이성질체(optical isomers) 193
괴화(槐花) 167
교낭제(膠囊劑) 248, 260
교미교취(矯味矯臭) 47
교반(攪拌) 44, 81
구연산(citric acid) 152
구척(狗脊) 126
구피고(狗皮膏) 257
군약(君藥) 35
균주선별(菌株選別) 82
균주보존(菌株保存) 82
권백(卷柏) 125
궐채(蕨菜) 230
꿀(蜂蜜) 151, 254
그레이(gray) 70
글리세린(glycerine) 173
글리세롤(glycerol) 173
글리시리진(glycyrrhizin) 153, 243
글리시리진산(glycyrrhizic acid) 153, 243
글리신(glycine) 193
글리코콜(glycocoll) 193
기(氣) 40
기능성 식품(機能性 食品) 64
기름(oils) 173
기미(氣味) 159
기미론(氣味論) 23
기체(氣滯) 40
길경(桔梗) 126

【나】

나노그램(nanogram) 215
나린진(naringin) 166
나미초(糯米炒) 135
나복자(蘿葍子) 125
납(Pb) 오염 205
냉동(冷凍) 56
냉온살균(冷溫殺菌) 325
냉장(冷藏) 56, 344
냉침법(冷浸法) 257
노감석(爐甘石) 196
노두(蘆頭) 126
노시보 효과(nocebo effect) 28
녹각상(鹿角霜) 186
녹색기술 107
농축(濃縮) 44, 58, 176
농축우라늄(濃縮uranium) 66
농산물(農産物) 70, 197
농작물(農作物) 221, 277
농약(農藥) 197
농축환(濃縮丸) 249, 252
뇌환(雷丸) 130
뇌공포자론(雷公炮炙論) 169
니코틴산(nicotinic acid) 152

【다】

다이서(dicer) 288
다단식 증류탑(多段式 蒸溜塔) 316
단법(煅法) 138
단삼(丹蔘) 125

단쉬법(煅淬法) 138
단위조작(單位操作) 44
단위반응(單位反應) 44
다제(茶劑) 248, 258
단백질(蛋白質) 192, 260
단순지질(單純脂質) 177
단제(丹劑) 248, 252
단증류(simple distillation) 314
단행(單行) 35
담음(痰飮) 41
당귀(當歸) 37, 66
당장제(糖漿劑) 248, 259
당지(糖漬) 44
대두유(soybean oil) 61, 147
대자석(代赭石) 196
대황(大黃) 38, 214
데치기(blanching/parboil) 48, 56, 344
도(度) 145
도선(桃選) 125
도인(桃仁) 126
도정(搗精) 44, 54
독성(毒性) 46, 96, 240
돈(炖) 137
돌연변이 유발성(突然變異 誘發性) 204
독성식물(毒性植物) 231
독초(毒草) 231
동결(凍結) 50, 268
동결건조(凍結乾燥) 268
동과자(冬瓜子) 134
동서의학(東西醫學) 30
동의수세보원(東醫壽世保元) 32, 33

동양의학(東洋醫學) 25
동의학(東醫學) 25
동의보감(東醫寶鑑) 32, 34
두부(豆腐) 86, 146
두충(杜仲) 126
등전점(等電點) 195
디기토닌(digitonin) 166, 189
디기토닌 반응(digintonin reaction) 189
디디티(DDT) 199, 201
디스크 밀(disc mill) 277, 282
디에틸스틸베스트롤
　　　　(diethylstilbestrol) 198
D값 328
DNA 51, 97

【라】
라미네이트(laminate) 350
라우르산(lauric acid) 176
련(煉) 145
로(爐) 144
로(露) 145
롤 밀(rolls mill) 277, 281
롤지(roll paper) 350
루틴(rutin) 167
류우코안소사이야니딘
　　　　(leucoanthocyanidin) 171
류우코안소사이야닌류
　　　　(leucoanthocyanins) 170
리날로올(linalool) 152
리퀴리틴(liquiritin) 153

리퀴리티게닌(liquiritgenin) 153
리포이드(lipoid) 175

【마】
마기(馬蜞) 149
마아초(馬牙草) 252
마쇄(磨碎) 44
마이야르반응(Maillard reaction) 53, 86
마이크로캡슐화
　　　　(microencapsulation) 65
마이크로파(microwave) 44, 74, 269
마이크로파살균(microwave殺菌) 74
마인(麻仁) 134
마전자(馬錢子) 135
마크로젠(Macrogen) 52
마황(麻黃) 126
만곡법(彎曲法) 129
만형자(蔓荊子) 134
망초(芒硝) 196
메틸헵테프테논
　　　　(methylhepteptenone) 152
멜라노이딘반응
　　　　(melanoidine reaction) 87
멜라닌(melanin) 195
메쉬(mesh) 279
멸균(滅菌) 324
명단법(明煅法) 138
명현현상(瞑眩現象) 36
모동청고(毛冬靑膏) 256
모래(細沙) 149

모조지(imitation vellum) 350
목향(木香) 37
몰약(沒藥) 47
무균조작(無菌操作) 53, 82
무균포장(無菌包裝) 346
무기성분(無機成分) 196
무형이유능자(無形而有能者) 40
물(水) 119
물심이원론(物心二元論) 26
물질수지(mass balance) 48
미감수(米泔水) 154
미나마타(minamata)병 207
미르센(myrcene) 152
미병(未病) 39
미초(米炒) 134
밀기울(麥麩) 146
밀랍(蜜蠟) 181
밀자(蜜炙) 47
밀폐단법(密閉煅法) 139
밀환(蜜丸) 249, 251

【바】

박(煿) 144
박판공정(薄板工程) 362
박테리오신(bacteriocin) 44, 113
박테리오파지(bacteriophage) 51
박피(剝皮) 44
박엽지(tissue paper) 350
박하엽(薄荷葉) 131
반강직포장재 348

반하(半夏) 153
반혼초(返魂草) 137
발암성(發癌性) 199, 214
발효(醱酵) 88, 257
방(鎊) 145
방기(防己) 214
방부(antisepsis) 191, 325
방풍(防風) 126
방사능(放射能) 69
방사선(放射線) 69
방사선조사법(放射線照射法) 44
방사선살균(放射線殺菌) 53, 66
방사선조사식품(放射線照射食品) 67
방약합편(方藥合編) 32
배당체(配當體) 165, 231
배지(培地) 및 장치살균(裝置殺菌) 80
백개자(白芥子) 134
백강잠(白殭蠶) 135
백과(白果) 233
백반(白礬) 147
백부근(百部根) 137
백삼(白蔘) 235
백자인(栢子仁) 186
백작약(白芍藥) 37, 126
백출(白朮) 38, 130
백축(白丑) 134
백편두(白扁豆) 139
백합(百合) 137
버 밀(buhr mill) 277, 283
베타선(beta particle) 67, 68

베타-플란드렌(β-phellandrene) 152
베크렐(becquerel) 70
벤조피렌(benzopyrene) 212, 214
법제(法製) 22, 249
벽(劈) 132
변성(變性) 195, 304, 333
변패확률(變敗確率) 328
병제(餠劑) 253
보건(保健) 40
보료초(輔料炒) 134
보르네올(borneol) 152
보완대체의학(complementary alternative medicine) 30
보제(補劑) 36
복(伏) 145
복령(茯苓) 37
복룡간(伏龍肝) 148
복신(茯神) 37
복합지질(compound lipids) 177, 182
볼 밀(ball mill) 277, 282
본초(本草) 231
본초강목(本草綱目) 22
봉독(蜂毒) 194
봉밀(蜂蜜) 251
부자(附子) 238
부제 탄소원자(asymmetric carbon) 193
부초(麩炒) 47
부패(腐敗) 88
분말도(粉末度) 280
분별증류(fractional distillation) 314

분쇄(粉碎) 44, 53, 54, 276
분리(分離) 53, 54
분해(分解) 44
불가결지방산(不可缺脂肪酸) 179
불포화지방산 (unsaturated fatty acid) 178,
붕사(硼砂) 196
break point 123
비(飛) 145
비누화(saponification) 177
비등점(沸騰點) 304
비사볼렌(bisabolene) 152
비소 오염(As 汚染) 208
비에이치시(BHC) 199, 201
비열플라스마(non-thermal plasma) 44
비타민 F 179
비파고(枇杷膏) 256
비파엽(枇杷葉) 126
빈랑(檳榔) 129

【사】

사(晒) 145
사란(Saran) 359
사별(篩別) 44
사선(篩選) 125
사약(使藥) 35
사용기한(使用期限) 261
사이클로펜탄(cyclopentane) 183
사이클로헥산(cyclohexane) 183
사인(砂仁) 136

사상의학(四象醫學) 32
사진(四診) 27
산조인(酸棗仁) 125
사초(砂炒) 133
사포닌(saponin) 165
사하작용(瀉下作用) 171
사향(麝香) 251
산소공급(酸素供給) 53, 81
산삼(山蔘) 233
산약(山藥) 129, 135
산약(散藥) 253
산제(散劑) 253
산패(酸敗) 184, 272
산화(酸化) 178, 184
산화반응(酸化反應) 180
살(撒) 145
살균(殺菌) 65, 322, 324
살균작용(殺菌作用) 324
살균제(殺菌劑) 197, 333
살충제(殺蟲劑) 197
쌀(稻米) 145, 154
삼기고(蔘芪膏) 256
3중점(triple point) 268
삼초(三焦) 250
삼황연고(三黃軟膏) 257
삽제(澁劑) 36
상반(相反) 36
상백피(桑白皮) 36, 128
상사(相使) 36
상살(相殺) 36

상수(相須) 36
상수(上水) 119
상악(相惡) 36
상외(相畏) 36
상업적 살균(commercial sterilization) 327
상육(商陸) 136
상한론(傷寒論) 30, 234
색소고정(色素固定) 44, 86
색택(色澤) 99, 159
생강(生薑) 152
생강즙(生薑汁) 152
생고분자 포장(bio-packaging) 360
생극제화론(生剋制化論) 26
생물반응기(生物反應器) 51, 100
생삼(生蔘) 234
생약(生藥) 117, 231
생약제제(生藥製劑) 118
생존곡선(生存曲線) 328
서양삼(西洋蔘) 235
서양의학(西洋醫學) 24
석고(石膏) 196
석출(析出) 60, 271
선별(選別) 44
선제(宣劑) 36
설계된 식품(designer food) 64
설제(泄劑) 36
설탕절임(糖藏) 77
성형(成型) 101
세라마이드(ceramide) 182
세법(洗法) 128

세정(洗淨) 197
세포융합(細胞融合) 53, 98
세표(洗標) 125
센티모르강(centi Morgan) 52
셀로판(cellophane) 353
소금절임(鹽藏) 53, 76
소독(消毒) 122
소독제(disinfectant) 102
소비기한(消費期限) 261
소자상(蘇子霜) 186
소화효소(消化酵素) 167
소합향환(蘇合香丸) 251
소회향(小茴香) 136
쇼가올(shogaol) 152
속단(續斷) 217
수날법(手捏法) 130
수독(水毒) 41
수분(水分) 41, 264
수분활성도(water activity) 78, 226
수비법(水飛法) 139
수사(修事) 22
수삼(水蔘) 234
수소첨가(水素添加) 44, 83
수소화(水素化) 177
수은 오염(Hg 汚染) 206
수제(修製) 22
수증기증류(steam distillation) 314, 315
수지(resin) 191, 350
수축현상(shrinkage) 270
수치(修治) 22

수환(水丸) 249, 251
숙성(熟成) 89
숙지황(熟地黃) 124
순도(純度) 159
술(酒) 150
술덧(starter) 98
쉬(淬) 138
슈레더(shredder) 289
스테로이드(steroid) 165
스핑고신(sphingosine) 182
슬라이서(slicer) 287
승마(升麻) 214
습제(濕劑) 36
쓸개즙(膽汁) 155
시네올(cineol) 152
시버트(sivert) 69
시상(柿霜) 186
시트랄(citral) 152
시호(柴胡) 37, 158
식료(食療) 23
식물성약재(botanicals) 64
식물염기(植物鹽基) 164
식약공용 한약재(食藥共用 韓藥材) 118
식양(食養) 23
식염수(食鹽水) 154
식용식물(食用植物) 162, 230
식원병(食源病) 24
식의(食醫) 24
식초(食醋) 151, 196
식치(食治) 23

식품(食品) 25
식품과학(食品科學) 45
신나몬(cinnamon) 241
신남알데히드(cinnamic aldehyde) 242
신약(臣藥) 35

【아】
아그로박테리움법(Agrobacterium)법 94
아교(阿膠) 38
아미노산(amino acid) 192
아미노아세트산(amino acetic acid) 193
아미노-카아보닐반응
　　　　(amino-carbonyl reaction) 87
아세틸콜린(acetylcholine) 199
아유르베다의학(Ayurveda醫學) 25
아이소프렌(isoprene) 168
ISP(등전점) 195
아이소플라본(isoflavon) 153
아코니틴(aconitine) 164
아크롤레인(acrolein) 185
아크릴아마이드(acrylamide) 185
아플라톡신(aflatoxin) 212, 219
안토시아닌(anthocyanins) 153
안토잔신(anthoxanthin) 166
알루미늄포일(aluminium foil) 39
알칼로이드(alkaloid) 162
알킬기(alkyl group) 193
알킬아민(alkyl amine) 163
알파선(alpha particle) 67, 68
알파-피넨(α-pinene) 152

암염(rock salt) 77
압력변화법(壓力變化法) 105
압착(壓搾) 53, 60
압축력(compression force) 276
압출(押出) 53, 61
압출성형(壓出成型) 101
액상코코넛 오일 176
약로(藥露) 248, 258
약물독성치사량단위
　　　　(藥物毒性致死量單位) 227
약선(藥膳) 23
약성론(藥性論) 23
약용식물(藥用植物) 230
약용작물(藥用作物) 233
약제살균(藥劑殺菌) 74
약침제(藥針劑) 248, 259
약효식품(nutraceuticals) 64
양방(洋方) 29
양방의학(西洋醫學) 26, 29
양생(養生) 40
양생학(養生學) 40
양이온 다중 고분자
　　　　(polycationic polymer) 44
어두(魚肚) 149
어표(魚鰾) 149
어혈(瘀血) 40, 41
여과(濾過) 44, 53
역침투여과(逆浸透濾過) 53, 57
연고제(軟膏劑) 256
연자육(蓮子肉) 134

연침고(軟浸膏) 256
연화신기술(軟化新技術) 140
열제(熱劑) 36
염색체(染色體) 51
염자(鹽炙) 136
염지(鹽漬) 44
에너지수지(energy balance) 49
에멀션(emulsion) 55
에스테르교환(interesterification) 53, 83
F값 331
F₀값 331
X선 66, 67
MCT 오일 175
예방(豫防) 40
오미자(五味子) 192
오수유(吳茱萸) 153
오크라톡신(ochratoxin) 212, 221
옥배유(corn oil) 106, 175
옥타코사놀(octacosanol) 181
온도변화법(溫度變化法) 105
올레산(oleic acid) 178
올리고당(oligosaccharide) 100
옴가열(ohmic heating) 44, 111
완전살균(radappertization) 327
왕유(王乳, royal jelly) 194
외법(煨法) 139
용뇌(龍腦) 251
용담초(龍膽草) 256
용매(溶媒) 292
용해(溶解) 44

용해도(solubility) 292
용수(用水) 120
우방자(牛蒡子) 134
우슬(牛膝) 136
우황(牛黃) 251
우황청심환(牛黃淸心丸) 251
우황해독단(牛黃解毒丹) 252
원심분리(遠心分離) 44, 322
원지(遠志) 139
원화(芫花) 151
원형질세포 융합(Protoplast fusion)법 94
월의학(越醫學) 25
울금(鬱金) 240
위독약 효과(necebo effect) 28
위령선(威靈仙) 125
위약효과(placebo effect) 28
유기산(有機酸) 172
유기염소제(有機鹽素劑) 199
유기인제(有機燐劑) 199
유리염소(遊離鹽素) 122
유도지질(derived lipids) 177, 183
유도기간(induction period) 180
유연성 포장재 348
유자(油炙) 137
유전가열(誘電加熱) 269
유전상수(dielectric constant) 295, 296
유전자(gene) 51
유전자지도(遺傳子地圖) 51
유전자조작(遺傳子操作) 53
유전자재조합(遺傳子再組合) 92

유전자재조합식품(遺傳子再組合食品) 96
유전정보(遺傳情報) 52, 97
유전체(遺傳體) 52
유전체지도(遺傳體地圖) 51
유지(oils and fats) 173, 177
유지(油脂)의 경화(硬化) 83
유침고(流浸膏) 254, 255
유통기한(流通期限) 261
유해물질(有害物質) 197, 212, 342
유향(乳香) 47
유화(乳化) 53, 59
유효성분(有效成分) 61, 150, 256
육계(肉桂) 126
육두구(肉荳蔲) 169
윤법(潤法) 129
왁스(wax) 181
은행잎 추출물(ginkgo leaf extract) 231
음식(飮食) 25
음양곽(淫羊藿) 137
음양오행론(陰陽五行論) 27
음파(音波) 51
음편절제(陰片切製) 127, 130, 140
응고(凝固) 53, 86
응괴성형(凝塊成型) 101
의방유취(醫方類聚) 32
의이인(薏苡仁) 134
이성질화당(異性質化糖) 100
이제마(李濟馬) 32
이중결합(double bond) 83, 177
이타이이타이(itaiitai)병 207

익지인(益智仁) 126
인간유전자지도(人間遺傳子地圖) 52
인공건조(人工乾燥) 132
인삼(人蔘) 233
인약귀경(引藥歸經) 47
인지질(phospholipid) 84
일본한의학(日本漢醫學) 25
일음(溢飮) 41
임계압력(臨界壓力) 103, 104
임계온도(臨界溫度) 103, 104
임계점(臨界點) 103, 104
임법(淋法) 128
입자총(Particle-gun)법 94

【자】

자(炙) 144
자기분해(autolysis) 53, 90
자기소화(self-digestion) 90
자법(炙法) 135
자법(煮法) 137
Z값 329
자동산화(自動酸化) 171, 179
자소자(紫蘇子) 134
자연건조(自然乾燥) 132, 272
자연동(自然銅) 138
자외선멸균(ultraviolet light sterilization) 102
자외선살균(紫外線殺菌) 53, 73, 108, 110
자유수(自由水) 269
자완(紫菀) 137

작약(芍藥) 38, 158
잔류농약(殘留農藥) 197
잔류 염소량(殘留 鹽素量) 122
잠열(潛熱) 264
장상론(臟象論) 26
장애(障礙) 245
장의학(藏醫學) 26
장중경(張仲景) 30
장해(障害) 245
저온살균(low temperature pasteurization) 326
적외선(赤外線) 67
적층(積層, lamination) 352, 362
전고제(煎膏劑) 254, 256
전기투석(電氣透析) 50, 53, 58
전단력(shearing force) 277, 281, 282
전리방사선(ionizing radiation) 66
전일의학(全一醫學) 30
전자파(電磁波) 51, 52, 69, 73, 75
전초(全草) 231
전통의학(傳統醫學) 9, 22
절(切) 131
절괴(切塊) 130
절단(切段) 130
절사(切絲) 130
절제(切製) 127
절편(切片) 130
정균작용(靜菌作用) 102
정력자(葶藶子) 134
정밀여과(精密濾過) 50, 53

정백미(精白米, polished rice) 99
정선(淨選) 124, 127
정염(normal salt) 77
정유(精油) 152, 168
정제(錠劑) 232, 248
정제수(精製水) 119
정제염(精製鹽) 77
정체론(整體論) 26
제(製) 145
제국(製麴) 53, 80, 87
제랄레논(zearalenone) 213, 214, 219
제4의 물질상태 102
제3의학 30
제상(製霜) 186
제상(制霜) 186
제열(除熱) 53, 80
제올라이트(zeolite) 121
제초제(除草劑) 197, 200
젤라틴(gelatin) 193, 260, 360
제제(製劑) 8, 47
조사처리식품(照射處理食品) 66, 67
조제(調製) 124, 128
조제(燥劑) 36
조제(條劑) 248, 258
조직배양(組織培養) 94, 99
좌(剉) 132
좌약(佐藥) 35
종이(paper) 350
주례(酒醴) 257
주모(酒母) 99

주자(酒炙) 135
주제(酒製) 150
주제(酒劑) 248, 257
주증(酒蒸) 138
주증제(酒蒸劑) 150, 192
주조성형(鑄造成型) 101
죽여(竹茹) 137
중금속(重金屬) 204
중독(中毒) 230
중성지방(neutral fats) 83, 173, 183
중의학(中醫學) 24, 25
중제(重劑) 36, 252
증류(蒸溜) 50, 53, 58, 304
증발(蒸發) 55, 304
증발·농축(蒸發濃縮) 58
증법(蒸法) 137, 138
증자천법(蒸煮燀法) 139
지각(枳殼) 146
지구자(枳椇子) 214
지모(知母) 126
지방(fats) 173
지방산(fatty acid) 173, 174
지방질(脂肪質) 175
지실(枳實) 37, 130, 157
지유(地楡) 126, 134, 171
지음(支飮) 41
지장(至掌) 149
지표성분(指標成分) 234, 237
지표수(地表水) 120, 254
지하수(地下水) 120

지함법(指陷法) 129
지황(地黃) 139, 213, 158
지훈(地熏) 130
진공(眞空) 50, 121
진공가온(眞空加溫) 140
진공건조(眞空乾燥) 267
진공플라잉(眞空flying) 53, 63
진동자기장(oscillating magnetic fields)
　　　　44, 113
진세노사이드(ginsenoside) 234
진액(津液) 41
진저올(gingerol) 152
진제론(zingerone) 152
진지베렌(zingiberene) 152, 240
진지베론(zingiberone) 152
진지베롤(zingiberol) 152
진초(陳醋) 151
진피(陳皮) 37, 157
징코르산(ginkgolic acid) 233

【차】

차전자(車前子) 125
창이자(蒼耳子) 134
천궁(川芎) 37, 129, 136, 157, 169
천금자(千金子) 186
천날법(穿刺法) 130
천남성(天南星) 150
천법(燀法) 139
천산갑(穿山甲) 135
천심연연고(穿心連軟膏) 257

천연물(天然物) 43, 114, 117, 231
천연색소(天然色素)의 발색(發色)·
　　　고정(固定) 86
천오(川烏) 139, 164, 239
천일건조(天日乾燥) 267
천일염(solar salt) 77
천화분(天花粉) 130
청산(靑酸) 165
청초(淸炒) 133
청피(靑皮) 37, 136, 151
체로치기(sieving) 53, 54
초고압처리(超高壓處理) 44
초두구(草豆蔲) 38
초법(炒法) 133
초음파(超音波) 44
초임계가스추출(超臨界gas抽出) 50
초임계유체추출(supercritical fluid
　　　extraction) 44, 50
초자(醋炙) 136
초절임(酸藏法) 53, 79
초초(炒焦) 134
초탄(炒炭) 133, 168
초오(草烏) 164, 239
초황(炒黃) 133, 168
최기형성(催畸形性) 200, 208
추출(抽出) 44, 61, 292
충격력(衝擊力) 276
충복제(冲服劑) 248, 260
청주(淸酒) 81, 99
천인합일설(天人合一說) 26

치심치병(治心治病) 33
치자(梔子) 38
친수기(親水基) 175
친유기(親油基) 175
7정(七情) 36
칠정합화(七情合和) 36
침강(沈降) 53, 60
침고제(浸膏劑) 256
침전(沈澱) 44, 53, 60, 335

【카】

카드뮴 오염(Cd 汚染) 207
카바메이트계 살충제
　　　(carbamate系 殺蟲劑) 200
카테콜(catechol) 170
카테킨(catechin) 170
카테콜 탄닌(catechol tannins) 170
카페산(caffeic acid) 171
카페인(caffeine) 61, 106, 163
카프로산(caproic acid) 175
카프르산(capric acid) 176
카프릴산(caprylicacid) 175
캄펜(camphene) 152
캠페놀(kaempferol) 231
캡슐화(capsulation) 53, 63
캬라멜화반응(caramelization) 87
코발트 60(cobalt 60) 67
콜라겐(collagen) 193
콜레스테롤(cholesterol) 155, 179, 188
콜로이드(colloid) 182, 333

쿠마린(courmarin) 165, 242
퀘르세틴(quercetin) 231
큐리(Curie) 70
크라프트지(kraft paper) 350
크롬 오염(Cr 汚染) 209
크세논(xenon) 109
클로로제닌산(chlorogenic acid) 171
킬레이트(chelate) 166, 333

【타】

탁주(濁酒) 98
탄닌(tannin) 150, 170
탄수화물(炭水化物) 87, 167, 215, 218
탈껌(degumming) 53, 84
탈기(脫氣) 50, 56
탈랍(脫蠟) 53, 59
탈색(脫色) 53, 106
탈산(脫酸) 53, 84
탈염(脫鹽) 53, 83
탈염소(脫鹽素) 53, 62
탈취(脫臭) 50, 53, 59
탕(燙) 138
탕약(湯藥) 248, 250
탕액(湯液) 34, 248
탕제(湯劑) 127, 248
탕포(燙炮) 249
택사(澤瀉) 38
토초(土炒) 135
통기·교반(通氣·攪拌) 81
통제(通劑) 36

트리글리세라이드(triglyceride) 174, 177
트리할로메탄(trihalomethane) 123

【파】

파극천(巴戟天) 136
파두(巴豆) 239
파두상(巴豆霜) 186
파두유(巴豆油) 240
파스칼(Pascal, Pa) 269
파툴린(patulin) 213, 214, 226
판토텐산(pantothenic acid) 152
펄퍼(pulper) 289
페놀(phenol) 85, 165
펩타이드 결합(peptide bond) 192, 194
편제(片劑) 248, 256, 259
평형단(平衡段) 295, 315, 320
포(炮) 144
포(刨) 132
포법(泡法) 128
포자(炮炙) 22, 130
포장(包裝) 50, 342
포제(炮製) 22, 128
포화지방산(saturated fatty acid) 174, 177
포황(蒲黃) 46, 134
폭(曝) 145
폭건(曝乾) 167
폴리에틸렌(polyethylene, PE) 353, 354
폴리프로필렌(polypropylene, PP) 354, 355
폴리스틸렌(polystyrene, PS) 355

폴리염화비닐
　　　(polyvinyl chloride, PVC)　356
폴리염화비닐리덴
　　　(polyvinylidene, PVDC)　356
폴리유산(polyactic acid)　360
폴리카보네이트(polycarbonate, PC)　356
폴리에스테르(polyester, PES)　357
폴리비닐알코올
　　　(polyvinyl alcohol, PVA)　357
폴리아마이드(polyamides, PA)　358
표면경화(case hardening)　270
표백(漂白)　53, 86
표준체(standard sieve)　279
푸모니신(fumonisins)　213, 219, 225
품질관리(quality control, QC)　43, 159, 185, 213, 237, 343
품질유지기한(品質維持期限)　261
풍선(風選)　125
풍습질타지통고(風濕跌打止痛膏)　257
플라본(flavone)　166
플라바논(flavanone)　166
플라바노놀(flavanonol)　166
플라보노이드(flavonoid)　165, 166
플라스마(plasma)　44, 102
플라시보 효과(placebo effect)　28
플라스틱(plastic)　348, 352
피로갈롤(pyrogallol)　170
피로갈롤 탄닌(pyrogallol tannins)　170
피리딘(pyridine)　163
피마자유(아주까리기름)　176

피브로인(fibroin)　193
피토케미칼(phytochemical)　64
피페리딘(piperidine)　163
ppm(parts per million)　212
ppb(parts per billion)　212
핀 밀(pin mill)　277
필수지방산(essential fatty acid)　175, 179
필수아미노산(essential amino acid)　194

【하】

하사(河沙)　149
한국한의학(韓國韓醫學)　25
한방(韓方)　29
한방생약(韓方生藥)　23
한방생약건강기능식품(韓方生藥健康機能食品)　24
한방식이요법(韓方食餌療法)　23
한방식품(韓方食品)　23
한방약물(韓方藥物)　24
한방의학(韓方醫學)　25, 26, 27, 29
한약(韓藥)　117
한약재(韓藥材)　22, 24
한약재가공학(韓藥材加工學)　22
한약제제(韓藥製劑)　117, 118
한외여과(限外濾過)　50, 53, 57
한의약학(韓醫藥學)　27, 231
한제(寒劑)　36
합개(蛤蚧)　137
합분(蛤粉)　148, 249
합성(合成)　44, 53, 85

항산화제(antioxidants) 185
항생물질(抗生物質) 227, 325, 333
해동(解凍) 50, 53, 57
해머 밀(hammer mill) 277, 281
해수(海水) 120
행인상(杏仁霜) 186
향약집성방(鄕藥集成方) 22, 24
허들기술(hurdle technology) 44, 45, 46
허준(許浚) 34, 36
현미(玄米) 54, 99
현삼(玄蔘) 126, 129, 235
현음(懸飮) 41
혈(血) 40
혈고초중(頁枯草中) 196
형개(荊芥) 132
형태(形態) 159
호골(虎骨) 132
호로파(胡蘆巴) 134
호염(crude salt) 77
호환(糊丸) 251
혼합(混合) 44, 53, 55
홍삼(紅蔘) 235
화건(火乾) 167

화한의학(和漢醫學) 25
환약(丸藥) 249
환제(丸劑) 249
활석분(滑石粉) 135, 149
활제(滑劑) 36
황금(黃芩) 37, 38
황기(黃芪) 37, 131, 137, 152
황련(黃連) 38
황백(黃柏) 38
황제내경(黃帝內經) 30, 34
회분(灰分) 151, 160
후박(厚朴) 37
훈연(燻煙) 44, 53, 84
훈제(燻劑) 24, 248, 259
훈증(燻蒸) 53, 84
흑두즙(黑豆汁) 153, 154
흑삼(黑蔘) 235
흑축(黑丑) 134, 191, 192
흡수(吸收) 53, 62
흡착(吸着) 53, 62
흡착제 사용법 105

부록

한약재 종류

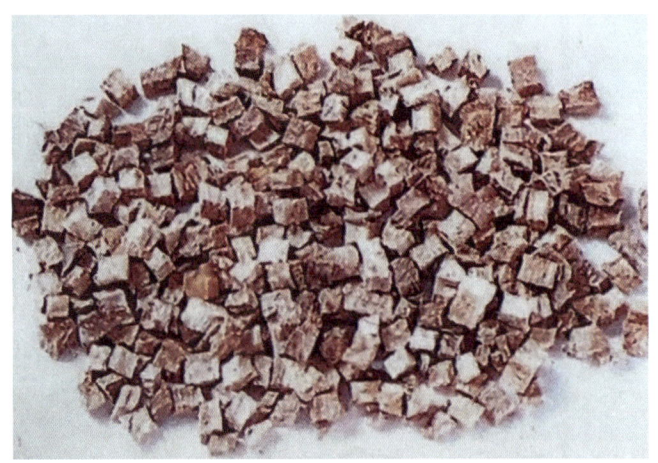
갈근(葛根)

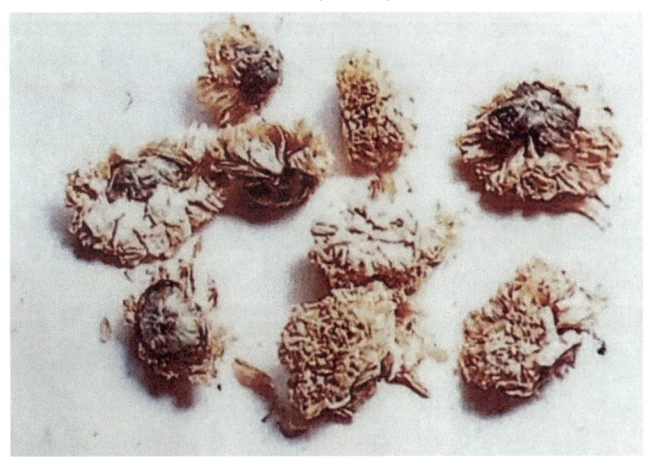
감국(甘菊)

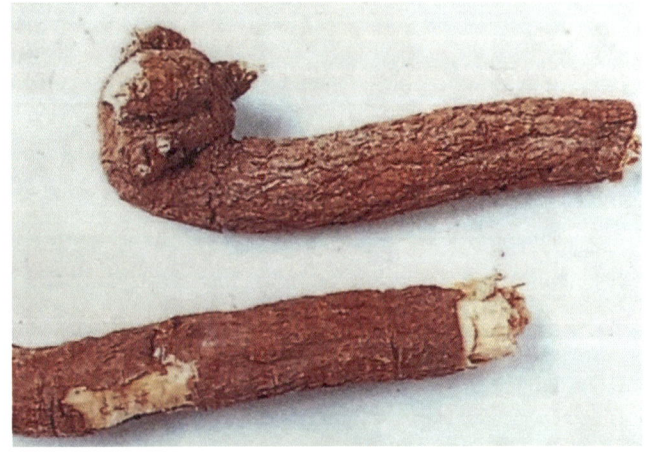
감초(甘草)

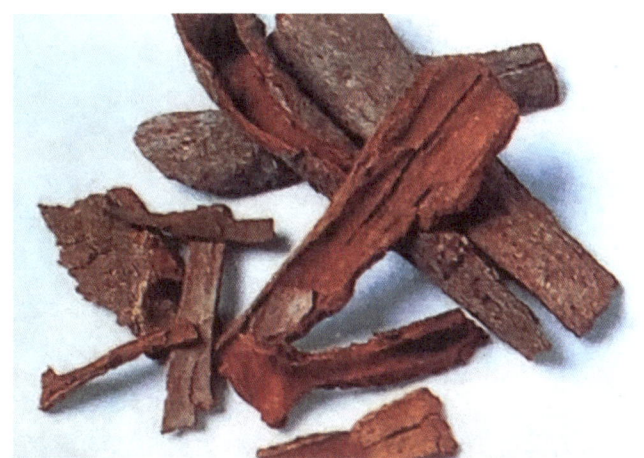
계지(桂枝)

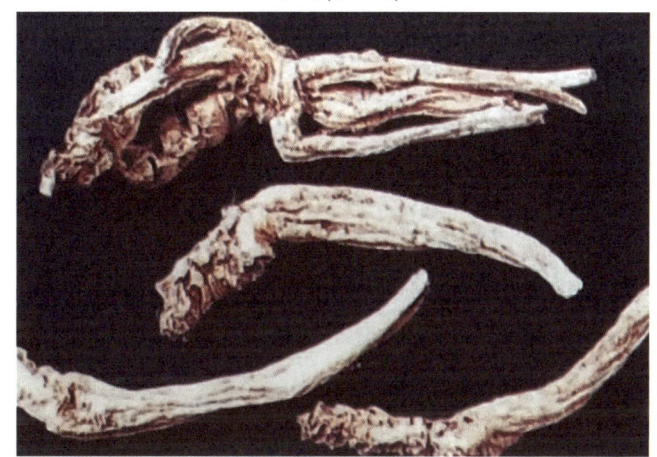
길경(桔梗)

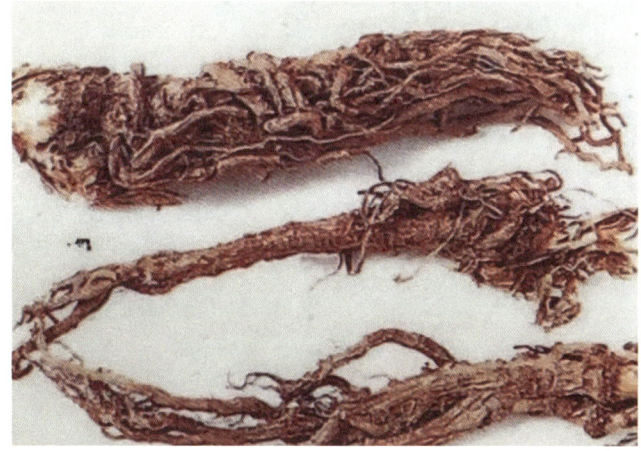
당귀(當歸)

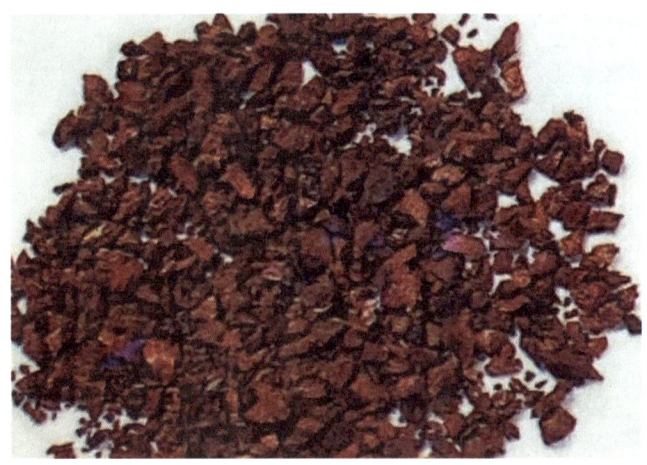

대황(大黃)

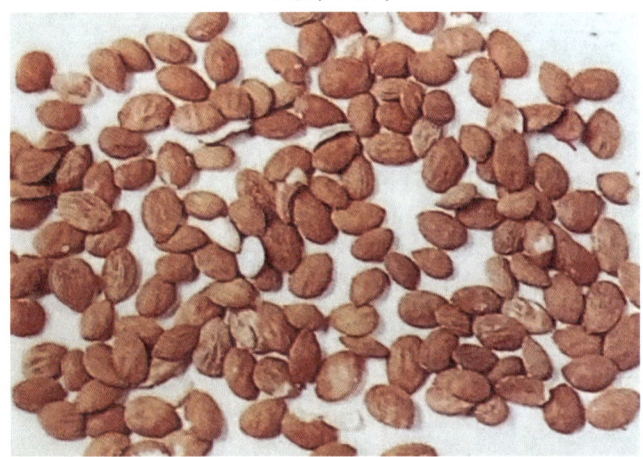

도인(桃仁)

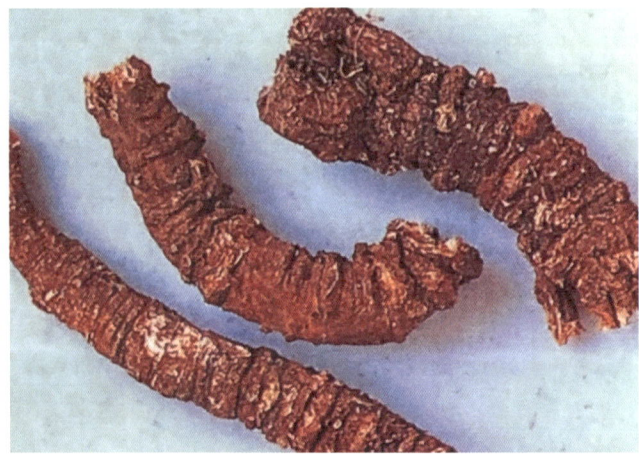

강활(羌活)

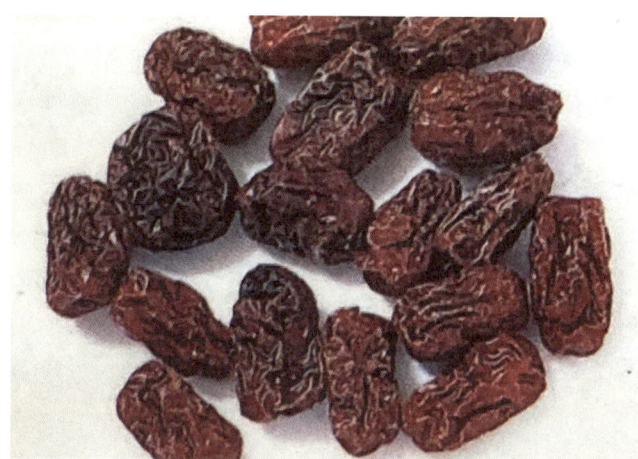
대추(大棗)

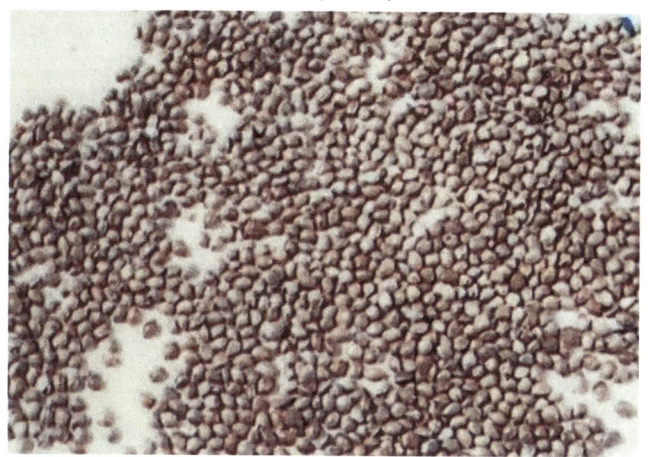
삼(麻子仁)

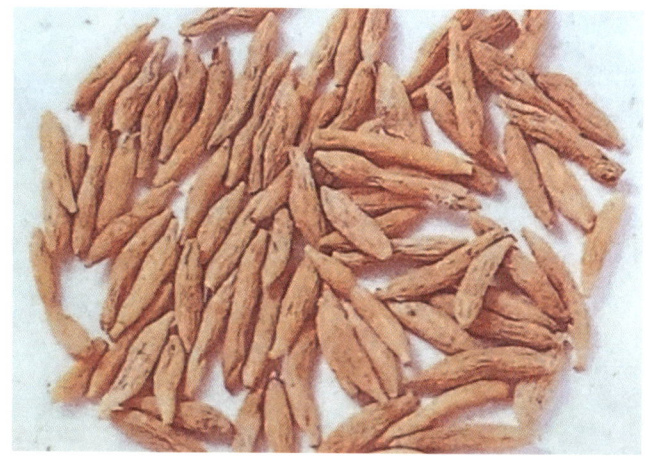
맥문동(麥門冬)

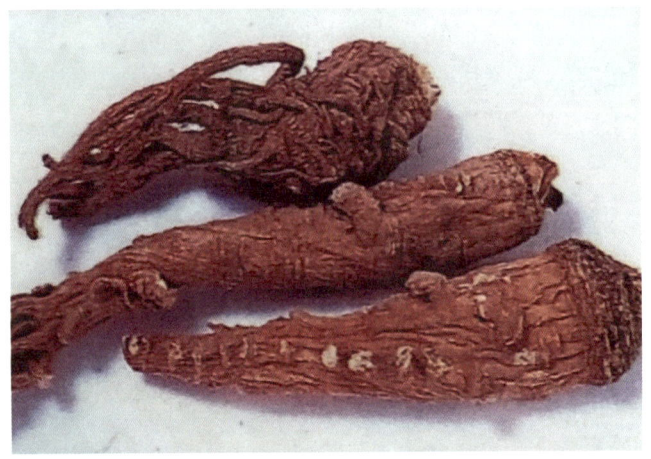
백지(白芷)

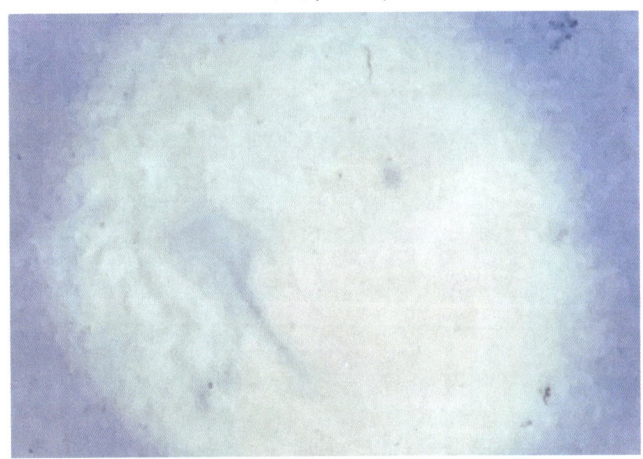
망초(芒硝)

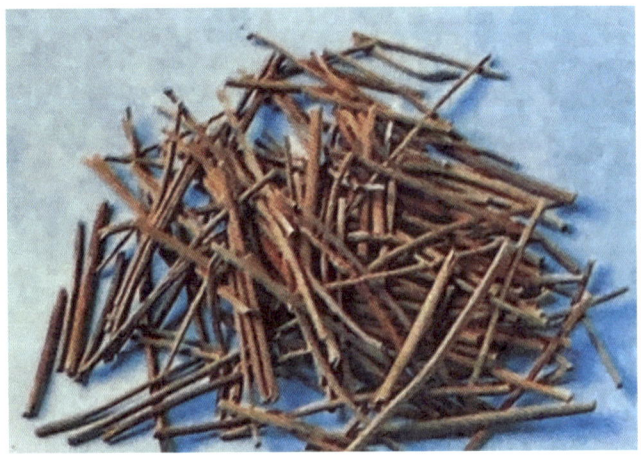
마황(麻黃)

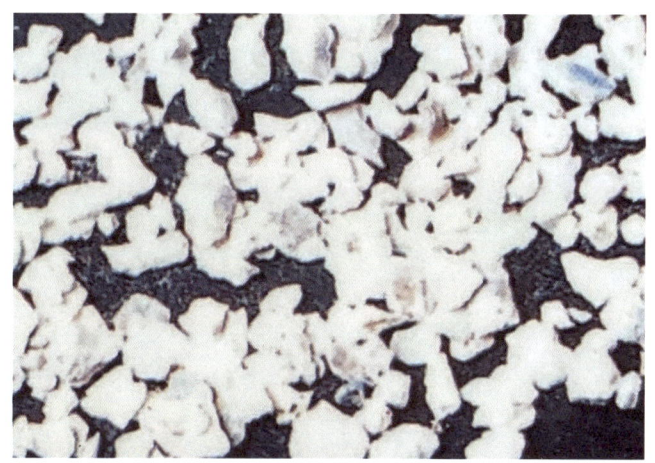
굴조개(牡蠣)

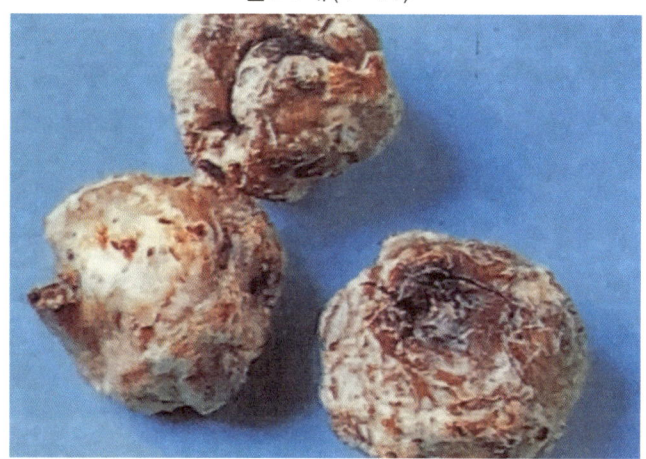
부자(附子)

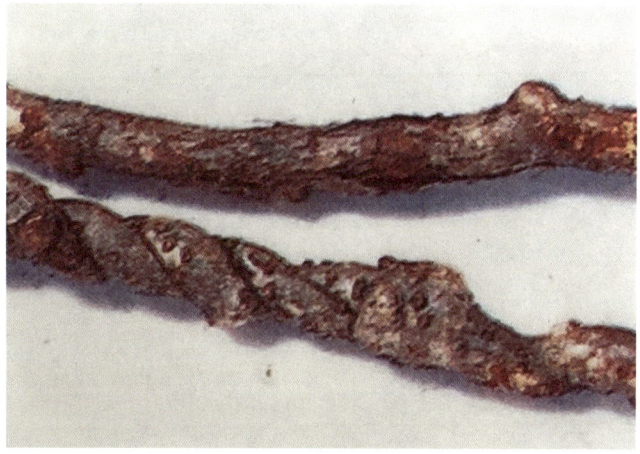
목통(木通)

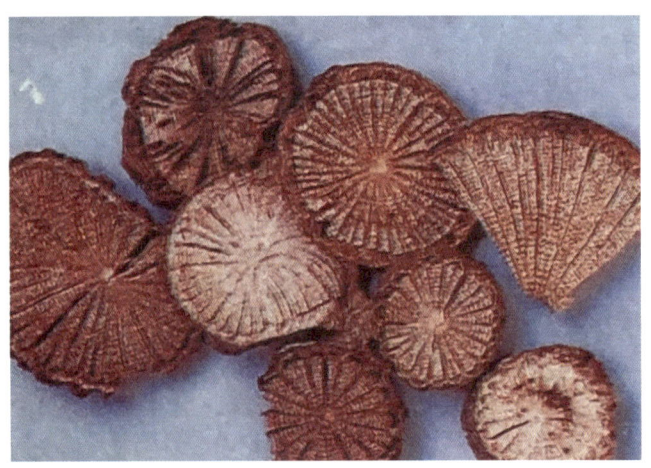

방기(防己)

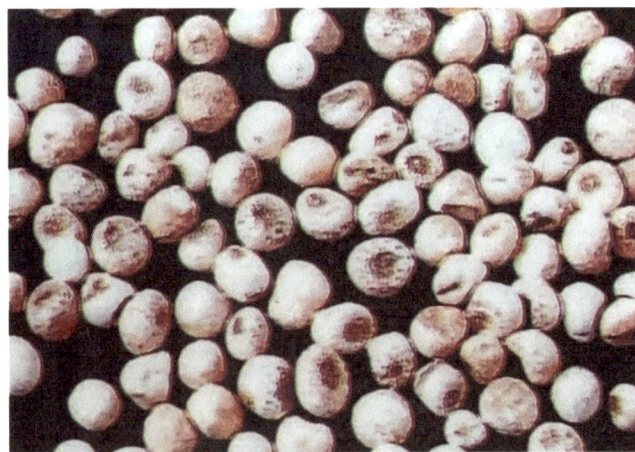

반하(半夏)

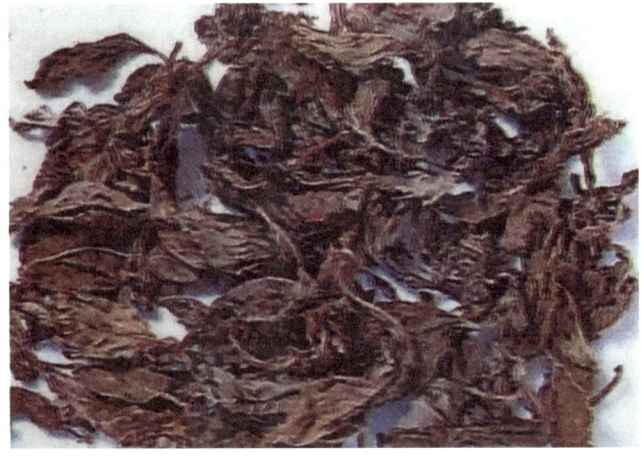

박하(薄荷)

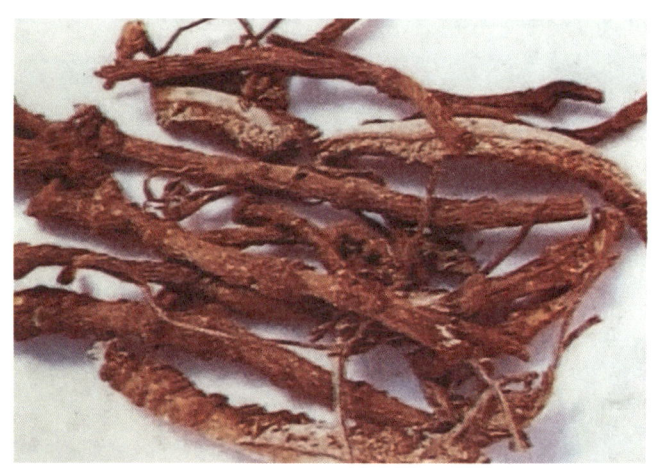

방풍(防風)

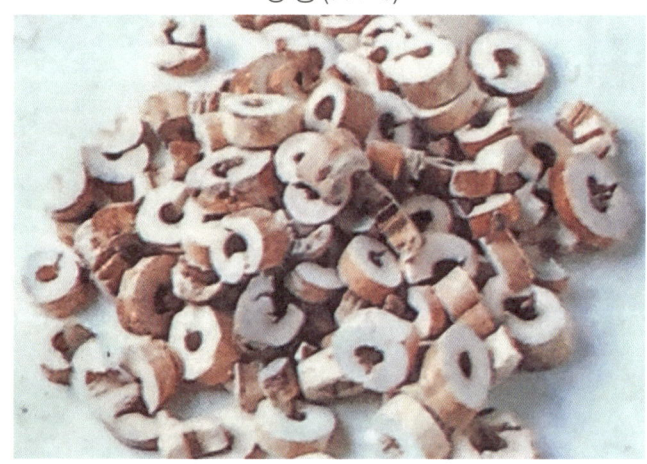

목단피(牧丹皮)

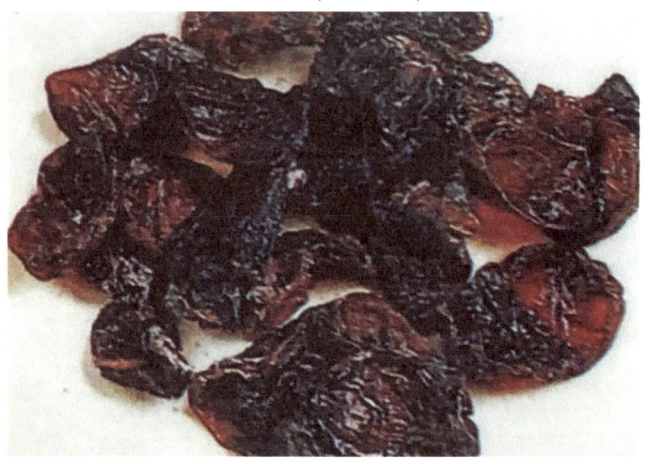

산수유(山茱萸)

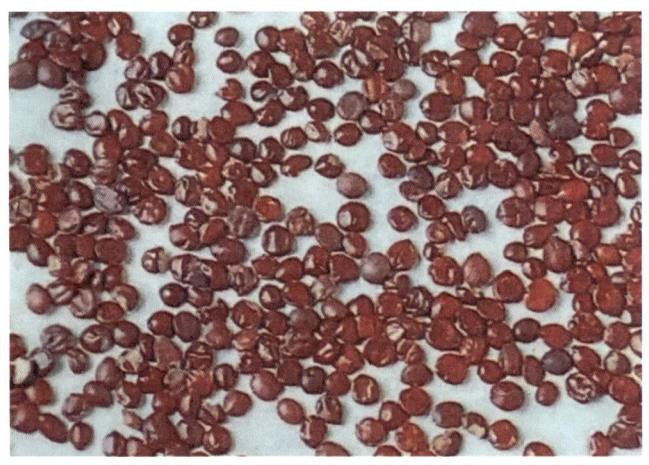

산조인(酸棗仁)

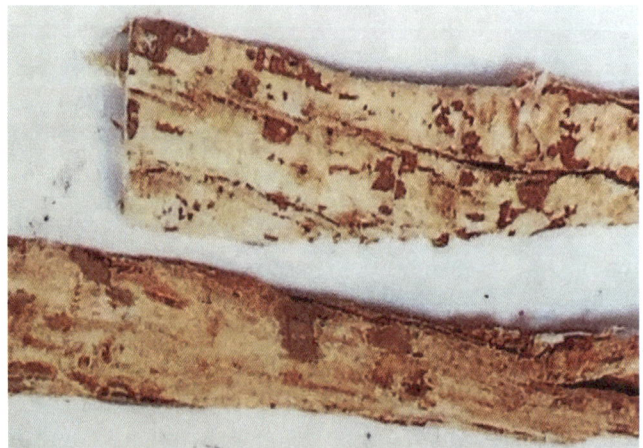

상백피(桑白皮)

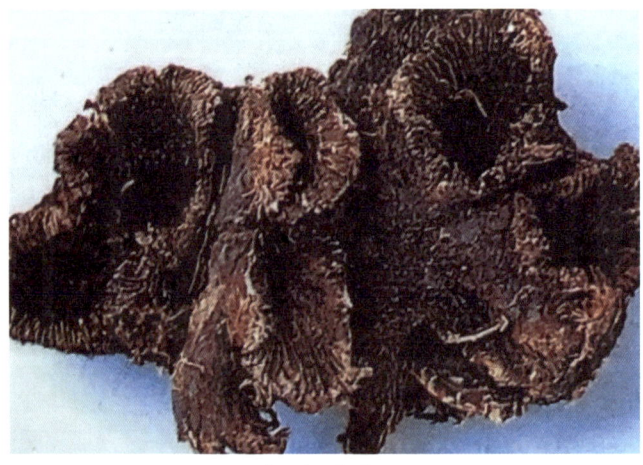

승마(升麻)

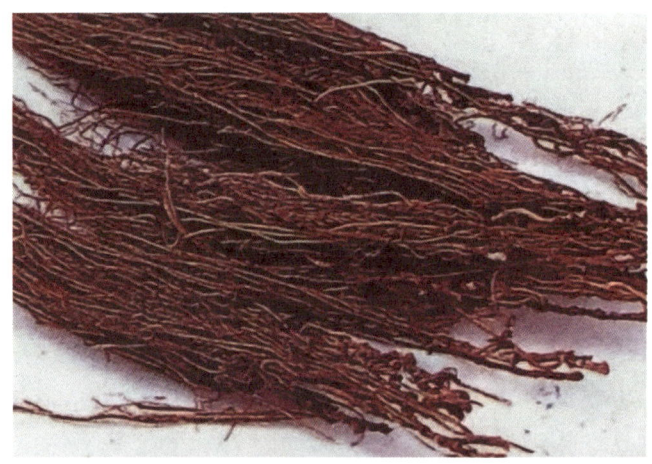

세신(細辛)

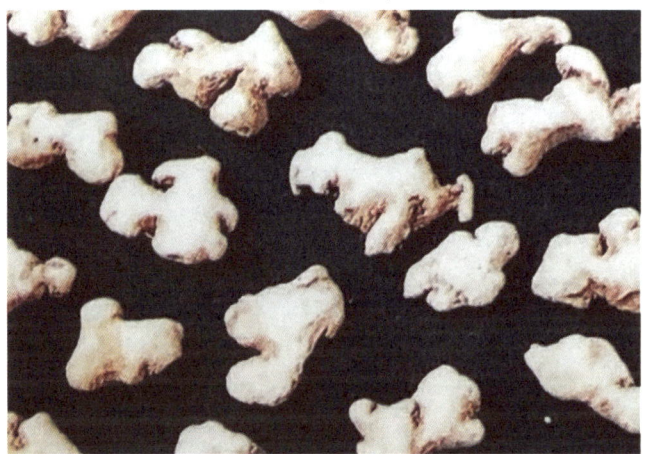

생강(生薑)

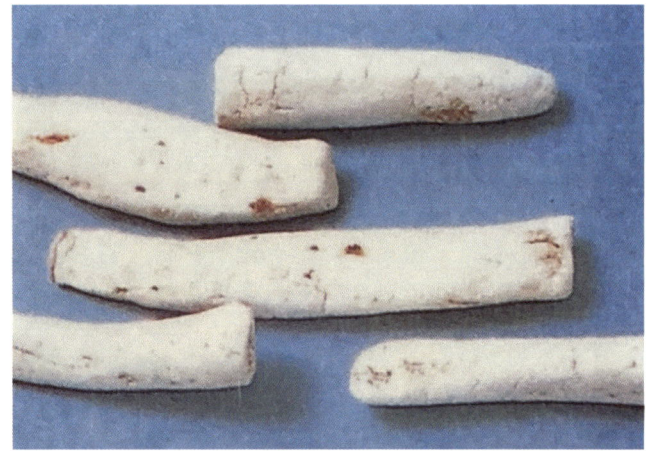

산약(山藥)

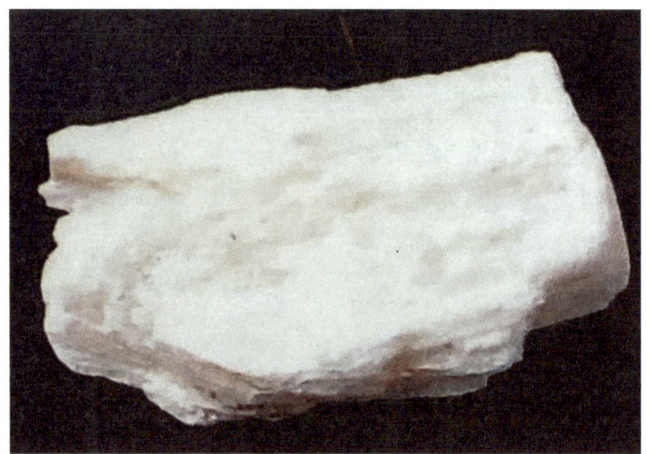

석고(石膏)

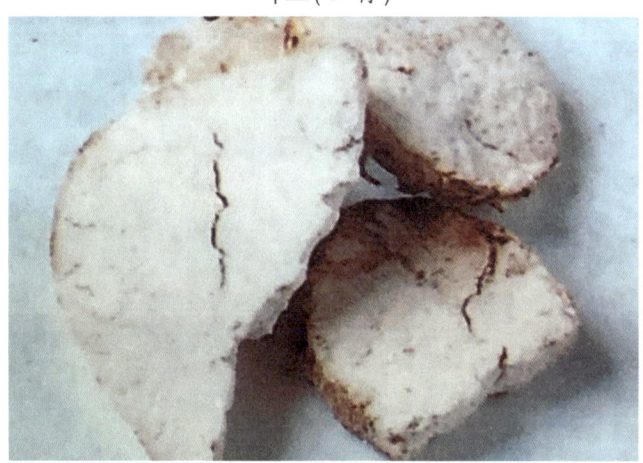

복령(茯苓)

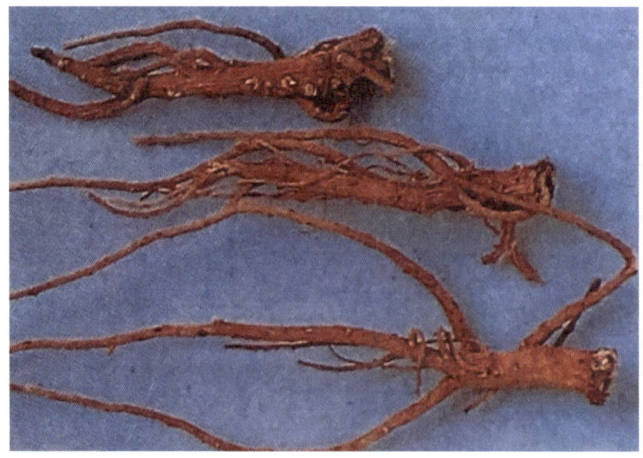

시호(柴胡)

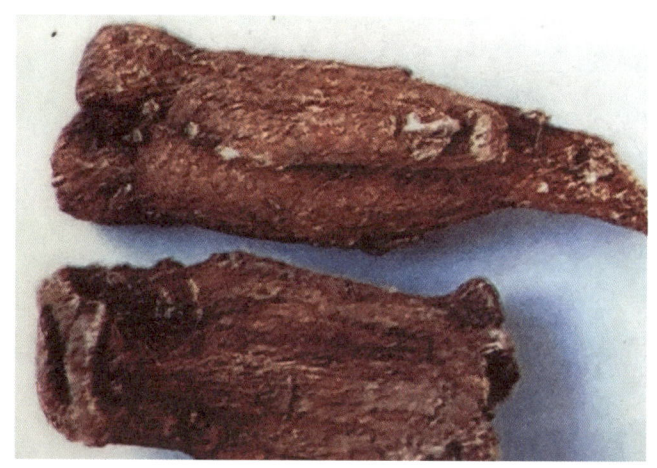

목향(木香)

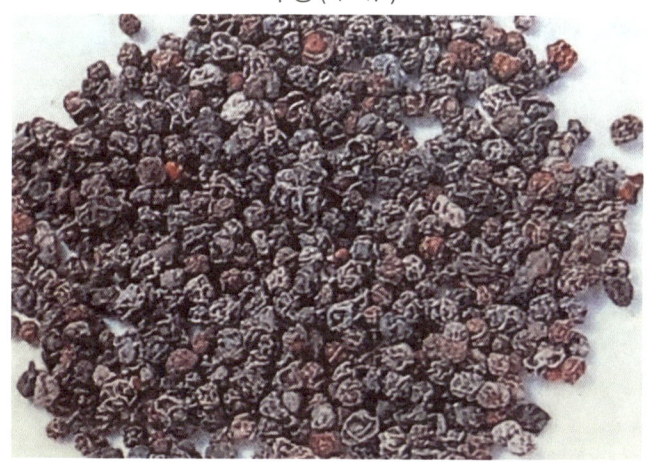

오미자(五味子)

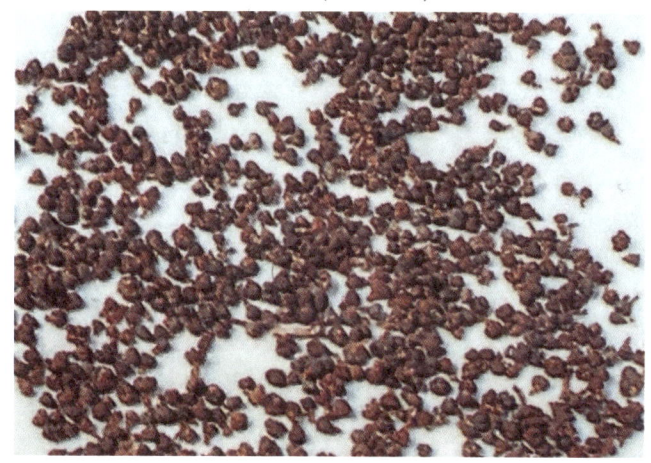

오수유(吳茱萸)

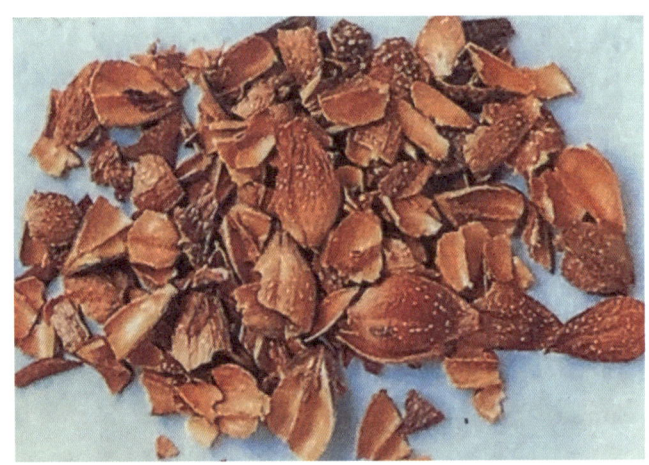
연교(連翹)

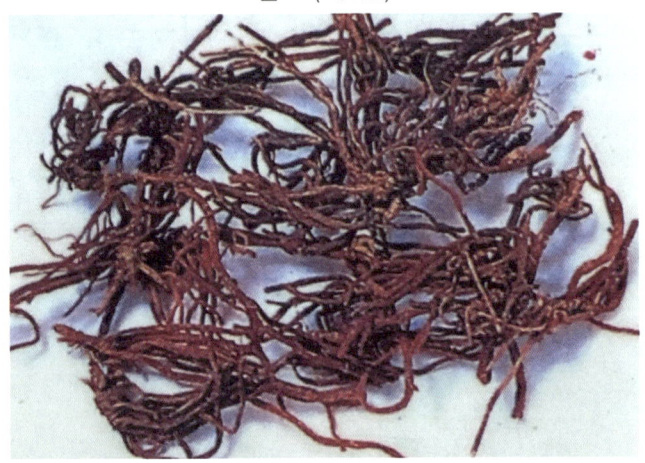
용담초(龍膽草)

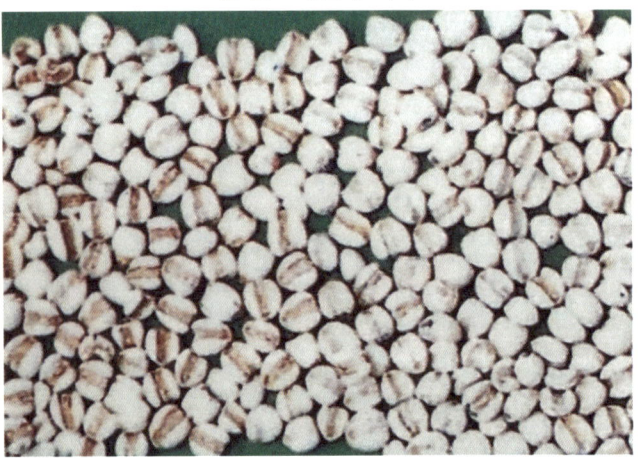
율무(薏苡仁)

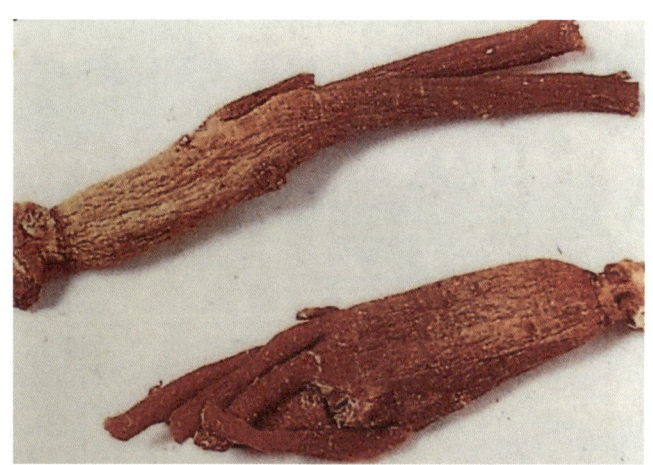
인삼(人蔘)

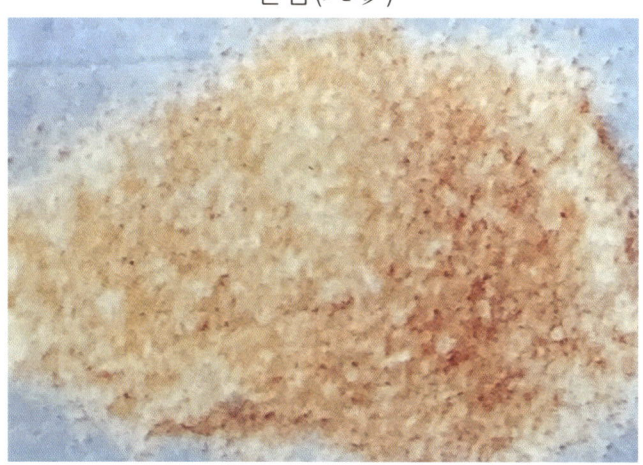
아교(阿膠)

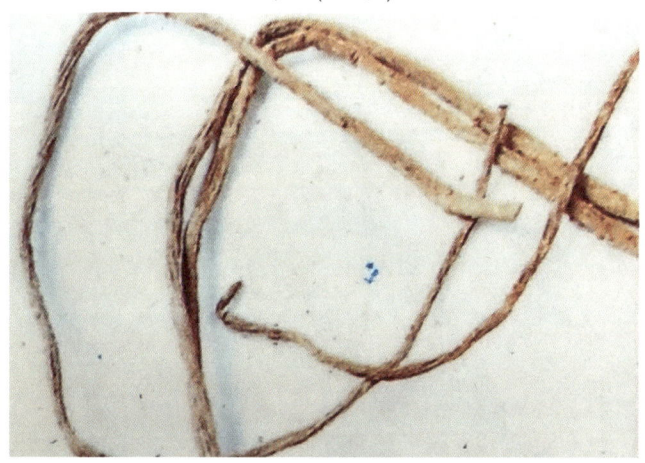
우슬(牛膝)

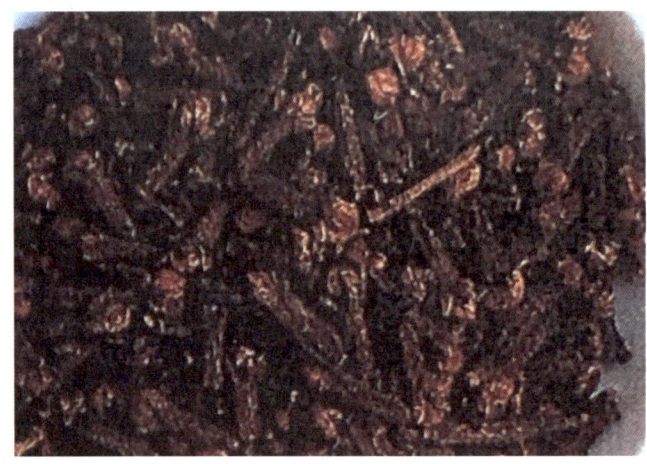

정향(丁香)

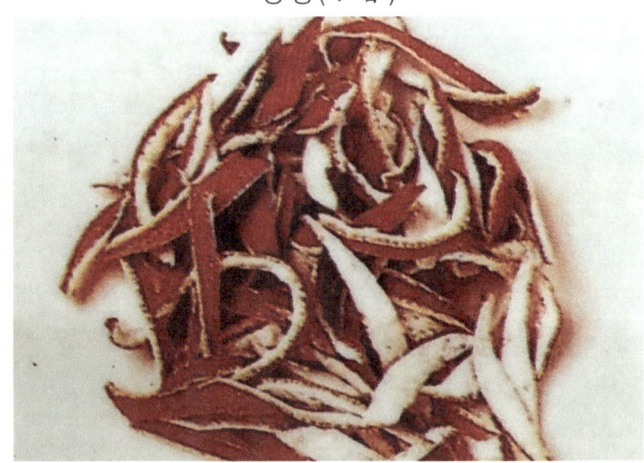

진피(陳皮)

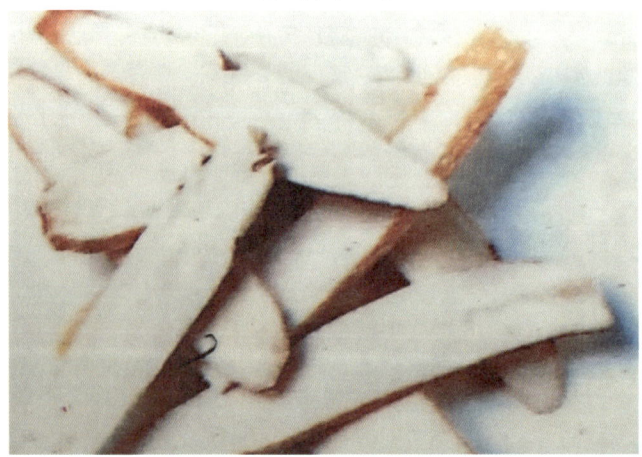

작약(芍藥)

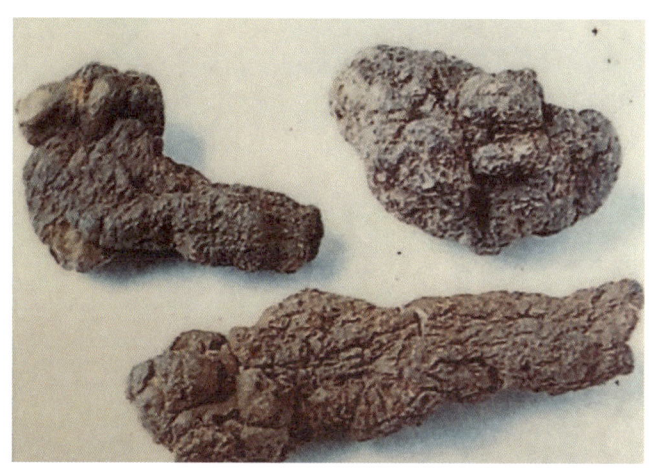

저령(豬苓)

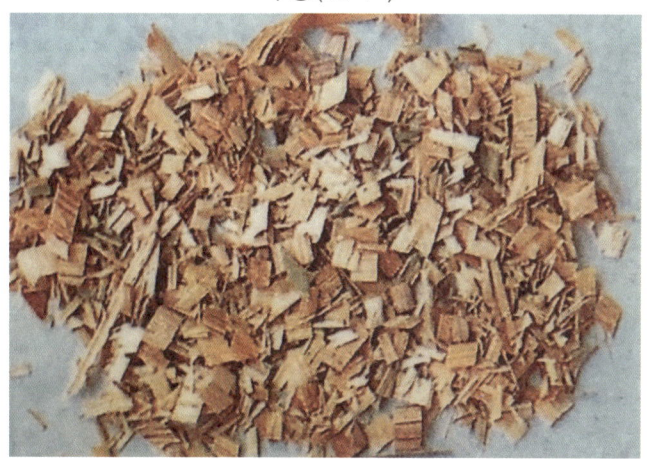

죽여(竹茹)

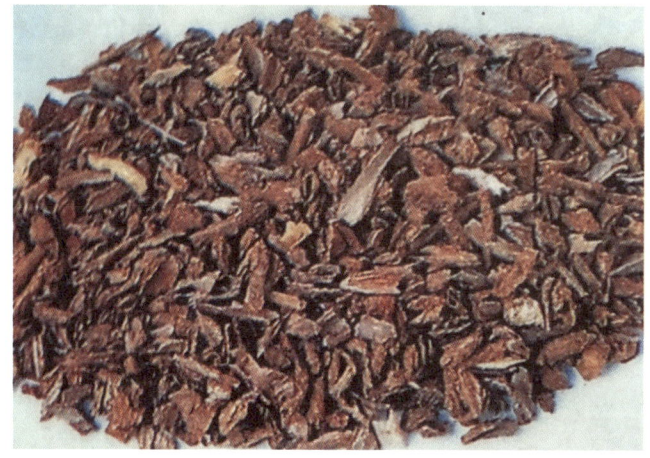

구기자(地骨皮)

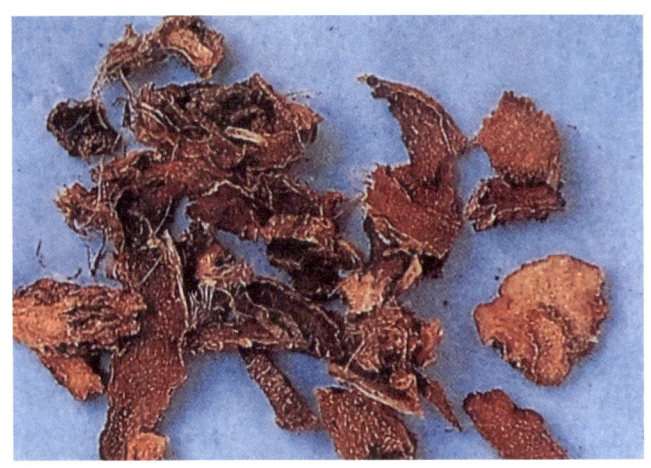

지모(知母)

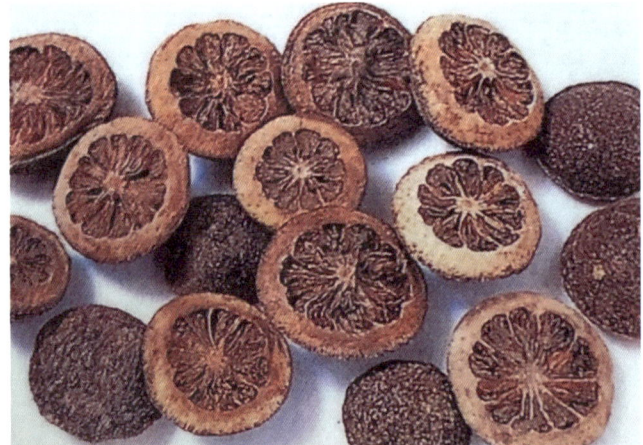

지실(枳實)

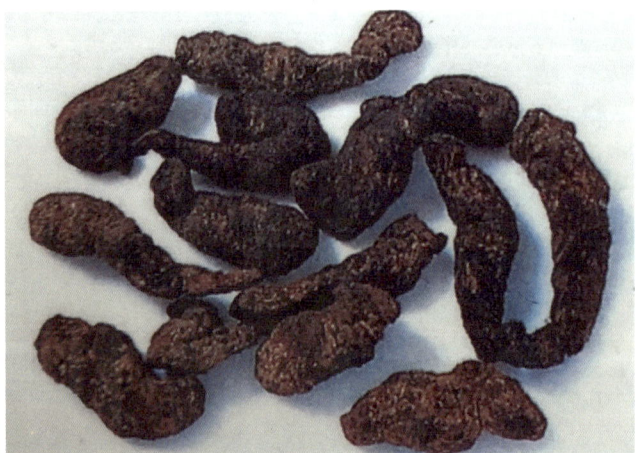

지황(地黃)

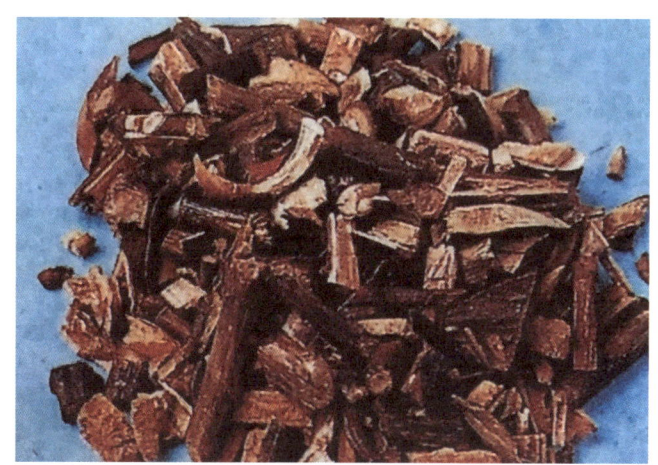

조등(釣藤)

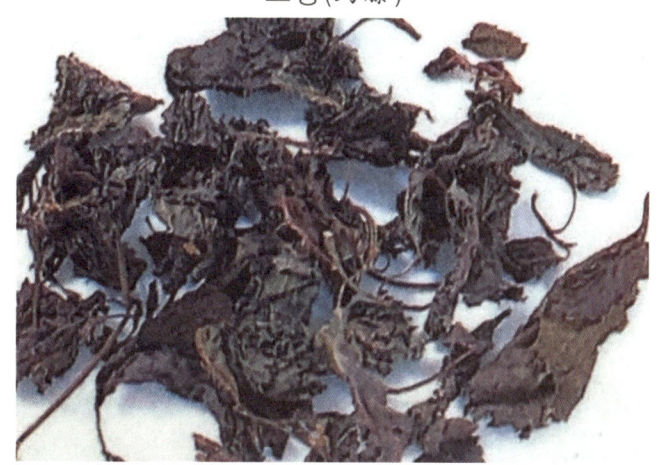

차조기(蘇葉)

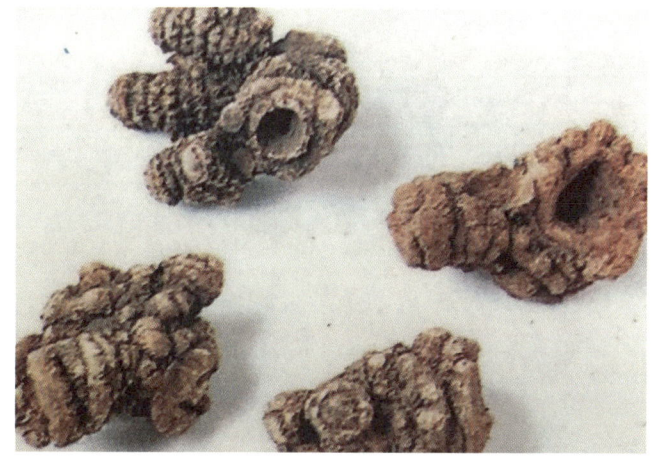

천궁(川芎)

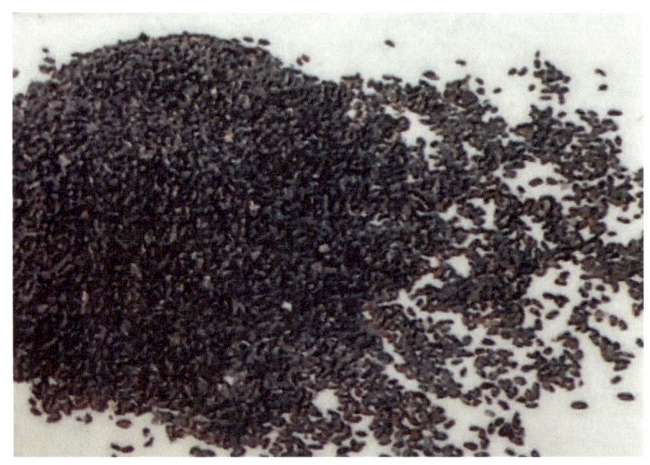

차전자(車前子)

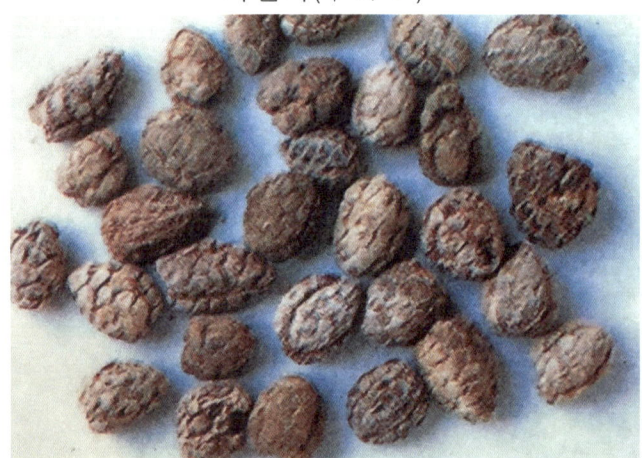

축사(縮砂)

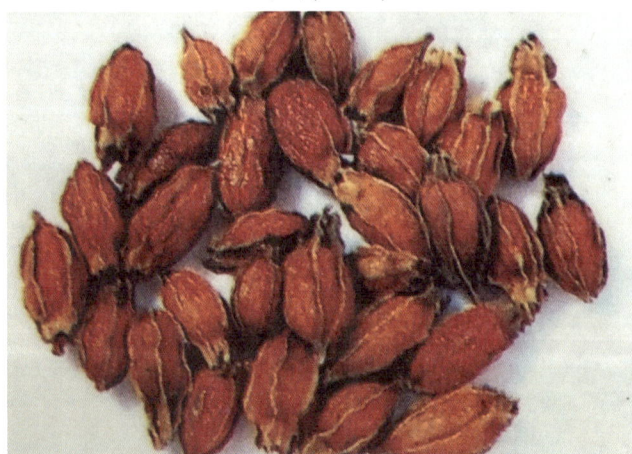

치자(梔子)

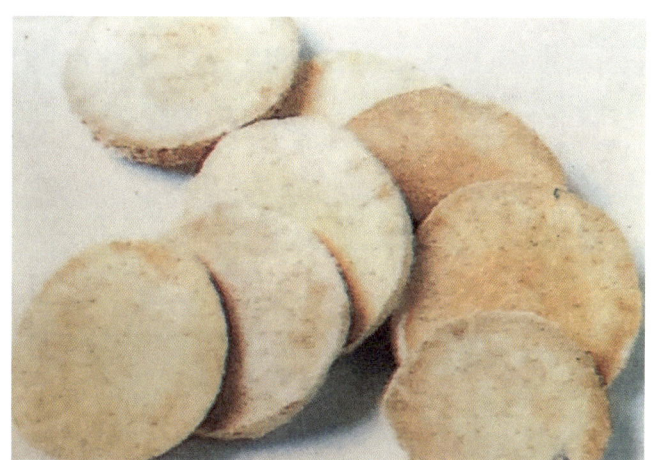
택사(澤瀉)

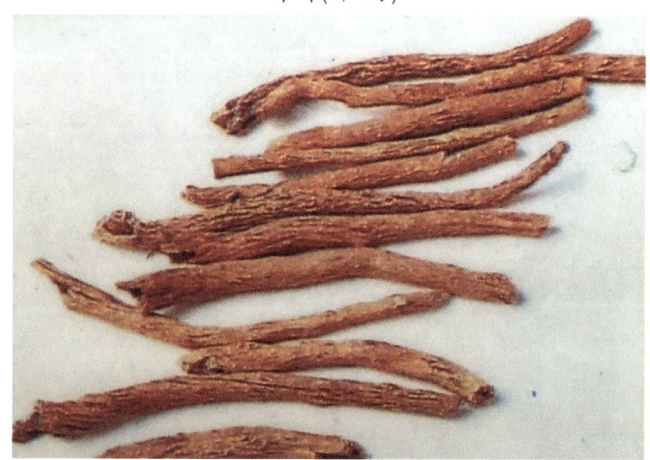
황금(黃芩)

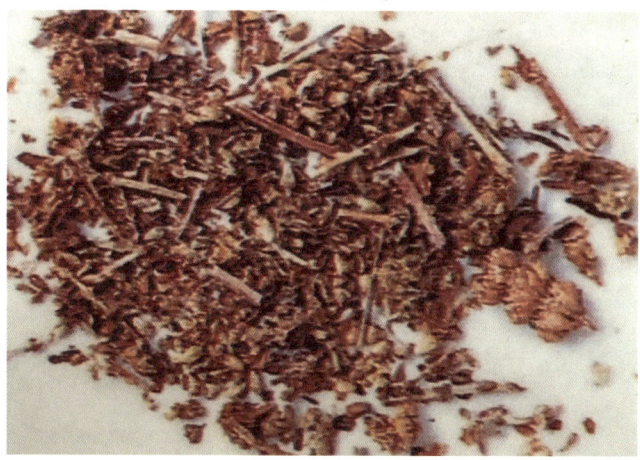
형개(荊芥)

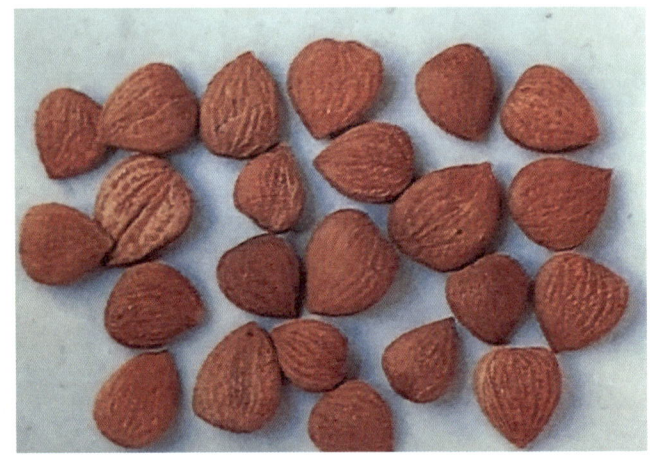
행인(杏仁)

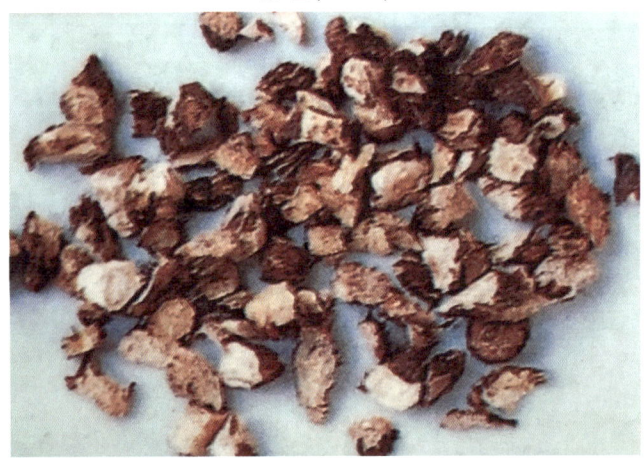
향부자(香附子)

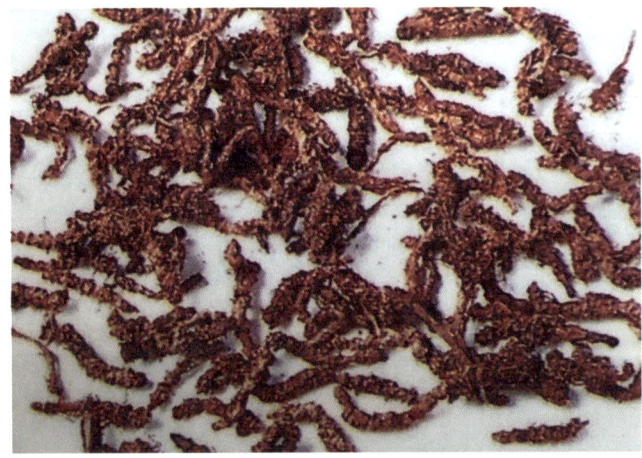
황련(黃連)

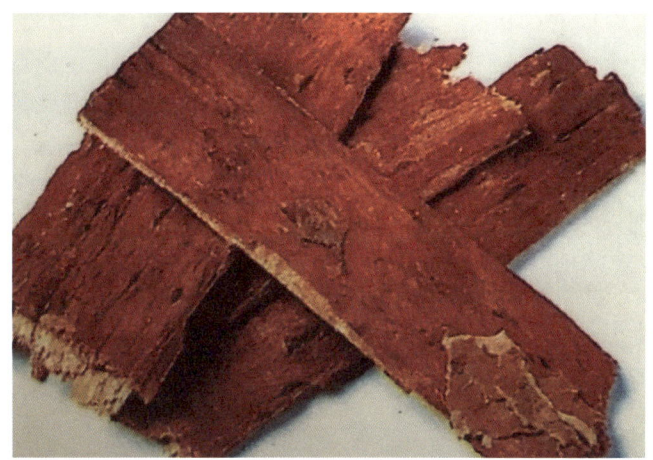

황백(黃柏)

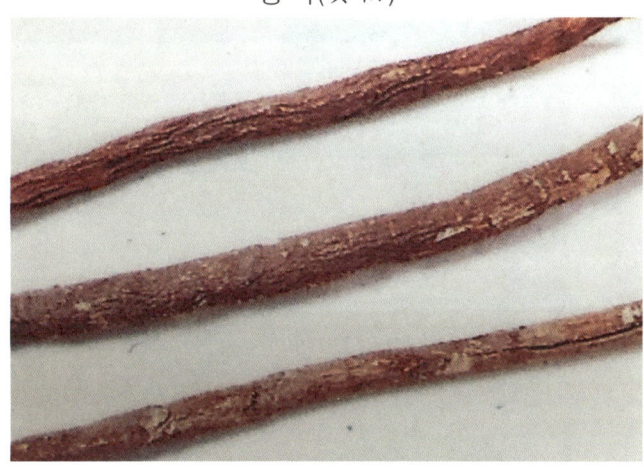

황기(黃芪)

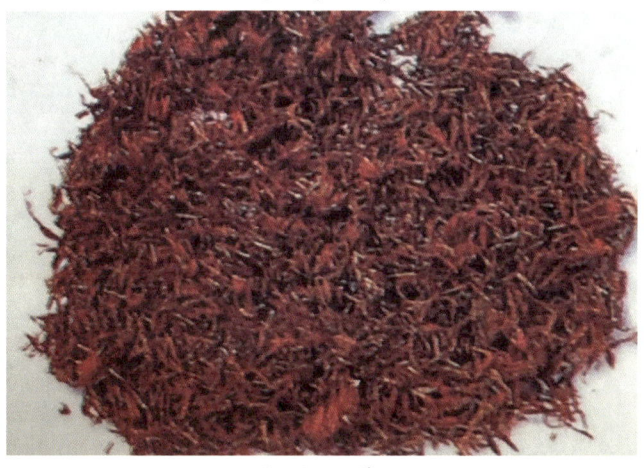

홍화(紅花)

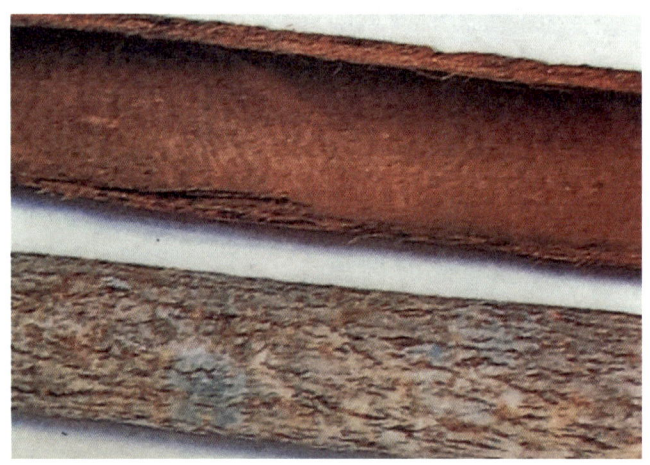

후박(厚朴)

한약재가공학
韓藥材加工學

-건조/분쇄/추출/증발/증류/멸균/포장
 공학적 원리를 중심으로-

재판 1쇄 인쇄 2025년 4월 10일
재판 1쇄 발행 2025년 4월 15일

지은이 황안국

펴낸이 강신용

펴낸곳 문경출판사

주 소 34623 대전광역시 동구 태전로 70-9(삼성동)

전 화 (042) 221-9668~9, 254-9668

팩 스 (042) 256-6096

E-mail mun9668@hanmail.net

등록번호 제 사 113

값 28,000원

ISBN 978-89-7846-868-8 93510

* 무단 복제 복사를 금함
* 잘못된 책은 바꿔드립니다.